Konstitutionsmedizin

4521 Schiedlberg/Austria, Waidern 42
E-Mail: verlag@bacopa.at, office@bacopa.at
www.bacopa.at

printed in the European Union

ISBN: 9783903071469
2. korrigierte Auflage, 2021

Friedemann Garvelmann

Konstitutionsmedizin

BACOPA VERLAG

INHALT

Anhang

ZU DIESEM BUCH

Die in diesem Buch bearbeitete Konstitutionslehre ist ein konsistentes Element der Traditionellen Europäischen Naturheilkunde TEN, das sich nahtlos in die heute gelehrte und praktizierte Humoralmedizin eingliedert, aus der sie ursprünglich auch hervorgegangen ist. Die Konstitutionslehre ist daher auf der Basis des konventionellen Denk- und Arbeitsmodells weder zu verstehen, geschweige denn zu praktizieren. In diesem Sinne stellt das Buch in Ihren Händen eine umfassende modulare Erweiterung des gemeinsam mit meinem Kollegen Christian Raimann verfassten und ebenfalls im Bacopa Verlag erschienenen Buches «Humoralmedizinische Praxis» dar, speziell dessen Kapitel 6 (Temperamentenlehre) und 7 (Konstitutionslehre). Die Kenntnis der in diesem Buch beschriebenen Inhalte muss für die Arbeit mit der Konstitutionsmedizin vorausgesetzt werden, insbesondere die humoralmedizinische Physiologie und Pathophysiologie. Gleiches gilt für die pflanzlichen und potenzierten Arzneimittel, die hier für die Konstitutionstherapie empfohlen werden. Deren spezifische Wirkungsweise und Anwendungskriterien sind in den Arzneimittel-Monografien in Band 2 der «Humoralmedizinischen Praxis» ausführlich beschrieben.

Das vorliegende Buch ist konzipiert als Lehrbuch für die Aus- und Weiterbildung sowie als Arbeitsbuch mit Fokus auf die praktische Anwendbarkeit der irisdiagnostisch basierten Konstitutionsdiagnostik und -therapie auf der Grundlage der TEN-spezifischen Arzneimittellehre. Aus der Praxis – für die Praxis. Und deshalb noch ein für die heutige Zeit ganz anachronistischer Tipp: Bitte benutzen Sie dieses Buch erst dann als Nachschlagewerk, wenn Sie es ein Mal komplett durchgearbeitet haben.

«Es ist nicht genug zu wissen, man muss es auch anwenden;
es ist nicht genug zu wollen, man muss es auch tun» *(J. W. von Goethe)*

VORWORT

"Die Konstitutionslehre ist ein zentraler Aspekt in meinem Leben und Denken"

Friedemann Garvelmann

Die Traditionelle Europäische Naturheilkunde hat sich in den letzten Jahrzehnten in bedeutender Art und Weise weiterentwickelt, um den heutigen Anforderungen an eine Medizin nach den Gesetzen und mit den Mitteln der Natur gerecht zu werden. Diese Entwicklung ist wichtig in einer Zeit der zunehmenden Desillusionierung gegenüber der konventionellen Medizin, aber auch einer sogenannten Naturheilkunde, die ihr Denken und Handeln mehrheitlich an schulmedizinischen Kriterien orientiert. Es erstaunt in diesem Zusammenhang nicht, dass wir in unserer Praxistätigkeit zunehmend mit Patienten mit chronifizierten, allergischen oder autoimmunen Beschwerdebildern konfrontiert werden.

Deshalb ist es wichtig und unausweichlich, die rein indikationsbezogene naturheilkundliche Tätigkeit zu überwinden, Krankheiten als systemische, pathophysiologische Zusammenhänge zu erkennen und individuelle, wie auch konstitutionelle Behandlungskonzepte zu entwickeln. Dabei gilt es, sich auf die ganzheitlichen Wurzeln unserer Heilkunde zu besinnen: Wie in einem Alchemistenlabor müssen diese alten Inhalte vergoren, destilliert, verascht und ihre brauchbaren Elemente auf einer neuen, zeitgemäßen Ebene wieder zusammengesetzt und in eine moderne Naturheilkunde integriert werden. Die in diesem Buch vorgestellte Konstitutionstherapie liefert die Basis, chronische Krankheiten tiefgreifend und effizient zu behandeln, sowie naturgemäße Heilungsreaktionen des Patienten zu unterstützen. Sie ermöglicht außerdem eine prophylaktische Optimierung und Stabilisierung der konstitutionsdiagnostisch erfassten Reaktionsmuster in gesunden wie auch kranken Tagen. Entsprechend angewandt sind Augendiagnostik und Konstitutionstherapie ein konsistentes Element der TEN und liefern praktisch anwendbare Konzepte für die ursächliche und individuelle Behandlung von Krankheiten.

Dieses Arbeits- und Lehrbuch reiht sich ein in eine zunehmend größer werdende Schar moderner Bücher zur Traditionellen Europäischen Naturheilkunde, sowie deren praktische Umsetzung in der Humoralmedizin und ist eine wertvolle Erweiterung und Bereicherung der entsprechenden Fachliteratur. Es steht inmitten eines traditionellen, aber an moderne Bedürfnisse und Denkweisen angepassten Medizinalsystems.

Dieses Werk zeugt von mehr als drei Jahrzehnten erfolgreicher Therapie- und Lehrtätigkeit des Autors und ist folgerichtig aus der Praxis und für die Praxis entstanden. Es liefert eine wertvolle Erweiterung der diagnostischen und therapeutischen Werkzeuge für gestandene und angehende Naturheilpraktiker.

Es ist mir eine große Ehre, das Vorwort dieses Buches zu schreiben. Wie viele Ungeduldige habe auch ich schon lange auf dieses Werk gewartet und freue mich, es endlich in den Händen zu halten.

Christian Raimann im Januar 2018

KAPITEL 1

EINLEITUNG

Jeder Behandler, der in einem der traditionellen Medizinsysteme dieser Erde arbeitet, sieht den Mensch als integralen Teil der Gesamtnatur, der nicht nur deren materiellen Elemente repräsentiert, sondern dessen Lebensprozesse unabdingbar gemäß den funktionell-regulativen Gesetzmäßigkeiten in der Natur ablaufen. So ist es auch selbstverständlich, dass in einem lebendigen Organismus weder die anatomischen Bestandteile noch die darin ablaufenden Funktionen isoliert voneinander betrachtet werden können. Diese sind in komplexen systemischen Wechselbeziehungen nicht nur untereinander verknüpft, sondern müssen als *offenes System* auf die sich ständig verändernden Bedingungen der Umwelt reagieren und sich ihnen anpassen. Dies ist Voraussetzung, um als Individuum in dem Spannungsfeld leben zu können, einerseits auf die Versorgung aus der Umwelt mit Luft, Nahrung, Wasser, Wärme u. v. a. m. angewiesen zu sein, sich aber andererseits gegen vielfältige Bedrohungen aus dieser Umwelt zur Wehr setzen bzw. deren Folgeschäden überwinden und reorganisieren zu können.

Aufbauend auf diesen Prämissen sieht der Naturheilkundler auch die Krankheiten eines Menschen nicht als temporäre Einzelereignisse, sondern als Prozesse, zwischen denen eine pathophysiogische Beziehung, quasi ein gemeinsamer roter Faden, besteht – und zwar auch dann, wenn es sich (nach organpathologischer Sicht) um verschiedene Krankheiten handelt bzw. wenn diese in unterschiedlichen Organen, zu unterschiedlichen Zeiten oder in verschiedenen Lebensphasen ablaufen. *Dass* diese Zusammenhänge bestehen, steht in der Naturheilkunde außer Frage. Entscheidend für die diagnostische Gesamtschau ist aber, ob der Therapeut die bestehenden systemischen Zusammenhänge der Pathophysiologie erkennen, interpretieren und schlussendlich in das therapeutische Konzept integrieren kann.

Jedes Mal, wenn sich ein Behandler mit der Krankheitssituation eines Menschen auseinander setzt, ist als eine der wichtigsten Fragen zu beantworten: «Was steckt dahinter…?». Die Antwort darauf ist nur in seltenen Fällen einfach und offensichtlich, sondern meist erst durch intensive Analyse der Gesamtsituation mittels verschiedener diagnostischer Methoden zu ermitteln – und das Ergebnis der Analyse hängt stark von dem Denk- und Arbeitsmodell ab, das der Tätigkeit des Behandlers zugrunde liegt. So wirkt es aus naturheilkundlichem Blickwinkel beispielsweise etwas naiv, wenn in der Infektionslehre ein linearer, monokausaler Kausalitätsbezug postuliert wird, der in der Mikrobe die *Ursache* einer bestimmten Infektionskrankheit sieht. Wäre dies so, würde jede Person, die mit einem *Erreger* in Kontakt kommt, zwangsläufig die entsprechende Krankheit entwickeln. Die offensichtliche Tatsache, dass dem nicht so ist, lässt erkennen, dass sowohl die exo- und endogenen Bedingungen, die man mit dem Begriff *Milieu* zusammenfasst, als auch die Reaktionsbereitschaft des betroffenen Menschen sowie die Funktions- und Leistungsbereitschaft seiner Organsysteme für das Entstehen der Krankheit mindestens so große Bedeutung haben, wie die entsprechende Mikrobe[1]. Deren pathogenen Prinzipien prägen dann aber im Krankheitsfall die typische Symptomatik und Verlaufsform.

Die systemischen, multikausalen Hintergründe sowie die pathophysiologischen Muster eines kranken Menschen zu durchschauen, ist das Ziel der Konstitutionsdiagnostik, die wiederum Basis der Konstitutionstherapie ist. Diese ist sowohl die effiziente Basis zur Behandlung chronischer Krankheiten, als auch dazu geeignet, die Abwehr-, Überwindungs- und Heilungsprozesse akuter Krankheiten zu optimieren. Und selbst bei Verletzungen – deren ursächliche Hintergründe nicht auf konstitutioneller Ebene zu suchen sind – wird der Heilungsprozess maßgeblich von der konstitutionellen Situation des Organismus geprägt. Ein weiterer Aspekt der an der Konstitution orientierten Arbeit ist die Möglichkeit der Krankheitsprophylaxe durch Optimierung und Stabilisierung der konstitutionsdiagnostisch erfassten Reaktionsmuster – bevor sich Krankheiten manifestieren.

Die in diesem Buch beschriebene Konstitutionsmedizin orientiert sich an der Konstitutionslehre und -typologie von Joachim Broy, modifiziert sie aber in einigen Bereichen – auch terminologisch. Diese Modifikationen sind Ergebnis sowohl jahrzehntelanger täglicher Arbeit des Autors in der eigenen Naturheilpraxis, resultieren aber auch aus seiner Lehrtätigkeit in der Aus- und Weiterbildung in dieser Thematik. Sie dienen der besseren Verständlichkeit der systemischen Zusammenhänge, erleichtern und optimieren aber auch die praktische Umsetzung der Konstitutionsmedizin am Patienten. Und nicht zuletzt dienen die terminologischen Anpassungen dem Zweck, auch durch die Namensgebung der Konstitutionen die konsistente Eingliederung der Konstitutionslehre in das humoralmedizinischen Denk- und Arbeitsmodell der TEN erkennen zu lassen.

Die Konstitutionslehre nach Broy ist das einzige System, das die charakterisierenden Kriterien der TEN vollumfänglich erfüllt. Alle anderen Konstitutionslehren (z. B. Deck, Schimmel, Felke) basieren weitgehend auf schulmedizinischer Pathologie und Krankheitsinterpretation (auch wenn sie für die Therapie biologische Heilmittel empfehlen) und sind daher nicht kompatibel zur TEN.

Konstitutionsdiagnostik und -therapie sind zentrale, unverzichtbare Elemente der TEN, die sich nahtlos und konsistent in dieses Medizinsystem integrieren. Wie das gesamte heilkundliche System der TEN baut auch die Konstitutionslehre auf der Elementen- und

1 Um sich klar von entsprechenden Verlautbarungen abzugrenzen, folgender Hinweis: Hier wird nicht die Existenz pathogener Mikroorganismen als Solches in Frage gestellt. Diskutiert wird aber deren pathophysiologische Bedeutung bei Entstehung und symptomatischer Manifestation mikrobiell assoziierter Krankheiten.

Qualitätenlehre auf, deren praktisches Anwendungskonzept die Humoralmedizin ist. Das humoralmedizinisch basierte Denk- und Arbeitsmodell, ergänzt durch die Reizlehre, sind das Fundament der Konstitutionslehre. Die Bedeutung der Konstitution als Solches, aber auch die systemisch vernetzte Pathophysiologie der verschiedenen Konstitutionstypen ist auf der Basis koventioneller Denkweise nur unzureichend erfassbar. Auch diesbezüglich sei auf das eingangs erwähnte Fachbuch «Humoralmedizinische Praxis» verwiesen, dessen Inhalte für die Arbeit mit der Konstitutionsmedizin vorausgesetzt werden müssen.

Die Erfolge der konstitutionell ausgerichteten Therapiekonzepte, v. a. bei der Behandlung chronisch-degenerativer sowie chronisch-rezidivierender Erkrankungen und des gesamten allergischen Formenkreises sind derart überzeugend, dass die symptom- bzw. indikationsorientierten Therapieansätze im Laufe der Jahre in der Praxis des Autors immer mehr in den Hintergrund getreten sind, häufig sogar völlig fehlen. Neben einer irisdiagnostisch basierten Konstitutionstherapie erübrigen sie sich schlichtweg weitgehend – eine Erfahrung, die von Kolleginnen und Kollegen, die sich ebenfalls für diese Arbeitsweise entschieden haben, immer wieder bestätigt wird. Daher empfinde ich es heute als nicht übertrieben, die Konstitutionsmedizin als die ‹Kronjuwelen der Naturheilkunde› zu bezeichnen.

Dieses Buch soll sowohl Impuls als auch praxisorientierte Unterstützung für junge und geistig flexibel gebliebene Kolleginnen und Kollegen sein, in die für sie vielleicht noch völlig unbekannte Welt der augendiagnostisch basierten Konstitutionsmedizin einzutauchen. Auch wenn sich diese – ganz entgegen dem heutigen Mainstream – sicher nicht in Wochenend-Crashkursen erlernen lässt, sondern echtes Lern-Engagement über viele Monate erfordert: Die physiologische Energie für diese geistige Coctio lohnt sich in jedem Fall!

1.1 Eingliederung der Konstitutionsmedizin in die Humoralmedizin

Basis des antiken Naturverständnisses sind die Elementarqualitäten warm und feucht, deren Polaritäten kalt und trocken sowie die vier Elemente, die jeweils zwei der Elementarqualitäten nach spezifischen Zuordnungen repräsentieren.

Die Kardinalsäfte wiederum sind die Repräsentanten der Naturelemente im Körper – mit ihren jeweiligen Qualitäten. Nach heutigem Verständnis sind die Säfte metaphorische Bezeichnungen für Wirkprinzipien, die sich aus den zugeordneten Qualitäten ergeben.

> Die Kardinalsäfte kommen nicht als Flüssigkeiten im Organismus vor

Die (noch im physiologischen Bereich liegende) Dominanz eines der Kardinalsäfte definiert das Temperament des Menschen. Die Temperamente wiederum sind die Grundlage der Konstitutionslehre, mit der die Temperamentenlehre sehr differenziert in den

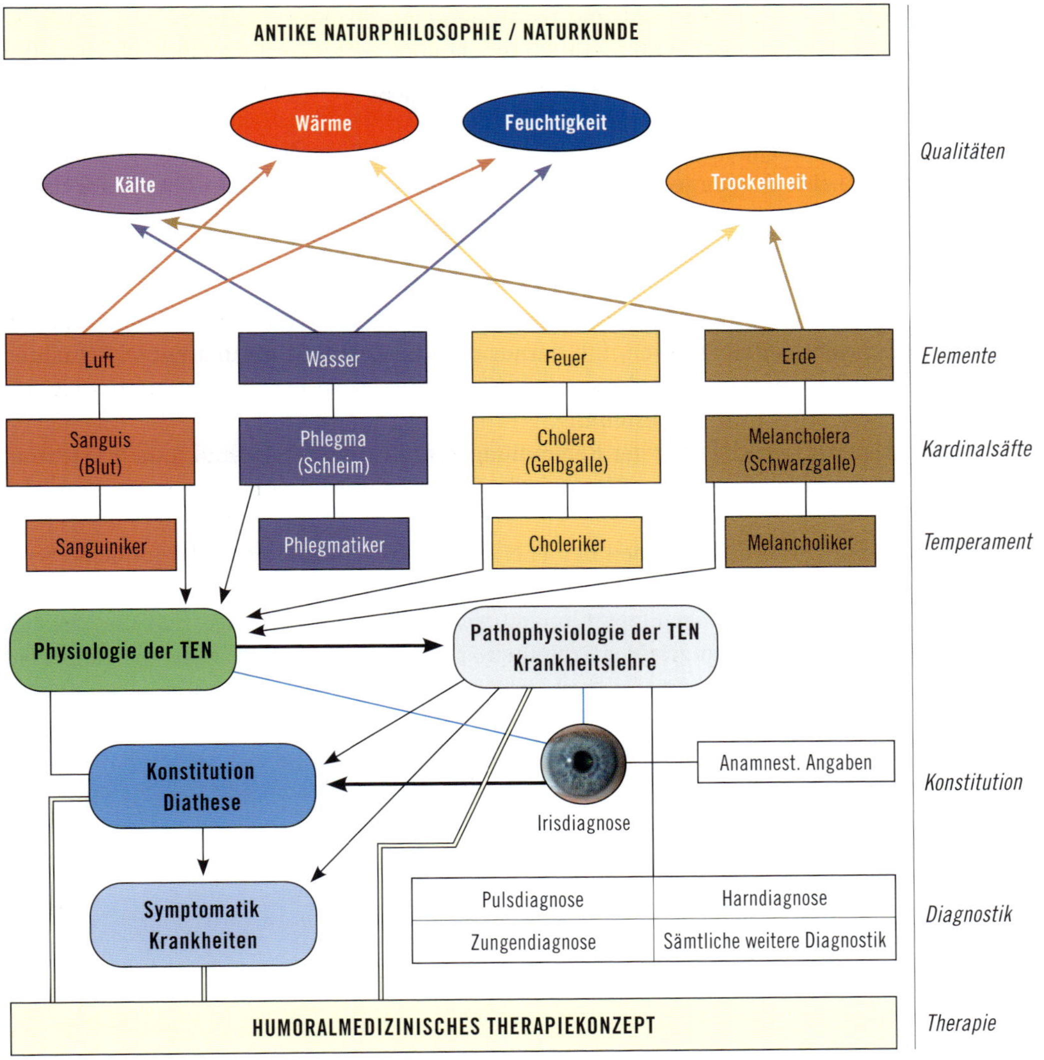

Legende: Sämtliche traditionelle Medizinsysteme basieren auf dem Naturverständnis des jeweiligen Kulturkreises, in dem sie entstanden sind und sehen den Mensch als untrennbaren Bestandteil der Gesamtnatur. Daher sind sämtliche Elemente der Natur im menschlichen Organismus repräsentiert und in logischer Konsequenz folgen alle Elemente und Funktionen den Gesetzmäßigkeiten der Natur.

pathophysiologischen Bereich erweitert wird. Die Konstitution definiert die pathophysiologischen Grundlagen und Muster, als Basis v. a. chronischer Krankheiten. Die wichtigste Methode zur Erkennung der individuellen konstitutionellen Situation eines Menschen ist die Irisdiagnostik. Ihre diagnostische Fragestellung betrifft ausschließlich die Analyse der Konstitution und der humoralpathologischen Hintergründe bestehender Krankheiten.

Die Erkennung von Krankheiten und pathologischen Strukturveränderungen selbst ist iridologisch nicht möglich. Die Methode liefert aber wertvolle Informationen für eine Therapie, die an den konstitutionellen Wurzel des Krankheitsgeschehens korrigierend und stabilisierend ansetzt.

Die humoralen Qualitäten der Kardinalsäfte sind die Basis der humoralmedizinischen Physiologie (Lehre der Körperfunktionen im gesunden Zustand) und der daraus abgeleiteten Pathophysiologie (Lehre der krankhaft veränderten Körperfunktionen), die wiederum die Basis der Krankheitslehre der TEN ist.

Ziel der Diagnostik in der TEN liegt darin, die krankheitsrelevanten Veränderungen im System der Säfte zu analysieren, um daraus die Therapieziele abzuleiten: Die Qualität und die Wirkungsrichtung der therapeutischen Reize. Dabei verfolgt jede diagnostische Methode eine bestimmte Fragestellung.

Erst wenn die Zielrichtung der Behandlung definiert wurde, stellt sich die Frage, mit welchen Therapiemethoden das Therapieziel optimal erreicht werden kann.

Mit dem Denk- und Arbeitsmodell der TEN liegt ein eigenständiges heilkundliches System vor, das in allen Bereichen – von der Integration des Menschen in die natürliche Umgebung (Ökologie), über Empfehlungen zur Ernährung und Lebensführung, bis zur Diagnostik und Behandlung seiner Krankheiten – konsistent auf der Basis der humoralmedizinischen Physiologie und Pathophysiologie arbeitet.

KAPITEL 2

FUNKTION UND FEHLFUNKTION

«Die Natur kennt keine Organe, sie kennt nur Funktionen und schuf sich das Organ als Werkzeug.»

C. W. Hufeland

Diese Aussage Hufelands beschreibt einen zentralen Aspekt naturheilkundlichen Denkens – und damit auch der Konstitutionslehre. Die organisierte Dynamik in einem Organismus, die Tatsache, dass dort zielgerichtet geregelte Prozesse ablaufen, definiert das Phänomen Leben und macht es überhaupt erst möglich. Eine Zusammenfügung materieller Strukturen allein ergibt noch kein System – geschweige denn ein *Lebewesen*. Zu diesem wird es durch die Gesamtheit der situationsgerecht geregelten, funktionsorientierten Dynamik der verschiedenen Strukturelemente. Erst die vielfältigen im menschlichen Organismus ablaufenden Funktionen definieren ihn als lebendiges Wesen, nicht die korrekte Anordnung strukturell intakter Organe allein. Die verschiedenen Gewebe stellen die materiellen Voraussetzungen zur Verfügung, ihre spezifische Aufgaben im Interesse des Gesamtorganismus zu erfüllen, sind im Hufeland'schen Sinne also die hierzu notwendigen *Werkzeuge* mit den entsprechenden Fähigkeiten (Facultates). Deren Funktionalität darf aber nicht stereotyp in immer gleicher Weise ablaufen, sondern muss mittels komplexer Regulationssysteme in Gang gesetzt und gehalten sowie auf die sich ständig ändernden exo- und endogenen Bedingungen des Organismus angepasst werden. Keine Funktion läuft ohne initiierenden Impuls ab. In der humoralmedizinischen Physiologie ist sowohl die Initiierung als auch die Regulation der Gewebsfunktionen, Leistung des physiologischen Wärmeprinzips. Die regulative Anpassung der Gewebe- und Organfunktionen folgt dabei der Intensität des Wärmeprinzips: Steigerung des Wärmepotenzials steigert auch die Funktionsdynamik, während seine Reduzierung die Gewebeleistung herabsetzt. Spielt sich dies – adäquat zu der exo- und endogenen Reizsituation – im physiologischen Rahmen ab, nimmt der Mensch in der Regel nichts von den Regulationsprozessen wahr. Symptome entstehen u.a. als Zeichen von Abweichungen der Gewebefunktionen vom aktuellen Soll-Zustand. Diese können pathologisch gesteigert (Hyperkinetik) oder vermindert (Hypokinetik) sein.

Darauf folgt in logischer Konsequenz, dass die Krankheitslehre der TEN primär auf Fehlfunktionen (Synonym: pathofunktionelle Abweichungen) fokussiert ist, die in vielen Fällen bereits in der Symptomatik und deren Modalitäten erkennbar ist, bzw. mittels entsprechender diagnostischer Methoden analysiert werden müssen. Die individuelle pathophysiologische Situation gibt die Zielrichtung des Therapiekonzeptes vor. Veränderungen der Organ- bzw. Gewebestruktur sind nur dann relevant, wenn sie für die Pathophysiologie von Bedeutung sind – was bekanntlich nicht zwingend der Fall sein muss.

Die in einer aktuellen Krankheitssituation diagnostisch erfassbare Pathophysiologie zeigt in den meisten Fällen typische Muster, entsprechend den humoralen Prinzipien, von denen die konstitutionelle Situation des betroffenen Menschen geprägt wird.

Für den Therapeuten ist das von ganz konkreter Bedeutung, weil besonders bei chronischen bzw. chronisch-rezidivierenden Erkrankungen sehr unterschiedliche konstitutionelle Mechanismen für die aktuelle Pathophysiologie verantwortlich sein können bzw. ein Symptom Ergebnis verschiedener pathophysiologischer Mechanismen sein kann. Irisdiagnostisch ist die konstitutionelle Situation rasch und sicher zu analysieren – auch als Basis der therapeutischen Zielsetzung.

> Dazu ein Beispiel: Ein Patient kommt mit ausgeprägtem Erschöpfungszustand in die Praxis und möchte ein ‹Stärkungsmittel›.
> Primär sind natürlich die Lebensbedingungen zu beachten und zu optimieren, die zu dem Zustand geführt haben. Maßgeblich entscheidend für den Modus der Entstehung des Schwächezustandes, aber v. a. auch für die Wiedererlangung der Gesundheit, ist die konstitutionelle Situation.
> Option 1: Es besteht eine plethorische Konstitution mit deutlicher Assimilationsschwäche (weite Krausenzone und dunkler Begleitschatten um die Pupille). In diesem Fall ist eine Stärkung durch Erwärmung des Magens und allgemeine Tonisierung notwendig und sinnvoll.
>
> Option 2: Es besteht eine oxygenoide Konstitution. In diesem Fall hat der konstitutionell bedingte übermäßige Energieverbrauch zu dem aktuellen Defizit der Energiebilanz geführt. Daher dürfen auf keinen Fall ‹stärkende› Maßnahmen angewendet werden, weil dies das aktuell bestehende energetische Defizit zusätzlich verstärken und damit die Schwächesituation weiter verkomplizieren würde. Auch wenn es auf den ersten Blick widersinnig erscheinen mag: In diesem Fall muss der Energieverbrauch durch entsprechende Mittel zunächst *reduziert* werden, um wieder zu einer positiven Energiebilanz kommen zu können – als Voraussetzung für den Heilungsprozess.

Die Fokussierung auf Gewebe- bzw. Organfunktion bzw. deren pathophysiologische Abweichungen im Krankheitsfall sind in der gesamten TEN so zentral, dass sogar bei der Benennung von Organen bzw. Geweben nicht deren strukturelle Aspekte gemeint sind, sondern stets deren funktionelle bzw. pathofunktionelle Situation. Wichtig ist auch die systemische Bedeutung der Funktionsstörung für den Gesamtorganismus, denn das Organ / Gewebe wird in seiner Funktionalität nicht isoliert gesehen, sondern im Zusammenhang mit anderen Organen / Geweben, die in enger konsensuellen Beziehung zu dem genannten Organ stehen.

Wenn z. B. vom *Magen* die Rede ist, meint der Naturheilkundler nicht das Magen-Organ, sondern sowohl dessen Funktions- und Leistungsfähigkeit als zentrales Organ der Coctio als auch dessen übergeordnete Regulationsfähigkeit auf alle nachfolgenden Verdauungsorgane.

Oder wenn es um das Herz geht, ist primär dessen Leistungs- und Adaptionsfähigkeit gemeint, mit Bezug zum Gefäßsystem, durch dessen Funktionalität das Herz erst *Sinn macht* und mit dem es viele (patho)funktionelle und regulative Aspekte gemeinsam hat.

Oder die Haut, deren ekzematische Erkrankungen stets als sekundäre Manifestationen insuffizient arbeitender Eliminationsorgane und/oder der Fließsysteme Lymph- und Blutsystem interpretiert wird.

Dieses Denken wird in der Augen- bzw. Irisdiagnostik konsequent umgesetzt: Sämtliche *organotropen* Zeichen gemäß der der sektoralen und auch zirkulären Topografie geben ausschließlich Informationen über die pathofunktionelle Situation der entsprechenden Organe. Sie sind niemals im organpathologischen Sinne zu interpretieren. Deshalb ist es in logischer Konsequenz tatsächlich unmöglich, Diagnosen nach dem Denk- und Arbeitsmodell der konventionellen Medizin irisdiagnostisch zu erheben. Dieses Buch möchte die Impulse setzen, das gar nicht erst zu versuchen bzw. einige Iridologen motivieren, ihre bisherige Arbeitsweise kritisch zu hinterfragen…

> Ohne Menschen mit Computern gleichsetzen zu wollen, zeigt die Differenzierung zwischen organischen Strukturen einerseits und deren geregelter Funktionalität andererseits deutliche Parallelen zur Unterscheidung zwischen Hard- und Software in der Informationstechnologie. Jede Zelle, jedes Gewebe, jedes Organ stellt die *Hardware* dar, deren spezifische Funktionalität aber – unter entsprechendem Energieverbrauch – *Software* – gesteuert abläuft. Dabei muss betont werden, dass biologische *Programme* bezüglich ihrer Belastbarkeit, Flexibilität sowie Lern- und Anpassungsfähigkeit technischer Software (noch) weit überlegen sind.
> Entsprechend der grundsätzlichen Fokussierung des jeweiligen Denk- und Arbeitsmodells, kann die konventionelle Medizin als *Hardware-Medizin* gesehen werden, während die meisten traditionellen Medizinsysteme (nicht nur die TEN) *softwaremedizinischen* Kriterien entsprechen.

Der Begriff *Energie*

Der physikalische Begriff *Energie* wird in der naturheilkundlichen Terminologie häufig eng mit dem Begriff *Information* assoziiert, teilweise fälschlich sogar als Synonym verwendet. Die Qualität Wärme repräsentiert die Aktivform der Energie (im physikalischen Sinne), ist aber auch *Träger* bzw. Vermittler von Informationen – und damit Impulsgeber und regulatives Prinzip für alle Aktivprozesse des Organismus.

Von jeder, wie auch immer gearteten, esoterischen Definition des Energie-Begriffes distanziert sich der Autor dieses Buches ausdrücklich.

2.1 Kompensation

Die Fähigkeit des Organismus, insuffiziente oder ausgefallene Funktionen eines Gewebes durch andere funktionsfähige Strukturen kompensieren zu können, ist zum einen bei Krankheiten wesentlich dafür verantwortlich, in welchem Maß das Krankheitsgeschehen den Gesamtorganismus beeinträchtigt. Zum anderen ist das Maß der Kompensationsfähigkeit ein wichtiger Aspekt der Konstitution. Je besser der Organismus in der Lage ist, die Funktionsschwäche von Geweben zu kompensieren, umso stabiler ist seine konstitutionelle Gesamtsituation – und umgekehrt.

Kompensation ist prinzipiell ein zentraler Faktor der naturheilkundlichen Pathophysiologie. Die Verbesserung der Kompensationsfähigkeit ist daher wichtiges Therapieziel vor allem bei chronisch-degenerativen Krankheiten mit irreversiblem Gewebeuntergang und bei Organverlust.

Jeder Kompensationsvorgang geht mit gesteigertem Energieverbrauch der Gewebe einher, deren Leistung für die Kompensation gesteigert werden muss. Auch in diesem Zusammenhang ist die Konstitution des Betroffenen maßgeblich dafür verantwortlich, in welchem Maß und vor allem, über welchen Zeitraum das energetischen System des Organismus in der Lage ist, den gesteigerten Bedarf zu decken, ohne Defizite im kompensierten oder in anderen Bereichen zu entwickeln.

Kompensation ist zwar in vielen Fällen eine lebenserhaltende Fähigkeit, stellt aber auch bei günstiger konstitutioneller Situation selten vollwertigen Ersatz für die physiologische Funktion dar. Es resultieren fast immer funktionelle Defizite, deren Ausmaß durch Konstitutionstherapie aber optimierend beeinflusst werden kann.

Kompensationsmechanismen

Kompensation eines insuffizienten oder fehlenden Organs durch eines oder mehrere andere Organe

Dazu einige Beispiele:

- Funktionsverlust einer zirrhotischen, mit Steinen gefüllten Gallenblase muss durch veränderte Gallenproduktion in der Leber und veränderte Dynamik der Gallenwege kompensiert werden. Gleiches gilt nach operativer Entfernung der Gallenblase.

- Funktionsverlust einer insuffizienten Niere muss durch die andere Niere kompensiert werden. Gleiches gilt nach operativer Entfernung einer Niere.
  Teilweise kann Niereninsuffizienz durch die Haut und die Leber kompensiert werden (Hepatorenales Syndrom). Sind diese Kompensationsmöglichkeiten nicht ausreichend, bleibt nur die Dialyse als eine Art *externe Kompensation*, um das Leben zu erhalten.
- Funktionsverlust des venösen Systems des Beines (chronisch venöse Insuffizienz) kann teilweise durch das Lymphsystem kompensiert werden. Auch die umgekehrte Situation ist bei chronischer Lymphstauung zu beobachten. Damit ist das Venensystem aber langfristig überfordert, weil es für den Abtransport der großmolekularen lymphpflichtigen Last ungeeignet ist und sich daraus eine sekundäre venöse Insuffizienz entwickelt. (Dies ist ein typischer pathophysiologischer Faktor der Lymphatisch-hypoplastischen Konstitution.)
- Verlust der Sehkraft wird durch gesteigertes Hörvermögen oder Sensibilität des Tastsinns (teilweise) kompensiert. Dies gilt auch für den Verlust anderer sensorischer Fähigkeiten.
- Die Funktionalität der Milz kann nach operativer Entfernung dieses Organs durch die Leber, die Nieren und die Haut kompensiert werden. Erfolgt die kompensatorische Ausscheidung von melancholischen Säften nach Milzentfernung unzureichend, destabilisiert sich die konstitutionelle Situation im Laufe einiger Jahre zunehmend in Richtung melanchologener Konstitution. Dies macht die lebenslange Stimulation der (kompensatorischen) Milzfunktionen mit entsprechenden Arzneimitteln notwendig.
  Es mag auf den ersten Blick unlogisch erscheinen, nach der Entfernung der Milz Milzmittel zu verordnen. Da aber – entsprechend dem funktionsorientierten Denken der TEN – mit *Milz* nicht das anatomische Organ gemeint ist, sondern deren Funktionalität, werden mit *Milzmitteln* die Funktionsprinzipien der Milz gestützt, was auch die Kompensationsleistung anderer Organe steigert.

Bei Degeneration bzw. Verlust eines Organs, für dessen Funktionen keine Kompensationsmöglichkeiten zur Verfügung stehen, muss – soweit möglich – eine Substitution erfolgen. Dieses Problem besteht häufig bei Insuffizienz oder Ausfall einer Hormondrüse. Beispiele: Insulinsubstitution bei Diabetes mellitus oder Substitution von L-Thyroxin nach *ausgebrannter* Thyreoiditis oder nach Entfernung der Schilddrüse.

Substitution einer Substanz, die vom gesunden Organismus selbst produziert wird, sollte immer nur dann erfolgen, wenn die Möglichkeiten der Stimulation der Eigenproduktion ausgeschöpft sind. Jeder externe Eingriff in die entsprechenden Regelsysteme birgt nämlich die Gefahr, die Eigenfunktionen der betreffenden Gewebe weiter zu schwächen, ggf. sogar zum Erliegen zu bringen. Funktionsfähigkeit kann nur durch physiologische Tätigkeit des Gewebes erhalten oder auch trainiert[2] werden. Jedes *Schonen* einer Funktion, wozu auch die externe Zufuhr einer selbst zu produzierenden Substanz gehört,

2 Diese Ausführungen sind im Bereich des Sportes eine Binsenweisheit. Leistungssteigerung ist nur durch aktives Training möglich, während Schonung rasch die Leistungsfähigkeit schwinden lässt. Dieser Effekt gilt nicht nur für die Muskulatur, sondern für jedes Gewebe / Organ.

schwächt bereits nach kurzer Zeit die Leistungsfähigkeit des entsprechenden Gewebes und verschlechtert damit langfristig die Gesamtsituation.

Kompensation kann auch durch funktionsfähige andere Gewebebereiche des gleichen Organs erfolgen. Je stärker dieser Mechanismus mobilisiert werden kann, umso besser sind die Erfolge bei der Rehabilitation beispielsweise nach Schädel-Hirn-Trauma, apoplektischem Insult oder Blutung im Gehirn.

Ein die humoralmedizinische Pathophysiologie, aber auch die Krankheitslehre der gesamten TEN stark prägendes Element ist die Fähigkeit des Organismus, Überschuss-Säfte und Schärfen kompensatorisch über Haut und Schleimhäute zu eliminieren, wenn die entsprechenden physiologischen Ausscheidungsorgane insuffzient sind. Dieser Mechanismus definiert die Krankheitsbegriffe *Katarrh* und *Ekzem*, die definitionsgemäß dadurch entstehen, dass übermäßige Feuchtigkeit (für die kein physiologisches Ausscheidungsorgan existiert) mit verunreinigenden Schärfen über ein Schleimhaut- bzw. Hautareal ersatzweise ausgeschieden wird. Aus diesem Grund wird in der TEN sowohl ein Katarrh als auch ein Hautausschlag nicht als lokales Krankheitsgeschehen des betroffenen Organs interpretiert, sondern stets als Symptom einer systemischen Pathophysiologie im Säftehaushalt. Der Organismus nimmt also quasi die belastenden Symptome auf den Oberflächenorganen in Kauf, um *Schlimmeres* zu verhindern, worunter die Vikariation des Krankheitsprozesses entweder auf seröse Häute (von denen die Gelenkkapseln als Manifestationsorte rheumatischer Prozesse schwerpunktmäßig betroffen sind) oder auf die Parenchymgewebe der Organe zu verstehen ist.

Die dem Organparenchym abwehrfunktionell *vorgelagerten* äußeren und inneren Oberflächen werden mit dem Begriff *Mesenchymale Ausgleichsfelder* zusammengefasst, denen in der Irisdiagnostik die zirkuläre Region vor dem Ziliarrand zugeordnet wird. (Siehe Kapitel 6.3.1).

Tophis in dieser Region sind das iridologische Erkennungsmerkmal der Katarrhalisch-rheumatischen Konstitution, sind aber optional auch bei weiteren Konstitutionen zu finden.

Ein weiterer häufiger Kompensationsmechanismus basiert darauf, die (konstitutionelle) Leistungsschwäche eines Gewebes durch gesteigertes Wärmeprinzip (= erhöhten Energieeinsatz) in dem betroffenen Gewebe auszugleichen. Eine solche Situation ist augendiagnostisch gut daran zu erkennen, dass im Sektor eines funktionell geschwächten Organsystems Abdunkelungen oder Lockerungszeichen vorhanden sind, die von hellen Reizfasern begleitet oder durchzogen werden. Dabei können die hellen Fasern in den Lockerungszeichen oder z. B. in Lakunen oder an deren Rand verlaufen.

Häufig kann man einzelne oder mehrere helle Reizfasern, auch Reizfaserbüschel in Sektoren des betroffenen Organsystems sehen. Dies lässt erkennen, dass das entsprechende Organsystem nur durch gesteigerten Energieverbrauch in der Lage ist, die erforderliche Leistungsfähigkeit zu erbringen. Ein solcher Zustand kann symptomatisch lange Zeit unauffällig sein, es besteht aber die ständige Gefahr der Erschöpfung der Energiereserven. In diesem Fall werden sich Insuffizienzen mit entsprechender Symptomatik entwickeln.

Genetisch veranlagte organische Funktionsschwächen lassen sich in der Regel nicht *korrigieren*. Daher muss das Therapieziel darin bestehen, die Kompensationsfähigkeit des Gesamtorganismus soweit zu stabilisieren, dass eine symptomfreie, physiologische Arbeitsweise erreicht wird.

Die Unterstützung und Förderung der Kompensationsfähigkeit
ist ein zentraler Ansatz der Konstitutionstherapie

KAPITEL 3

SYSTEMISCHE DENK- UND ARBEITSWEISE

Die Erkenntnis, dass die Gesetzmäßigkeiten der Funktions- und Reaktionsweisen in offenen Systemen sowie deren Wechselbeziehungen mit beeinflussenden (Stör-) faktoren nicht auf der Basis linearer Ursache-Wirkungsbeziehungen zu erfassen sind, hat der Wissenschaftler Frederick Vester[3] bereits in den frühen 1980er Jahren in seinen Büchern ausführlich thematisiert. Auch wenn die Medizin nur ein Teilaspekt der Vester'schen Abhandlungen sind, wird doch deutlich, dass die Ergebnisse seiner Forschungen das Denken und Handeln in der Medizin dringend in weit höherem Maß beeinflussen sollten, als dies bisher der Fall ist – unabhängig davon, ob es sich um akademische oder alternativmedizinische Bereiche der Medizin handelt. Vester zeigt auch, dass Systeme, die völlig unterschiedlichen Fachbereichen zugeordnet werden, bezüglich ihrer Funktionalitätsmuster in entscheidenden Bereichen universelle Gemeinsamkeiten aufweisen. So gelten etwa für das Verkehrswesen in Städten gleiche oder ähnliche systemische Gesetzmäßigkeiten wie für die ökologische Situation von Elefantenherden in Afrika. Dies gilt insbesondere für die regulierenden, das System in seiner dynamischen Stabilität haltenden Steuerungsmechanismen. Deshalb wird dieser Forschungszweig auch als Systemkybernetik bezeichnet wird.

Eine wichtige systemkybernetische Erkenntnis ist die, dass sich *gewünschte* Veränderungen in einem offenen Systems nicht *isoliert* in einem Teilbereich des Systems erreichen lassen. Jede Beeinflussung des Systems von außen löst – neben der *erwünschten* Reaktion – in aller Regel weitere systemische Reaktionen aus, die nicht nur *unerwünscht* (Beispiel: Nebenwirkungen von Medikamenten), sondern sich langfristig sogar destabilisierend auf die gesamte Funktionsweise und Stabilität des betroffenen Systems auswirken können. Solche systemischen Reaktionen können mit großer Zeitverzögerung auftreten und weitere Sekundär- und Tertiärwirkungen auslösen.

3 Gute Zusammenfassung der Thematik: Frederick Vester: Neuland des Denkens. Leider ist dieses Buch, das *Pflichtlektüre* für jeden fortschrittlichen Therapeuten (und Politiker...) sein sollte, nur noch antiquarisch verfügbar.

Folgende drei Aspekte gelten für alle offenen Systeme:

1. Die Definition eines einzelnen Faktors als ‹Ursache› bzw. ‹Wirkung› ist nicht möglich. Jede Wirkung kann über direkte oder indirekte Beziehungen zur Ursache für Wirkungen in ganz anderen Bereichen des Systems werden.
2. Die vernetzten Beziehungen sind so komplex, dass ihre Dynamik auch bei Verarbeitung riesiger Datenmengen kaum überschaubar bzw. vorhersehbar ist, geschweige denn, deren systemische Gesetzmäßigkeit erfassbar ist.
3. Die zeitlichen Einteilungen in ‹Gegenwart›, ‹Vergangenheit› und ‹Zukunft› verwischen: Die in der ‹Zukunft› entstehende Wirkung wird zur vergangenheitlichen ‹Ursache› anderer vernetzter Prozesse.

Ein typisches Beispiel für die genannten Punkte sind die regelmäßig zu beobachtenden Folgen antibiotischer Behandlungen, die nicht nur eine erhöhte Infekt-Anfälligkeit mit auftretenden Rezidiven in den folgenden Wochen und Monaten nach sich ziehen, sondern langfristig auch eine konstitutionell latent angelegte Skrofulose aktivieren können, deren vielfältige Manifestationen die gesundheitliche Situation des betroffenen Menschen für den Rest seines Lebens *begleiten* und prägen können.

Die Naturgesetzmäßigkeit dieses weit verbreiteten Phänomens ist in «Humoralmedizinische Praxis», Band 1, Kap. 9.3 und 10 ausführlich beschrieben.

An dem oben aufgeführten Beispiel wird auch deutlich, dass das – in der heutigen Arzneiforschung im Zentrum stehende – direkte toxische Potenzial eines Arznei-Wirkstoffes nur *ein* Faktor für die Beurteilung seiner Interaktion mit dem menschlichen Organismus ist. Für die langfristige Bewertung ist vielfach das Wirk*prinzip* einer Substanz von weit größerem Interesse, also die direkten und indirekten Folgen seiner Wirkung für den Gesamtorganismus. Auch hierzu zwei Beispiele: Die Toxizität von Kortikoiden stellt aufgrund der Ähnlichkeit zum körpereigenen Kortisol kein großes Problem dar, während ihr Entzündungen unterdrückendes Wirkungsprinzip (humoral: stark kühlende Wirkung) langfristig gravierende Folgen für den Gesamtorganismus haben kann: Persistente *Abkühlung* der systemischen Reaktionsmuster in Richtung Chronizität und Degeneration, Vikariation und Strategiewechsel (z. B. Aktivierung einer allergischen Diathese) der Abwehrsysteme. Das andere Beispiel sind die Protonenpumpenhemmer, die laut Wikipedia als unproblematische, gut verträgliche Wirkstoffe gelten (was aufgrund neuerer Erkenntnisse auch in Frage gestellt werden sollte[4]…). Ihr Wirkprinzip, durch *Kaltstellung* des Magens die gesamte Assimilation (Coctio) der Nahrung zu behindern, entfaltet bei Anwendung länger als zwei Wochen eine systemische Wirkung, die in ihrem Schädigungspotenzial für den Gesamtorganismus kaum noch zu toppen ist.

Die Art und Weise, wie ein offenes System auf Einflüsse von außen reagiert, folgt spezifischen Mustern, die von System zu System unterschiedlich sind. Die funktionellen

4 www.medscape.com/viewarticle/887863?nlid=118839_3901&src=wnl_newsalrt_171031_MSCPEDIT&uac=28659BY&impID=1470849&faf=1#vp_1

Prinzipien eines Systems zu verstehen, setzt voraus, dessen Muster der Dynamik und Reaktionen zu kennen. In logischer Konsequenz muss sich jede gezielte Beeinflussung an diesen Mustern orientieren, um nicht Gefahr zu laufen, das gesamte System aus dem Gleichgewicht und im Extremfall sogar zum funktionellen Zusammenbruch zu bringen.

Die Vorgehensweise der Mustererkennung folgt dem sog. Unschärfeprinzip, das durch das folgende Bild symbolisiert wird.

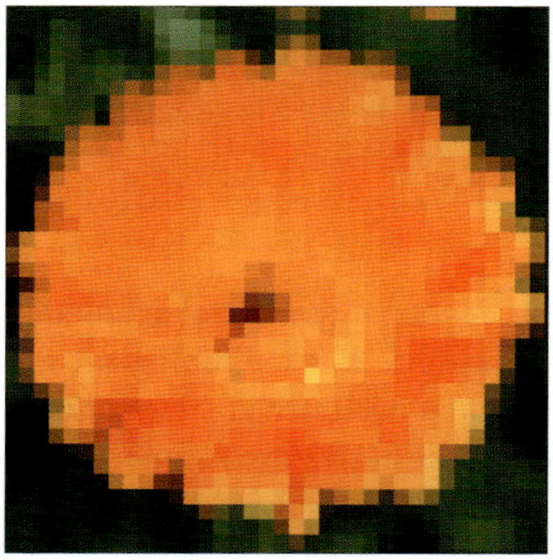

Dieses Bild steht metaphorisch für den Begriff Unschärfeprinzip. Nach gängiger wissenschaftliche Vorgehensweise lassen sich aus der Grafik eine Fülle von messbaren Parametern erheben: Dimensionen des Bildes, Anzahl der Pixel, Koordinaten einzelner Pixel, Farbcode jedes Pixels, Erstellungsdatum, Kameratyp, Belichtungsparameter u.v.m. Was man aber aus dieser Datenmenge nicht erkennen wird, ist der *Sinn* bzw. die kognitive Bedeutung des Bildes. Dieser erschließt sich erst, man die Augenlider zusammenkneift, sich das Bild blinzelnd anschaut und damit sämtliche Detailinformationen unscharf werden lässt. Erst damit wird man erkennen, was hier dargestellt ist. Es ist sogar zu erahnen, was der dunkle Fleck im Zentrum ist. Damit bekommt der Betrachter erst durch die weitere Steigerung der Unschärfe die entscheidenden, in diesem Bild enthaltenen Informationen.

Die Nutzung der in der Detailarmut weniger Untersuchungsparameter hervortretenden Informationen entspricht präzise der konstitutionsmedizinischen Vorgehensweise. Diagnostisches Ziel ist die Erkennung der konstitutionstypischen Reaktionsmuster des betreffenden Menschen. Diese lassen sich mit einem spezifischen *Thema der Pathophysiologie* beschreiben, das die *Quintessenz* sämtlicher konstitutionstypischen Aspekte darstellt und wie ein roter Faden sowohl die Krankheitsgeschichte des Betroffenen durchzieht, als auch wertvolle Hinweise für die Therapie und die Prophylaxe und Salutogenese liefert. Das pathophysiologische Thema jeder Konstitution ist im entsprechenden Kapitel beschrieben.

Sechs Kardinalfehler im Umgang mit komplexen Systemen

	Beispiele dazu in der Medizin
Erster Fehler: Mangelhafte Zielerkennung. Das System wird abgetastet, bis ein Missstand gefunden wird. Dieser wird beseitigt, dann der nächste Missstand gesucht **(Reparaturdienstverhalten)**. Wie bei einem Anfänger im Schachspiel geschieht die Planung ohne große Linie.	Indikationsorientierter Therapieansatz: Gegen jedes Symptom, gegen jede Abweichung von der *Norm* werden Mittel gegeben, die gezielt auf die Symptomlinderung bzw. *Normalisierung* einwirken. ZB.: Lipidsenker, Antihypertonika, Antiphlogistika.
Zweiter Fehler: Man beschränkt sich auf **Ausschnitte der Gesamtsituation**. Große Datenmengen werden gesammelt, die zwar enorme Listen ergeben, jedoch kaum Beziehungen aufzeigen. Dadurch sind sie in keine Ordnung zu bringen und die Dynamik des Systems bleibt unerkannt.	*Standardprofile bei Blutanalysen:* Auf Abweichungen eines Parameters vom Referenzbereich wird mit entsprechenden Mitteln / Maßnahmen gezielt auf die Normalisierung eines Wertes eingewirkt, häufig ohne gemeinsame Hintergründe der Abweichungen zu erkennen und entsprechend systemisch zu behandeln. zB: – Eisengabe bei reduzierten Erythrozyten oder Hb. – Kalium-Substitution bei Hypokaliämie *BFD / Bioresonanz:* In der Alternativmedizin häufig ignoriertes Problem bei allen Methoden der Bioelektronischen Funktionsdiagnostik (BFD, Bioresonanz): Es werden multiple Organ- oder Nosodenbelastungen festgestellt, deren systemische Gemeinsamkeit bzw. Zusammenhänge aber nicht erfasst werden und die deshalb mit einer Vielzahl der entsprechenden Nosoden (häufig in Hochpotenzen) behandelt werden[5]. Dieses Problem wird umso bedeutsamer, je stärker die Testverfahren automatisiert werden.
Dritter Fehler: **Einseitige Schwerpunktbildung.** Man versteift sich auf einen Schwerpunkt, der richtig erkannt wurde. Hierdurch bleiben jedoch gravierende Konsequenzen in anderen Bereichen unbeachtet.	DAS Kardinalproblem der Spezialisierung in medizinischen Fachgebieten.
Vierter Fehler: **Unbeachtete Nebenwirkungen.** In eindimensionalem Denken befangen geht man bei der Suche nach geeigneten Maßnahmen zur Systemverbesserung sehr *zielstrebig*, d. h. geradlinig und ohne Verzweigungen vor. Nebenwirkungen werden nicht analysiert.	– Hormonelle Kontrazeption – Medikation mit Methylphenidat oder anderen Amphetaminen zwecks Verbesserung der Konzentrations- und geistigen Leistungsfähigkeit – Langfristige Gabe von Protonenpumpenhemmern – Skrofulose-fördernde Wirkungen von Impfungen

5 Der Autor hat Patienten erlebt, denen nach BFD-Test über 30 (!) verschiedene Nosoden in Hochpotenzen verordnet wurden, die täglich genommen werden sollten. So was hat mit seriöser Heilkunde nichts zu tun....

	Beispiele dazu in der Medizin
Fünfter Fehler: Tendenz zur **Übersteuerung**. Häufig wird zunächst sehr zögernd vorgegangen. Wenn sich dann im System nichts tut, greift man kräftig ein, um bei der ersten unbeabsichtigten Rückwirkung wieder komplett zu bremsen.	Häufige Vorgehensweise bei der Dosisanpassung eines Medikamentes.
Sechster Fehler: Tendenz zu autoritärem Verhalten. Die Macht, das System verändern zu dürfen, und der Glaube, es durchschaut zu haben, führt zum **Diktatorenverhalten**, das jedoch für komplexe Systeme völlig ungeeignet ist. Für diese ist ein **anschmiegsames Verhalten**, welches mit dem Strom schwimmend verändert, am wirkungsvollsten.	Dieses Problem ist eng mit Fehler 3 verknüpft. Jede Therapiemaßnahme, die eine bestimmte Wirkung – auch gegen die Reaktionsmuster des Gesamtorganismus erzwingen soll, gehört in diese Kategorie. Sämtliche Therapieverfahren der TEN erfüllen (soweit sie fachgerecht angewendet werden…) das Prinzip des *anschmiegsamen (Therapie-)Verhaltens*, indem sie durch Impulsgebung naturgemäße Heilungs- und Reorganisationsmechanismen anstoßen, ohne sie erzwingen zu wollen.
Der Inhalt der linken Spalte der Tabelle sind wörtliche Zitate aus Frederic Vester: «Neuland des Denkens» DTV (9. Auflage 1995), Seite 25	

Energiebilanz in Systemen

Die Funktions- und insbesondere die Leistungsfähigkeit eines Systems hängt direkt von seiner energetischen Situation ab. Voraussetzung für die Realisierung der Systemleistungen – die auch als produzierte Energie (Output) zu verstehen ist – ist eine adäquate *Versorgung* von außen (Input). Dabei muss ein Teil des Inputs für die Regulationsprozesse zur Verfügung stehen. Nach dem Energieerhaltungssatz bedeutet dies, dass der Output des Systems, inkl. der Steuerungsenergie den Input nicht übersteigen kann. Jedes System hat seine ganz eigene optimale Größe, in der auch ein optimaler Wirkungsgrad der Systemleistung besteht. Jedes offene System wächst so lange, bis diese Optimalgröße erreicht ist. Unter oder über dieser Optimalgröße sinkt der Wirkungsgrad des Systems, d. h. der Output ist defizitär.

Damit das System bei unphysiologischen Abweichungen dennoch stabil bleiben kann, ist gesteigerter energetischer Input notwendig, einerseits für die aufwendigeren Regulationsprozesse und andererseits als *Stützenergie*, um den reduzierten Output des Systems zu kompensieren. Je ineffizienter ein System arbeitet, umso mehr Input von außen ist notwendig, um es stabil zu halten. Dieser Mechanismus führt spätestens dann zum Zusammenbruch des Systems, wenn die Steigerung der Steuerungs- und Stützenergie durch den Input nicht mehr gedeckt werden kann.

Diese energetischen Prinzipien sind der Grund dafür, dass jedes Lebewesen nur so lange wächst, bis es seine Optimalgröße erreicht hat – mit optimaler Energiebilanz.

Deshalb hat auch jede Zelle, jedes Gewebe und jedes Organ seine Idealgröße, in der seine optimale Funktionsfähigkeit gewährleistet ist. Wenn das Wachstum eines Gewebes nicht mehr durch Regulationsprozesse begrenzt wird und es sich auch darüber hinaus jeder

Regulation durch den Gesamtorganismus entzieht, dann nennt man das in der Medizin *Malignität* – mit allen bekannten Folgen.

Dass diese Naturgesetze auch in der Wirtschaft Gültigkeit haben, zeigen die Finanz- und Sozialkrisen der vergangenen Jahrzehnte. Unbegrenztes Wachstum widerspricht allen kybernetischen Gesetzmäßigkeiten und führt daher langfristig zum Zusammenbruch der globalen Wirtschaftssysteme. Spätestens wenn das Geld (als Parameter für die energetische Leistung des Wirtschaftssystems), das notwendig ist, das System zu stützen (staatliche Hilfskredite), den Output des Wirtschaftssystems übersteigt, muss das System zusammenbrechen. Man braucht vor diesem Hintergrund keine Kristallkugel, um *prophezeien* zu können, dass künftige Wirtschaftskrisen immer dramatischer in immer kürzeren Abständen auftreten werden – und zwar so lang, bis endlich ein wachstumsunabhängiges und sozial verträgliches Wirtschaftssystem politisch umgesetzt wird.

Aber was hat das jetzt mit Konstitutionsmedizin zu tun?

Hier gelten die gleichen Gesetze: Entscheidende Bedeutung für die physiologische Arbeitsweise jedes einzelnen Gewebes ist dessen energetische Situation, die untrennbar mit der Energiebilanz des Gesamtorganismus verknüpft ist. Die Fähigkeit des Organismus, die Energiebilanz bei optimaler Leistungsfähigkeit seiner Organe (=Untersysteme) im optimalen Bereich zu halten – und das bei ständig wechselnden Um- und Inweltbedingungen – hängt maßgeblich von seiner konstitutionellen Situation ab. Je ausgeprägter das Defizit der Energiebilanz ist, umso instabiler ist die konstitutionelle Situation. Das bezieht sich sowohl auf den Gesamtorganismus als auch auf einzelne Gewebe und Organe, die dann symptomatisch *auffällig* werden. Die einzelnen in Kap. 9 beschriebenen Konstitutionen lassen nicht nur erkennen, in wie weit die energetische Situation des Betroffenen von seinem Optimum entfernt ist, sondern auch, welche pathophysiologischen Mechanismen dafür verantwortlich sind.

Die Irisdiagnose liefert konkrete Hinweise auf die energetische Situation: Aufhellungen des Irisstromas zeigen, dass für die im Interesse der Gesamtorganismus notwendige Leistung des topografisch zugeordneten Gewebes / Organsystems ein über dem Optimum liegender Energiebedarf besteht. Umgekehrt bedeuten Abdunkelungen oder Strukturlockerungen, dass die Leistungsfähigkeit des betroffenen Gewebes / Organsystems entweder konstitutionell vermindert ist und/oder die für optimalen Wirkungsgrad notwendige Energie (Humoralmedizinischer Terminus: physiologische Wärme) vom Organismus nicht (oder nicht dauerhaft) aufgebracht werden kann. Die Interpretation kann noch einen Schritt weiter gehen: So bedeutet z. B. die Kombination einer Dunkellinie mit einer darin oder am Rand verlaufenden hellen Reizradiäre, dass der Organismus versucht, die konstitutionelle Schwäche des betroffenen Gewebes / Organsystems durch erhöhten Energieaufwand zu kompensieren. Ggf. auftretende Symptome in diesem Bereich lassen erkennen, dass diese Kompensation entweder übers Ziel hinaus schießt (hyperkinetische Symptomatik) oder nicht ausreichend bzw. erschöpft ist (hypokinetische Symptomatik).

Beispiel für eine Konstitution, deren Energieverbrauch über das physiologische Maß gesteigert ist, ist die *oxygenoide Konstitution*. Hierbei kommt es als Folge zu defizitärer Energiebilanz.

Ein Beispiel für eine Konstitution mit primär defizitärer Energiebilanz ist die *melanchologene (carbonitrogenoide) Konstitution*.

KAPITEL 4

TEMPERAMENT UND KONSTITUTION

4.1 Temperamentenlehre

Die Qualitäten aller vier Kardinalsäfte sind zwar in jedem Menschen aktiv, aber immer mit individueller Gewichtung. Bei den meisten Menschen treten die Qualitäten eines der Kardinalsäfte in den Vordergrund, was zur Ausprägung des Temperamentes führt. Das humorale *Ungleichgewicht* des Temperamentes liegt im physiologischen Bereich, ist also zu gering, um krankheitsauslösend zu wirken. Aber es prägt sowohl die typischen Merkmale im Wesen, im Verhalten und im Empfinden eines Menschen als auch die körperliche Statur, die Gesichtsformen (Physiognomie) sowie die körperlichen und seelischen Reaktionsmuster auf innerliche und äußerliche Reize.

In der galenischen Temperamentenlehre wurden – entsprechend den vier humoralen Elementarqualitäten – ursprünglich vier einfache, vier kombinierte und ein ausgewogenes Temperament postuliert:

Ausgewogenes Temperament	Ausgewogene Qualitäten
Einfache Temperamente	Warme, kalte, feuchte oder trockene Qualität vorherrschend
Kombinierte Temperamente	Warm-feuchte, warm-trockene, kalt-feuchte oder kalt-trockene Qualität vorherrschend

Unter diesen Typen der Temperamente sind wiederum verschiedenste Variationen möglich, je nach Intensität der Abweichung vom humoralen Gleichgewicht.

Heute unterscheidet man vier Typen der Temperamente, bei denen bereits die Namensgebung erkennen lässt, dass sie unmittelbar aus der Humorallehre hervorgehen: Sanguiniker, Phlegmatiker, Choleriker und Melancholiker. Der namensgebende Kardinalsaft mit seinen jeweiligen humoralen Qualitäten hat bei dem betroffenen Menschen prinzipielle Dominanz.

Der **Sanguiniker** wird geprägt durch ein ausgeglichenes Verhältnis von Wärme und Feuchtigkeit. Damit kann er energetisch aus dem Vollen schöpfen. Dies kommt durch ausgeprägte Lebensfreude, Begeisterungsfähigkeit, Optimismus und in einem breiten Interessensspektrum zum Ausdruck. Neugierde, Ausloten und Erweiterung der eigenen Grenzen sowie das Sammeln neuer Erfahrungen prägen das Leben eines Sanguinikers, was durchaus auch mit Leichtsinn und hoher Risikobereitschaft einhergeht. Ein sanguinischer Mensch ist meistens gut gelaunt, sehr kommunikativ und für andere motivierend. Er kann in seinen Empfindungen und seinem Verhalten aber auch recht sprunghaft und unberechenbar sein. Was heute noch interessant ist, kann morgen schon langweilig sein.

Die Körperform des Sanguinikers, besonders aber sein Gesicht, ist wohlproportioniert geformt und hat wenig Kanten, wirkt also stets rund und weich, besonders die Lippen. Insgesamt hat der Sanguiniker viel Sexappeal. Die Haare sind voll und kräftig.

Der Sanguiniker ist gesundheitlich ausgesprochen stabil. Wenn er doch mal krank wird, sind das meist akute Krankheiten, die aufgrund ihrer Wärmebetonung effiziente Abwehrreaktionen mit starken Symptome (v. a. akute Entzündungen und Fieber) entwickeln, aber dadurch auch rasch wieder ausheilen.

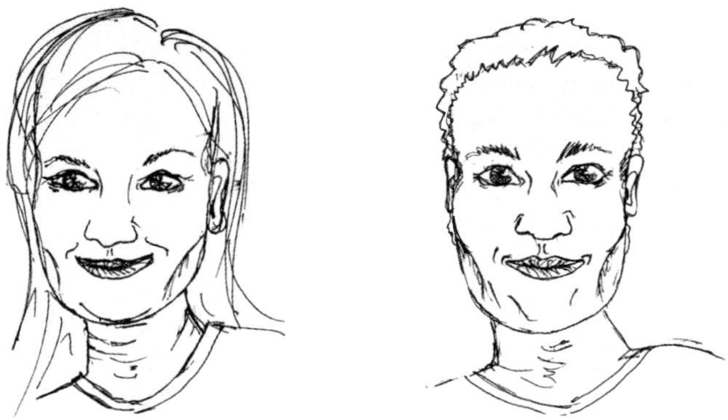

Sanguinikerin und Sanguiniker

Hildegard von Bingen schreibt dazu:

«Andere Männer (Anm. d. Autors: Damit ist der Sanguiniker gemeint) haben warmes Gehirn und anmuthige Gesichtsfarbe, weiss und roth gesicht, und fette Adern voll Blut und dickes Blut von rechter rother Farbe. Sie besitzen heitere Säfte, die

durch bittere Traurigkeit nicht bedrückt werden und vor denen die bittere Melancholie flüchtet.... Mit Frauen vermögen sie ehrbaren und fruchtbaren Umgang zu haben und blicken sie mit schönen, reinen Augen an; denn während die Augen der anderen [Choleriker] wie Pfeile sind, machen ihre Augen ihnen eine ehrbare Musik, und während das Gehör der anderen wie heftiger Wind ist, hat ihr Gehör gleichsam den Klang der Laute.»

Den **Phlegmatiker** prägt reduzierte Wärme bei gleichzeitigem Überwiegen des Feuchtigkeitsprinzips. Dadurch ist sein gesamtes Wesen und Verhalten eher träge. Die Feuchtigkeit gibt ihm aber große Energiereserven, die er bei Bedarf mobilisieren kann. Sein Schwerpunkt auf den stofflichen Aspekten wird in der Körper- und Gesichtsform erkennbar: Er neigt mehr oder weniger stark zu Einlagerungen von Feuchtigkeit und Fettgewebe. Das Gesicht ist rund und füllig, häufig ist auch ein Doppelkinn vorhanden. Er liebt gutes Essen, Trinken und andere sinnliche und kulturelle Genüsse.

Das Wesen eines Phlegmatikers ist ruhig und gemächlich. Er ist gesellig, humorvoll, gutmütig und verbindlich. Seine Mitmenschen schätzen seine Verlässlichkeit und Loyalität. Auf der anderen Seite hat er aufgrund der eingeschränkten Wärme Probleme, Veränderungen in seinem Lebensumfeld anzunehmen und sich ihnen anzupassen.

Das phlegmatische Temperament ist Basis für lymphatische Konstitutionen (inkl. deren Varianten), deren Krankheiten typischerweise mit langwierigen oder sich wiederholenden Ersatzausscheidungen auf der Haut (Ekzeme) und den Schleimhäuten (Katarrhe) in Erscheinung treten.

Der **Choleriker** ist geprägt durch gesteigerte Wärmeprozesse bei gleichzeitig reduzierter Feuchtigkeit. Unruhe, Aktionismus und Ehrgeiz sind typische Merkmale seines Wesens und Verhaltens. Allerdings fehlen ihm mit der Feuchtigkeit die Energiereserven, um seine Vorhaben verwirklichen zu können, v.a. wenn diese Ausdauer verlangen.

Das materielle Prinzip des Cholerikers ist auf der körperlichen Ebene eher reduziert, was daran erkennbar wird, dass er wenig Fettpolster entwickelt. Dadurch wirken seine Körperformen kantig. Er hat breite Schultern und allgemein kräftig ausgebildete Knochen. Das Gesicht wirkt markant und vermittelt Durchsetzungskraft. Es ist kantig und schlank, mit viereckiger Form. Das Kinn ist ausgeprägt und breit, was das energische Aussehen des gesamten Menschen zusätzlich unterstreicht.

Das Wesen des Cholerikers ist geprägt durch die Wärme, die ihn ständig vorwärts treibt. Das macht ihn zu einer Führungspersönlichkeit, die sehr aktiv, zielstrebig und ehrgeizig ist, aber auch intolerant sein kann. Er ist ungeduldig, unbeherrscht und reagiert jähzornig und aggressiv, wenn die Dinge nicht entsprechend seinen Vorstellungen laufen. Schwächen kann ein Choleriker sich selbst und seinen Mitmenschen nur schwer zugestehen.

Die Krankheiten eines Cholerikers beginnen in der Regel mit heftigen Symptomen, die entweder durch *hitzige* entzündliche Abwehrreaktionen hervorgerufen werden oder durch hyperkinetische Syndrome aller Art, z.B. Krampfzustände. Allerdings besteht durch den Mangel an Energiereserven die Gefahr, dass akute Krankheiten nach kurzer *Hitzephase* in chronisch-degenerative (schwarzgallige) Verlaufsformen übergehen, weil sie in der Akutphase nicht ausgeheilt werden können.

Den **Melancholiker** prägen die Reduktion sowohl des Wärme- als auch des Feuchtigkeitsprinzips. Damit fehlen ihm sowohl die dynamischen Impulse, als auch die Energiereserven für ein aktives Leben. Nicht zu können, wie man gerne möchte, führt zu Frustration, was den Melancholiker zu einem ungeselligen, zurückgezogenen Eigenbrötler macht und seine depressive Grundstimmung verstärken kann.

Die körperliche Erscheinung des Melancholikers ist gekennzeichnet durch schwache Muskulatur und Knochen mit Tendenz zur Abmagerung. Seine Haut ist trocken, auch faltig und wirkt bleich mit grauem oder gelblichem Kolorit. Besonders charakteristisch ist die kantige Kopfform, bei der nur wenig *Füllmaterial* über den Knochen ist. Die Kopfhaare sind eher spärlich, bis zur Glatze. Der Melancholiker hat große traurige Augen und seine gesamte Mimik bringt Misstrauen, Zweifel und Nachdenklichkeit zum Ausdruck.

Der Melancholiker ist aber auch Denker, Mahner und Philosoph. Er hat einen scharfen analytischen Verstand und jede seiner Entscheidungen basiert auf reiflichen und rationalen Überlegungen, die alle nur erdenklichen Aspekte einbeziehen. Typisches Merkmal ist auch seine ausgeprägte Neigung zu Zynismus und Sarkasmus.

Der Energiemangel macht es dem Melancholiker schwer, sich an wechselnde Bedingungen seiner Umwelt anzupassen. Dies wird auch erkennbar an großer Anfälligkeit für Krankheiten, die zudem nur schwer ausheilen bzw. zu chronisch-degenerativen Verlaufsformen neigen, weil die Energiereserven für effiziente Selbstheilungskräfte fehlen.

4.1.1 Modifikation der Temperamente

Die Zuordnung eines Menschen zu dieser Temperamenten-Typologie darf nicht starr erfolgen, denn das Temperament unterliegt fortwährenden Veränderungen, die sich in kurzen Zeiträumen oder auch längerfristig abspielen. Entsprechend den chronologischen Zuordnungen der Säfte, verändert sich auch das Temperament in den verschiedenen Lebensphasen, was sich bei gesunden Menschen wie folgt zuordnen lässt: In der Kindheit dominiert Sanguis, das Erwachsenenalter wird durch Phlegma bzw. Cholera und das Alter durch die Melancholera geprägt. Die Übergänge dabei sind fließend und es kann – je nach Lebens- und Gesundheitssituation – teilweise erhebliche Abweichungen von diesem Schema geben.

Auch werden die meisten Menschen bei sich selbst Merkmale aller Temperamente finden, mit unterschiedlichen und gelegentlich auch rasch wechselnden Schwerpunkten, was abhängig ist von der aktuellen Lebenssituation und -stimmung, Tages- und Jahreszeit, aber auch vom Verlauf von Krankheitsprozessen. Solche Wandlungen, aber auch Mischungen verschiedener Temperamentstypen sind sehr häufig.

Die Temperamentslage kann sich außerdem, je nachdem welcher Anteil des menschlichen Wesens betrachtet wird, verschieben. So lebt z. B. der eine melancholisch veranlagte Mensch diese Merkmale vermehrt auf seiner Gefühlsebene aus, während diese sich bei einem anderen eher auf der körperlichen Ebene zeigen.

Dennoch wird man nach genauer Analyse in den meisten Fällen einen Menschen langfristig einem der beschriebenen Temperamente zuordnen können.

Die Temperamentenlehre stellt historisch die erste Form einer rationalen Psychologie dar, die aber noch mit recht groben Differenzierungen arbeitet. Sie realisiert aber konsequent das Prinzip der Ganzheitlichkeit bzw. systemischer Verknüpfung. Da nach dem humoralmedizinischen Denk- und Arbeitsmodell in jeder Lebenssituation immer alle Seinsebenen (Körper, Seele und Geist) beteiligt sind und von dem gleichen Regulationssystem *gesteuert* werden, bilden diese eine untrennbare Einheit, die auch in Diagnostik und Therapie als solche betrachtet werden sollte. Wenn bei einer Krankheit zwar zwischen somatischen, psychischen oder psychosomatischen Erkrankungs-Ebenen differenziert wird, die verschiedenen Bereiche aber von unterschiedlichen Fachrichtungen therapiert werden, hat das mit *Ganzheitsmedizin* wenig zu tun. Diese Vorgehensweise reißt einen Menschen eher auseinander, als dass sie seine Ganzheit stärkt.

Die Temperamentenlehre stellt ein einfaches Modell dar, das die gemeinsamen Aktions- und Reaktionsmuster aller Ebenen erklärt und Möglichkeiten zur Beeinflussung aufzeigt. Dabei steht der physiologische Bereich im Zentrum, d. h. die Temperamentenlehre bezieht sich in erster Linie auf den gesunden Menschen. Das Temperament steckt sozusagen den Rahmen ab, in dem sich der Mensch entfalten und den wechselnden Bedingungen seines Lebens anpassen kann, ohne Krankheitssymptome zu entwickeln. Dieser Bereich ist bei einem Sanguiniker deutlich größer und flexibler als bei einem Melancholiker. Das Temperament definiert zusätzlich die strategischen Muster, nach denen die Adaption geschieht. Diese Muster sind es auch, die Anfälligkeit für Krankheiten und deren Wesen und Verlaufsform prägen. In diesem Bereich ist die Grenze zwischen der Temperamenten- und der Konstitutionslehre fließend.

Praktische Bedeutung

Das Temperament spiegelt (wie auch die konstitutionelle Situation) die individuellen Reaktionsmuster auf innere und äußere Reize wider und eröffnet damit für den Therapeuten die Möglichkeit, systemische Reaktionsweisen eines Menschen zu erkennen und teilweise auch vorherzusehen, was im Rahmen der Behandlung hilfreich sein kann.

Ein Sanguiniker wird beispielsweise bereits auf kleine Reize mit deutlichen Reaktionen reagieren, während ein Phlegmatiker erst auf kräftigere Reize antworten wird. Die durch eine Therapie erzeugte Wirkung wird bei Ersteren eher für kurze Zeit anhalten – bei Letzteren aber lange.

Auch wenn man sich üblicherweise nicht bei jeder Begegnung mit einem Mitmenschen bewusst überlegt, welchem Temperamentstyp dieser zuzuordnen ist, erwartet man unbewusst aus der Gesamterscheinung bestimmte Verhaltensmuster und ist etwas irritiert, wenn die Realität völlig von den Erwartungen abweicht. Diese Einordnung und Erwartungen sind Ergebnis einer instinktiven und durch Lebenserfahrung erlernten *Temperamentenlehre* (im Sinne einer menschlichen Signaturenlehre), die das zwischenmenschliche

Verhalten maßgeblich beeinflusst. Die humoralmedizinische Temperamentenlehre ergänzt die subjektiv-instinkthafte Wahrnehmung der Vielfalt menschlicher Eigenschaften durch ein rationales Konzept, das erklärt, *warum* es nicht stimmig ist, wenn beispielsweise ein phlegmatischer Mensch aus eigenen Antrieb, mit großem Einsatz und Ehrgeiz ein ambitioniertes Projekt so schnell wie möglich abschließen will. Oder wenn ein sanguinischer Mensch, der bisher leidenschaftlich Fun-Sportarten betrieben hat, sich plötzlich in die Einsamkeit zurückzieht und über Gott und die Welt grübelt. Oder wenn ein bisher gelbgalliger Mensch lethargisch wird und stark an Gewicht zunimmt.

An diesen Beispielen wird deutlich, dass Körper- und Verhaltensmuster, die bei dem einen Temperamentstyp völlig normal sind, bei einem anderen die Frage aufkommen lässt «Was ist denn mit dem passiert…?» oder «Was läuft da ab…?»

Die bewusste Anwendung der Temperamentenlehre ist ein Werkzeug, das neben der Vorhersehbarkeit von Mustern auch Veränderungen in eine unphysiologische Richtung bereits in subtilen Bereichen erkennbar werden lässt und den Therapeuten aufhorchen lassen sollte.

Die folgende Grafik zeigt die dem Temperament in physiologischer Situation entsprechende humorale Eingliederung am Beispiel des Phlegmatikers:

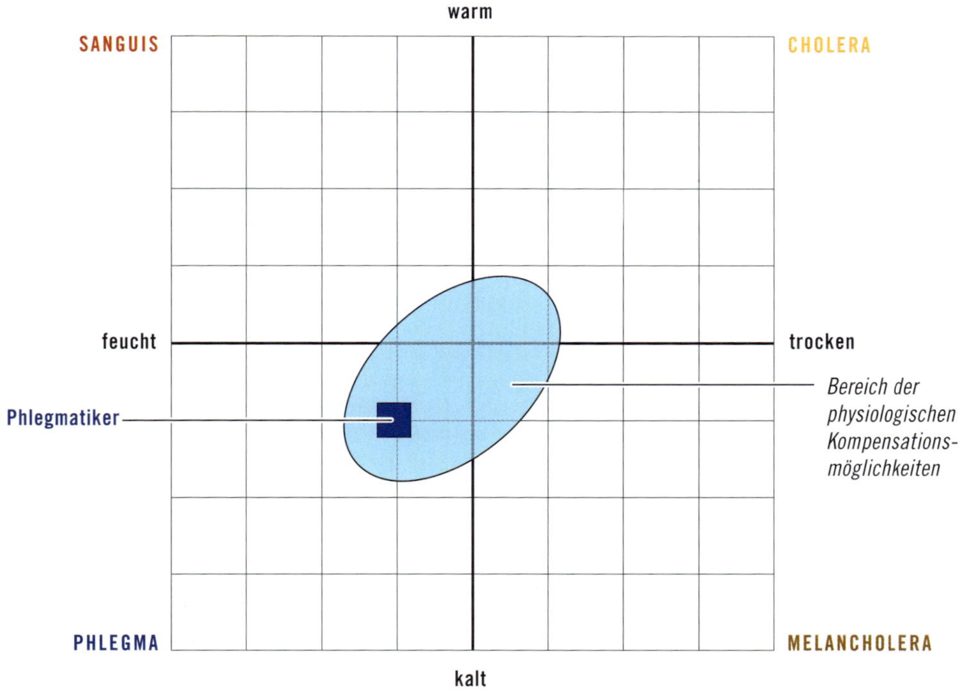

Humorale Situation eines Phlegmatikers im Bereich ‹seiner› kompensatorischen Möglichkeiten.
→ Der Mensch fühlt sich wohl und ist gesund. *(Grafik: Christian Raimann)*

Auch wenn das Temperament selbst keine pathologische Bedeutung hat, besteht doch die Tendenz, dass der dominante Saft bei nicht mehr kompensierbaren Reizen Krankheitspotenzial in sich birgt. Auch diese Labilität lässt Gesetzmäßigkeiten erkennen, die sich in den Konstitutionen manifestieren. In diesem Bereich liegt die Verbindung bzw. der Übergang zwischen Temperamenten- und Konstitutionslehre, wobei hier fließende Grenzen bestehen.

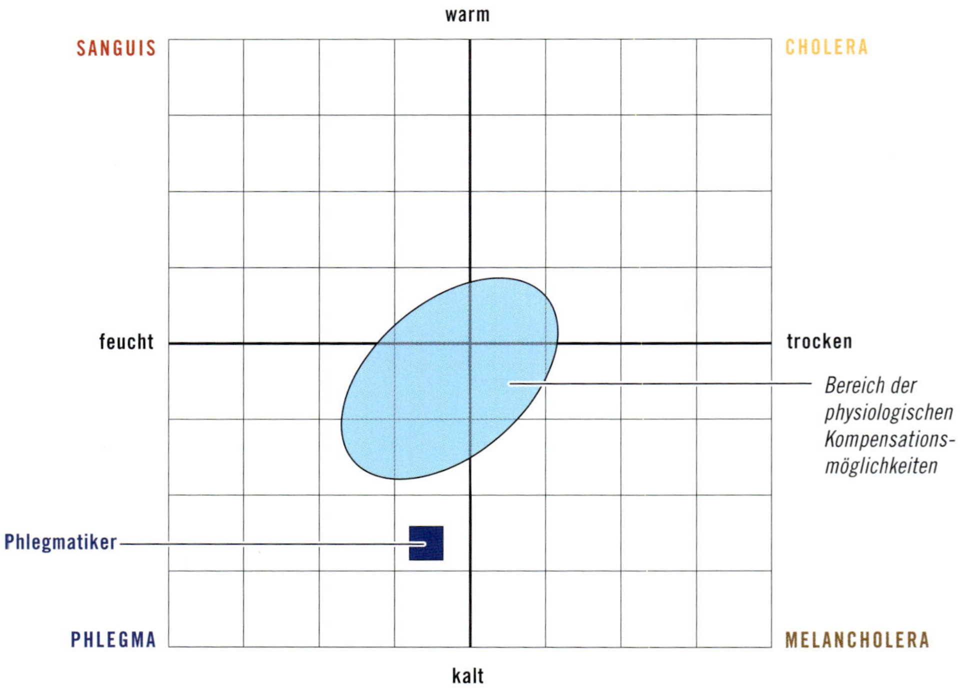

Humorale Situation eines Phlegmatikers, der in Folge anhaltend veränderter Lebensbedingungen (Wohnsituation, Lebensumstände, Ernährungsmuster, unterdrückende Behandlungen u.a.) außerhalb seiner kompensatorischen Möglichkeiten lebt.
→ Der Mensch entwickelt Symptome und Beschwerden. *(Grafik: Christian Raimann)*

Jeder Mensch hat sein eigenes Gleichgewicht, weshalb das Temperament eines Patienten ohne Wertung zur Kenntnis genommen wird. Ziel einer naturheilkundlichen Therapie kann es nie sein, einen Menschen einem *Ideal*-Temperament anzunähern. Sondern jede stabilisierende Therapie unterstützt einen Patienten darin, seine individuelle humorale Ausrichtung zu leben, ohne dabei pathologische Erscheinungen zu entwickeln.

4.1.2 Wandlung des Temperamentes

Wie oben beschrieben, sind gewisse Wandlungen des Temperamentes in den verschiedenen Lebensphasen physiologisch, sie sollten aber immer asymptomatisch ablaufen. Andernfalls ist darin bereits eine deutliche Verschlechterung der konstitutionellen Situation erkennbar.

Die folgende Grafik zeigt die Gesetzmäßigkeiten im Wandel des Temperamentes.

Ausgehend von der sanguinischen Situation, die man heute beim Erwachsenen leider nur selten erlebt, führt eine Verminderung des Wärmeprinzips zur Wandlung zum Phlegmatiker. Eine Reduzierung des Feuchtigkeitsprinzips lässt einen Choleriker entstehen. Diese beiden Temperamente verfügen noch über relativ stabile Adaptionsfähigkeiten im physiologischen Bereich und stellen die Mehrheit der Bevölkerung.

WANDLUNG DES TEMPERAMENTS

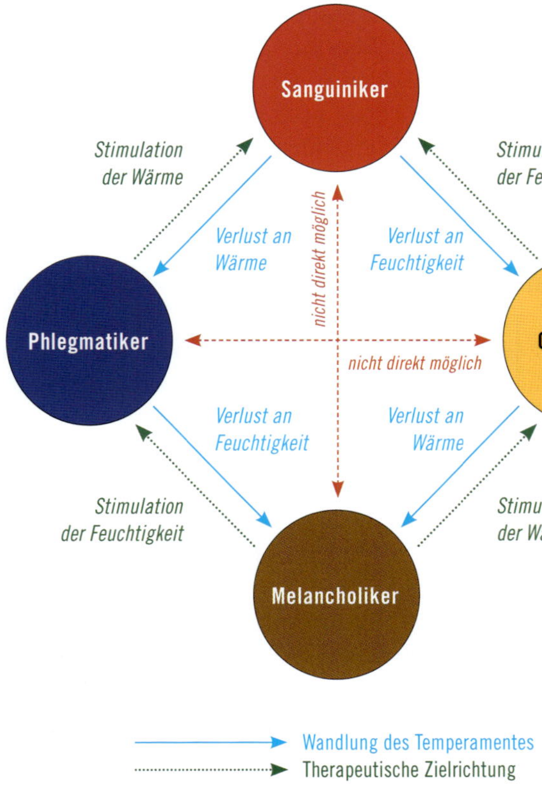

Die Entwicklung kann aber weiter Richtung Melancholie gehen und ist dann nicht mehr unproblematisch: Beim Choleriker entwickelt sich dabei ein Defizit an physiologischer Wärme und bei Phlegmatiker vermindert sich das Feuchtigkeitsprinzip. So stehen beide auf der kalten und trockenen Temperamentsstufe des Melancholikers, was nicht zu unterschätzendes pathogenetisches Potenzial hat und deswegen nach Möglichkeit konstitutionstherapeutisch beeinflusst werden sollte.

Welche exo- oder endogenen Faktoren den Wandel des Temperamentes / der Konstitution ausgelöst haben oder fördern, gehört zu den vielen diagnostischen Fragen, die der Behandler klären muss, um sie ausschalten oder zumindest abschwächen zu können. Häufig sind das seelische Traumata, es kann aber auch eine langfristige Fehlernährung oder die immer radikaler werdende medizinische Unterdrückung akuter Krankheitsprozesse sein, die den Weg in die Melancholie startet und fördert – um nur einige Beispiele zu nennen. Alle Reize, die im humoralen Sinne stark kühlen bzw. stark trocknen, sind hier in Betracht zu ziehen.

Ein direkter Wandel vom Sanguiniker zum Melancholiker ist nicht möglich. Diese Entwicklung läuft stets über eine phlegmatische resp. cholerische Stufe.

Die Gesetzmäßigkeiten des Temperamentenwandels gelten auch für Veränderungen der Konstitutionen, die aus den jeweiligen Temperamenten hervor gehen. Diese Ausführungen sind auch keine theoretische Haarspalterei, sondern für die Erkennung der notwendigen Therapierichtung von großer Bedeutung, insbesondere dann, wenn es darum geht, die Wandlung zum Melancholiker zu stoppen bzw. rückgängig zu machen – was durchaus möglich ist, wenn die Melancholie noch nicht zu stark fixiert ist. In jedem Fall ist es für den Therapeuten notwendig zu erkennen, aus welcher *Richtung* die melancholische Entwicklung stattgefunden hat. Dies lässt sich einerseits entweder aus der Anamnese erkennen und/oder die Irisdiagnose gibt entsprechende Informationen.

Die Therapie sollte schwerpunktmäßig die humoralen Qualitäten fördern, die dem Temperament entsprechen, aus dem die melancholische Entwicklung in Gang gekommen ist. Konkret heißt das:

- Kommt der Patient aus der phlegmatischen Richtung, bedeutet das, durch Unterstützung der physiologischen Feuchtigkeit das Phlegmaprinzip wieder zu stabilisieren. Diese humorale Situation *kennt* er, in ihr hat er lange gelebt und deshalb muss die Therapie auch in diese Richtung führen.
- Kommt der Patient aber aus der cholerischen Richtung, gilt es die physiologischen Wärmeprozesse zu stimulieren. Analog zu dem oben gesagten, *kennt* er das cholerische Prinzip und wird therapeutisch in diese Richtung auch leichter ansprechbar sein.

Der therapeutische Versuch, das Wärme- und Feuchtigkeitsprinzip undifferenziert in gleichem Maß fördern zu wollen, erscheint zwar zunächst logisch, ist aber aus den genannten Gründen von vorne herein zum Scheitern verurteilt. Gerade Patienten mit melancholischen Temperaments- bzw. Konstitutionsmustern sind in der Praxis eine echte Herausforderung, denn jede therapeutisch gewünschte Veränderung, jeder Anpassungs-, Überwindungs- und jeder Heilungsprozess kann nur dann in Gang kommen und effizient ablaufen, wenn die dafür notwendige aktuelle und potenzielle Energie zur Verfügung steht – und genau hier liegt das zentrale Problem des Melancholikers. Je stabiler das melancholische Temperament bzw. die daran geknüpfte konstitutionelle Situation[6] sich *verfestigt* hat, umso schwieriger wird es, einem solchen Menschen zu helfen.

4.2 Allgemeine Konstitutionslehre

> *«Konstitution ist der aus den Erbanlagen hervorgegangene, aber durch Umwelteinflüsse* veränderbare Zustand eines Individuums und seine Reaktionen auf äußere und innere Einflüsse»*
>
> *Bernhard Aschner*

** Anm. des Autors: Dieses Zitat sollte durch ‹Innenwelteinflüsse› ergänzt werden.*

Die Konstitutionslehre als komplexe Erweiterung der Temperamentenlehre geht mit grundsätzlich systemischen Blickwinkel auf jedes Geschehen im Organismus ein, sowohl im gesunden als auch im kranken Zustand. Mit ihr werden die systemischen pathophysiologischen Muster des Betroffenen nicht nur theoretisch erkennbar, sondern sie stellt realisierbare Konzepte für Diagnostik und Therapie in der täglichen Praxis zur Verfügung. In einem System von *Konstitutionstypen*, zusammenfassend auch Konstitutionstypologie genannt, beschreibt und analysiert sie sehr spezifisch die individuellen physiologischen und pathophysiologischen *Themen*, Eigenschaften und Merkmale eines Menschen auf physischer, seelischer und geistiger Ebene.

Die Bezeichnung ‹Konstitutionstypen› ist etwas problematisch, weil sie impliziert, man könne jeden Mensch *einem* Konstitutionstyp zuordnen. Das ist aber nur ausnahmsweise möglich, denn fast jeder Mensch besitzt Merkmale mehrerer Konstitutionstypen, die in ihrer Kombination die *individuelle Konstitution* ergeben. Es ist daher sinnvoll, in diesem Zusammenhang von *konstitutionellen Merkmalen* zu sprechen, die in jeder Kombination auftreten können. Bei den meisten Personen stellen sich drei bis fünf konstitutionelle Merkmale und/oder Diathesen durch ihre charakteristischen Zeichensetzungen in den Augen dar. Die konstitutionelle Situation sicher und schnell zu erkennen, ist die Kernkompetenz der Irisdiagnostik, die damit systemische Informationen v. a. über die Hintergründe eines Krankheitsgeschehens liefert, die mit keiner anderen diagnostischen Methode in dieser Komplexität und Klarheit zu bekommen sind.

Die Konstitution entwickelt sich auf der Basis der vererbten Merkmale (Genotypus), unterliegt aber während des gesamten Lebens epigenetischen (phänotypischen) Veränderungen, die sowohl stabilisierenden als auch destabilisierenden Einfluss auf die konsti-

6 Dazu gehört die melanchologene Konstitution bzw. viele schwarzgalle Schärfen, die nicht bewegt und ausgeschieden werden können bei anderen Konstitutionen (Trocknungszeichen in der Iris).

tutionelle Gesamtsituation haben können. Die Konstitution beeinflussende Faktoren sind Alter, Lebensweise (Lifestyle), Ernährung, seelisch-geistige sowie soziale und ökologische Bedingungen. Ein in der heutigen Zeit extrem wichtiger modifizierender Faktor ist die Art und Weise, wie die (akuten) Krankheiten des betreffenden Menschen behandelt werden. Vollzieht sich die Heilung *entsprechend* den Gesetzen der Natur, resultiert daraus im Sinne eines positiven Lerneffektes auch eine konstitutionelle Stabilisierung. Werden diese Krankheiten aber *gegen* die natürlichen Heilungsprinzipien unterdrückend behandelt, führt das zur Verschlechterung der konstitutionellen Stabilität – ein Mechanismus der vor allem im Kindesalter sehr deutlich zu beobachten ist und entscheidende Bedeutung für die gesundheitliche Situation im gesamten weiteren Leben hat. Besonders zu erwähnen ist in diesem Zusammenhang der unkritische[7] Einsatz von Antibiotika und Kortikoiden, aber auch die Impfungen, insbesondere Kombinationsimpfungen. Diese haben bei vielen Kindern (aber auch Erwachsenen) eine deutlich konstitutionell destabilisierende Langzeitwirkung. Das erklärt auch, warum die Problematik, die sich aus den *offiziellen* Impfprogrammen ergibt, nicht im statistisch signifikant häufigerem Auftreten bestimmter Krankheiten erkennbar wird[8], sondern stets im *Umweg* über die Verschlechterung der Konstitution zum Tragen kommt. Die Erfahrungen in der Kinderheilkunde zeigen unübersehbar, dass die (Kombinations)Impfungen starke Skrofulose-fördernden Störfaktoren sind – wobei die Masern-Komponente eine besonders unrühmliche Rolle spielt.

In welchen Bereichen und in welchen Krankheiten die Destabilisierung individuell zum Tragen kommt, ist sehr vielfältig, basiert aber stets auf der zugrunde liegenden Konstitution.

Die Konstitution prägt folgende Lebensaspekte:

- Die individuelle humorale Situation (Eukrasie, Dyskrasie, Kakochymie)
- Deren Modifikationen geschehen in beide Richtungen: Die veranlagte humorale Situation formt die Konstitution, aber die konstitutionellen Veränderungen im Laufe des Lebens modifizieren wiederum den humoralen Zustand
- Die konstitutionsspezifische humorale und organotrope Pathophysiologie des Gesamtorganismus («Thema der Pathophysiologie»)
- Die individuellen, immer wiederkehrenden Muster, mit denen der Mensch auf endogene und exogene Reize reagiert (Reaktionsprogramme)

7 Die Erfahrungen in der Praxis des Autors zeigen, dass – vorsichtig geschätzt – 70–80% der verordneten Antibiosen bei Kindern bis zum Pubertätsalter nicht nur überflüssig, sondern im konstitutionellen Sinne sogar ausgesprochen kontraproduktiv sind.

8 Wobei der impfkritische Therapeut die veröffentlichten Studienergebnisse grundsätzlich in Frage stellen sollte. Die aufmerksame Beobachtung in der täglichen Praxis zeigt, dass vor allem Krankheiten des allergischen Formenkreises, speziell das endogene Ekzem, Asthma bronchiale sowie Autoimmunerkrankungen häufig im Zeitraum von einigen Wochen bis Monaten nach einer Impfung auftreten oder ggf. reaktiviert werden. Der Zusammenhang lässt sich mit Methoden der Bioelektronischen Funktionsdiagnostik (BFD) auch problemlos nachweisen.

- Den Modus der Reaktions- bzw. Krankheitsmuster: Hyper- bzw. hypokinetisch
- Daran geknüpft: Organische «Stark-» bzw. «Schwachpunkte»
- Die Breite der Anpassungsfähigkeit auf endo- und exogene Reize
- Stabilität bzw. Belastbarkeit von Organsystemen
- Neigung zu bestimmten Krankheiten (*Disposition*)
- Neigung zu spezifischen Fehlreaktionen auf niederschwellige Reize, die bei stabiler Konstitution nicht pathogen wirken (*Diathese*)
- Die Effizienz (bzw. Ineffizienz) der körpereigenen Abwehr- und Heilungsstrategien

Bei der Arbeit mit kranken Menschen ist die Konstitution der *rote Faden* oder der *gemeinsame Nenner* der Physiologie und Pathophysiologie. Sie ist immer als Basis (oder zumindest als prägender Faktor) eines krankhaften Prozesses zu sehen – ganz gleich, um welche Krankheit, mit welchem Diagnose-Namen es sich handelt. Das gilt ganz besonders für chronische Krankheiten, bei denen die Konstitutionstherapie das entscheidende Element für den Therapieerfolg ist. Selbst die sog. *Infektionskrankheiten* entstehen auf der Basis der individuellen konstitutionellen Situation, denn diese ist für das Milieu und damit die Bereitschaft bzw. Unempfänglichkeit zur *Infektion* verantwortlich. Darüber hinaus prägt die Konstitution den Modus und die Effizienz der körpereigenen Abwehr- und Heilungsmechanismen. Auch bei Verletzungen und nach traumatischen Ereignissen sind die Reaktionen des Organismus und der Heilungsverlauf konstitutionell geprägt.

Die Konstitutionsdiagnostik liefert demnach wichtige Informationen über die Hintergründe der Entstehung von Krankheiten sowie deren Verlaufsform und zeigt die systemischen Zusammenhänge zwischen verschiedenen Krankheiten, auch wenn diese verschiedene Organsysteme betreffen und zu unterschiedlichen Zeiten auftreten.

Die Analyse der konstitutionellen Situation ist die notwendige Grundlage für die entsprechende *Konstitutionstherapie,* deren Ziel die Stabilisierung bzw. Optimierung der oben genannten Faktoren ist. Damit wird auch aktuellen Krankheiten quasi der Boden entzogen. Eine Konstitutionstherapie kann mit Mitteln und Maßnahmen kombiniert werden, die das Abklingen der aktuellen Symptomatik unterstützen.

Das Therapiekonzept entspricht dann dem Zwei-Säulen-Modell, auf das später noch eingegangen wird:

- Konstitutionelle Säule des Therapiekonzeptes
- Symptomorientierte Säule der Therapiekonzeptes

Dazu ein konkretes Beispiel:

Eine Patientin kommt aktuell wegen eines hartnäckigen *Ekzems* an den Unterschenkeln in Behandlung. Grundlage dieser Ersatzausscheidung über die Haut liegt in der Konstitution, wobei endo- oder exogene Faktoren (z. B. Fehlernährung, Bewegungsmangel bei stehender oder sitzender Tätigkeit u. v. a. m.) als auslösende bzw. das Ek-

zem erhaltende Faktoren fungieren. In der Therapie wird man versuchen, möglichst viele Störfaktoren auszuschalten und therapeutische Maßnahmen einleiten, die sich gegen die aktuellen Symptome auf der Haut richten (= symptomorientierte Säule des Therapiekonzeptes). Kombiniert wird das mit einer Konstitutionstherapie, die meist zumindest über mehrere Monate (manchmal Jahre) fortgeführt werden muss. Nach 10 Jahren kommt die selbe Patientin wegen einer rezidivierenden spastischen Bronchitis in Behandlung. Der Naturheilkundler weiß, dass die konstitutionelle Situation, die sich heute auf dem Bronchialsystem und vor 10 Jahren in Form des Ekzems manifestiert hat, nahezu identisch ist (abgesehen von konstitutionellen Veränderungen, die in dieser Zeit entstanden sind und beachtet werden müssen). Also wird die konstitutionelle Säule des Therapiekonzeptes wieder ähnlich wie 10 Jahr zuvor sein. Die symptomorientierte Säule wird aber eine krampflösende, abwehrstimulierende Therapie für die Atemwegsschleimhäute sein.
Das Ziel sollte sein, Arzneimittel zu verwenden, deren Wirkungsprofil sowohl für die konstitutionelle als auch die symptomatische Ebene *passt*. Die hohe Kunst in der Therapie liegt darin, mit möglichst wenig verschiedenen Mitteln beide Säulen der Therapie abzudecken.

4.2.1 Reizlehre und Konstitution

Die Grundlagen der Reizlehre sind in Kap. 3.6 in «Humoralmedizinische Praxis», Band 1 beschrieben und werden hier vorausgesetzt.

Der Begriff Reiz steht zusammenfassend für alle Einflüsse, die von außen einwirken (exogen) oder im Organismus selbst (endogen) entstehen. Reize fungieren einerseits als Störfaktoren, mit denen der Organismus klar kommen muss, sie sind andererseits aber auch notwendiges Stimulans zur Anpassung an wechselnde Bedingungen. Die ständige Auseinandersetzung mit der individuellen Reizsituation ist auch als notwendiges Training zu sehen, das die Adaptionsfähigkeit des Organismus einerseits fit hält und zudem die Entwicklung erweiterter Strategien fördert, die die Anpassung an bisher nicht vorhandene Reize ermöglicht. Ohne diese Lernfähigkeit der Adaptionssysteme hätte unser Organismus keinerlei Chance, sich beispielsweise mit den ca. 3000(!) neuen künstlichen chemischen Substanzen zu arrangieren, die *täglich* in die Umwelt entlassen werden. Eine Reiz-Abschirmung ist so gesehen nur dann sinnvoll, wenn die Qualität, die Intensität und die Dauer bestimmter Reize nicht kompensierbar sind und daher eine krankhafte Entwicklung in Gang setzen werden.

Daraus leitet sich auch eine (von vielen) Definitionen von Krankheit und Gesundheit ab: Gesundheit ist der Zustand, in dem sämtliche zum beobachteten Zeitpunkt einwirkenden Reize symptomfrei beantwortet bzw. adaptiert werden. Hieraus leitet sich ab, dass Gesundheitsstörungen, bis zur manifesten Krankheit, daraus resultieren, dass einwirkende Reize die Fähigkeit der physiologischen Anpassung überschreiten und einen Reorganisationsprozess notwendig machen. Für die therapeutische Zielsetzung bei solchen

Krankheitsprozessen ist es von essenzieller Bedeutung, ob die entstandenen Krankheitsmechanismen Folge des pathogenen Reizes selbst sind oder ob die Symptomatik Zeichen eines biologisch sinnvollen Heilungsprozesses ist (‹gesunde Krankheit›)[9]. Hier erkennt man auch die Verknüpfung zwischen der Reiz- und der Konstitutionslehre: Je stabiler die konstitutionelle Situation eines Menschen ist, umso größer ist seine Anpassungsbreite an potenziell pathogene Reize. Ist die konstitutionelle Anpassungsbreite allerdings schmal, können bereits Reize zum pathogenen Faktor werden, die von einem konstitutionell stabileren Menschen gar nicht wahrgenommen werden. Die folgenden Grafiken zeigen diese Gesetzmäßigkeiten:

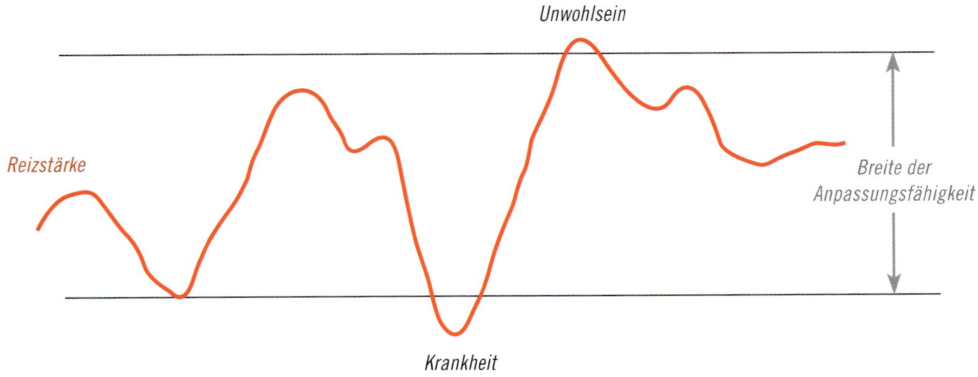

Stabile Konstitution: Große Anpassungsfähigkeit

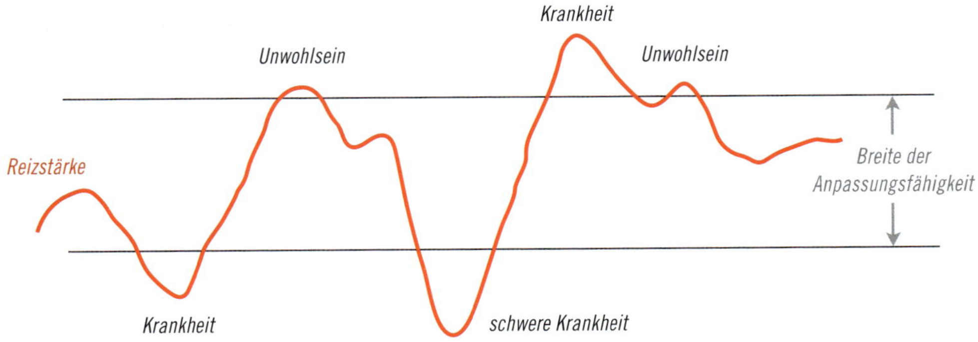

Geschwächte Konstitution: Geringe Anpassungsfähigkeit

9 Details hierzu siehe Kap. 11.2 Gesundheits-, Krankheits- und Heilungsprinzipien in «Humoralmedizinische Praxis», Band 1

Abgeleitet aus den Grafiken liegt das Ziel einer Konstitutionstherapie also darin, die beiden Begrenzungslinien der Anpassungsbreite auseinander zu ziehen.

Die Konstitution prägt aber nicht nur die grundsätzliche Reizempfänglichkeit, sondern auch das Wesen und die Effizienz der Prozesse, mit denen der Organismus pathogene Reizfolgen überwindet, ausheilt und seine Regulationssysteme reorganisiert. Dafür haben sich sowohl evolutionär als auch bei jedem einzelnen Individuum unterschiedliche Strategien entwickelt, die sich in den Reaktionsmustern der einzelnen Konstitutionstypen widerspiegeln. Broy bezeichnet diese daher auch als «zulässige Lösungen» für die Bewältigung biologischer Probleme.

4.2.2 Konstitutionsdiagnostik oder -analyse

Wichtige Hinweise auf die konstitutionelle Situation eines Patienten bekommt man bereits bei der Anamnese. Das Wesen der Symptomatik, die Modalitäten (wodurch verbessern bzw. verschlechtern sich die Symptome?) und die Art und Verlaufsform der Krankheit spielen in der diagnostischen Gesamtschau eine ausgesprochen wichtige Rolle. Auch wiederkehrende Krankheiten und die davon betroffenen Organsysteme sowie Puls-, Zungen- und die Urindiagnostik können konstitutionelle Hinweise geben.

Dazu einige Beispiele:

- Rezidivierende Schleimhautkatarrhe oder Ekzeme: Hinweis auf phlegmatische Konstitutionen (u.a. lymphatische Konstitution und ihre Varianten, Skrofulose)
- Rezidivierende Bauchkrämpfe oder heftige akute Entzündungen: Hinweis auf *hitzige* sanguinische oder gelbgallige Konstitutionen (u. a. biliäre Konstitution, spasmophile Diathese)
- Depressive Verstimmung, Antriebslosigkeit, chronisch-degenerative Entzündungen: Hinweis auf *kalte* schwarzgallige oder phlegmatische Konstitutionen (u.a. hydrogenoide oder carbonitrogenoide Konstitution)

Die Augen- bzw. Irisdiagnostik ist die wichtigste diagnostische Methode der heutigen Konstitutionsmedizin. Mit ihr bekommt man in kurzer Zeit sehr präzise und differenzierte Informationen über die konstitutionelle Situation des betreffenden Menschen. Die spezifischen Details hierzu werden bei den einzelnen Konstitutionen in Kap. 9 ausführlich behandelt.

Bei jeder Diagnostik, insbesondere aber bei der Iris-/ Augendiagnostik, muss die Frage im Zentrum stehen: «Welche konstitutionellen Merkmale sind bei dem betreffenden Menschen erkennbar?» Es bewährt sich, routinemäßig mit der Beantwortung dieser Frage in die Irisdiagnostik einzusteigen und als Erstes die im Auge erkennbaren konstitutionellen Elemente zu notieren. Das bringt von vorneherein eine saubere Systematik in die Diagnostik und reduziert die Gefahr, sich in der schier unendlichen Vielfalt der Iriszeichen zu verheddern. Und diese Vorgehensweise klärt oft sofort die Frage, welche der vielen Phänomene in diesem speziellen

Fall diagnostisch relevant und welche von untergeordneter Bedeutung sind. Die Differenzierung, welche Iriszeichen bei der jeweiligen Person diagnostisch wichtig sind und welche nicht, ist die größte Herausforderung der Irisdiagnostik überhaupt. Der größte, sehr häufig gemachte Fehler besteht darin, sich konzeptlos nach dem Muster durchzuhangeln: «Was bedeutet Zeichen A? Was bedeutet Zeichen B und C...?». Mit diesem Zusammenklauben von Detailinformationen (was schulmedizinischem Denkmuster entspricht) wird man niemals einen systemischen Überblick über die Gesamtsituation des betreffenden Menschen bekommen. Und je mehr Zeichen dabei berücksichtigt werden, umso unübersichtlicher wird das Ganze. Wie so oft, ist auch in diesem Zusammenhang weniger im Endeffekt mehr....

Kurzdefinitionen der verwendeten Begriffe	
Konstitution	Überbegriff für die individuellen, physiologischen und pathophysiologischen Reaktionsmuster eines Menschen auf endo- und exogene Reize (in den Kapitel über die einzelnen Konstitutionen auch als *Thema der Pathophysiologie* bezeichnet). Die Konstitution basiert auf genetischer Grundlage, die aber zeitlebens durch epigenetische (früher: phänotypische) Modifikationen verändert wird.
Disposition	Neigung des Organismus, an den konstitutionell vorgegebenen organischen Schwachpunkten, bei starken (nicht mehr kompensierbaren) Reizen, in typischer Weise zu erkranken. Beispiele: Disposition zu Mandelentzündungen Disposition zu rheumatischen Arthritiden Disposition zu ekzematischen Hauterkrankungen
Diathese	Biologisch *unsinnige* Reaktionsweisen, die der Organismus auf der Basis seiner konstitutionellen Prägung entwickelt und die, ausgelöst durch relativ niederschwellige Reize, in immer gleicher Weise ablaufen. Beispiele: Allergische Diathese (dies ist die konstitutionelle Basis jeder allergischen Krankheit) Spasmophile Diathese Azide Diathese Grundsätzlich ist zu beachten: Auch wenn die Symptomatik häufig durch die Diathese geprägt wird, ist die konstitutionelle Situation, aus der die jeweilige Diathese hervorgeht, für die Therapie viel wichtiger als die Diathese selbst!

4.2.3 Konstitutionstherapie

Die Stabilisierung der konstitutionellen Situation kann mit unterschiedlichen Mitteln und Methoden der TEN erfolgen. Ein häufig vertretenes Dogma ist beispielsweise, dass Konstitutionstherapie nur mit homöopathischen Hochpotenzen möglich sei. Es zeigt sich in der Praxis aber regelmäßig, dass das definitiv nicht stimmt. Entscheidend für die Wirkungskraft eines Mittels bzw. einer Rezeptur (Komplexmittel) ist allein, dass es zu der individuellen konstitutionellen Situation des Patienten passt. Das bedeutet nach dem Verständnis der TEN, dass der Organismus des behandelten Menschen den Wirkungsimpuls des Mittels als für ihn passenden Therapiereiz *verstehen* können muss, um sinnvoll darauf zu reagieren. Metaphorisch entspricht dies dem Prinzip eines Schlosses, das nur mit dem passenden Schlüssel geöffnet werden kann.

Die Zubereitungsart und Galenik des Mittels ist für seine Wirkung zwar von Bedeutung, aber zweitrangig. Erfahrungsgemäß kann man mit einer sorgfältig konzipierten Tee-, Tinkturen- oder Tropfenmischung (Niedrigpotenzen und ø) sehr tiefgreifende Stabilisierungen der Konstitution erleben.

Konstitutionstherapie kann mit Einzelmitteln oder Mittelkombinationen erfolgen, wobei die besten Behandlungsergebnisse mit individuell komponierten Rezepturen erzielt werden. Die Arzneitherapie kann (und sollte) mit vielen naturheilkundliche Behandlungsmethoden zu einem konstitutionstherapeutischen Gesamtkonzept kombiniert werden. Bewährte Beispiele dafür sind die Ab- und Ausleitungsverfahren, Hydro- und Balneotherapie, Massagen u. v. a. m.

Auch wenn es jetzt erst erwähnt wird: Die Diätetik – im Sinne von konstitutionsverbessernden Veränderungen in der Ernährung, Lebensweise und Elimination nicht kompensierbarer Störfaktoren – ist der wichtigste Mosaikstein in einem konstitutionstherapeutischen Konzept.

Bei der Erkennung nicht kompensierbarer Störfaktoren (= nosodologische Belastungen) können die Methoden der Bioelektronischen Funktionsdiagnostik[10] gute und sinnvolle moderne Ergänzungen der traditionellen Diagnostik sein.

Es würde den Rahmen dieses Buches völlig sprengen, die praktischen Anwendungskriterien und die spezifische Wirkungsweise (Monografien) der erwähnten Konstitutionsmittel hier zu bringen. Daher werden die Wirkungsinformationen der Mittel bei den Therapiehinweisen zu den einzelnen Konstitutionen in Kapitel 9 auf einen wichtigen Kern reduziert dargestellt. Für ausführliche Monografien der Konstitutionsmittel, inkl. Rezepturlehre, wird auf unser Fachbuch «Humoralmedizinische Praxis» verwiesen.

10 Z. B.: mittels der Kindling- oder Vegatest-Methode

KAPITEL 5

ERNÄHRUNGSPHYSIOLOGIE

Dieses Kapitel kann nur im Kurzform wichtige Aspekte der humoralmedizinischen Ernährungsphysiologie zeigen. Die Basisinformationen der humoralmedizinischen Ernährungslehre sind Voraussetzung für das Verständnis der diätetischen Hinweise bei den Konstitutionen in Kap. 8 sind. Eine detailliertere Darstellung dieses Themas finden Sie in «Humoralmedizinische Praxis», Band 1, S. 339ff.

Der Lebensprozess *Ernährung* darf prinzipiell nicht auf die jeweils zugeführte Nahrung reduziert werden, sondern muss immer im Kontext mit der Assimilationsfähigkeit des betreffenden Menschen gesehen werden. Das bedeutet konkret, dass Nahrungsmittel im Sinne der Humoralmedizin nur dann für den Gesamtorganismus von Nutzen sein können, wenn sie in den drei Stufen der Coctio nicht nur in die optimal verwertbare Form transformiert werden, sondern sowohl die stoffliche als auch energetische Qualität des Organismus selbst erreichen (Wärme und Feuchtigkeit des Sanguis). Der Prozess dieser Metamorphose, bei der Körperfremdes (Nicht-Selbst) zu Körpereigenem (Selbst) wird, wird Sanguifikation genannt. Damit ist Sanguis im Denk- und Arbeitsmodell der TEN sowohl die Basis jeglicher organischen Struktur als auch deren Funktionalität. Da die Vollendung zu Sanguis erst im 3. Schritt der Coctio, also im jeweiligen Gewebe stattfindet, wird es schlussendlich identisch mit allen Qualitäten eben dieses Gewebes.

Die Assimilation der Nahrung ist ein stark energieaufwendiger Prozess, für den der Organismus zunächst in *energetische Vorleistung* treten muss. Essentielle Voraussetzung für alle physiologischen Funktionen sowie einen stabilen gesundheitlichen bzw. konstitutionellen Zustand ist eine positive Energiebilanz, bei der am Ende der Coctio mehr Energie entstanden ist, als für die Coctio aufgewendet werden musste – auch in Lebensphasen mit erhöhtem Energieverbrauch.

Die Störung der Energiebilanz ist zentrales pathophysiologisches Thema vieler Konstitutionen und ist in den entsprechenden Kapiteln beschrieben.

Ziel einer Ernährungsanpassung muss sein, die Nahrung sowohl bzgl. Menge als auch qualitativer Auswahl der Nahrungsmittel und deren Zubereitung den individuellen assimilatorischen Fähigkeiten des Patienten anzupassen. Bei schwer assimilierbaren Nahrungsmitteln mit humoral kalter Qualität kann durch physikalische Erhitzung (dünsten, kochen usw.) bzw. durch Zusatz von humoral erwärmenden Gewürzen die Verwertbarkeit deutlich verbessert werden.

Nur Nahrung, die von demjenigen, der sie zu sich nimmt, auch *überwunden* werden kann, ist für diesen Menschen auch *gesund*. Es kann also keine Standardernährung geben, die für jeden Menschen passt. Die Vielzahl der ständig neu publizierten, dann aber rasch wieder vergessenen Wunderdiäten stützt diese Erkenntnis eindrucksvoll…

Ein weiterer Aspekt im Zusammenhang mit Ernährungsproblemen ist der Umgang mit Nahrungsmitteln, die Dyspepsie erzeugen oder für die eine Intoleranz diagnostiziert wird. In der Regel folgt daraus die Empfehlung, diese Nahrungsmittel zu meiden. Dann aber kommt die allgemein gültige Gesetzmäßigkeit zum Tragen, dass ein Organsystem zum Erhalt bzw. zur Steigerung seiner Leistungsfähigkeit gefordert bzw. trainiert werden muss. Es wurde weiter oben bereits erwähnt, dass dauerhafte Schonung (d.h. die Vermeidung von Reizen) schränkt die Leistungsfähigkeit relativ rasch weiter ein. In Bezug zum Verdauungstrakt bedeutet dies, dass das Meiden von vermeintlich unverträglichen Nahrungsmitteln zwangsläufig dazu führt, dass sich im Laufe der Zeit Intoleranzen gegen immer mehr Nahrungsmitteln entwickeln. Völlige Vermeidung ist nur bei echten Lebensmittelallergien mit lebensbedrohlicher Symptomatik notwendig.

Sinnvoller ist es, mit einem Therapiekonzept aus individueller Nahrungsanpassung, kombiniert mit gezielter Stimulation der physiologischen Wärme (d.h. Tonisierung des Magens mit Bitterpflanzen) und Aufbau der Symbiontenflora des Darms die Assimilationsleistung so zu verbessern, dass dyspeptische Symptome sich vermindern bzw. verschwinden. Da die Leistungsfähigkeit der Coctio sehr stark konstitutionell geprägt ist, bekommt der TEN-Therapeut mittels Irisdiagnostik hierzu äußerst wertvolle Informationen. Abdunkelungen in der Krausenzone bzw. ein dunkler Begleitschatten um die Pupille sind weit verbreitete Hinweiszeichen auf mangelnde physiologische Wärme, nicht nur bei der Coctio.

Aus den genannten Gründen ist es – zumindest bei einem gesunden Menschen – sinnvoll, mittels kleinen Mengen kalter Nahrungsmittel (z.B. Rohkost-Salate) die Verdauungsleistung zu stimulieren. Dabei muss aber darauf geachtet werden, das richtige (und stets individuelle) Maß zwischen Stimulation und Überforderung zu finden. Bei akut kranken Personen sollte auf leicht verdauliche Nahrung umgestellt werden, um ausreichend Energie für den Abwehr- und Überwindungsprozess zu behalten. Ähnlich sieht es bei konstitutionell sehr geschwächten bzw. labilen Personen aus. Konstitutionstherapeutisches Ziel sollte in solchen Fällen aber sein, die Leistungsfähigkeit des Verdauungssystems so zu verbessern, dass eine vielseitige und vollwertige Ernährung langfristig wieder möglich ist.

KAPITEL 6

KONSTITUTIONSDIAGNOSTIK

6.1 Augendiagnostik als zentrales diagnostisches Instrument

Grundsätzliches zur augendiagnostischen Interpretation

In diesem Zusammenhang ein Zitat von Joachim Broy:

> *«In der Vergangenheit und Gegenwart wurde immer wieder der Versuch unternommen, die iridologischen Befunde mit klinisch genormten Begriffen und Krankheitsbezeichnungen in Deckung zu bringen. Bis heute sind solche Versuche unbefriedigend geblieben. Auch die wissenschaftlich fundierte Medizintheorie stellt letzten Endes ein Denkmodell dar, selbst wenn es zugegebenermaßen sehr viel Realität aufweist. Beide Modelle differieren zu sehr, als dass eine vollkommene Deckung erzielt werden könnte. Das gilt besonders für die Bewertung pathologischer Kausalketten.»*

Anders ausgedrückt bedeutet dies, dass es mittels Irisdiagnostik weder möglich ist, anatomisch-histologische Pathologien zu erkennen noch aktuelle Krankheiten gemäß dem Denk- und Arbeitsmodell und der Terminologie der akademischen Medizin zu benennen.

Zuverlässige Ergebnisse erhält man mit der Iris- bzw. Augendiagnostik aber bei der Analyse der konstitutionellen Situation. Die iridologischen Merkmale der verschiedenen Konstitutionen sind in Kap. 9 beschrieben.

Mit zunehmender Routine in der Konstitutionsdiagnostik werden die Konstitutionen aber nicht mehr aufgrund einzelner Zeichen erkannt, sondern man erkennt das *optische Gesamtmuster* der Konstitutionen. Dies ist vergleichbar mit der Art, z. B. eine Pflanze zu identifizieren. Auch wenn man die typischen Details der Pflanze kennt, anhand derer man sie botanisch einordnen und benennen kann, wird man in der freien Natur zunächst aufgrund ihres optischen Gesamtbildes, auch im Kontext mit in ihrer natürlichen Umgebung, auf sie aufmerksam. Die Differenzierung anhand spezifischer Details erfolgt erst in den nächsten Schritten.

Auch eine uns bekannte Person erkennen wir nicht aufgrund einzelner Merkmale, sondern auf den ersten Blick aufgrund des optischen Gesamteindrucks in Verbindung mit seinen individuellen Bewegungsmustern und der unverwechselbaren Stimme u.a.m. Daher wird man einen bekannten Menschen i.d.R. auch dann sofort wiedererkennen, wenn sich einzelne Details verändern, etwa eine neue Frisur oder die Haarfarbe.

Beim Blick ins Auge wird man mit wachsender Übung die vorhandenen konstitutionellen Merkmale sehr schnell erkennen. Bei einigen Konstitutionen in Sekunden.

6.2 Die Augenfarben als humorales Grundkonzept

Die Grundfarbe der Augen gibt Auskunft über die dimonanten humoralen Qualitäten dieses Menschen in Hinblick auf dessen konstitutionelle Reaktionsmuster. Zumindest gilt das für Sanguis, Phlegma und Cholera. Zwar lässt sich auch die Melancholera irisdiagnostisch zuordnen, ihre Darstellung in Form der melanchologenen Konstitution ist aber wesentlich komplexer, was auch darauf zurückzuführen ist, dass dieser Kardinalsaft das größte pathogene Potenzial repräsentiert.

In der *braunen* Grundfarbe erkennt der Augendiagnostiker die humorale Dominanz des Sanguis. Daher wird sie auch als sanguinogene (hämatogene) Konstitution bezeichnet. Sie geht aus dem sanguinischen Temperament hervor und die Reaktionsweise dieser Menschen in gesundem Zustand wird von den humoralen Qualitäten warm und feucht geprägt. Dabei steht das Wärmeprinzip im Vordergrund, das sich im Krankheitsfall und/oder bei konstitutioneller Destabilisierung entweder Richtung Defizit oder Übermaß verändert.

Die *blaue* Grundfarbe lässt die Dominanz des Phlegmas mit seinem mehr oder weniger ausgeprägten Defizit an physiologischer Wärme erkennen. Man bezeichnet dies als phlegmogene bzw. lymphatische Konstitution, die aus dem phlegmatischen Temperament hervor geht. Bei dieser Konstitution verändert sich das Feuchtigkeitsprinzip im Krankheitsfall und/oder bei konstitutioneller Destabilisierung in Richtung Übermaß, bzw. es reduziert sich die Fähigkeit des Organismus, physiologische Wärme zu erzeugen.

Mischformen einer Iris mit blauer Grundfarbe und schwerpunktmäßig im Zentrum der Iris auf- und eingelagerten gelb-braunen Pigmenten werden ohne optische Vergrößerung als *grüne* Augen wahrgenommen. Für den Irisdiagnostiker gibt es keine grünen Augen. Dies sind stets Mischformen, was ein Hauptmerkmal der chologenen (biliären) Konstitution ist. Grundsätzlich sind braue und gelbe Pigmente Hinweis auf gelbgalliges Übermaß bzw. cholerische Schärfen. Die Reaktionsmuster bei chologener Konstitution werden von der Dominanz des Wärmeprinzips geprägt, das sich im Krankheitsfall und/oder bei konstitutioneller Destabilisierung Richtung Übermaß verändert (sowohl dyskrasisch als auch kakochym) und häufig auch eine weitere Verminderung des Feuchtigkeitsprinzips bedingt.

Die Grundfarbe der Augen geben dem Irisdiagnostiker quasi eine gedanklich-interpretatorische Weichenstellung in Richtung der genannten humoralen Qualitäten.

Details hierzu in den entsprechenden Unterkapiteln von 9.

6.3 Topografische Systeme

Die Zuordnung der Iriszeichen erfolgt nach zwei Systemen, der zirkulären und der sektoralen Topografie:

6.3.1 Zirkuläre Topografie

Die Aufteilung der Iris in konzentrische (schiessscheibenförmige) Ringe.

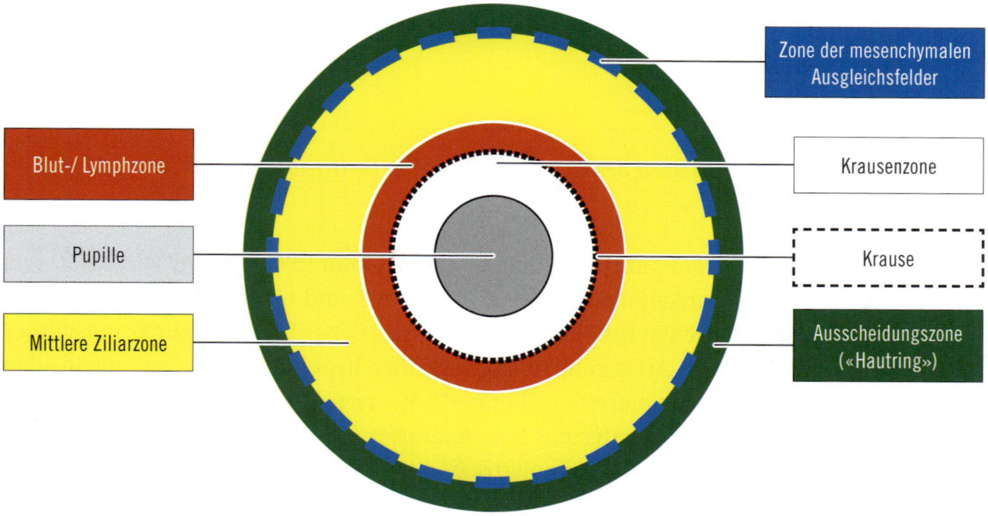

ZIRKULÄRE TOPOGRAFIE

Krausenzone: Coctio, Assimilation (für alle zu verarbeitenden Aspekte)
Krause: Resorption, vegetative Steuerung, Anpassungsfähigkeit der Enzymsysteme. Repräsentiert die funktionale Grenze zwischen «Innen» und «Außen»
Blut-/ Lymphzone: Zustand der fließenden Transportsysteme (v. a. «Verunreinigungen»)
Mittlere Ziliarzone: Arbeitsleistung der Parenchymgewebe
Mesenchymale Ausgleichsfelder: Darstellung kompensatorischer Ausscheidungsmechanismen («Aktive Schleimhäute»)
Ziliarrand: Zustand und Leistungsfähigkeit der physiologischen Ausscheidungsmechanismen

Entsprechend dem humoralmedizinischen Denkmodell, das den lebendigen Organismus als aktives humorales Fließsystem betrachtet, repräsentiert die zirkuläre Topografie von innen nach außen den Fluss der Säfte im Organismus mit den dabei ablaufenden Wandlungsprozessen[11].

In der *Krausenzone* ist das Potential der für die Coctio notwendigen physiologischen Wärme (bzw. deren Defizit) erkennbar. Davon hängt u.a. die Effizienz aller drei Schritte der Coctio ab. Optimale Qualität der Nährsäfte ist Voraussetzung für physiologische Gewebe- und Organfunktionen. Energetisch defizitäre, kalte Nahrungssäfte führen zu Funktionsschwäche und -störungen der Organe. Zusätzlich bedingt dieser Zustand eine Steigerung der Produktion von Schärfen. Damit haben die iridologischen Zeichen der Krausenzone prinzipiell übergeordnete Bedeutung gegenüber Iriszeichen, die weiter peripher lokalisiert sind. Häufig liegen die pathophysiologischen Hintergründe von Zeichen in der Ziliarzone ursächlich in den gestörten Assimilationsprozessen, die in der Krausenzone sichtbar sind. Da die Funktions- und Leistungsfähigkeit sämtlicher Gewebe und Organe – und damit auch deren Abwehr-, Überwindungs- und Regenerationsfähigkeit – von der Qualität der ernährenden und aktivierenden Säfte abhängt, ist es beim Vorhandensein hypokinetischer Zeichen in der Krausenzone bei jeder beliebigen chronischen Krankheit therapeutisch notwendig, die physiologischen Wärmeprozesse durch Erwärmung und Tonisierung des Magens zu stimulieren.

> *Die zentralen Zeichen in der Iris haben zentrale Bedeutung für die Therapie*

Irisdiagnostisch bedeutsam sind besonders Helligkeitsunterschiede im Vergleich zum übrigen Irisgewebe. Abdunkelungen in der Krausenzone sind ein leicht erkennbares und sicheres iridologisches Zeichen für Mangel an physiologischer Wärme, primär in Hinblick auf den Verdauungsprozess. Als sekundäre Folge können hypokinetische Zustände in allen Organsystemen und Geweben auftreten. Häufige Folgeerscheinung ist auch ein reduzierter Grundtonus der Gewebe, was aufgrund der Detonisierung der Gefäße zu Stagnationen im Säftefluß führt (→ Plethora und lymphatische Stauung).

Aufhellungen in der Krausenzone zeigen ein übermäßiges Wärmeprinzip mit hyperkinetischen Zuständen des Verdauungssystems, was aber in der Praxis nur ausgesprochen selten zu beobachten ist.

Die *Krause* repräsentiert prinzipiell die Grenzfunktionen zwischen Außen und Innen, also die Fähigkeit des Organismus, sich einerseits gegen potenziell schädliche Stoffe und Reize abzugrenzen, aber andererseits aufzunehmen, was notwendig ist.

Diese Fähigkeiten muss v. a. die Darmschleimhaut erfüllen. Es greift aber zu kurz, die

11 Der heute verwendete Begriff *Stoff-Wechsel* bedeutet sowohl die chemische Umwandlung von Substanzen als auch den aktiven Ortswechsel der Substanzen im Organismus.

Krause lediglich als irisdiagnostische Repräsentanz der Darmschleimhaut zu sehen. Vielmehr geben Zeichen wie eine sehr zarte, hyperplastische oder unterbrochene Krause Hinweise darauf, dass der betroffene Mensch grundsätzliche Probleme bei der Abgrenzung und Selektion von Einflüssen jeder Art hat, sowohl auf körperlichen Grenzflächen (Haut, sämtliche Schleimhäute, Atmungssystem) als auch im psychosozialen oder mentalen Bereich.

In der praktischen Anwendung sind Zeichen der Krause aber häufige Hinweise auf Permeabilitätsstörungen der Darmschleimhaut (z. B. leaky gut syndrome) und auf Labilität der vegetativen Regulationsprozesse im Magen-Darm-System. Pathophysiologische Basis und als therapeutische Richtlinie ist die funktionelle Trias Schleimhaut – Lymphsystem – Flora. («Humoralmedizinische Praxis» Band 1, S. 147ff.)

Die *Blut-Lymph-Zone* gibt den qualitativen Zustand der Säfte in den Fließsystemen (Blut- und Lymphsystem) wieder. Die hier zu findenden Zeichen sind sehr häufig sekundäre Folgen von Funktionsstörungen, deren pathophysiologische Hintergründe in Krausenzone und der Krause erkennbar sind.

In der praktischen Anwendung beziehen sich die Zeichen der Blut-Lymph-Zone in der Mehrzahl auf pathofunktionelle Zustände des abdominellen Lymphsystems (GALT), das am Weitertransport der Nahrungssäfte beteiligt ist und eines der wichtigsten immunologischen Zentren des Menschen darstellt. Stockungen phlegmatischer Säfte werden als wolkige oder neblige Auflagerungen oder Verdichtungen erkennbar, die gesamthaft aussehen, wie ein *Wolkenring*, der sich direkt außen an die Krause anschließt. Die Blut-Lymph-Zone ist zudem häufig mit Fremdpigmenten verfärbt, als Zeichen für kakochyme Verunreinigung mit Schärfen aus einem gestörten Coctio-Prozess.

In der *mittleren Ziliarzone* sind die dissimilatorischen Stoffwechselvorgänge der Parenchymgewebe repräsentiert, bei deren Tätigkeit die Nährsäfte für die jeweils spezifischen Organfunktionen verbraucht werden. Dabei entstehen immer Metaboliten (Stoffwechselendprodukte) und es bleiben Überschusssäfte übrig, die ausgeschieden werden müssen, da sie sonst pathogen wirken.

Die Fähigkeit des Organismus, diese Stoffwechselendprodukte über die physiologischen Ausscheidungsorgane zu eliminieren, zeigt sich am *Ziliarrand*.

Das häufigste Zeichen für eine reduzierte Ausscheidungsleistung dieser Organe ist ein deutlich abgedunkelter Irisrand.

Sind die physiologischen Ausscheidungsorgane insuffizient, können Haut und Schleimhäute in Form von Ekzemen bzw. Katarrhen kompensatorische Ausscheidungsfunktionen übernehmen. Irisdiagnostisch sieht man die biologische Notwendigkeit dieser Prozesse in der *Zone der mesenchymalen Ausgleichsfelder* in Form von wolkigen Flocken (Tophi) oder nebelartigen Verdichtungen, die kreisförmig dem Ziliarrand vorgelagert sind, auch nur in einzelnen Sektoren. Diese Iriszeichen sind Erkennungsmerkmal der lymphatisch-hyperplastischen, katarrhalisch-rheumatischen und lymphatisch-hypoplastischen Konstitution. Die Pathophysiologie ist in den entsprechenden Kapiteln ausführlich beschrieben. Die folgende Grafik fasst das humorale Fließsystem mit seiner augendiagnostischen Darstellung zusammen.

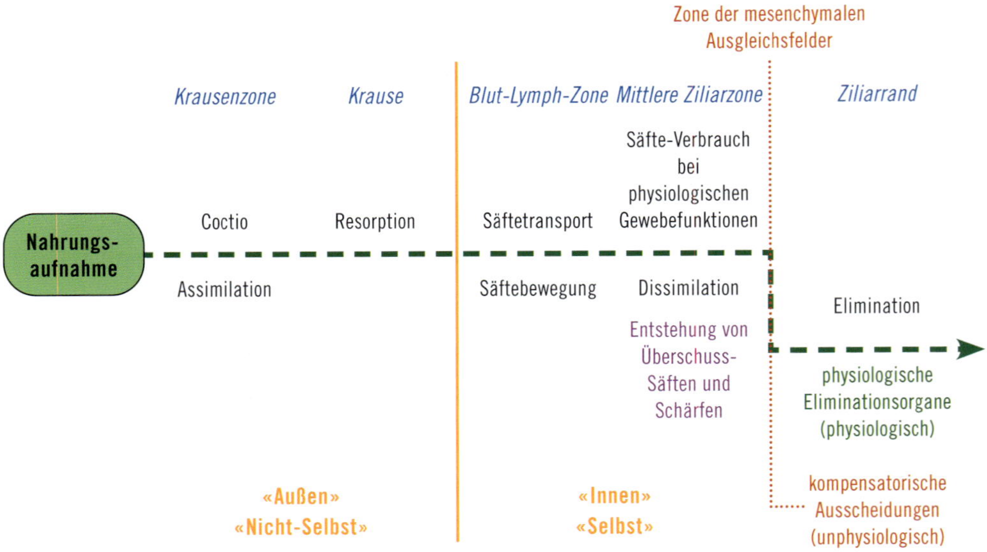

Der Organismus als aktives Fließsystem

6.3.2 Sektorale Topografie

Da die Irisdiagnostik – wie bereits mehrfach erwähnt – keine struktur- bzw. organorientierte Methode ist, sondern ausschließlich pathofunktionelle Aspekte analysiert, ist es nicht zielführend, die sektorale Topografie mit organ-anatomischen Details zu überladen, wie dies bei vielen irisdiagnostischen Wandkarten der Fall ist. Aus diesem Grund wird hier bewusst eine sektorale Topografie verwendet, die auf die wirklich relevanten Aspekte der Organsysteme als *Funktionswerkzeuge* reduziert ist.

Relativ häufig sieht man Iriszeichen, die in mehreren Sektoren auftreten bzw. diese miteinander verbinden. Beispiele hierfür sind Transversalen, die durch mehrere Sektoren verlaufen, oder Reizfasern, die in mehreren Sektoren auftreten, oder Auflockerungen (auch Lakunen) bzw. Abdunkelungen, die sich über mehrere Sektoren erstrecken. Solche Zeichenkombinationen sind Hinweis darauf, dass konsensuelle bzw. antagonistische Beziehungen zwischen den Organsystemen bestehen, was pathophysiologische Bedeutung sowohl für die aktuelle Krankheitssituation als auch für die Konstitution hat. (Details hierzu: «Humoralmedizinische Praxis» Band 1, S. 85ff)

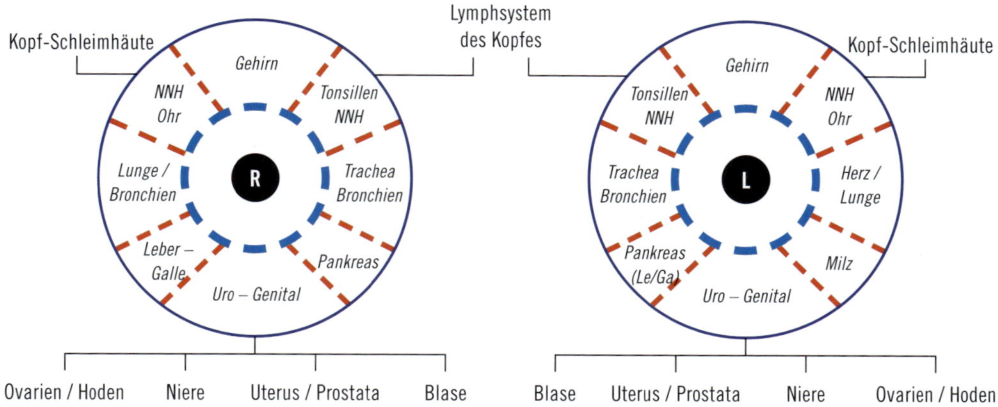

Sektorale Topografie

Für die Analyse der humoralen Situation als Basis der Konstitutionslehre ist die zirkuläre Topografie wichtiger als die sektorale. In der praktischen Anwendung werden die beiden topografischen Systeme miteinander kombiniert.

6.4 Die zwei Säulen der Diagnostik

Sowohl die Diagnostik als auch die Therapiekonzepte der TEN basieren auf zwei Säulen:

a) Die Diagnostik der aktuellen Krankheitssituation
Darunter ist die Erfassung des symptomatischen, pathophysiologischen und pathologischen Ist-Zustandes zum Zeitpunkt der Konsultation zu verstehen. Dieser Aspekt ist die zentrale diagnostische Fragestellung in der konventionellen Medizin, sie spielt aber auch in der Naturheilpraxis eine wichtige Rolle, v. a. um festzustellen, ob die aktuelle Situation ein bedrohliches Risiko für den Patienten darstellt bzw. ob der Patient mit den in der jeweiligen Praxis zur Verfügung stehenden therapeutischen Möglichkeiten adäquat behandelt werden kann.

b) Die Konstitutionsdiagnostik
Die damit ermittelten Informationen über die systemischen Muster der Pathophysiologie haben in der TEN hohen Stellenwert, weil damit die Hintergründe der Krankheitsentstehung verständlich werden, als Basis einer tiefgreifenden Konstitutionstherapie

Da ein Patient in den meisten Fällen mit einer aktuellen Symptomatik in die Praxis kommt, wird sein Interesse in erster Linie sein, rasche Linderung der aktuellen Beschwerden zu erreichen. Gemäß der humoralmedizinischen Krankheitslehre ist jede lokale Störung bzw. Krankheit stets das Ergebnis einer humoralen Pathophysiologie, die im gesamten Organismus (systemisch) wirksam ist, sich aber lokal manifestiert. D.h. ein pathologischer Gewebe- oder Organbefund ist Folgeerscheinung einer systemischen Pathophysiologie. Umgekehrt kann sich durch Untergang von Parenchymgewebe bei organischen Krankheiten natürlich auch die humorale Situation des gesamten Organismus negativ verändern.

Humoralmedizinische Arbeit setzt unbedingt voraus, sowohl funktionelle als auch organisch bedingte Symptome bzw. Störungen in das humorale Denk- und Arbeitsmodell zu *übersetzen*[12]. Eine optimal wirksame Therapie ist nur dann möglich, wenn sowohl Diagnostik als auch Therapie im gleichen Denk- und Arbeitsmodell arbeiten. Die Vorgehensweise, eine naturheilkundlichen Therapie auf der Basis eines konventionellen Krankheitsnamens oder eines organischen Befundes durchführen zu wollen, ist von vorne herein zum Scheitern verurteilt. Oder anders ausgedrückt: Es ist in der TEN nicht möglich, ein Therapiekonzept anhand des Krankheitsnamens zu entwickeln – weder in der Akut- noch in der Konstitutionstherapie.

Die aktuelle Krankheitssituation stellt nur die oberste, gegenwärtig gerade aktive Schicht des Krankheitsgeschehens dar. D.h. auch, dass jede Therapie, die vorwiegend auf die Beseitigung der aktuellen Beschwerden ausgerichtet ist, nur an der Oberfläche kratzen kann. Die darunter liegenden konstitutionellen Aspekte bleiben nicht nur unberücksichtigt, sondern können durch symptomunterdrückende oder in die falsche Richtung zielende Behandlungsmaßnahmen sogar weiter destabilisiert werden.

Die Behandlung der aktuellen Krankheitssituation sollte demnach in der TEN einen deutlich geringeren Stellenwert haben als die Konstitutionstherapie.

Für die Konstitutionsdiagnostik können die aktuellen Krankheitserscheinungen aber wertvolle Informationen darüber geben, welches der in den Augen erkennbaren konstitutionellen Merkmale gerade *aktiv* ist. Auf dieser Basis entscheidet der Irisdiagnostiker dann, welche therapeutischen Schwerpunkte gesetzt werden müssen.

Eine der größten Herausforderungen der Irisdiagnostik ist bei jedem Patienten aufs Neue die Differenzierung, welche der vielen Zeichen im Auge für die Interpretation wichtig sind und welche nicht. Häufig sind es nicht die auffälligen Zeichen, wie z.B. große Lakunen oder Pigmentflecken, sondern kleine unauffällige Phänomene, wie zB. dezente Helligkeitsunterschiede oder kleine Tophi, die diagnostisch entscheidend sind. Wie bereits weiter vorne erwähnt, wird die irisdiagostische Analyse kaum gelingen, wenn man ein Zeichen nach dem anderen durchgeht und zu deuten versucht. Nach Aussage einiger meiner Student/innen ist es einerseits die Überladung mit iridologischen Detailinformationen, besonders aber die Konzeptlosigkeit einiger Schulen bzgl. der praktischen Anwendung der Augendiagnose, die den Lernenden so verwirrt und abschreckt, dass sie dieser Methode frustriert wieder den Rücken kehren.

Praktisch sehr bewährt hat sich die Vorgehensweise, als ersten Schritt der Irisdiagnose die beim betreffenden Patienten vorhandenen konstitutionellen Merkmale zusammenzu-

12 Siehe hierzu «Humoralmedizinische Praxis» Band 1, Kap. 11.3.3

tragen und zu notieren. Diese Merkmale sind in den meisten Fällen gut zu erkennen – vorausgesetzt, der Behandler hat sich die jeweiligen Erkennungsmerkmale so eingeprägt, dass er sie auch erkennt....

In einigen Fällen können die Merkmale allerdings so dezent sein (oder es sind nur Teilmerkmale vorhanden), dass es unklar ist, ob es sich um Konstitution XY handelt oder nicht. Auch dazu ein Hinweis vom irisdiagnostischen Praktiker: In solchen Fällen sollte man davon ausgehen, dass es *nicht* Konstitution XY ist. Zeichen, die eine Konstitution belegen, sind in der Regel gut und zweifelsfrei zu erkennen. Dabei sind keine Spekulationen notwendig.

Bei den meisten Menschen sind in den Augen zwei bis fünf konstitutionelle Merkmale vorhanden, die in ihrer Verknüpfung dann die individuelle Konstitution ergeben. Menschen, die nur einem einzigen Konstitutionstyp zuzuordnen sind, sind die große Ausnahme.

Jede Konstitution definiert sich durch ihr spezifisches *Thema der Pathophysiologie*. In der aktuellen Symptomatik eines Patienten wird meist eines der pathophysiologischen Themen der bei ihm vorhandenen konstitutionellen Elemente erkennbar. Teilweise sind diese Zusammenhänge sehr offensichtlich, teilweise kaschiert.

Es ist daher dringend zu empfehlen, *vor* der Irisdiagnose eine ausführliche Anamnese mit den Modalitäten der Beschwerden und weitere diagnostische Abklärungen durchzuführen. Da die Irisdiagnostik lediglich ein – wenn auch sehr wichtiger und aussagekräftiger – Mosaikstein eines diagnostischen Gesamtbildes ist, sollte in jedem Fall eine Puls- und Zungendiagnose durchgeführt werden, um auch die aktuelle humorale Situation zum Zeitpunkt der Befunderhebung zu eruieren. Eine Harnanalyse (z. B. Urin-Kochprobe) kann die diagnostischen Erkenntnisse vervollständigen. Die Verknüpfung der konstitutionellen Informationen aus den Augen mit der aktuellen Krankheitssituation ermöglicht nicht nur den Schluss auf das gegenwärtig im Vordergrund stehende konstitutionelle Element. Es ist auch Voraussetzung dafür, die irisdiagnostischen Ergebnisse konkret in Bezug auf die individuelle Situation des Patienten anzuwenden. Dies ist einerseits das systemische Verständnis der Krankheitsprozesse, ist andererseits aber auch Leitlinie für das Therapiekonzept.

KAPITEL 7

AUGENDIAGNOSTISCHE ZEICHEN

In diesem Kapitel werden die wichtigsten irisdiagnostischen Phänomene mit ihrer jeweiligen humoralmedizinischen Bedeutung mit Fokus auf praktische Anwendbarkeit beschrieben. Dabei wurde nach dem Prinzip *reduced to the maximum* ganz bewusst auf die teilweise absurd detaillierte Differenzierung der Iriszeichen verzichtet, die in vielen augendiagnostischen Büchern zu finden ist und deren häufig symptomatisch-organbezogene Interpretation weder nachvollziehbar ist noch der praktischen Überprüfung standhält. Irisdiagnostische Zeichen geben weder Hinweise auf bestehende Symptome noch zeigen sie organische Krankheiten. Sie sind vielmehr Erkennungsmerkmale für eine spezifische humorale Pathophysiologie, die sich auf sehr unterschiedliche Weise manifestieren kann.

Reizfasern, einzeln oder mehrere

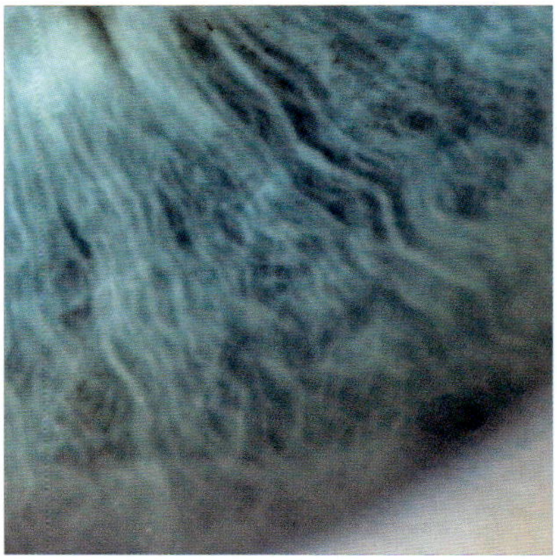

Gesteigertes Wärmeprinzip in dem betreffenden Gewebe oder Organsystem (= gesteigertes gelbgalliges Prinzip).

→ Hyperkinese

→ Gesteigerte Reizbarkeit

→ kongestive Zustände bis zur akuten Entzündung

Interpretation entsprechend der sektoralen Topografie.

Je heller die Fasern sind, umso ausgeprägter ist die Steigerung des Wärmeprinzips.

Sehr häufig zeigen sich keine Symptome, die den Reizfasern entsprechen, denn sie sind häufig Hinweis darauf, dass das entsprechende Gewebe / Organsystem mit gesteigertem Wärmeprinzip arbeiten muss, um Schwächezustände zu kompensieren.

Reizfaserbüschel

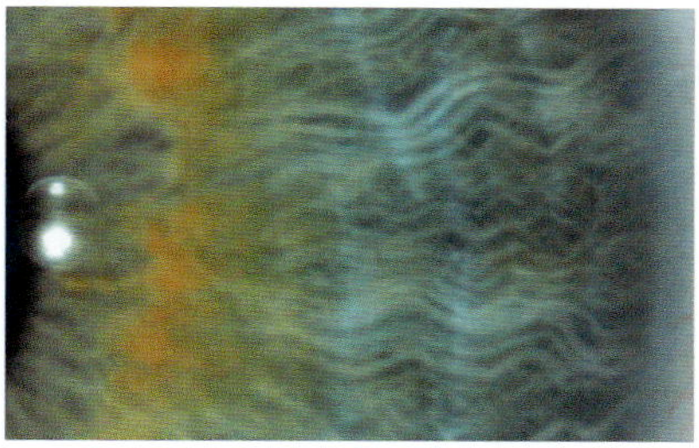

Pathophysiologische Steigerung der Aussage von Reizfasern.

→ evtl. kompensatorisch gesteigerte Gewebetätigkeit

Aufhellungen

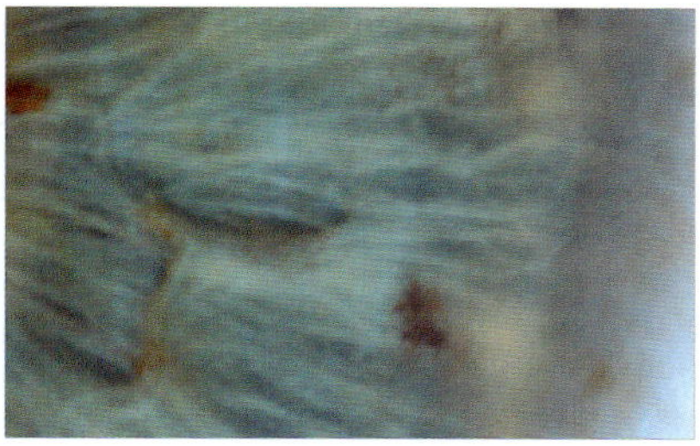

Das Irisgewebe wirkt in einem Bereich heller als die Umgebung.

Konstitutionell gesteigertes Wärmeprinzip in dem betreffenden Fließsystem oder Gewebe (= gesteigertes gelbgalliges Prinzip; sowohl vermehrte physiologische Cholera als auch GG-Schärfen).

→ Hyperkinese

→ Gesteigerte Reizbarkeit

→ evtl. kompensatorisch gesteigerte Gewebetätigkeit

Interpretation vorwiegend entsprechend der zirkulären Topografie, seltener auch sektoral zu sehen.

Abdunkelungen

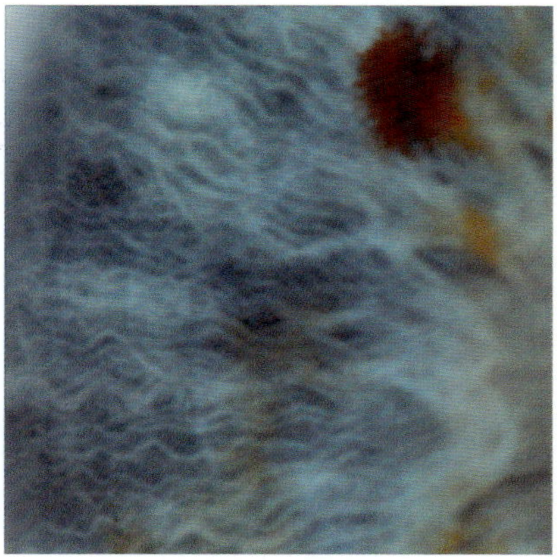

Das Irisgewebe wirkt in einem Bereich dunkler als die Umgebung.

In Lakunen sind häufig Abdunkelungen sichtbar.

Konstitutionell reduziertes Wärmeprinzip in dem betreffenden Fließsystem oder Gewebe (= defizitäres gelbgalliges Prinzip).

Phlegmatischer oder melancholischer Zustand.

→ Hypokinese, bis zur Insuffizienz, auch Hinweis auf Reaktionsblockade

→ Reduzierte Reizbarkeit

Interpretation vorwiegend entsprechend der zirkulären Topografie, seltener auch sektoral zu sehen.

Aberate Fasern

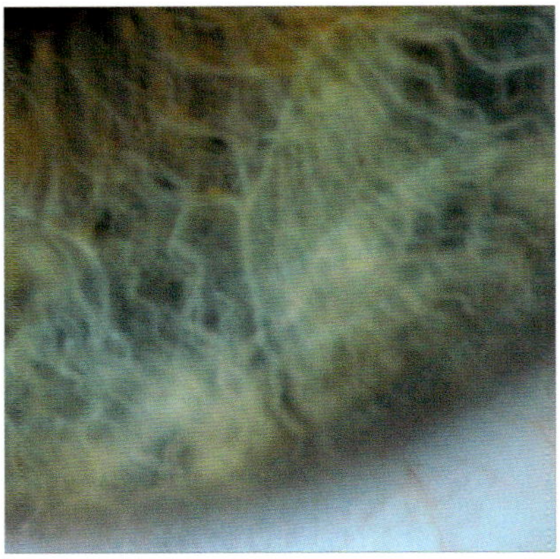

Vom radiären Verlauf der Irisfasern abweichende, verdickte, häufig auch hellere einzelne Faser des vorderen oder hinteren Stromablattes.

Stagnation des Säfteflusses, besonders der zu eliminierenden Säfte im Sinne der zirkulären Topografie, wobei sich das Zeichen auf die Funktionalität des Organsystems bezieht, in dessen Sektor es auftritt.

Transversale

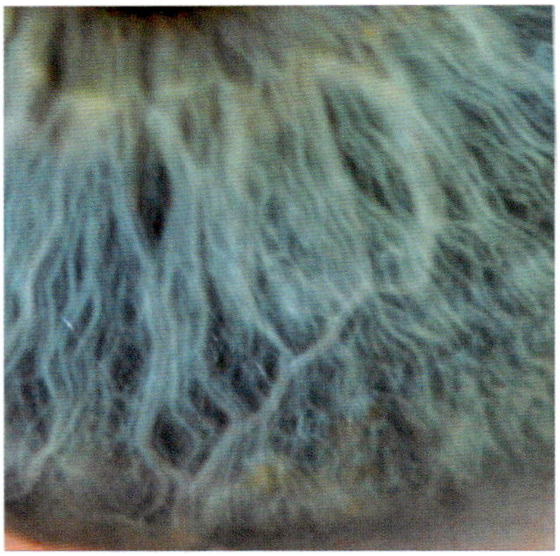

Stark vom radiären Verlauf der Irisfasern abweichende, verdickte, häufig auch hellere Faser des vorderen oder hinteren Stromablattes. Eine Transversale kann durch mehrere Sektoren verlaufen und sich verzweigen (Gabel- oder Geweihtransversale).

Gelegentlich ist eine Transversale mit einem Blutgefäß durchzogen und wirkt dadurch rötlich (vaskularisierte Transversale).

Stark gesteigerte pathophysiologische Aussage einer aberaten Faser: Gravierende Stagnation des Säfteflusses, besonders der zu eliminierenden Säfte im Sinne der zirkulären Topografie. Das Zeichen bezieht sich auf die Funktionalität aller Organsysteme, durch deren Sektoren es zieht und lässt erkennen, dass zwischen diesen Organsystemen ein pathophysiologischer Zusammenhang besteht, der auf der Säftestagnation und dem dadurch defizitären Klärstrom basiert.

Eine Transversale ist Erkennungsmerkmal der plethorischen Konstitution.

Je auffälliger, dicker, heller, verzweigter eine Transversale ist, umso stärker ist ihre pathophysiologische Aussage in Bezug auf plethorische Zustände, mit dem Maximum bei der vaskularisierten Form.

Transversalen sollten stets als *therapiebedürftiges* irisdiagnostisches Merkmal interpretiert werden.

Faustregel: Je stärker die Abweichung einer Faser von der radiären Verlaufsrichtung ist, umso gravierender ist die plethorische Pathophysiologie.

Nebelartige Verwischung

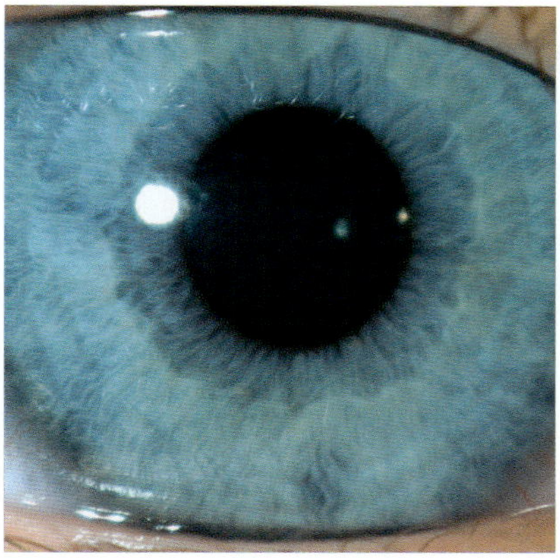

Das Irisgewebe wirkt, als sei es mit einer Nebelschicht überlagert.

Unphysiologisch gesteigertes Feuchtigkeitsprinzip mit Mangel der physiologischen Wärme und daraus resultierender Stagnation des Säfteflusses.

Häufig sichtbares Hauptmerkmal der hydrogenoiden Konstitution.

Nebelartige Verwischungen sind vorwiegend topolabil, d. h. der Feuchtigkeitsüberschuss ist ein systemisches, konstitutionelles Problem. Sollten sie aber in einem umschriebenen Sektor auftreten, ist dem dort repräsentierten Organsystem besondere Bedeutung in der Pathophysiologie beizumessen.

Wolken, Flocken, Tophi

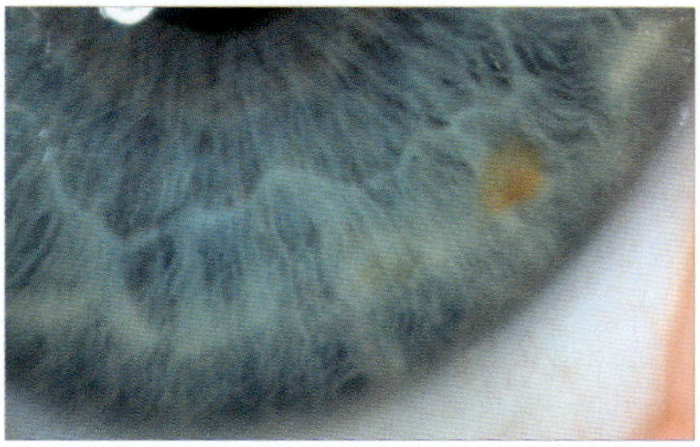

Unphysiologisch gesteigertes Feuchtigkeitsprinzip mit Mangel der physiologischen Wärme und daraus resultierender Stagnation des Säfteflusses mit der Folge katarrhalischer und ekzematischer Ersatzauscheidungen, die auch auf die serösen Häute (bes. Gelenkkapseln) vikariieren können.

Tophi in der Region der mesenchymalen Ausgleichsfelder sind irisdiagnostisches Erkennungsmerkmals der katarrhalisch-rheumatischen Konstitution.

Zusammenfassend kann gesagt werden, dass alle nebel-, flocken- und wolkenartigen Zeichen in der Iris Hinweiszeichen für übermäßiges, kaltes und stagnierendes Phlegma sind.

Krypten

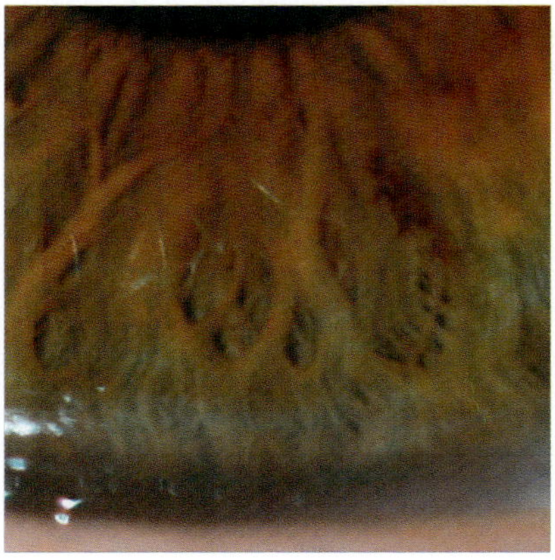

Kleine schwarze Defekte durch beide Stromaschichten der Iris.

Hinweis auf qualitatives (nicht unbedingt auch quantitatives!) Defizit der Feuchtigkeit. Es kann daher verwirrend sein, wenn Krypten kombiniert mit Feuchtigkeitszeichen auftreten.

Krypten gehören daher zu den Trocknungszeichen. Pathophysiologisch zeigen sie Ernährungsstörungen des im Sektor repräsentierten Gewebes, was sich vor allem in reduzierter Leistung der spezifischen Leistung des betroffenen Gewebes zeigt. In Einzelfällen sind sie auch Hinweiszeichen für Gewebedegeneration, als Folge der Ernährungsstörung.

Siehe auch ‹Gallelöcher›.

Gallelöcher

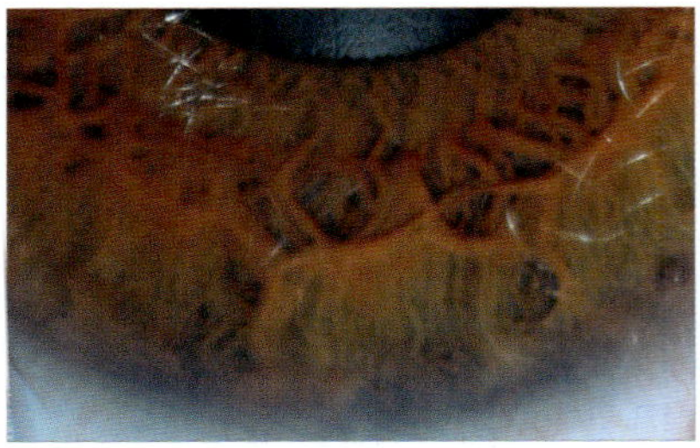

Zusammenfassende Bezeichnung für mehrere Krypten, die über die gesamte Iris verteilt, aber auch sektoral *nestartig*, oder im Bereich des Ziliarrandes auftreten können.

Der Begriff Galle bezieht sich in diesem Zusammenhang nicht auf die Gallenflüssigkeit bzw. -organ, sondern lässt einen pathophysiologisch relevanten Bezug zu den beiden *Gallen* der Humoralmedizin erkennen, deren gemeinsame humorale Qualität die Trockenheit ist. Gallelöcher gehören daher zu den augendiagnostischen Trocknungszeichen, d. h. sie lassen ein konstitutionelles Defizit an physiologischer Feuchtigkeit erkennen. Dies manifestiert sich in Ernährungsstörungen der Gewebe (Dystrophie) und / oder Energiemangelsyndromen. Die diagnostische Bedeutung der Gallelöcher deckt sich weitgehend mit der von Krypten. Gallelöcher lassen aber eine stärker systemisch-konstitutionell geprägte Trockenheits-Pathophysiologie erkennen.

Erst in Verknüpfung mit weiteren irisdiagnostischen Zeichen (oder in der Symptomatik) wird erkennbar, ob die Trockenheit mit Wärme (= cholerische Situation), oder mit Kälte (= melancholische Situation) verknüpft ist.

Gallelöcher können auch kombiniert auftreten mit nebelartigen, flockigen Zeichen, die ein Zuviel an kalter Feuchtigkeit anzeigen, deren Bewegung zudem stagniert. Eine solche Kombination ist so zu interpretieren, dass zwar (quantitativ) übermäßig Feuchtigkeit vorhanden ist, diese aber qualitativ so mangelhaft ist, dass ihre nährenden Aspekte nicht wirksam werden können.

Solche Kombinationen findet man häufig bei der hydrogenoiden Konstitution.

Trabekel, Balken, Speicheniris

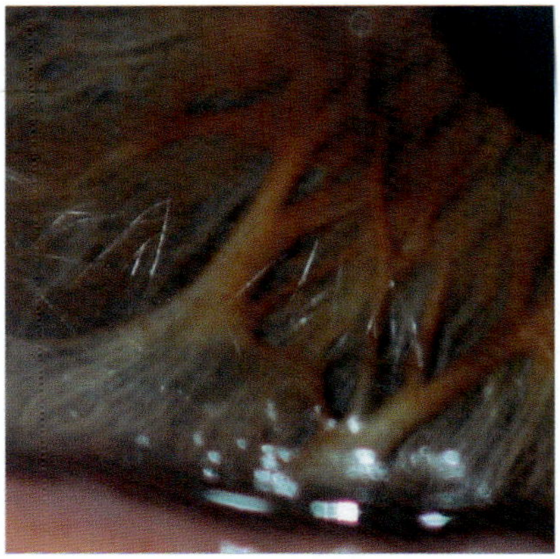

Radiäre, radspeichenförmige Verdichtung der Irisfasern.

Hinweis auf funktionelle Einschränkung der Lymphfunktionen, was langfristig auch zu degenerativen Prozessen im Lymphsystem führen kann. Betroffen sind sowohl die Abwehr- als auch die Entsorgungsfunktionen des Lymphsystems mit allen sekundären Folgen. Diese Zeichen sind Erkennungsmerkmale der Lymphatisch-hypoplastischen Konstitution. Daher ist die systemische Bedeutung dieser Iriszeichen in Kap. 9.7 ausführlich beschrieben.

Dunkle Krausenzone

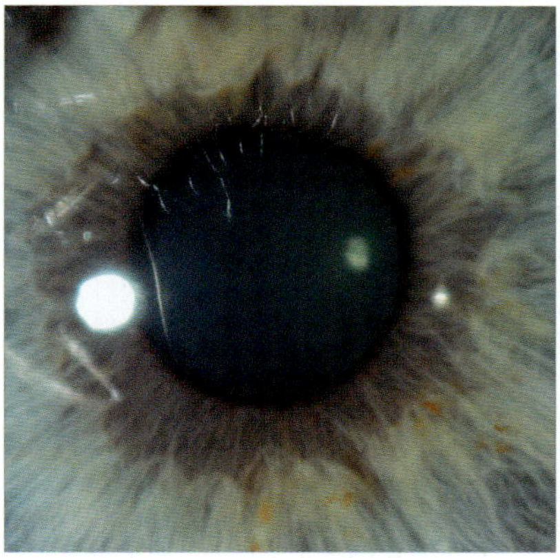

Das Irisstroma in der Krausenzone ist überall oder partiell dunkler, als der Rest der Iris. Abdunkelungen können sehr unauffällig sein. Man kann sie in solchen Fällen deutlicher erkennen, wenn das Irismikroskop *unscharf* gestellt wird.

Die Lokalisation der Abdunkelung in der Krausenzone ist irrelevant, häufig zeigt sich eine Abdunkelung aber direkt am Pupillarrand.

Wichtiger Hinweis auf grundlegenden Mangel des Organismus an physiologischer Wärme bzw. massives Defizit der Fähigkeit des Organismus, physiologische Wärme zu erzeugen. Dieses Zeichen lässt daher nicht nur Defizite in der Coctio erkennen, sondern prinzipielle Einschränkungen aller dynamischen Vitalprozesse, wie etwa reduzierter Grundtonus der Gewebe (auch des Psychotonus!), Stagnation im Säftefluss oder Einschränkung der Elimination.

Damit zeigt eine Abdunkelung in der Krausenzone stets ein sehr zentrales Element der Pathophysiologie, aus der sekundär viele unterschiedliche Krankheitsmechanismen entstehen können, deren Gemeinsamkeit immer ein Energiemangel ist.

Daher sollte die Stimulation des Wärmeprinzips bei jedem Patienten mit abgedunkelter Krausenzone ein zentraler Bestandteil des konstitutionellen Therapiekonzeptes sein.

Wegen ihrer kausalen Bedeutung für die gesamte Pathophysiologie zeigt eine abgedunkelte Krausenzone auch die humoralmedizinischen Hintergründe für die Entstehung weiterer Iriszeichen, die außerhalb der Krausenzone lokalisiert sind.

Anders ausgedrückt: Zeichen in der Ziliarzone haben ihre *Wurzeln* ggf. in einer dunklen Krausenzone.

Daraus resultiert die praktische Erkenntnis, dass die abgedunkelte Krausenzone eines der drei wichtigsten irisdiagnostischen Zeichen überhaupt ist.

Abdunkelungen in der Krausenzone sind oft vorhanden bei torpiden Konstitutionen, deren Reaktionsmuster von Kälte (Adynamie) geprägt sind. Z. B.: hydrogenoide, katarrhalisch-rheumatische, plethorische Konstitution.

Der Grad der Abdunkelung in der Krausenzone zeigt dabei auch das Maß des Wärmemangels.

Begleitschatten

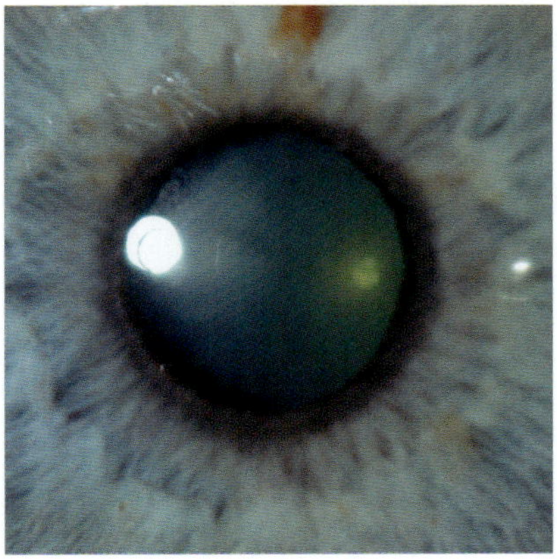

Ein konzentrischer, dunkler, manchmal auch grauer Ring in der Krausenzone, direkt an die Pupille anschließend.

Dieses Zeichen entwickelt sich häufig bei Menschen > 60 Jahre.

Siehe dunkle Krausenzone.

Die Aussage des Mangels an physiologischer Wärme ist pathophysiologisch noch relevanter als bei einer diffusen Abdunkelung in der Krausenzone.

Der Begleitschatten ist auch ein Zeichen für fortgeschrittene biologische Alterung mit gravierendem Defizit in der Coctio (Assimilation), was sich auch auf die geistige Anpassungsfähigkeit beziehen kann.

Aufhellung in der Krausenzone

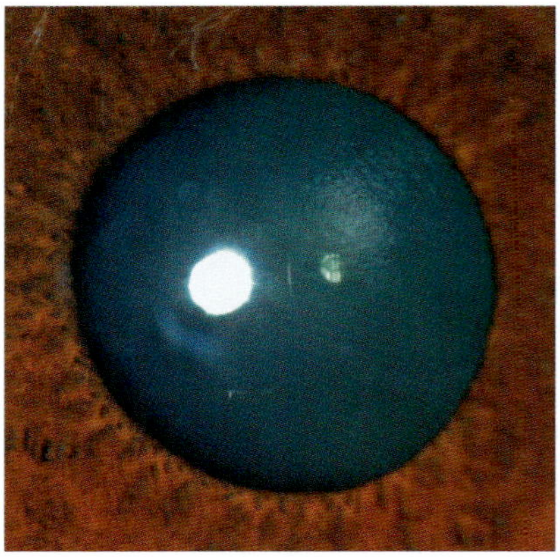

Die Krausenzone ist partiell, auch ringförmig um die Pupille heller als das übrige Irisgewebe.

Dieses Iriszeichen ist im Vergleich zu der abgedunkelten Krausenzone sehr selten zu sehen und dann stets auf der Basis einer hämatogenen, biliären oder gastrischen Konstitution.

Es ist Hinweis auf gesteigertes Wärmeprinzip, das sich in hyperkinetischen Zuständen des Verdauungssystems manifestieren kann (übermäßig warmer Magen im humoralmedizinischen Sinne), häufig aber keine symptomatischen Manifestationen hat.

Aufhellungen in der Krausenzone zeigen eine dyskratische cholerische Situation, aber meist ohne hitzige Schärfen. Obwohl für einen solchen Zustand kühlende therapeutische Ansätze logisch erscheinen mögen, ist dies meist nicht nur überflüssig, sondern häufig sogar kontraproduktiv. Weil eine Dämpfung des Wärmeprinzips immer das Risiko birgt, die Coctio insuffizient werden zu lassen (mit all ihren gravierenderen systemischen Folgen), sind den Magen kühlende Maßnahmen nur dann notwendig, wenn und so lang eine hyperkinetische Symptomatik besteht.

Enge Krausenzone

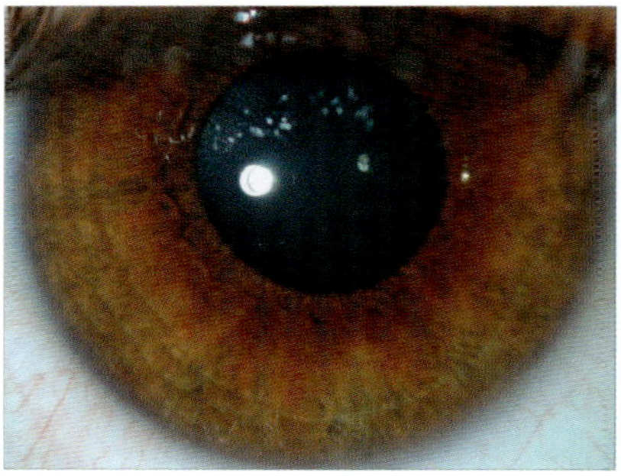

Die Breite der Krausenzone beträgt weniger als ca. ¼ der Gesamtbreite der Iris.

Das Zeichen kommt um die ganze Iris herum oder in einzelnen Sektoren vor.

Die enge Krausenzone ist ein Hinweis auf eine konstitutionell determinierte Steigerung des physiologischen Wärmeprinzips. Jede Vitalfunktion läuft mit übermäßigem Energieverbrauch ab. Direkte Folge ist zwar die gesteigerte Dynamik der Gewebe- und Organfunktionen. Dabei besteht aber ständig die Gefahr, die Reserveenergien zu erschöpfen. Die Pathophysiologie der entstehenden Krankheiten ist daher meist von Energiemangel geprägt. Die enge Krausenzone ist das iridologische Erkennungsmerkmal der oxygenoiden Konstitution. In ihrem konstitutionellen Kontext wird die weitreichende Bedeutung der engen Krause für den betroffenen Menschen erfassbar und kann in das Therapiekonzept umgesetzt werden.

Die enge Krausenzone gehört aufgrund der durch sie gezeigten prinzipiellen Störung der Energiebilanz des gesamten Organismus zu den drei wichtigsten irisdiagnostischen Zeichen überhaupt.

Ektasierte (erweiterte) Krausenzone

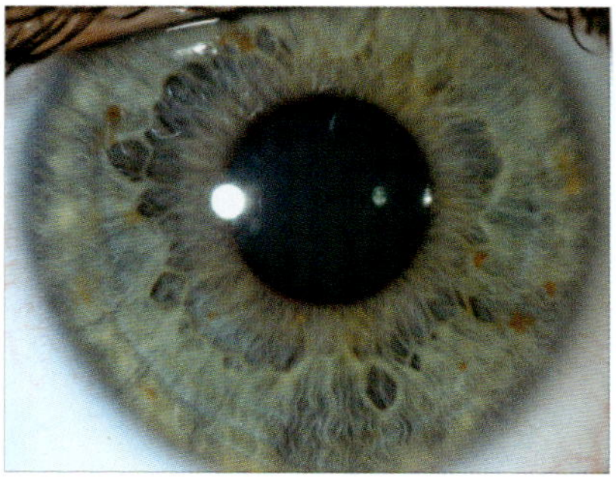

Die Bedeutung ist *nicht* das Gegenteil der engen Krause!

Die erweiterte Krausenzone steht für Reduktion des Grundtonus, v. a. der glatten Muskulatur der Hohlorgane, insbesondere des Venen- aber auch Lymphsystems (Plethora). Daraus resultieren passive Stauungen des Klärstroms, was wiederum eine Überfrachtung des Interstitiums mit metabolischen Schärfen nach sich zieht.

Die erweiterte Krausenzone ist eines der Erkennungsmerkmale der plethorischen Konstitution.

Die Breite der Krausenzone ist sektoral oder generell auf mehr als ca. ¼ der Gesamtbreite der Iris vergrößert.	Erst in ihrem konstitutionellen Kontext wird die weitreichende Bedeutung der erweiterten Krause für den betroffenen Menschen erfassbar und kann in das Therapiekonzept umgesetzt werden. Weil das Zeichen Stagnation im Säftefluss erkennen lässt – mit pathophysiologisch ausgesprochen gravierenden Folgen für den Gesamtorganismus – gehört es zu den drei wichtigsten irisdiagnostischen Zeichen überhaupt.

Krause allgemein

Die Krause trennt anatomisch die Krausenzone (innen) von der Ziliarzone (außen). Analog dazu repräsentiert die Krause in der Augendiagnostik die Trennlinie zwischen *Außen* und *Innen* bzw. *Nicht-Selbst* und *Selbst.*

Das gesamte Lumen des Verdauungstraktes, vom Mund bis zum After, ist (ins Körperinnere gestülpte) *Außenwelt.* Die assimilatorischen Prozesse der ersten Coctio laufen demnach *außen* ab. Erst mit der Resorption durch die Darmschleimhaut gelangen die Nährsäfte ins *Innere* des Organismus und werden zu dessen Bestandteil. In diesem Prozess wird das Grundproblem jedes Individuums deutlich, einerseits notwendige Stoffe und Informationen aus der Umwelt aufnehmen zu müssen, andererseits die Aufnahme schädlicher Substanzen und Informationen verhindern zu können. Die dafür notwendige Selektionsfähigkeit ist sehr komplex, da auch sie – entsprechend den aktuellen Bedürfnissen des Gesamtorganismus – ständig an wechselnde Um- und Inweltbedingungen angepasst werden muss. Diese Selektionsaufgabe erfüllen die Oberflächenorgane Haut und das gesamte Schleimhautsystem, wobei der Darmschleimhaut eine zentrale Bedeutung zukommt.

Die genannte Selektion bezieht sich aber nicht nur auf die materiellen, sondern auch auf seelisch-geistige und emotionale Aspekte.

In diesem Sinne zeigt die Krause die selektiven Fähigkeit des Organismus, präziser gesagt, die Stabilität bzw. Instabilität der vegetativen Regulationsprozesse, die hierfür notwendig sind. Aus dem oben gesagten wird deutlich, dass es zu kurz greifen würde, die Krause lediglich als Repräsentationsfeld der Schleimhautfunktionen des Darms zu sehen – obwohl das in vielen Fällen tatsächlich ein wichtiger Aspekt der Interpretation ist. Im erweiterten Verständnis liefert die iridologische Beschaffenheit der Krause Informationen über die grundsätzlichen Selektionsfähigkeiten des Organismus, Notwendiges aufzunehmen und Schädliches auszugrenzen bzw. damit umzugehen – auf allen Ebenen.

In den folgenden Abschnitten ist die jeweilige Bedeutung von häufig vorkommenden iridologischen Besonderheiten der Krause in Bezug auf Physiologie und Pathophysiologie beschrieben. Das gemeinsame Thema bei allen Krausenzeichen ist die beschriebene Labilität in Selektion und Abgrenzung.

Zarte Krause

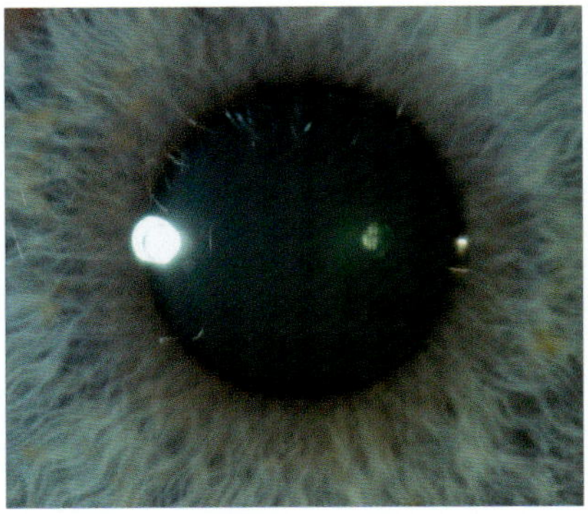

Die Krause ist so dünn und zart, dass ihr Verlauf manchmal kaum sichtbar ist.

Dieses Zeichen lässt erkennen, dass sowohl die Steuerung der selektiven Permeabilität der (Darm)schleimhaut als auch die psychisch-emotionale Abgrenzung gegenüber belastenden Faktoren instabil und störungsanfällig ist. Der *dünnhäutige* Mensch ist eine passende Metapher für diesen Zustand.

Die auf dieser Basis entstehenden Symptome haben meist hyperkinetischen Charakter und treten bevorzugt im Abdomen auf.

Häufig ist das Zeichen bei neurogener Konstitution zu finden.

Schnurkrause, Hyperplastische Krause

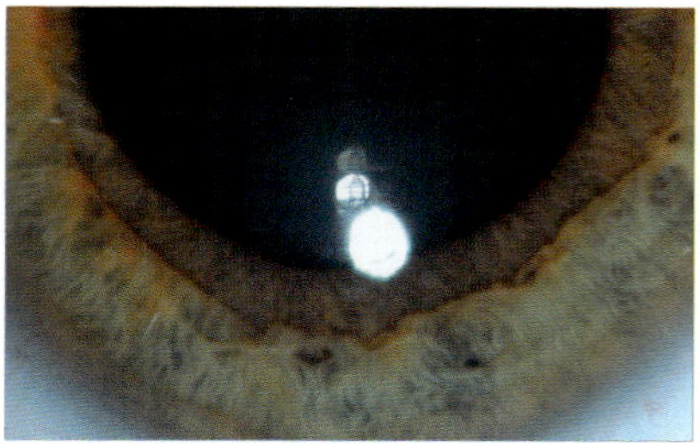

Die Krause ist partiell oder generell deutlich dicker. Sieht häufig aus, wie eine ringförmig um die Pupille gelegte Schnur.

Hinweis auf insuffiziente Coctio, bei der viele Symptome der Dyspepsie (kalter Schleim im Darm) vorhanden sind. Nahrungsmittelintoleranzen, die v. a. dann auftreten, wenn der Patient zu viel und ungewohnte Nahrung zu sich nimmt. Spastische Störungen der Darmmotorik mit starker Gasbildung, wobei die Ausscheidung der Verdauungsgase blockiert sein kann (Meteorismus-Koliken).

Reizdarm-Syndrome mit Durchfällen oder spastischer Obstipation.

Dieses Zeichen weist auf konstitutionell determinierte Funktionsstörungen in der Trias Darmschleimhaut / Lymphsystem / Symbiontenflora hin, die sich in gesteigerter Permeabilität der Darmschleimhaut (leaky gut syndrome) manifestiert und durch Überlastung des intestinalen Lymphsystems langfristig zur allgemeinen lymphatischen Überforderung im Sinne der Skrofulose führen kann.

Für die Beurteilung der Gesamtsituation ist der Grad von Abdunkelung in der Krausenzone von Wichtigkeit.

Unterbrochene Krause

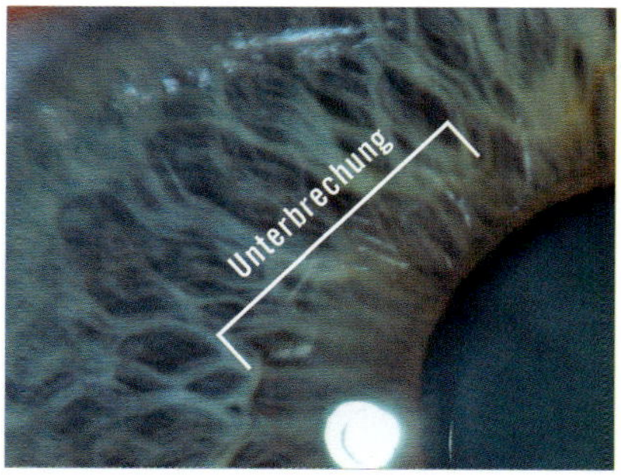

Ein weiteres Hinweiszeichen für Coctio-Insuffizienz mit gesteigerter Permeabilität der Darmschleimhaut.

Die bei der hyperplastischen Krause beschriebene Pathophysiologie ist auch bei der unterbrochenen Krause zu erwarten.

Allgemeine Labilität der vegetativen Regulation.

Doppelkrause

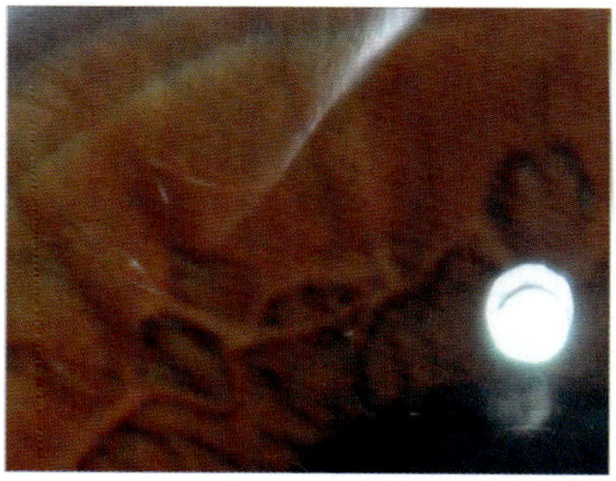

Labile vegetative Regulation, bes. im Verdauungssystem, stets hyperkinetisch: Spasmophile Diathese.

Allgemeine nervliche Übererregbarkeit mit Unruhezuständen und erhöhter Schmerzempfindlichkeit.

Verwischte, verquollene Krause

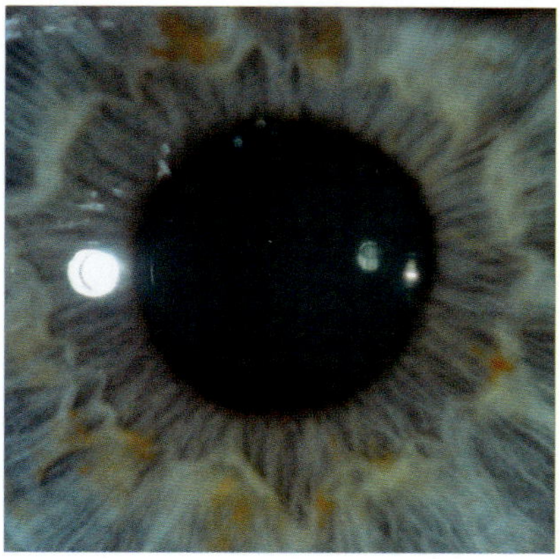

Siehe hyperplastische Krause, aber noch stärkere Betonung der lymphatischen Belastung im Sinne der Darmskrofulose.

Zick-Zack-Krause

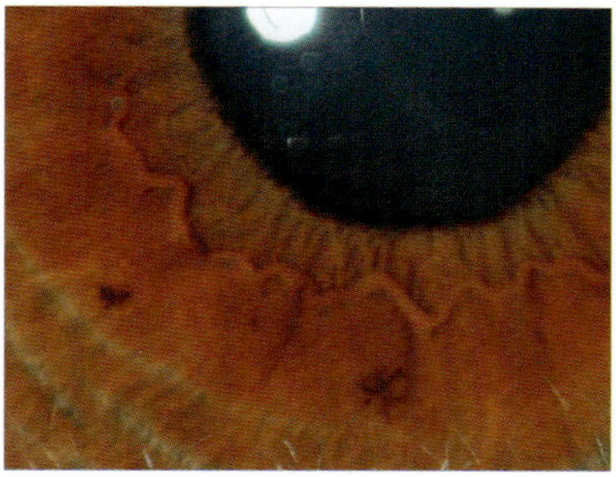

Wichtiges Erkennungsmerkmal der spasmophilen Diathese, wobei die Neigung zu Hyperkinese nicht nur im Verdauungstrakt auftritt, sondern auch in anderen Organsystemen. Häufig sind allgemeine Unruhezustände, auch im Sinne der erethischen Skrofulose.

Je spitzer die Zacken sind und je heller die Krause ist, umso ausgeprägter und symptomreicher ist die spasmophile Diathese.

Flottierende Krause

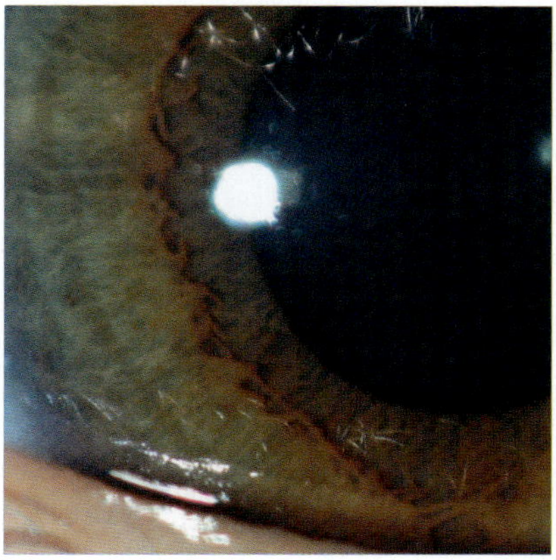

Die Krause löst sich teilweise vom Irisgewebe. Dieser Teil *schwebt* frei im Kammerwasser.

Dies ist ein Skrofulosezeichen, das auf ineffizient ablaufende Prozesse v. a. des intestinalen Lymphsystems und der vegetativen Regulationsmechanismen. Die skrofulöse Pathophysiologie kann torpide oder erethisch sein.

Hinweis auf Tuberkulismus (Tuberkulinisches Miasma im Sinne der Homöopathie).

Flottierendes Seil (auch Koch'scher Faden genannt)

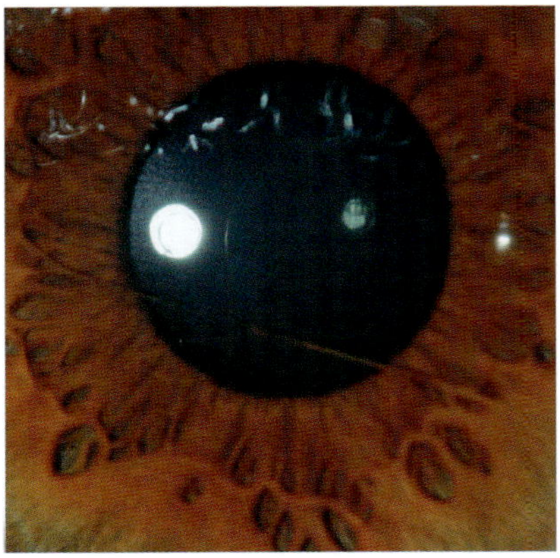

Ein feiner einzelner Faden zieht sich von einem Punkt der Krause quer über die Pupille zu einem gegenüber liegenden Punkt der Krause.

Es handelt sich um ein Relikt der fetalen Pupillarmebran, die nicht vollständig abgebaut wurde.

Augendiagnostische Bedeutung entspricht der flottierenden Krause.

Steinstraße

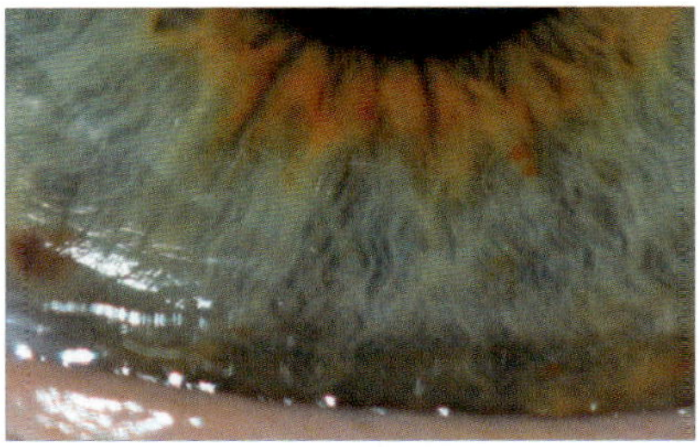

Radiäre, meist leicht geschwungene Dunkellinie, die auf beiden Seiten durch helle Fasern begleitet wird. Im Inneren der Steinstraße oder direkt daneben befinden sich mehrere Krypten.

Siehe auch Krypte.

Hinweis auf Kristallose, was humoralmedizinisch als Mangel an physiologischer Feuchtigkeit (=Trockenheit) zu interpretieren ist. Diese humorale Pathophysiologie führt häufig zur Bildung von Steinen (Nieren-, Gallen- oder Speichelsteinen). Es kann sich aber auch in Form anderer Gewebeverhärtungen wie z. B. Arteriosklerose oder Einsteifung von Gelenken manifestieren.

Die Menge und Helligkeit der begleitenden Reizfasern ist Maß des Wärmeprinzips. Daher weist eine Steinstraße mit hellen Reizfasern auf eine cholerische (warm-trockene) Pathophysiologie hin, während eine *dunkle* Steinstraße Hinweis auf eine melancholische (kalt-trockene) Pathophysiologie ist.

Kann daher sowohl Hinweis auf Steinbildung als auch Mangel an Nährsäften im betroffenen Organsystem sein.

Dunkellinie

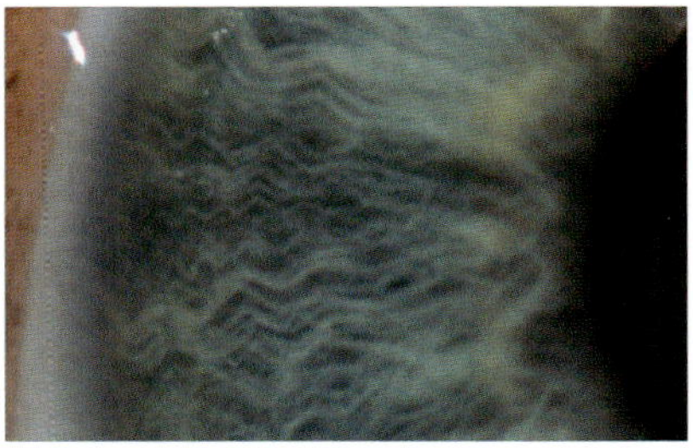

Radiär verlaufender Streifen, der dunkler ist als das umliegende Irisgewebe.

Defizitäre physiologische Wärme mit der Folge einer konstitutionell reduzierten Belastbarkeit des entsprechenden Organsystems sowie kalte, torpide Reaktionsmuster.

Kann auch Hinweis auf chronifizierte Entzündungen mit Gewebedegeneration bzw. Vernarbung sein.

Häufig ist kein Zusammenhang mit aktuellen Symptomen erkennbar. Die Minderbelastbarkeit des Gewebes wird meist nur bei dauerhaft gesteigerter Belastung pathophysiologisch relevant.

Begleitende Reizfasern oder Aufhellungen lassen erhöhte Sensibilität und Irritabilität erkennen und geben dem Zeichen Aktualität bzw. diagnostisch höhere Relevanz.

Lakune

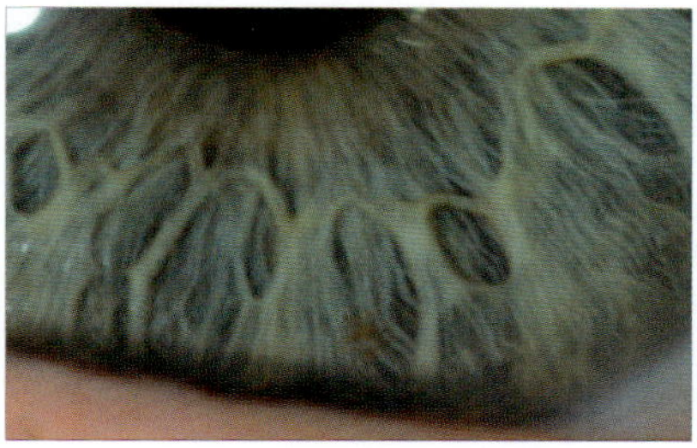

Meist längsovaler Defekt im vorderen Stromablatt. Lakunen sind sehr häufig und kommen in unterschiedlichen Größen und Formen vor.

Das Bild zeigt verschiedene Formen von Lakunen.

Entgegen den Verlautbarungen mancher Iridologen, zeigen Lakunen weder aktuelle Funktionsstörungen noch spezifische Krankheiten. Insbesondere lassen sie keine Rückschlüsse auf evtl. maligne Zustände zu.

Sie sind lediglich Zeichen für konstitutionell determinierte Minderbelastbarkeit im Sinne der traditionellen Organlehre.

«Die Leistungsschwäche des sektorbezogenen Organs manifestiert sich erst bei einer Inanspruchnahme an den biologischen Grenzwerten. Die Rekonvaleszenz ist dann deutlich verlängert. Im Areal des betroffenen Substrates muss allerdings immer mit humoralen Fehlfunktionen gerechnet werden.» (Broy)

In diesem Sinne muss das durch Lakunen gezeichnete Gewebe als locus minoris resistentiae (Ort der verminderten Widerstandskraft) gesehen werden, bei dem sowohl die Anpassungsbreite an veränderte Bedingungen, als auch die Effizienz von Abwehr- und Überwindungsprozessen eingeschränkt ist – vorwiegend in hypokinetischem Modus.

Der in der Literatur häufig zu findende Versuch, den unterschiedlichen Ausformungen von Lakunen jeweils spezifische organpathologische Bedeutung zuzuschreiben, muss klar widersprochen werden. Die beschriebenen Differenzierung lassen sich in der Praxis nicht verifizieren.

Die Lokalisation *einzelner* Lakunen gemäß der sektoralen Topografie kann zwar als Hinweis auf die genannte Minderbelastbarkeit in dem betreffenden Organsystem gewertet werden, wobei helle Reizfasern in und um die Lakune herum zu erkennen geben, dass in diesem Gewebebereich das Wärmeprinzip gesteigert ist. Dies ist so zu verstehen, dass der Gesamtorganismus versucht, die bestehende konstitutionelle Schwäche durch erhöhten Energieverbrauch zu kompensieren. Dabei ist aber in der Iris nicht zu erkennen, wie lange und in welchem Umfang diese Kompensation möglich ist – oder ob sie zum Zeitpunkt der Irisanalyse bereits zusammengebrochen ist. In diesem Sinne zeigen Reizfasern zwar eine gewisse pathophysiologische Aktualität. Dies *kann* sich in Einzelfällen als akute Entzündung bzw. Schmerzzustand manifestieren, als allgemeingültiges Zeichen für solche Symptome sind Lakunen mit *Aktualitätszeichen* aber keinesfalls zu interpretieren.

Wenn in einem Auge mehrere Lakunen rings um die Iris verteilt auftreten, sind sie als topolabil zu werten, d. h. ihre jeweilige Lokalisation ist irrelevant. Allein ihr gehäuftes Auftreten wird in diesem Fall zum konstitutionellen Erkennungsmerkmal, entweder einer endokrin-vegetativen (siehe Kap. 9.15) oder einer mesenchymal-hypoplastischen Konstitution (siehe Kap. 9.14).

Vaskularisierung

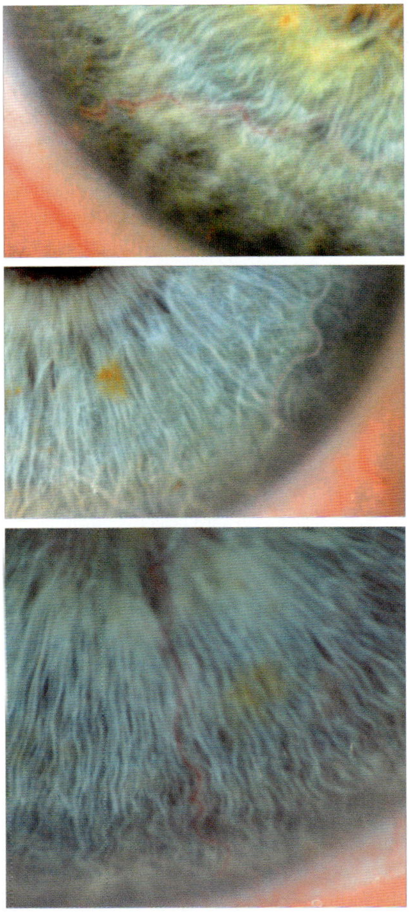

Jede Vaskularisierung ist ein wichtiger Hinweis auf plethorische Stagnation des Blutflusses. Es modifiziert die Aussage des Zeichens, in dem die Vaskularisierung auftritt, in diesem Sinne. Vaskularisierungen sind zwar relativ seltene Zeichen, spielen in der Pathophysiologie aber stets eine entscheidende Rolle. In der Therapie sollten in diesem Fall stets antiplethorische Mittel gegeben werden.

Jede Vaskularisierung ist ein wichtiger Hinweis auf eine Pathophysiologie, bei der Stagnation im Blutfluss eine zentrale Rolle spielt. Eine Vaskularisierung verstärkt, konkretisiert bzw. ergänzt die grundsätzliche Aussage der betreffenden Faser durch das Thema 'Stauung'. Konkret bedeutet das:

- Vaskularisierte Reizfaser: Die in der Reizfaser erkennbare Steigerung des Wärmprinzips ist kombiniert mit Stagnation, was als *kongestiver* Zustand (aktive Stauung im arteriellen und Kapillarsystem) zu interpretieren ist.
- Vaskularisierte Transversale oder aberate Faser: Hierbei besteht eine *plethorische* (passive) Stauung im venösen Gefäßschenkel.

Treten vaskularisierte Fasern sowohl in radiärer als auch in aberater / transversaler Verlaufsform auf, erkennt man daran den (nicht nur ineffizienten, sondern pathogenetisch höchst problematischen) Kompensationsversuch, plethorische Stauungen im venösen Schenkel durch Kongestion im arteriellen Schenkel 'wegzuschieben'. Folge ist gravierende Blutstauung im Kapillarsystem mit allen pathophysiologischen Folgen für die interstitiellen Grundfunktionen und die gesamte Dynamik im Gefäßsystem.

Vaskularisierungen sind zwar relativ seltene Zeichen, zeigen aber aus den genannten Gründen stets pathophysiologisch entscheidende Mechanismen. In der Therapie sollten daher – je nach Zeichensetzung im Auge - anti-kongestive bzw. anti-plethorische Mittel gegeben werden. Dabei sollte der Schwerpunkt auf die Auflösung plethorischer Zustände gelegt werden, denn dies 'beruhigt' indirekt sekundär ausgelöste Kongestionen.

Neuronennetz	
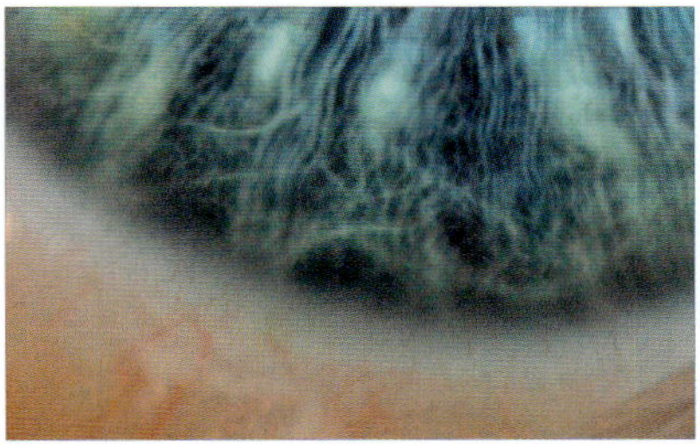 Feines, Spinnennetz-artiges Fasernetz, meist am Ziliarrand.	Erkennungsmerkmal der neurogenen Konstitution (siehe Kap. 9.8). Hinweis auf unphysiologisch erhöhte Sensibilität und Irritabilität des Nervensystems, was alle Bereiche des Nervensystems betreffen kann.
Schwellungszeichen	
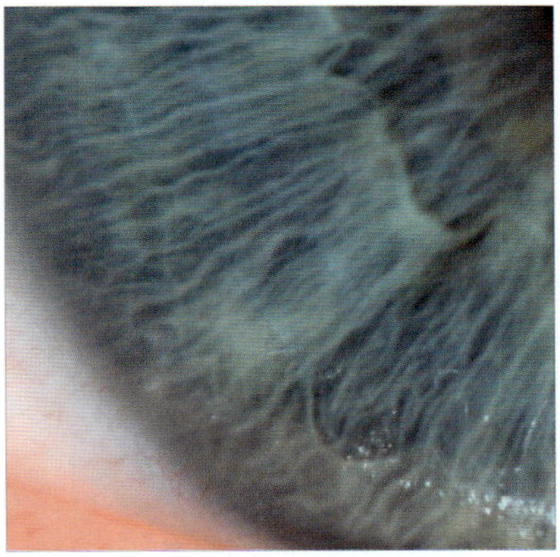 Sektorale, hügelartige Aufwölbung der Iris. Da Schwellungszeichen sich dem Betrachter dreidimensional entgegen wölben, sind sie nur mit einem binokularen Irismikroskop sicher erkennbar. In einem zweidimensionalen Foto der Iris sind sie nur mit viel Erfahrung zu erahnen.	Zeichen für Stagnation des Säfteflusses im betreffenden Organsystem. Dies betrifft vorwiegend den Klärstrom mit allen Folgen der Säfte- und Schärfenretention. Es resultieren gelegentlich (aber nicht zwingend) hyperplastische Zustände der Gewebe (Organschwellung). Die konstitutionstherapeutische Konsequenz bei Schwellungszeichen sind eröffnende, antiplethorische und klärstromaktivierende Mittel und Anwendungen.

Radiärfurchen, Solarstrahlen, Astheniefurchen

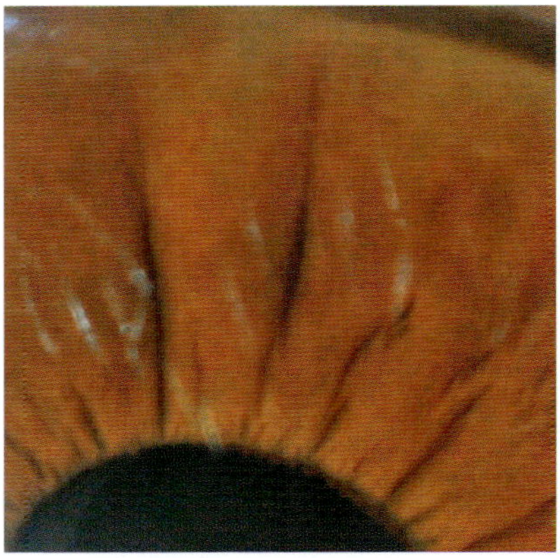

Radiär verlaufende schwarze Furchen, die sowohl vom Pupillarrand als auch von der Krause ausgehen können und unterschiedlich lang sind.

Radiärfurchen sind das Erkennungsmerkmal der Atonisch-asthenischen Konstitution.

Sie sind Hinweiszeichen für mangelhafte Resistenz und Adaptionsfähigkeit gegenüber potenziell pathogenen Reizen auf der Basis eines Energiemangels. Da diese Pathophysiologie in allen Funktionsbereichen des Organismus zum Tragen kommen kann, besteht keine Korrelation zu typischen Beschwerden. Prinzipiell ist jedes Beschwerde- und Krankheitsbild möglich.

Der umgekehrte Weg der Analyse ist auch hier von Bedeutung: Der Irisdiagnostiker bekommt durch Radiärfurchen die Information, dass den vom Patienten geschilderten Symptomen und Befunden stets ein Energiemangel (Defizit an physiologischer Wärme) zugrunde liegt.

Kongestionsfurche

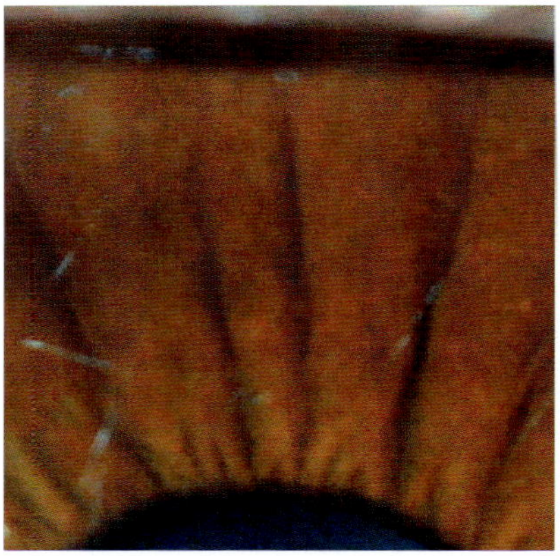

Etwas verwirrender Name für eine Kombination von zwei dicht nebeneinander liegenden Radiärfurchen, dazwischen ein bergrückenförmiger Stromastreifen (sieht aus wie zwei parallele, enge Fjorde, zwischen denen ein Bergrücken liegt).

Ist meist im oberen Teil der Iris (zwischen 11 und 13 Uhr) lokalisiert.

Hinweis auf kongestive (hyperkinetische) Zustände im arteriellen und kapillaren Gefäßsystem.

Humoraler Hintergrund ist übermäßige Wärme oder gelbgallige Schärfen, was die arterielle Gefäßdynamik übersteigert.

Hinweiszeichen auf zu erwartende Reaktionsmuster der hämangiotischen Konstitution.

Die Lage der Kongestionsfurche weist entsprechend der sektoralen Topografie auf das betroffene Organsystem.

Pigmente

Die Ein- oder Auflagerung von Farbpigmenten, die nicht der Grundfarbe der Iris entsprechen, ist bei sehr vielen Personen zu beobachten. Man spricht in solchen Fällen auch von *Fremdpigmenten*.

Häufig setzt sich die ohne Vergrößerung im Tageslicht wahrgenommene Augenfarbe eines Menschen aus der Mischung verschiedener Farben zusammen. So wird die Farbe einer Iris mit blauer Grundfarbe, die (teilweise) mit braunen bzw. gelben Pigmenten überlagert ist, gesamthaft als grün wahrgenommen. Die Betrachtung durch ein Irismikroskop lässt aber erkennen, dass es beim Menschen keine *grünen* Augen gibt, sondern nur die genannten Farbkombinationen. So ist z. B. die konzentrische Auflagerung braun-gelber Pigmente in der Krausenzone und der Blut-Lymph-Zone (= braune zentrale Heterochromie) ein typisches irisdiagnostisches Erkennungsmerkmal der chologenen Konstitution – wobei noch weitere Iriszeichen hinzu kommen (siehe Kap. 9.3). Pigmente haben oft konstitutionsdefinierenden Charakter, können aber auch Hinweis auf eine spezifische humorale Modifikation der Konstitution sein, weil sie stets ein Zeichen für Schärfen, also kakochyme Säfteverunreinigungen sind. Es greift zu kurz, die Farben der Pigmente bestimmten Organsystemen zuordnen zu wollen. Die Farbe der Pigmente geben die Art – und damit auch die Qualität – der Schärfen wieder, die entweder im Übermaß gebildet und/oder nicht adäquat eliminiert werden können und damit ein entscheidender Faktor der Pathophysiologie sind. In diesem Sinne geben Pigmente lediglich sekundäre Hinweise auf die Organsysteme, die entweder für die Schärfen-Überproduktion, oder aber für deren mangelhafte Ausscheidung verantwortlich sind.

Pigmente sind, bis auf wenige Fälle, topolabil, d. h. ihre Lokalisation in der Iris hat untergeordnete Bedeutung. Für die Analyse entscheidend ist die Farbe, unabhängig davon, in welchem Sektor sie sichtbar ist. Ausnahmen sind einzelne, begrenzte Pigmentflecken (Solitärpigmente), die in Kombination mit weiteren Zeichen (z. B. Reizfasern, Dunkellinien, Transversalen) auftreten. In ihrer Kombination können diese Zeichen die konstitutionelle Aussage des Auges untermauern bzw. verstärken.

Auch wenn man es leider in einigen Veröffentlichungen zur Irisdiagnose lesen muss: Durch Pigmentflecken in der Iris ist *niemals* eine manifeste maligne Erkrankung diagnostizierbar. Das gilt auch für schwarze Solitärpigmente! Pigmente zeigen die Schärfensituation im humoralmedizinischen Sinne, aus der sich logischerweise auch eine Malignose entwickeln kann. Aber die Aussage, ob eine solche Krankheit aktuell besteht, ob sie jemals entstehen wird oder ob sie einmal bestanden hat, ist irisdiagnostisch prinzipiell nicht möglich. Umgekehrt, können die augendiagnostischen Hinweise sehr wohl ausgesprochen wertvolle Informationen in Bezug auf die adjuvante therapeutische Zielrichtung geben, falls eine solche Krankheit besteht.

Im folgenden wird die Bedeutung der verschiedenen Pigmentfarben beschrieben:

Pigmentfarbe	Interpretation
Braun	
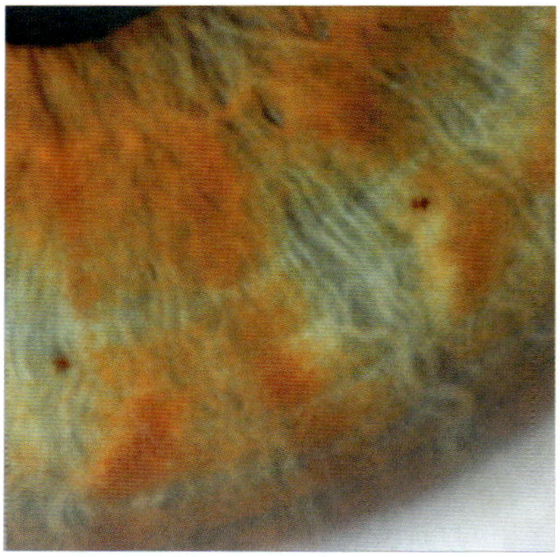	Wie bei der sanguinogenen Konstitution beschrieben, gibt die Farbe braun (beim Gesunden) stets einen Hinweis auf ein sehr präsentes Wärmeprinzip in den konstitutionellen Reaktionsmustern. Während die braune Farbe (beim Gesunden) die Dominanz des sanguinischen Prinzips zeigt, also für physiologische Wärme steht, sind braune Fremdpigmente im ansonsten blauen Auge häufiger Hinweis auf cholerische Schärfen, also pathogene hitzige Faktoren. Die chologene Konstitution manifestiert sich iridologisch zwar häufig in einer braunen zentralen Heterochromie, was zwar prinzipiell eine physiologische Situation sein kann, aber erfahrungsgemäß doch in sehr vielen Fällen bereits als cholerische Schärfen pathophysiologisch in Erscheinung tritt. Die Grenze zwischen physiologischer Gelbgalle und gelbgalligen Schärfen ist fließend. Die Ernährungsweise und der Lifestyle sind in diesem Bereich stark konstitutionell prägend.
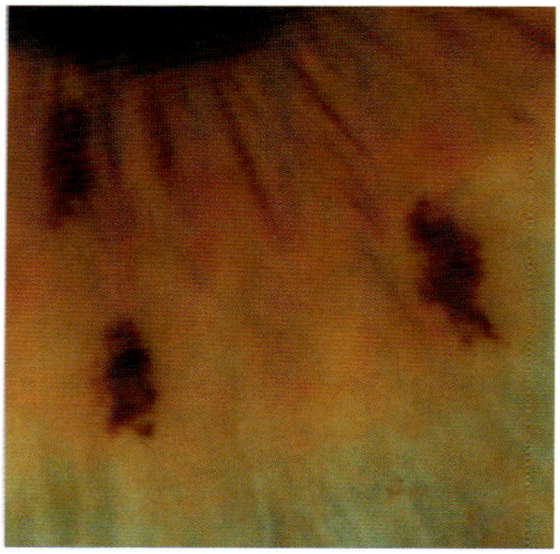	Sind in der Iris braune Fremdpigmente zu sehen und es besteht eine gelbgallige Symptomatik, sind die braunen Pigmente als GG-Kakochymie zu werten. Und an diesem Punkt kommt der Bezug zum Leber-Galle-System, das für die Elimination übermäßiger Cholera und auch GG-Schärfen zuständig ist. Daraus ergibt sich dann die therapeutische Zielrichtung, mit Choleretika und Cholagoga die GG-Elimination zu stimulieren, was für den Gesamtorganismus kühlende Qualität entfaltet. Braune Pigmente sollten den Irisdiagnostiker veranlassen, in den Sektoren des Leber-Galle-Systems, der Nieren und auch der Milz besonders auf Abdunkelungen und Lockerungszeichen zu achten und ggf. entsprechende unterstützende Mittel zu verordnen. Braune Pigmente sind selten homogen, d. h. man sieht vor allem in ihren Randbereichen Übergänge in andere Farben, z. B. in Beige- oder Gelbtöne. Dies ist als Hinweis zu werten, dass neben den GG-Schärfen weitere (der anderen Pigmentfarbe entsprechende) Schärfen vorhanden sind, was in der Therapie berücksichtigt werden sollte.

Pigmentfarbe	Interpretation
Gelb	
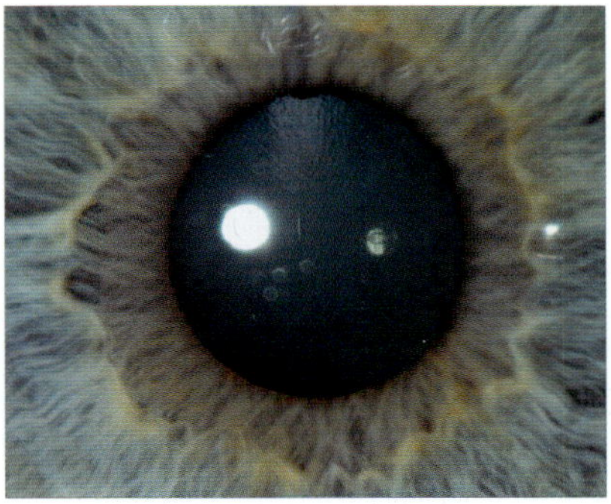	Gelbe Pigmente sind als Hinweis auf konstitutionelle Nierenschwäche zu werten. Besonders ein zartes, transparentes gelbes Pigment ist Erkennungsmerkmal der nephrogenen Konstitution. Humoralmedizinisch haben auch gelbe Pigmente gelbgalligen Charakter, wobei in diesem Fall pathophysiologisch nicht die Ausscheidungsschwäche des Leber-Galle-Systems im Vordergrund steht, sondern die der Nieren. Dieses Organ dient der Feinregulation der Säftequalitäten, wobei enge konsensuelle Beziehung zum Leber-Galle-System besteht. Die Bedeutung des gelben Pigmentes und die daraus resultierenden therapeutischen Ansätze sind in Kap. 9.10 ausführlich behandelt.
Schwarz, Grau (Anthrazit)	
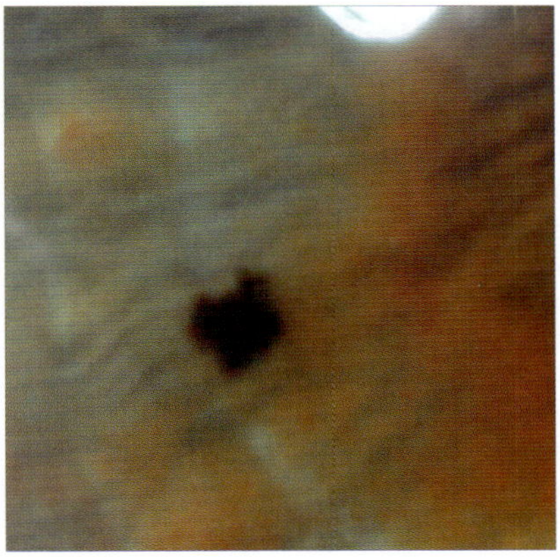	Schwarze und graue Pigmente lassen den Einfluss schwarzgalliger Schärfen erkennen, wobei ihre Aussage noch stärker in Richtung Trockenheit geht als bei beige-ockeren Pigmenten. Damit sind sie auch wichtige Hinweiszeichen auf defizitäre Qualität der Nahrungssäfte, also Mangel an physiologischer Feuchtigkeit, als Grundlage vielfältiger Energiemangel-Syndrome. Neben der weiteren diagnostischen und therapeutischen Beachtung der Milz als SG-eliminierendem Organ ist daher für die Optimierung der Coctio zu sorgen. Dies schafft nicht nur die Energiereserven, die Voraussetzung für effiziente Ausscheidungsprozesse – nicht nur der Milz – sind, sondern qualitativ hochwertiger Nahrungssaft reduziert auch den Anfall der Schärfen. Diesem Therapieansatz, durch Optimierung der Coctio die Produktion von Schärfen zu verringern, sollte in jedem Fall Priorität vor der Stimulation der Ausscheidung gegeben werden, weil man ansonsten dem eigentlichen Problem dauernd hinterhertherapiert, ohne eine konstitutionelle Stabilisierung erreichen zu können. Dieses pathophysiologische Prinzip ist bei der melanchologenen Konstitution ausführlich behandelt.

Pigmentfarbe	Interpretation
Schnupftabak-Pigment (Pfefferkorn-Pigment)	
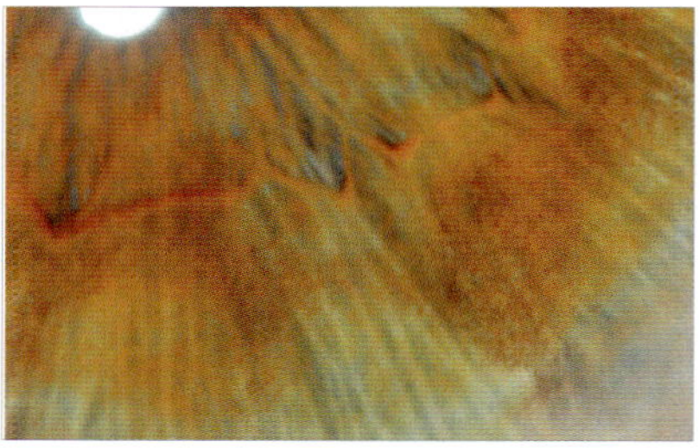	Flächig verteilte, winzig kleine schwarze oder braune Pigmentflecken werden in alter augendiagnostischer Literatur als Hinweis auf Kotgifte interpretiert, was bedeutet, dass sich darin Schärfen manifestieren, die aus einer gravierend gestörten ersten Coctio resultieren. Hinzu kommt meist eine gestörte Permeabilität der Darmschleimhaut, wodurch eine Überfrachtung des Organismus mit pathogenen Säften aus dem Magen-Darm-Trakt entsteht, was u.a. zur Überforderung des Lymphsystems, insbesondere im Abdomen, führt – mit sehr unterschiedlichen Folgen. Dabei manifestiert sich die Symptomatik nicht nur im Bereich des Verdauungssystems, sondern in unterschiedlichen systemischen lymphatischen Fehlregulationen, die aber in der Regel hypokinetischen Charakter haben. Schnupftabakpigmente zeigen, dass diese Pathophysiologie bereits seit vielen Jahren besteht. Schnupftabakpigmente gehören zu den humoralen Trocknungszeichen.
Beige, Ocker	
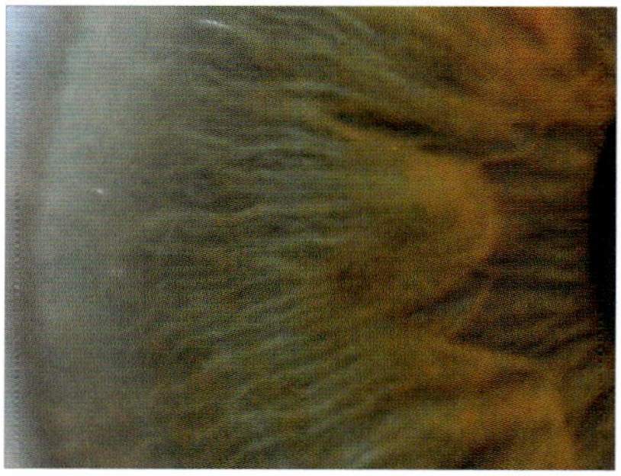	Ockerfarbene Pigmente geben einer Iris häufig ein etwas schmutzig wirkendes Aussehen. Dieses Merkmal ist ein grundsätzlicher Hinweis auf reduzierte Vitalität als Ergebnis einer unphysiologischen Belastung mit melancholischen Säften. Ocker- oder beigefarbene Pigmente wird man bei Kindern nur sehr selten sehen, häufiger im fortgeschrittenen Alter. Sie sind also weniger das Ergebnis einer genetischen Prägung, als Hinweis auf eine konstitutionelle Entwicklung, bei der sowohl die Wärme- als auch die Feuchtigkeitsprinzipien defizitär geworden sind. Diese Pathophysiologie ist im Kapitel zur melanchologenen Konstitution (9.4) beschrieben, für die ocker- oder beigefarbene Pigmente in der Iris Erkennungsmerkmal sind.
Orange	
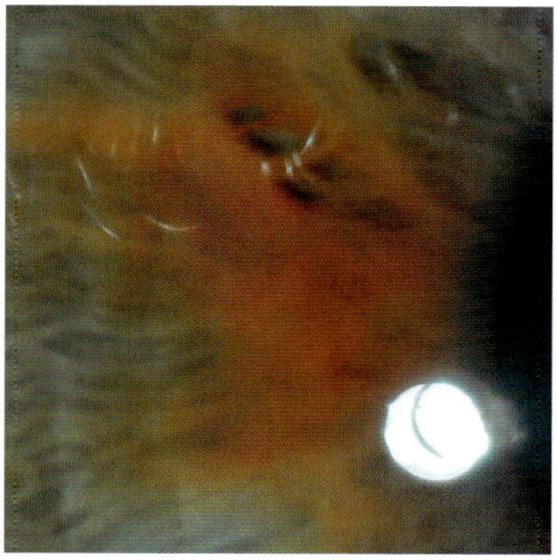	Die orange Pigmentfarbe wird der Bauchspeicheldrüse zugeordnet. Deren exokrine Funktionen unterliegen in der Humoralmedizin den regulativen Funktionen des Magens und sind damit Teil der ersten Coctio. Die endokrinologische Wirkungsweise des Insulins repräsentiert wichtige Aspekte der dritten Coctio im Gewebe. Vor diesem Hintergrund ist das orange Pigment Hinweiszeichen für Schärfen, die als Folge einer insuffizienten ersten und dritten Coctio im Übermaß entstehen und deren Elimination zusätzlich eingeschränkt ist. Diese Schärfen haben meist cholerischen Charakter.

Pigmentfarbe	Interpretation
Leuchtendes Weiß	
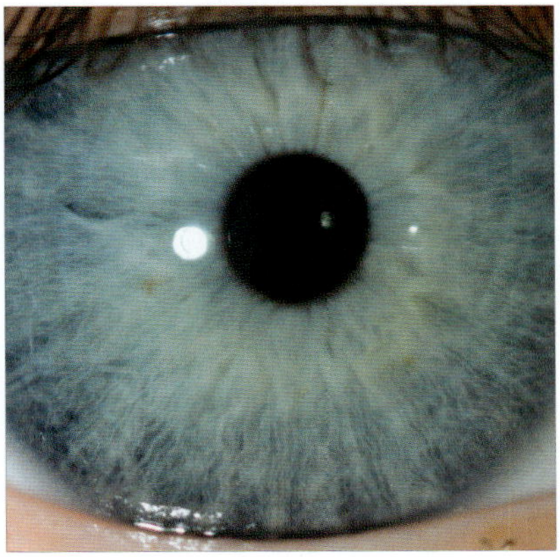	Hell leuchtendes Weiß, das dem Betrachter eines Auges manchmal auch ohne Vergrößerung entgegen strahlt, ist zwar kein echtes Farbpigment, wohl aber ein wichtiges und häufig zu beobachtendes Schärfezeichen. Es ist ein Erkennungsmerkmal der aziden Diathese und weist in diesem Sinne auf eine konstitutionelle Übersäuerung der Gewebe hin, häufig auf der Basis von Harnsäure. Folge sind vorwiegend cholerische (hyperkinetische) Reaktionsmuster, die in vielen unterschiedlichen Organsystemen auftreten können. Achtung: Dieses Zeichen zeigt ausschließlich die Säurebelastung im Interstitium. Es macht *keine* Aussage über den Säure-Basen-Haushalt im Verdauungstrakt oder im Blut – diese verschiedenen Bereiche müssen diagnostisch klar differenziert werden!

Pigmente treten sehr häufig in Kombinationen auf. Dies betrifft sowohl verschiedene Farben als auch andere Zeichen in der Iris. So sieht man z. B. häufig braune, gelbe oder auch Schnupftabakpigmente aufgelagert auf Tophi oder Trabekel. Sehr oft sind Pigmente auch im Bereich der Zonen der zirkulären Topografie konzentriert. Diese Phänomene geben Hinweise auf kakochyme Veränderung der Säftequalität in dem Bereich, der durch die entsprechende zirkuläre Region repräsentiert wird. Sie sind daher – im Gegensatz zu sektoral lokalisierten Pigmentflecken – für die Analyse der konstitutionellen humoralen Situation ausgesprochen wichtig.

KAPITEL 8

WERTUNGSKLASSEN

Das System der *Wertungsklassen*, das eng mit der Konstitutionslehre verknüpft ist, bietet eine einfache Möglichkeit, quasi mit einem Blick auf die Iris eine grundsätzliche Aussage über die allgemeine gesundheitliche Stabilität bzw. Instabilität des betroffenen Menschen machen zu können. Dabei teilt man sechs Klassen ein, wobei Klasse 1 die stabilste und Klasse 6 die instabilste konstitutionelle Situation darstellt.

Hierbei gilt die Regel: Je homogener die Iris bzgl. Farbe, Helligkeit und Stromastruktur ist, umso stabiler ist die konstitutionelle Situation. Umgekehrt: Viele unterschiedliche Farben, große Helligkeitsunterschiede, wolkige oder nebelartige Phänomene und Unregelmäßigkeiten im Irisstroma stehen für konstitutionelle Instabilität. Je deutlicher und auffälliger diese Zeichen vorhanden sind, umso labiler ist die Gesamtsituation, was auch Hinweise bzgl. der therapeutischen Reaktionsfähigkeit und dem zu erwartenden Therapieerfolg gibt.

Wertungsklasse 1

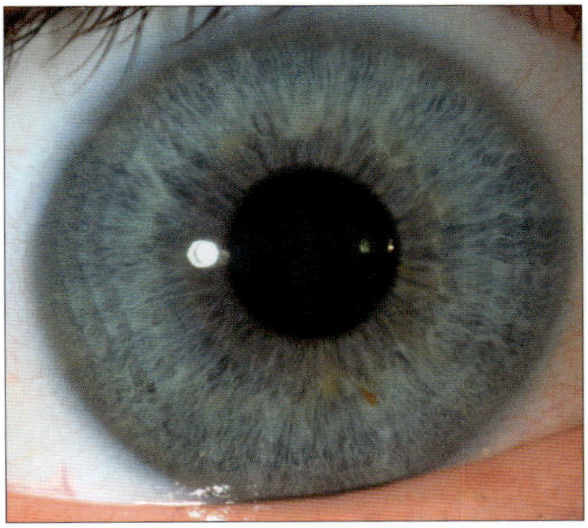

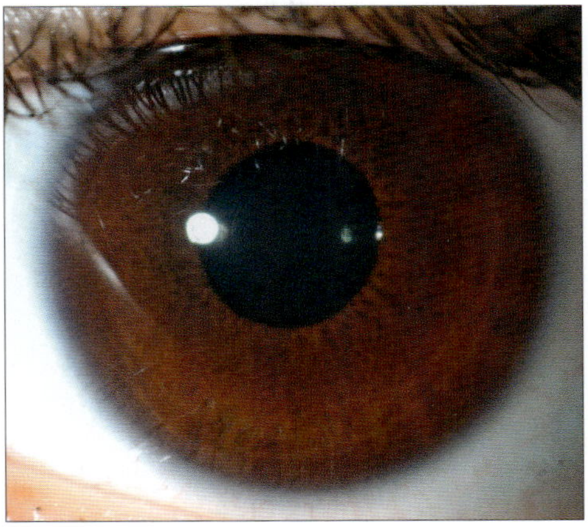

Die Wertungsklasse 1 ist eher ein theoretisches Konstrukt, weil sie in der Praxis-Realität so gut wie nicht vorkommt. Ich habe in meiner wirklich umfangreichen Sammlung an Augenbildern keine Iris gefunden, die vollständig den Kriterien der Wertungsklasse 1 entspricht. Diese Bilder hier kommen dem aber sehr nah.

Wertungsklasse 1 ist die sogenannte ‹Ideal-Iris›

- Dichte und Struktur absolut gleichmäßig
- Stromafasern ohne Lücken
- Keine Fremdfärbungen oder Pigmente

Interpretation

Dieser Mensch verfügt über die ultimative Stabilität seiner gesundheitlichen Gesamtsituation. Er ist voller Energie, Motivation und Kreativität, wird selten krank und wenn doch, handelt es sich um kurze, mit *Feuer* ablaufende Akuterkrankungen, die rasch und folgenlos ausheilen. Das gilt auch für Verletzungen. Chronische Krankheiten sind nicht zu erwarten.

Wertungsklasse 2

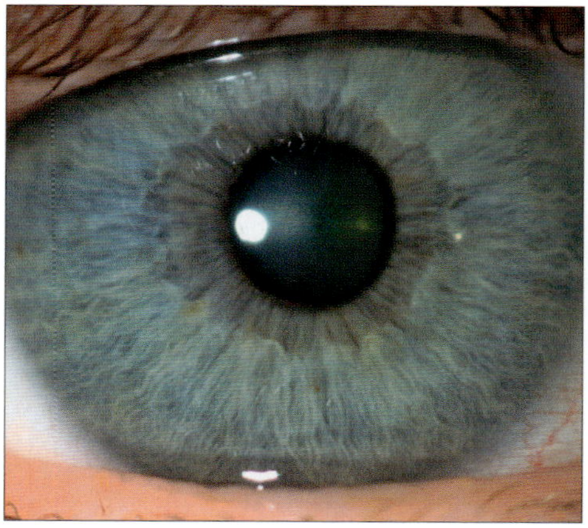

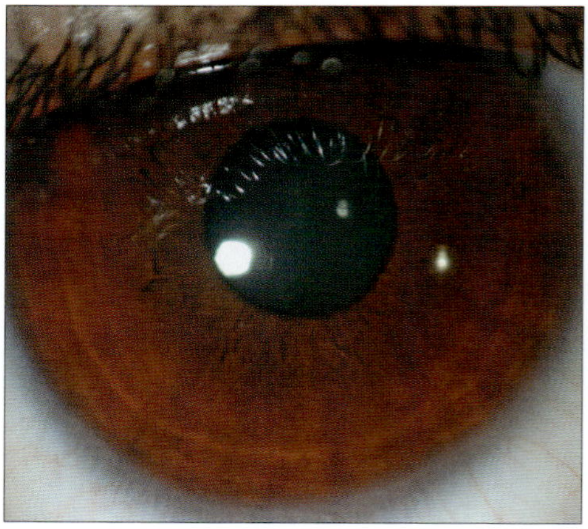

- Mittlere Dichtigkeit des Stromas bei reiner Farbe
- Fasern teilweise leicht verformt
- Über- und Unterreizungszeichen
- Keine Lakunen und/oder Krypten

Interpretation

Es besteht eine stabile Konstitution: Geringe Krankheitsneigung, gute Resistenz, effiziente spontane Abwehr- und Heilungsreaktionen. Erst im Alter Neigung zu allgemeiner Schwäche, Stoffwechselstörungen und Erkrankungen auf den Oberflächenorganen. Patienten mit Wertungsklasse 2 begeben sich meist nur wegen akuten Infekten in Behandlung. Eine langfristige Konstitutionstherapie ist meist nicht notwendig.

Wertungsklasse 3

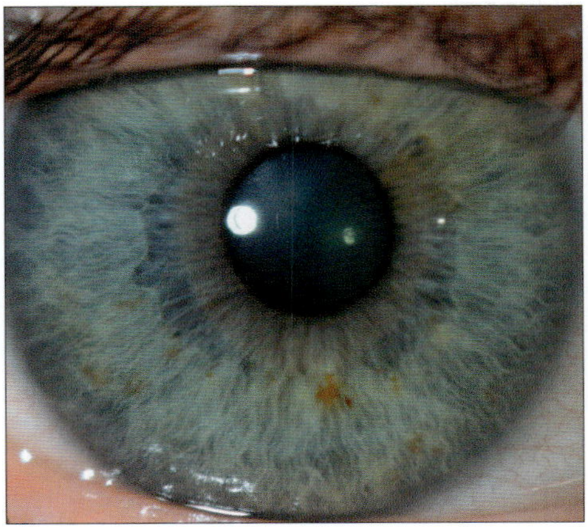

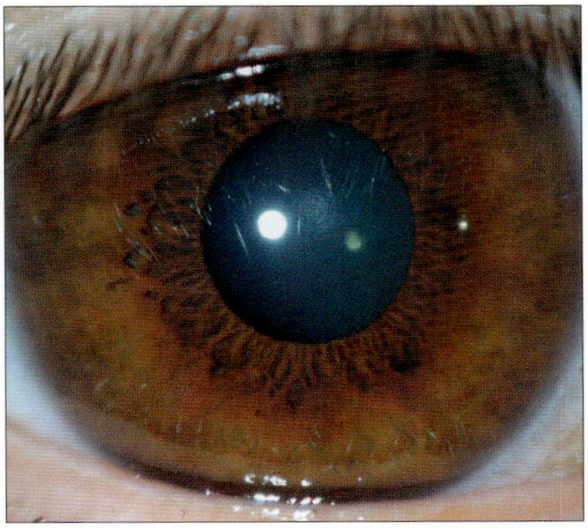

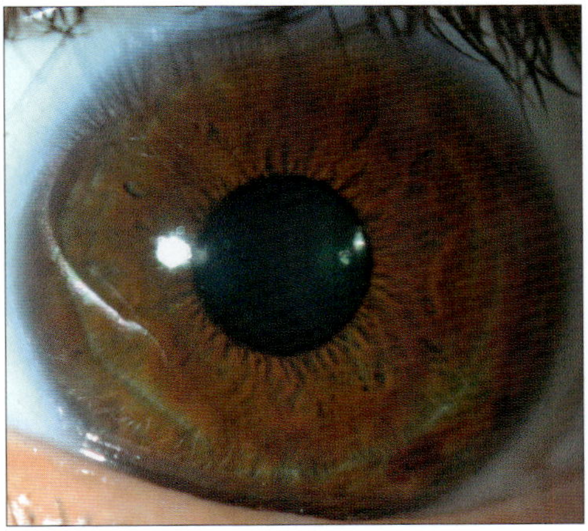

Zusätzlich zu den Kriterien von Wertungsklasse 2

- Aufgelockerte Iris
- Einige Lakunen und Krypten
- Einzelne Flocken, Tophi, Wolken
- Unterschiedliche Lakunen
- Fremdpigmente

Interpretation

Hier besteht bereits eine geschwächte Konstitution mit verschiedenen Krankheitsdispositionen und Neigung zu Rezidiven, Vikariation und auch Strategiewechsel (z. B. allergische Diathese). Wertungsklasse 3 tritt in der täglichen Praxis regelmäßig auf. Die aktuellen Krankheitsmanifestationen sind zwar gut zu behandeln, zur Vermeidung der Rezidive und Vikariationen sowie einer konstitutionellen Destabilisierung ist regelmäßige kurweise Konstitutionstherapie sinnvoll.

Wertungsklasse 4

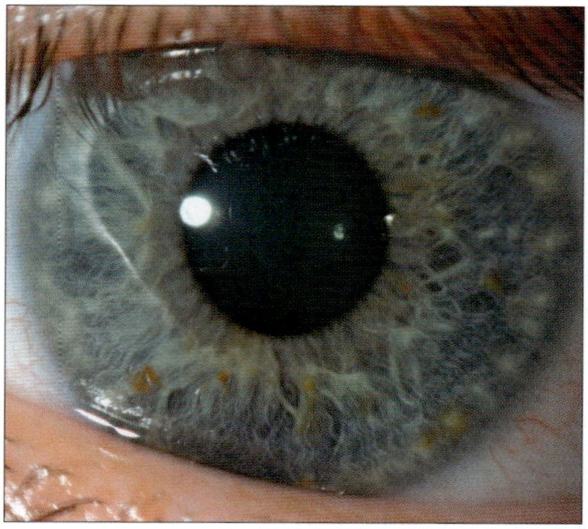

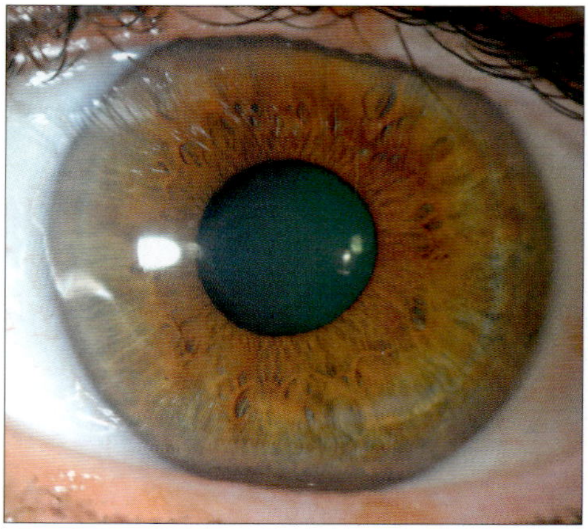

Zusätzlich zu den Kriterien von Wertungsklasse 3

- Stroma nebelartig verwischt
- Unreine Farbe; Flocken
- Einzelne Pigmente
- Transversalen
- Starke Helligkeitsunterschiede

Interpretation

Es besteht regelmäßig kakochyme Säftemischung mit Anhäufung von Schärfen und deren Eliminationsschwäche (z. B. azide Diathese). Wertungsklasse 4 tritt in der täglichen Praxis regelmäßig auf, sehr häufig sind auch Patienten, die zwischen W. 3 und W. 4 einzuordnen sind. Die aktuellen Krankheitsmanifestationen sind zwar immer noch gut therapeutisch ansprechbar. Notwendig ist aber eine gute, individuell passende Kombination der symptomorientierten mit der konstitutionellen Säule der Therapie. Längerfristige bzw. regelmäßige Konstitutionstherapie ist sinnvoll, nicht selten auch notwendig.

Wertungsklasse 5

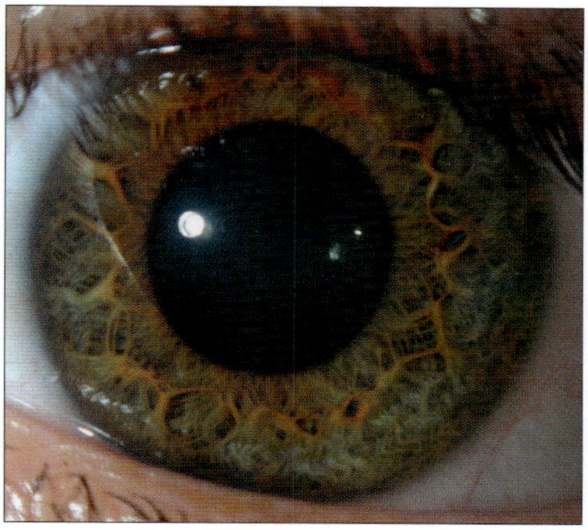 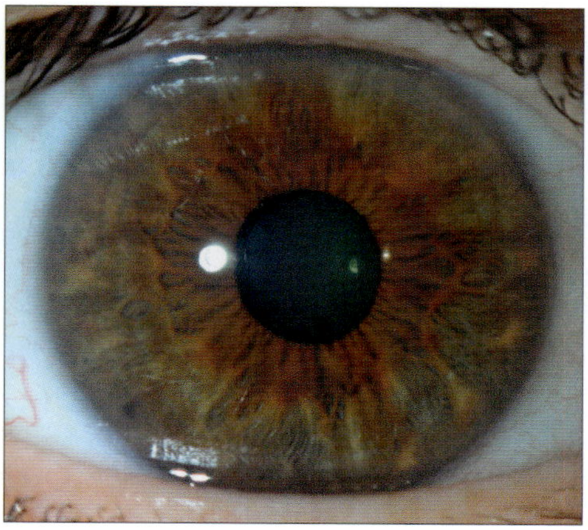

Zusätzlich zu den Kriterien von Wertungsklasse 4

- Sehr lockere Irisstruktur
- Fremdfärbungen mit verschiedenen Pigmente
- Viele Lakunen, Krypten, Leitern, Waben und andere Trocknungszeichen (z. B. Trabekel)
- Astheniefurchen
- Blut-Lymph-Zone stark wolkig verschmiert und pigmentiert
- Krause hyperplastisch, verquollen
- Dunkler Ziliarrand

Interpretation

- Anfälligkeit für chronisch-degenerative Krankheiten
- Die Selbstheilungsbestrebungen sind unzureichend bzw. nicht zielführend (zu kalt)
- Mangelnde Belastbarkeit der Regulationssysteme
- Diverse Organinsuffizienzen
- Besonders zu beachten: Leber, Niere, Milz und Lunge (Eliminationsorgane)
- Patienten mit W. 5 bedürfen intensiver, auf ihre beschränkten Reaktionsmöglichkeiten abgestimmter Therapie, immer kombiniert mit langfristiger Konstitutionstherapie

Wertungsklasse 6

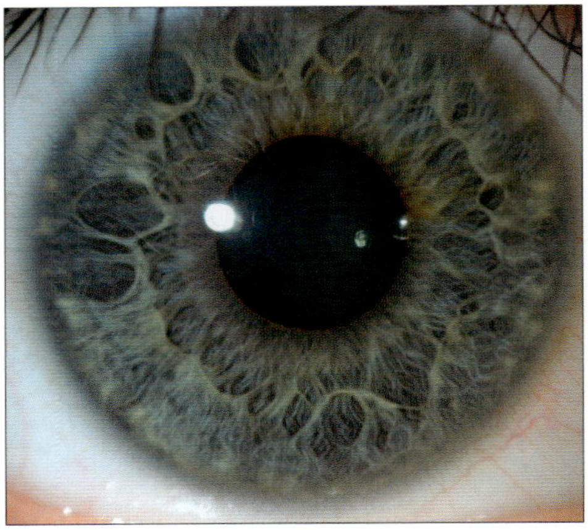

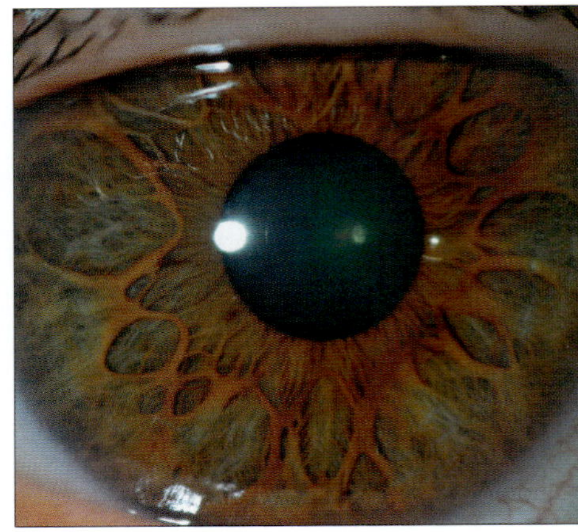

Zusätzlich zu den Kriterien von Wertungsklasse 5

- Vorderes Stromablatt wirkt zerfetzt (‹Geisteriris›, Vollbild der mesenchymal-hypoplastischen Konstitution)
- Stromalücken in der gesamten Iris
- Belastungsausläufer, Trabekel

Interpretation

W. 6-Patienten sind nicht sehr häufig, leiden aber v. a. mit zunehmendem Alter an vielfältigen chronisch-degenerativen Krankheiten, auch an Autoimmunprozessen. Sie stellen eine echte therapeutische Herausforderung dar, weil ihre natürlichen Abwehr- und Überwindungsmechanismen ineffizient und nicht selten fehlgeleitet sind (melancholische Reaktionsmuster → Blockade der Vitalprozesse). Effiziente Heilungsprozesse sind daher schwer zu mobilisieren und dauerhafte Behandlungserfolge setzen viel therapeutisches Engagement voraus. Es bedarf der Geduld von Seiten des Patienten wie auch des Behandlers. Zentrale Instanz der Pathophysiologie ist das Interstitium, wobei alle Grundfunktionen des Pischinger-Systems betroffen sein können. Meist zeigt sich hier aber ein pathophysiologischer Schwerpunkt.

- Multiple Stoffwechselstörungen
- Endokrine Insuffizienz (zentral und peripher)
- Labilität der neurovegetativen Steuerung
- Sensible und sensorische Insuffizienzen
- Mechanische Insuffizienz des Halteapparates
- Rheumatische Erkrankungen

KAPITEL 9

SPEZIFISCHE KONSTITUTIONSLEHRE

9.1 Lymphatische Konstitution (Phlegmogene Konstitution)

Der namensgebende Begriff *Lymphe* ist im Kontext der Konstitutionslehre eine sprachliche Anpassung an die heutige Medizin. Die Lymphe wird in der TEN als eine der stofflichen Repräsentationen des Kardinalsaftes Phlegma gesehen, weil sie die (materielle) Körperflüssigkeit ist, in deren Physiologie und Pathophysiologie die kalten und feuchten Qualitäten des Phlegmas am deutlichsten zu erkennen sind. Trotz dieser Analogien können Phlegma und Lymphe keine Synonyme sein, weil die Kardinalsäfte bekanntlich per Definition keine Flüssigkeiten sind, sondern ausschließlich metaphorische Repräsentanten ihrer charakteristischen humoralen Wirkprinzipien.

Humoralmedizinisch wäre es eigentlich konsistenter, von einer *phlegmogene Konstitution* zu sprechen. Dies würde aber nach sich ziehen, die im Folgenden beschriebenen Varianten der lymphatischen Konstitution auch umbenennen zu müssen, was das terminologische Chaos der Augendiagnose noch weiter komplizieren würde.

Die lymphatische Konstitution, die durch die blaue Grundfarbe der Iris auch ohne optische Hilfsmittel sofort erkennbar ist, steht für die grundsätzliche Lebensstrategie und die Reaktionsmuster, mit denen sich der Organismus dem Leben in klimatisch kühleren Regionen der Erde optimal und störungsfrei anpassen kann – zumindest in konstitutionell stabilem Zustand. Dabei entsteht der scheinbare Widerspruch, dass das Phlegma mit seinem (im Vergleich zu Sanguis) etwas reduziertem Wärmeprinzip der dominante Kardinalsaft der statistischen Mehrheit der Bewohner der kühlen nördlichen Regionen ist. Die Auflösung dieses Widerspruches liegt in der Physiologie der Coctio, bei der in jedem Fall das Phlegma durch Einsatz physiologischer Wärme zu Sanguis *vollendet* werden muss, damit sowohl dessen energetische als auch materielle Qualitäten in physiologischer Weise zum Tragen kommen können.

Die dafür notwendige Wärme kann vom (gesunden, resp. konstitutionell stabilen) Lymphatiker selbst *aktiv* gebildet werden, auch wenn sie aus externer Quelle (v. a. Sonne) nicht zur Verfügung steht. Diese Fähigkeit hat sich in der Evolution durchgesetzt, um dem Individuum ein von externer Wärmezufuhr unabhängiges Leben zu ermöglichen.

Aus diesen Fakten leitet sich ein Lehrsatz ab, der für die Arbeit mit lymphatischen Personen sehr konkrete Bedeutung hat:

> Der Lymphatiker ist konstitutionell stabil und gesund,
> wenn er in der Lage ist, die notwendige physiologische Wärme
> für die vollendete Säftemetamorphose aktiv zu produzieren

Geht diese Fähigkeit verloren (wofür diverse Störfaktoren verantwortlich sein können), wird die konstitutionelle Situation instabil und es entstehen die typischen Anfälligkeiten und kalt-feuchten Krankheiten des lymphatisch-skrofulösen Formenkreises. Läuft ein solcher Prozess über lange Zeit (d. h. über mehrere Jahre), entwickeln sich Varianten der lymphatischen Konstitution mit großem pathogenetischen Potenzial, z. B. lymphatisch-hyperplastische, lymphatisch-hypoplastische oder katarrhalisch-rheumatische Konstitution. In solchen Fällen werden die typischen Reaktionsmuster und Krankheitsmerkmale *aktiv*, die die Pathophysiologie der jeweiligen Konstitution prägen. Daher werden sich in den meisten Fällen die betroffenen Menschen erst dann in therapeutische Betreuung begeben, wenn bereits manifeste Leiden auf der Basis ihrer konstitutionellen Muster eingetreten sind.

Aus der Tatsache, dass Krankheiten des Lymphatikers meist auf lymphatischen Geweben bzw. Schleimhäuten ablaufen, wurde der immer wieder zu lesende Satz abgeleitet, der Lymphatiker habe ein *schwaches* Lymphsystem. Es kann gar nicht deutlich genug gesagt werden, dass das völlig falsch ist! Die ablaufenden Krankheiten sind meist aktive Überwindungs- und Reorganisationsprozesse des Organismus mit reaktiv stark gesteigertem Wärmeprinzip, deren Symptomatik logischerweise auf den aktivsten Geweben des Lymphatikers in Erscheinung tritt. In diesem Sinne handelt es sich bei den Geweben mit engem Lymphbezug (va. Schleimhäute) eher um loci majoris reactionis (Orte der gesteigerten Reaktionsbereitschaft), wodurch diese Gewebe symptomatisch im Sinne einer Hyperkinese *auffällig* werden.

Erst mit der Entwicklung der Konstitution in eine (hypokinetische) chronisch-degenerative Pathologie kann von *Schwäche* gesprochen werden, durch die sich loci minoris resistentiae (Orte der verminderten Widerstandskraft) entwickeln.

Welche pathophysiologischen Mechanismen bei dem jeweiligen Menschen zum Tragen kommen, wird irisdiagnostisch in den Varianten der lymphatischen Konstitution erkennbar, von denen die folgenden am häufigsten sind: Lymphatisch-hyperplastisch, katarrhalisch-rheumatisch, lymphatisch-hypoplastisch und hydrogenoid.

Zusammenfassung

- Dominanter Kardinalsaft: Phlegma
- Dominantes Flüssigkeitssystem: Lymphsystem
- Abwehrstrategie auf gesundheitsbedrohende Reize: Defensiv
  (Dem Lymphsystem unterliegt die Bildung der Antikörper)
- Modus der Reizverarbeitung: Erhöhte Sensibitität

Irisdiagnostische Merkmale

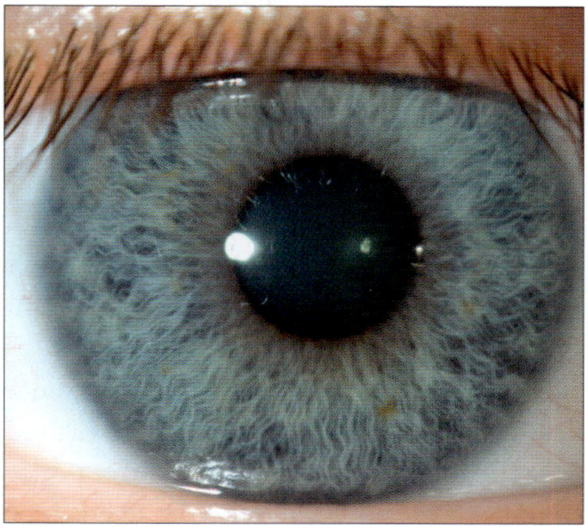

Lymphatische Konstitution

Irisdiagnostisches Erkennungsmerkmal der lymphatischen ist die blaue Farbe der Iris. Idealerweise ohne Helligkeitsunterschiede, Strukturveränderungen und Fremdpigmente, was aber faktisch in der Realität nicht vorkommt. Irisdiagnostisch ist sie bei jeder Person mit weiteren konstitutionellen Merkmalen kombiniert, aus denen sich die pathogenetisch relevanten Reaktionsmuster des Organismus ableiten lassen. Ich konnte daher in meiner Bildersammlung von fast 3000 Augenpaaren auch keine *rein* lymphatische Iris (ohne irgendwelche Zusatzzeichen) finden. Das hier gewählte Bild kommt der Idealiris einer lymphatischen Konstitution zwar sehr nah, zeigt aber dennoch dezente Zeichen, in denen pathophysiologische Abweichungen von der rein lymphatischen Konstitution erkennbar sind und die in der Konstitutionstherapie wichtig sein werden: Die Wolken in der Ziliarzone (va. zwischen 8 und 10 Uhr) und die zirkuläre nebelartige Verwischung der Blut-Lymph-Zone lassen erkennen, dass übermäßige Feuchtigkeit vorhanden ist, deren Bewegung aufgrund Mangel an physiologischer Wärme zudem eingeschränkt ist (Phlegmaanhäufung). Dies ist auch der humorale Hintergrund für die über die gesamte Iris verteilten kleinen Krypten (Gallelöcher), die erkennen lassen, dass die Qualität der Nährsäfte aufgrund Schwäche der Coctio suboptimal ist. Auch die abgedunkelten Gewebelockerungen (v. a. bei 4:00, 6:30 und 9:00) lassen den Wärmemangel erkennen.[13]

Interpretation

Allein die Augenfarbe blau liefert bereits die Information, dass bei diesem Mensch die Reaktionsmuster des phlegmatischen Temperamentes zu erwarten sind, während die Augenfarbe braun die Dominanz des sanguinischen Prinzips erkennen lässt und Mischformen, die sich makroskopisch meist als *grüne* Iriden zeigen, auf ein Übergewicht cholerischer Prinzipien hinweisen[14]. So ergibt sich bereits aus der simplen Erkennung der Augenfarbe eine grundsätzliche humoraldiagnostische Weichenstellung, die sich sowohl auf die funktionellen Abläufe im gesunden Organismus bezieht als auch auf zu erwarten-

13 Um entsprechenden Anmerkungen vorzugreifen: Selbstverständlich sind noch weitere Irisphänomene in diesem Bild erkennbar. Diese haben aber im Zusammenhang mit der hier behandelten Thematik untergeordnete Bedeutung.

14 Diese Thematik wird in den Kapiteln zur hämatogenen und biliären Konstitution vertieft.

de pathophysiologische Abweichungen im Krankheitsfall bzw. bei der Entwicklung der konstitutionellen Situation.

Auch wenn die lymphatische Konstitution eine grundsätzliche Lebensstrategie widerspiegelt, die sich nicht in eine pathologische Richtung verändern muss, wird mit der Augenfarbe blau doch bereits erkennbar, dass die Symptomatik und der Verlauf evtl. auftretender Krankheiten humoral durch ein Defizit des physiologischen Wärmeprinzips bei übermäßigem Feuchtigkeitsprinzip geprägt sein wird. Gleiches gilt beim Instabil-Werden der Konstitution.

Daraus leitet sich auch die grundsätzliche Zielrichtung prophylaktischer und ggf. therapeutischer Maßnahmen ab: Es ist zu erwärmen und zu trocknen.

Was dies konkret bedeutet, ist in den Kapiteln der entsprechenden Konstitutionen beschrieben.

Bei einem Lymphatiker ablaufende Krankheiten haben sowohl bezüglich der betroffenen Gewebe als auch ihrer Verlaufsform typische Eigenschaften.

Bei akuten Krankheiten gilt: Je ausgeprägter die Fähigkeit zur Aktivierung des Wärmeprinzips ist, umso *hitziger* verlaufen die Krankheiten mit akuten Entzündungsprozessen auf Schleimhäuten und Fieber. Damit gelingt dem Organismus in den meisten Fällen eine rasche Überwindung der Krankheit mit vollständiger Ausheilung. Rezidivierende Krankheitsverläufe sind in solchen Fällen nicht zu erwarten. Treten sie dennoch auf, ist dies bereits als Zeichen einer konstitutionellen Verschlechterung zu werten.

Die akuten Krankheiten eines *konstitutionell stabilen* Lymphatikers werden sich also nicht wesentlich von denen eines Sanguinogenen unterscheiden. Diese Situation erlebt der Behandler vor allem bei konstitutionell stabilen Kindern.

Die Verschlechterung bzw. das Instabil-Werden der lymphatischen Konstitution ist daran erkennbar, dass die durch das Wärmeprinzip induzierten Überwindungs- und Heilungsprozesse zunehmend an Dynamik verlieren: Die Fieber- bzw. Entzündungssymptomatik ist schwächer, wodurch der Krankheitsverlauf langwierig, schleppend wird und immer mehr chronisch-rezidivierende Züge bekommt. Weitere für lymphatische Konstitutionen typische pathophysiologische Muster sind katarrhalische und ekzematische Ersatzausscheidungen sowie Wechsel der Reaktionsorte (Vikariation). Die Wurzeln einer solchen konstitutionellen Entwicklung liegen meist Jahre zurück und können daher häufig nur anamnestisch erfasst werden. Sie sollte für den konstitutionell arbeitenden Therapeuten aber in jedem Fall Warnsignale der konstitutionellen Verschlechterung sein, die ohne therapeutisches Eingreifen ständig fortschreitet.

Es muss ganz deutlich gesagt werden, dass eine solche Entwicklung heute – neben diätetischen Fehlern – maßgeblich durch die unkritische Verabreichung fiebersenkender und antibiotischer Arzneimittel gefördert wird. Besonders in der Kindheit, der Prägungsphase für lebenslang bestehende Reaktionsmuster, können derartige Fehlentwicklungen Bedeutung für die gesundheitliche Situation des gesamten weiteren Lebens haben, wobei die Zusammenhänge häufig nur konstitutionsmedizinisch erfasst und erklärt werden können.

Die fortgeschrittene pathologische Entwicklung einer lymphatischen Konstitution wird in der TEN mit dem Begriff Skrofulose bezeichnet, die in torpider (träger) oder erethischer (überreizter) Form, aber auch in Mischformen auftritt. Für ausführliche Informationen zur Skrofulose muss auf Kapitel 10 des Buches «Humoralmedizinische Praxis», Band 1 verwiesen werden.

Die kühlen und feuchten humoralen Qualitäten spiegeln sich auch in den funktionellen Abweichungen auf der organischen Ebene des Lymphsystems wider:

Normalerweise liegt der Flüssigkeitsdruck im Interstitium über dem in den Lymphkapillaren. Diese Potentialdifferenz ist eine Voraussetzung für die Resorption der lymphpflichtigen interstitiellen Flüssigkeit in die Lymphkapillaren. Ein weiterer physiologischer Mechanismus der Lymphbewegung ist die Peristaltik der Ringmuskulatur der terminalen Lymphkapillaren, die in Kombination mit der Funktion der Lymphklappen die efferente Lymphströmung (Klärstrom) bedingt – unterstützt durch die Aktivität der umliegenden Muskulatur (Muskelpumpe). Humoralmedizinisch gesehen, ist jede muskuläre Aktivität eine Leistung, die durch physiologische Wärme initiiert, unterhalten und geregelt wird. Das Wärmeprinzip ist aber bei der lymphatischen Konstitution vermindert. Daher besteht hier die Tendenz zur Stagnation des Lymphflusses, was besonders bei einigen Varianten der lymphatischen Konstitution ein entscheidender Faktor der Pathophysiologie ist – je nachdem, wie weit sich die Konstitution in die pathologische Richtung entwickelt hat.

Die Vermehrung des Feuchtigkeitsprinzips trägt dazu bei, dass die Flüssigkeitsspannung (Turgor) nicht das notwendige Potenzial zwischen Interstitium und Lymphsystem aufbauen kann. Folge ist die ‹Überwässerung› der Fließsysteme, was zwar das zentrale pathophysiologische Thema der hydrogenoiden Konstitution ist, aber auch bei den Varianten der lymphatischen Konstitution vorhanden sein kann.

Ein weiterer Aspekt bei der lymphatischen Konstitution und ihrer Varianten ist die Tatsache, dass kalte Körperflüssigkeiten zähflüssiger werden. (Ein bildhafter Vergleich ist kaltes Öl.)

Auch durch diese Veränderung der Lymphviskosität wird der lymphatische Klärstrom behindert.

Welche Folgen bzgl. Pathophysiologie und Symptomatik sich aus den genannten Mechanismen ergeben, ist bei den entsprechenden Varianten der lymphatischen Konstitution beschrieben.

Bei allen lymphatischen Konstitution können bereits geringfügige Störfaktoren (Temperaturdifferenzen, Klimaveränderungen, Nahrung…) sämtliche genannten Pathomechanismen negativ beeinflussen.

Allgemeine Zeichen

Häufig haben Menschen mit lymphatischer Konstitution auch die Statur und die Wesensmerkmale des phlegmatischen Temperamentes, das die Basis der lymphatischen Konstitution darstellt.

Konstitutionelle Unterstützung

Es liegt in der Natur der Sache, dass ein naturheilkundlicher Behandler in den meisten Fällen erst dann konsultiert wird, wenn die konstitutionelle Destabilisierung des Patienten bereits in die Krankheit geführt hat. Die in solchen Fällen notwendige konstitutionstherapeutische Vorgehensweise ist bei den entsprechenden Konstitutionen beschrieben.

Die Maßnahmen zur Stabilisierung der lymphatischen Grundkonstitution liegen vor allem im diätetischen Bereich

Zu reichliches Essen, aber auch einige spezielle Nahrungsmittel erzeugen ein Übermaß an Phlegma und fördern daher eine pathologische Entwicklung. In diesem Zusammenhang ist besonders zu nennen:

- Mangelnde Bewegung an der frischen Luft. Körperliche Aktivität ist der wichtigste diätetische Faktor zur Stimulation der physiologischen Wärme. Ausgleichssport ist beim Lymphatiker besonders wichtig.
- Phlegma-vermehrende Ernährung:
  1. Ungesäuerte Kuhmilch – Wesentlich unproblematischer sind Sauermilchprodukte (Quark, Joghurt, Kefir, Käse…)
  2. Raffinierter Zucker (Süßigkeiten, Limonaden!)
  3. Biologisch minderwertige Fette (Frittierfett, Palmöl, Kokosfette, Margarine)
  4. Weißmehlprodukte (Teigwaren!)
  5. Schweinefleisch (Wurst!)

  (in dieser Reihenfolge!)
- Diese Nahrungsmittel sollten gemieden werden. Je weiter die konstitutionelle Destabilisierung fortgeschritten ist, umso konsequenter!
- Ein Drittel der Nahrung eines *gesunden* Lymphatikers sollte aus Rohkost bestehen (Obst, Salate, Gemüse).

  Vollkornprodukte – Aber Vorsicht mit nicht-erhitztem Getreideschrot (Schrotmüsli!). Dies wird von vielen Personen nicht vertragen. Besser sind Getreideflocken.

  Bei Fleisch (gut für Lymphatiker sind Rind und Lamm) sollte auf Qualität geachtet werden und es sollte max. zwei Mal wöchentlich auf dem Speiseplan stehen.

  Sehr wertvoll ist Meeresfisch (hoher Jodgehalt!), Rote Beete, Möhren, Sellerie, Hirse und Mais.
- Die Speisen sollten kräftig gewürzt werden (alles was im englischen Sprachgebrauch als *hot* bezeichnet wird, *erwärmt* die Speisen im humoralen Sinne): Basilikum, Thymian, Oregano, Knoblauch, Chili.
- Abhärtung: Starke Abschirmung von Kälte fördert den Lymphatismus. Lymphatiker sollten grundsätzlich in einem ungeheizten Zimmer schlafen und – auch im Winter – das Fenster zumindest gekippt haben. Bewegung draußen bei jedem Wetter!
- Evtl. kalte Güsse, zumindest über Arme und Beine, nach Duschen oder Baden
- Keine Schonung – diese wirkt kühlend und konstitutionell schwächend
- Naturgemäße Überwindung von Infekten

Besonderheit im Kindesalter

In der TEN existiert der Lehrsatz: Kinder sind immer Lymphatiker (unabhängig von ihrer irisdiagnostischen Konstitution). Dieser Erkenntnis liegt die humorale Notwendigkeit zugrunde, für das körperliche Wachstum einen Feuchtigkeitsüberschuss zur Verfügung zu haben, mit dem die organischen Strukturen aufgebaut werden. Entscheidend für die gesundheitliche Stabilität eines Kindes ist die Fähigkeit, das Wärmeprinzip adäquat zum Feuchtigkeitsprinzip aktiv steigern zu können. Ist dies nicht der Fall (oder wird dies iatrogen blockiert), ist der Weg in die Skrofulose vorprogrammiert. Diese manifestiert sich bei Kindern vor allem in Infektanfälligkeit, rezidivierenden Katarrhen mit reichlicher Sekretion (auf vielen unterschiedlichen Schleimhautgebieten – auch vikariierend), Ekzeme und allergischen Krankheitsbilder.

Meist entwickelt sich erst in der Pubertät die individuelle konstitutionelle Situation, die aber zeitlebens veränderlich bleibt – sowohl in Richtung Stabilisierung als auch Destabilisierung.

9.2 Sanguinogene Konstitution (Hämatogene Konstitution)

Der bisher verwendete Name der Konstitution leitet sich von dem griechischen Wort αἷμα haíma für Blut ab. Damit bedeutet *hämatogen* wörtlich übersetzt *aus dem Blut entstehend*.

Damit ist auch in diesem Fall nicht die Blutflüssigkeit gemeint, sondern der Kardinalsaft Sanguis, der als Repräsentant der warmen und feuchten Qualitäten die Aktions- und Reaktionsmuster und organischen Manifestationen dieser Konstitution prägt, die aus dem sanguinischen Temperament hervorgeht. Daher ist die Namensgebung dieser Konstitution im Sinne der Humoralmedizin nicht stimmig. Aus diesem Grund wird hier der Terminus *sanguinogene* Konstitution eingeführt (aus dem Sanguis entstehende Konstitution).

Analog zur lymphatischen beschreibt auch die sanguinogene Konstitution eine physiologische Lebensstrategie (eine mögliche zulässige Lösung) zur Adaption an die exo- und endogene Reizsituation.

Sie ist die ideale konstitutionelle Situation für das Leben in klimatisch warmen oder heißen Regionen. Die Ausgeglichenheit zwischen dem Wärme- und dem Feuchtigkeitsprinzip beim Gesunden ermöglicht einerseits einen selbstverständlichen Umgang mit klimatischer Wärme, andererseits ist mit der Feuchtigkeit auch das dämpfende Gegengewicht bei übersteigerter Wärme vorhanden. Die konstitutionelle Anpassung an externe Wärme führt aber dazu, dass die aktive Produktion von physiologischer Wärme in Situationen klimatischer Kälte Regionen nicht so problemlos erfolgen kann wie beim gesunden Lymphatiker, was dann Kälte-Pathologien zu Folge haben kann. Diese sind nach Beobachtungen in der Praxis bei rein sanguinogenen Konstitutionen häufiger als die so häufig postulierten wärmeinduzierten hyperkinetischen Syndrome – zumindest in der mitteleuropäischen Klimazone.

Der konstitutionell stabile Sanguinogene wird analog zu seiner humoralen Qualität aktiv und dynamisch reagieren, d. h. er überwindet krankmachende Störfaktoren rasch und effizient mit kurzen, heftigen Entzündungsreaktionen, auch mit Fieber. Seine konstitutionstypischen Reaktionen sind in allen Bereichen hyperkinetisch – auch im seelischen und emotionalen Bereich, in der viele Merkmale des sanguinischen Temperamentes erkennbar sind.

Die im ausgewogenen Verhältnis zur Wärme stehende Feuchtigkeit stellt dem Sanguinogenen die notwendigen Energiereserven zur Verfügung, um auch mit längerfristigen Belastungen biologisch sinnvoll umgehen zu können. Das heisst, dass diese Menschen – im Zustand konstitutioneller Stabilität – auch längerfristigen Abwehr- und Überwindungsprozessen gewachsen sind.

Analog zu dem bei der lymphatischen Konstitution beschriebenen, ist auch beim Sanguinogenen eine entstehende Neigung zu rezidivierenden Krankheiten als Merkmal dafür zu werten, dass sich eine konstitutionelle Labilität entwickelt, woraus pathogenetisch relevante Varianten der sanguinogenen Konstitution entstehen. Diese Konstitutions-Varianten können entweder von einem unphysiologisch gesteigerten Wärmeprinzip geprägt sein (z. B. oxygenoide oder hämangiotische Konstitution) oder durch unphysiologisch vermindertes Wärmeprinzip (z. B. plethorische oder hydrogenoide Konstitution). Die pathophysiologische Thematik dieser Konstitutionen wird in den jeweiligen Kapiteln ausführlich behandelt.

Zusammenfassung

- Dominanter Kardinalsaft: Sanguis
- Dominantes Flüssigkeitssystem: Blutkreislauf
- Abwehrstrategie auf gesundheitsbedrohende Reize: Aggressiv
  (Häufig: Akute Entzündung, Fieber und andere hyperkinetische Syndrome)
- Modus der Reizverarbeitung: Erhöhte Irritabilität

Irisdiagnostische Merkmale

Wichtigstes Merkmal sind die flächigen, hell- bis dunkelbraunen Pigmente, die entweder als dicke Schicht auf das Irisstroma aufgelagert oder in dieses eingelagert ist. Dies erzeugt die Augenfarbe braun, das Erkennungsmerkmal der sanguinogenen Konstitution. Jede Unregelmäßigkeit der Helligkeit, der Farbe und der Irisstruktur sind bereits Varianten der Konstitution und Hinweise auf spezifische pathogenetische Muster. In der praktischen Irisdiagnostik fällt auch bei braunen Augen auf, dass bei den meisten Menschen weitere, pathophysiologisch relevante Iriszeichen als Erkennungsmerkmale von Varianten dieser Konstitutionen vorhanden sind. Solche modifizierenden Zeichen sind im braunen Auge häufig sehr unauffällig und diskret und daher erst mit zunehmender Routine sicher erkennbar. So gesehen stellt die Interpretation sanguinogener Augen an den Irisdiagnostiker häufig höhere Anforderungen als blaue Augen.

- Bild 1 kommt der sanguinogenen Idealiris recht nah. Dichte Pigmentauflagerungen verdecken das Irisgewebe in der Ziliarzone, weshalb dort nur wenig Strukturzeichen erkennbar sind.

- Die Breite und der sonstige Zustand der Krausenzone ist gut erkennbar, was in jedem Fall ausgesprochen wichtige diagnostische Bedeutung hat. In diesem Fall ist die Breite der Krausenzone unauffällig.
- Bei manchen sehr dunkelbraunen Augen, va. bei dunkelhäutigen Menschen, kann der Irisdiagnostiker froh sein, wenn er wenigstens die Breite der Krausenzone erkennen kann…
- Die hellen Zirkulärfurchen, v. a. auf der linken Irisseite sichtbar, sind dieser Form und Helligkeit bei der sanguinogenen Konstitution normal, d. h. sie sind nicht als Merkmal einer spasmophilen Diathese zu werten.
- Die wolkigen Aufhellungen in der unteren Irishälfte sind dezente Hinweise auf eine hydrogenoide Konstitution.
- Die individuelle Konstitution des Menschen mit diesem Auge ist also eine Kombination zwischen sanguinogenen und hydrogenoiden Merkmalen.
- Das dunkelbraune Solitärpigment bei 8:00 zeigt eine Eliminationsschwäche des Leber-Galle-Systems für GG-Schärfen.

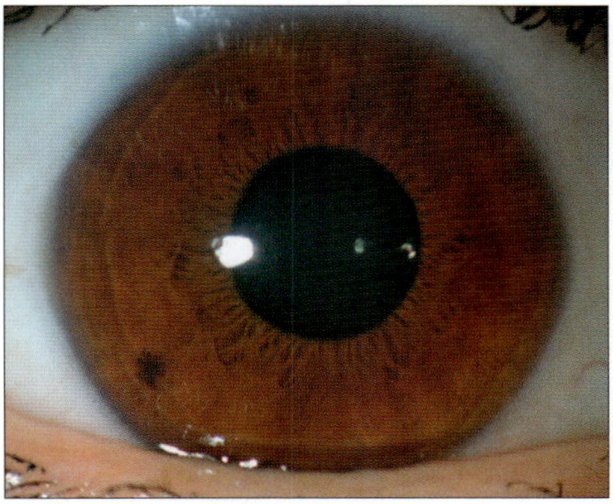

Sanguinogene Konstitution

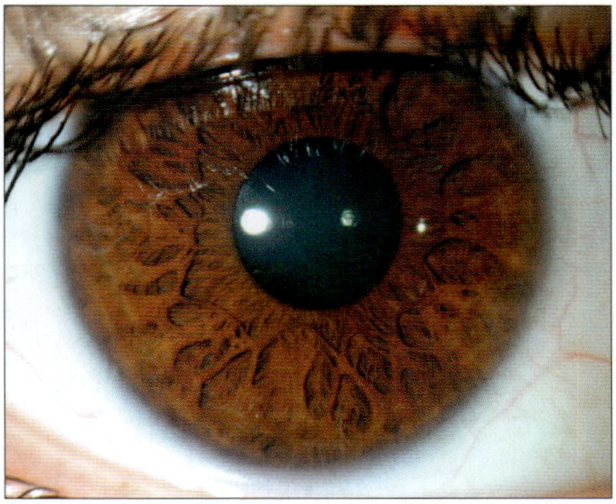

Sanguinogene Konstitution

Bild 2 zeigt eine sanguinogene Iris, bei der das braune Pigment in das Irisstroma eingelagert ist. Dadurch bleiben die Irisstrukturen erkennbar. In diesem Fall sind die typischen Irislockerungen der mesenchymal-hypoplastischen Konstitution deutlich erkennbar.

Die individuelle Konstitution des Menschen mit diesem Auge ist also eine Kombination zwischen sanguinogenen und mesenchymal-hypoplastischen Merkmalen.

Ringförmige Zirkulärfurchen sind in der sanguinogenen Iris fast immer vorhanden: Dunkle Ringe zeigen Blockaden in der katabolen Säftetransformation (Bremsringe[15]). Helle Zirkulärfurchen stehen für Spasmophilie (Krampfringe). Je heller, umso ausgeprägter ist die Krampfneigung.

15 Dieser treffende und bildhafte Begriff wurde vor vielen Jahren von einer meiner Augendiagnose-Studentinnen geprägt. Danke Margrit!

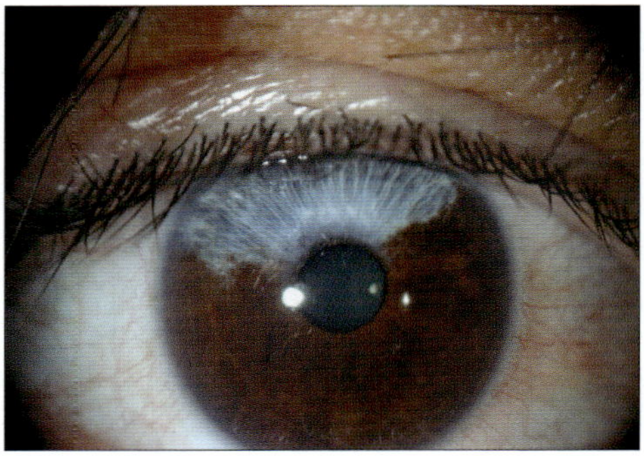

Rechte Iris

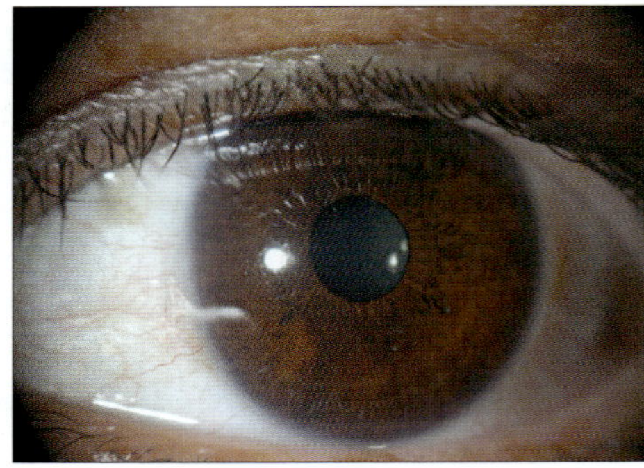

Linke Iris

Die rechte Iris dieser sanguinogenen Frau aus einem Mittelmeerland ist ein sehr plakatives Beispiel, in dem die Entstehung einer sanguinogenen Iris sichtbar ist. Im oberen Teil des Iris sieht man einen Defekt bei der Pigmentauflagerung, wodurch ein *lymphatisches* Irisstroma zum Vorschein kommt. Da die linke Iris eine vollständige sanguinogenen Konstitution zeigt, kann man davon ausgehen, dass der Defekt der rechten Iris eine genetische Variante ohne irisdiagnostische Bedeutung ist.

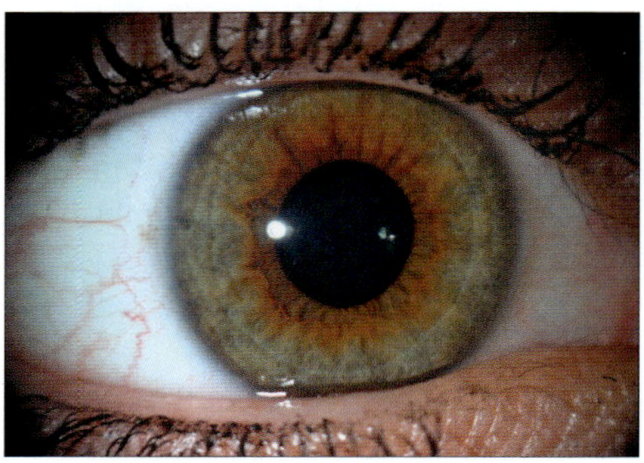

Rechte Iris

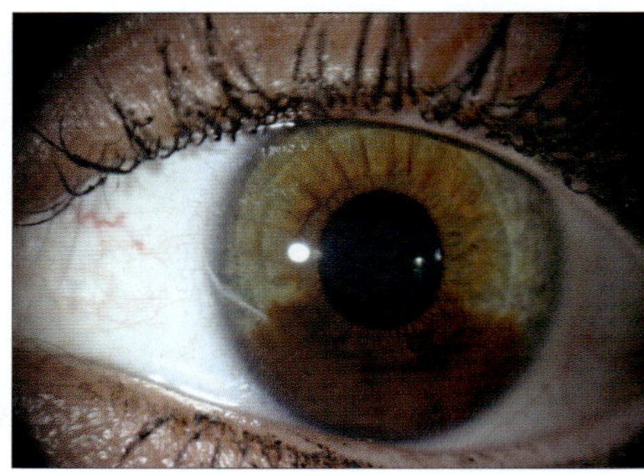

Linke Iris

Das linke Auge dieser jungen Frau, zeigt quasi die umgekehrte Situation des vorherigen Augenpaares. Das Segment mit dunkelbraunen Pigment zeigt, dass hier genotypische Merkmale der sanguinogenen Konstitution vorhanden sind. Ansonsten sind Merkmale der chologenen (biliären), der oxygenoiden und der atonisch-asthenischen Konstitution sowie eine spasmophile Diathese erkennbar, die in ihrer Kombination die individuelle Konstitution bilden.

Der sanguinogene Anteil manifestiert sich aber in der Symptomatik: Die Patientin kam wegen Migräne in Behandlung, der immer eine gravierende Störungen der Gefäßmotorik zugrunde liegt, in diesem Fall bedingt durch gelbgallige Kakochymie.

Zusammenfassung

Die beiden Grundkonstitutionen *sanguinogen* und *lymphatisch* definieren zwei biologische Grundkonzepte mit jeweils großer Anpassungsbreite an exo- und endogene Reize, was ein Leben in gesundheitlicher Stabilität ermöglicht bzw. effiziente Überwindungs- und Heilungsstrategien zur Verfügung stellt. Sie sind allein durch die Farbe der Iris leicht erkennbar. ‹Reine› sanguinogene bzw. lymphatische Konstitutionen kommen jedoch ausgesprochen selten vor. Bei fast jedem Menschen liegen Varianten der Grundkonstitution vor, die sich aus der pathophysiologischen Verknüpfung von drei bis verschiedenen konstitutionellen Merkmalen ergibt. Aus dieser Kombination entsteht die *individuelle Konstitution* jedes Menschen. Die konstitutionellen Varianten mit ihrem jeweils spezifischen pathophysiologischen Thema werden in den folgenden Kapiteln behandelt.

Dem Praktiker fällt auf, dass die Reaktionsfähigkeit auf klimatische Kälte auch stark davon abhängt, in welcher Klimazone der Betreffende geboren bzw. aufgewachsen ist.

Hämatogene Menschen, die aus warmen Ländern nach Mitteleuropa kommen, frieren nicht nur bereits bei Temperaturen von 10 bis 15°C auffällig stark, sondern entwickeln auch Krankheiten des skrofulösen Formenkreises – v. a. die Kinder. Dies ist besonders deutlich bei dunkelhäutigen Menschen zu beobachten, bei denen die hämatogene Konstitution in besonders ausgeprägter Form besteht. Skrofulose – als krankhaft veränderte Entwicklung der lymphatischen Funktionalität – kommt zwar schwerpunktmäßig bei lymphatisch basierten Konstitutionen vor, ist aber bei entsprechender Reizsituation durchaus auch beim Sanguinogenen zu diagnostizieren.

Sanguinogene Personen, die in kühlerem mitteleuropäischem Klima geboren und aufgewachsen sind, sind meist konstitutionell stabiler und ihre Abwehr- und Überwindungsstrategien eher *wärmebetont*. Auf dieser Basis entwickelt sich dann zwar (sanguistypisch) heftige Wärme-Symptomatik, wodurch aber die Effizienz der Überwindungs- und Heilungsmechanismen gut ist.

Die zu beobachtende Adaption bei Menschen aus heißen Klimazonen an die mitteleuropäischen Temperaturen legt die Vermutung nahe, dass bereits im Zeitrahmen einer Generation eine epigenetische Anpassung der Konstitution an die klimatischen Verhältnisse stattfinden kann – was konstitutionsherapeutisch unterstützt werden kann und sollte.

Konstitutionelle Unterstützung

Die hohe Dynamik der sanguinogenen Konstitution setzt die Zufuhr der entsprechenden Energie durch die Nahrung voraus. Dies bezieht sich nicht nur auf die für die Energieversorgung relevanten Nährstoffe, sondern auch auf Vitamine, Mineralien und Spurenelemente, die in größerer Menge zur Verfügung stehen müssen als beim Lymphatiker.

Dem gesunden Sanguinogenen steht ausreichend physiologische Wärme zur Verfügung, um – in vernünftigem Rahmen – auch die Coctio schwer verdaulicher Speisen bewältigen zu können. Frische, kühle Nahrung ist für ihn bekömmlich. Der damit gesetzte Reiz zur Aktivierung der Coctio ist sogar notwendig, die Dynamik des Verdauungssystems in Gang zu setzen und *im Training* zu halten. Damit ist er auch in der Lage, seinen Bedarf an Vitaminen, Mineralien und sonstigen Mikronährstoffen aus der Nahrung verfügbar zu machen, vorausgesetzt die Ernährung ist vollwertig und vielseitig. Nahrungsergänzungsmittel sind in den meisten Fällen nicht nur überflüssig, sondern kontraproduktiv, weil das Verdauungssystem funktionell darauf ausgerichtet ist, Nährstoffe in den komplexen Kombinationen zu resorbieren, in denen sie in der Nahrung vorkommen. Isolierte Nahrungsbestandteile können häufig nicht optimal resorbiert werden, weil die notwendigen Kofaktoren dazu fehlen.

Ganz anders sind die Ernährungsrichtlinien bei Personen mit sanguinogener Konstitution, die krank sind bzw. deren konstitutionelle Situation instabil geworden ist. In diesen Fällen muss die Ernährung entsprechend der konstitutionellen Modifikation angepasst werden, was in den jeweiligen Kapiteln beschrieben ist.

Die Notwendigkeit, dass sich die Ernährung eines gesunden Menschen deutlich von der eines Kranken unterscheiden muss, gilt aber nicht nur in der hier beschriebenen Situation, sondern ist ein therapeutisches Grundprinzip bei jeder Erkrankung.

Pflanzliche und/oder potenzierte Konstitutionsmittel sind erst dann notwendig, wenn die Konstitution instabil geworden ist und der Patient an entsprechenden Krankheiten leidet. Die entsprechenden Konstitutionsmittel werden bei den entsprechenden Varianten der hämatogenen Konstitution besprochen.

Die folgenden Heilpflanzen haben deutlichen humoralen Bezug zum Blutsystem

Achillea millefolium – Schafgarbe

Diese Pflanze hat eine ausgeprägt harmonisierende Wirkung auf die Blutqualität, was sich u.a. auf den Gefäßtonus und die daraus hervorgehende Blutbewegung auswirkt. D.h. in Fällen, in denen eine Steigerung der Gefäßdynamik notwendig ist, aktiviert sie das Wärmeprinzip. Bei hyperkinetischer Gefäßdynamik unterstützt sie durch vermehrte Elimination cholerischer Säfte einerseits die Dämpfung der Dynamik im arteriellen Schenkel und andererseits wird dadurch der Tonus im venösen System gesteigert, was hier zu Entstauung führt. Dieser pathophysiologische Mechanismus ist bei der plethorischen Konstitution ausführlich beschrieben.

Die humorale Wirkung der Schafgarbe kann wie folgt zusammengefasst werden:

- Optimierung der Sanguis-Qualität
- Aktivierung der Blutbewegung

(Hier ist nur der hier relevante Bereich des Wirkungsvermögens der Schafgarbe beschrieben, die eine sehr breite systemische Wirkung auf viele Organsysteme hat)

Verwendete Galenik: Millefolii Hb. als Infus
Millefolium ø
Millefolium spag.

Mandragora officinarum – Alraune

Die Wirkung der Pflanze in substanzieller Zubereitung ist stark kühlend und trocknend. Daher wurde sie früher als Analgetikum und Narkotikum verwendet.

Bei der potenzierten Zubereitung, in der Mandragora aufgrund ihrer Toxizität heute ausschließlich verwendet wird, ist diese Wirkung deutlich moderater, bewährt sich in Niedrigpotenzen aber zur Dämpfung des überschießenden Wärmeprinzips sowohl bei entsprechender konstitutioneller Entgleisung als auch bei aktuellen hyperkinetischen Syndromen des Blutsystems: Arterielle Kongestion, Tachykardien, Palpitation, spastische Angina pectoris und andere spastische Gefäßneurosen (z. B. Raynaud-Syndrom) mit Parästhesien. Auch die psychischen und abdominellen Symptome des Patienten sind durch Hyperkinese geprägt: Nervliche Überreizung, Unruhezustände, Depression mit Angstzuständen, auch manisch-depressive Zustände, Schlaflosigkeit durch innere Unruhe.

Spastische Zustände des Magens, spastischer Meteorismus und Obstipation, Darmkrämpfe.

Verwendete Galenik: Mandragora D4 / D6

Nux vomica – Brechnuss

Zustände, bei denen Nux vomica angezeigt ist, sind geprägt von übermäßiger Cholera bzw. gelbgalligen Schärfen. Deshalb ist es primär auch ein Konstitutionsmittel für die chologene Konstitution, kommt aber auch bei der sanguinogenen Konstitution zum Einsatz, wenn ein übersteigertes Wärmeprinzip sich in hyperkinetisch-spasmophilen Syndromen, va. des Magen-Darm-Traktes und des Leber-Galle-Systems manifestiert: Spastische Gallenwegsdyskinesie, Reizdarm und -magen sind nur einige Beispiele der übersteigerten Dynamik der glatten Muskulatur der Hohlorgane. Weitere Nux vomica-Symptome sind Hyperkinesis des Herzens und des arteriellen Systems sowie Plethora des abdominellen Venensystems, insbesondere des leberseitigen Pfortadersystems. Nux vomica deckt in vielen Bereichen Krankheitserscheinungen ab, die auf den leistungs- und gewinnorientierten Lifestyle der heutigen Zeit zurückzuführen sind. Die entsprechenden Patienten sind ehrgeizig, ungeduldig und neigen zu Zorn und Jähzorn. Wichtiges Mittel für die Folgen des Abusus von leistungssteigernden Stimulanzien und psychoaktiven Drogen (z. B. Kokain und Amphetaminen)

Verwendete Galenik: Nux vomica D4 / D6

Delphinium Staphisagria – Stefanskraut

- Arzneimittelbezeichnung: Staphisagria
- Die Symptomatik von Menschen, die Staphisagria benötigen, ist stark psychisch geprägt: Neurasthenie (ausgeprägte seelische und sensorische Überreizung und Empfidlichkeit bei gleichzeitiger Kraftlosigkeit durch Energiemangel), Hypochondrie.

- Ein wichtiges Mittel bei Folgen von Verletzung der *persönlichen Integrität*, v. a. durch unerwünschte sexuelle Bedrängung, aber auch Beleidigung, Demütigung, Ärger, Kummer. Unerwünschte Folgen chirurgischer Eingriffe (Staphisagria kann hierzu auch prophylaktisch praeoperativ eingesetzt werden, bes. bei chirurgischen Eingriffen an den Genitalorganen). Folgen übermäßiger bzw. ungewohnter sexueller Aktivität (z. B. ‹Honeymoon-Zystitis›). Staphisagria-Patienten sind sehr auf sexuelle Aspekte fixiert, haben aber kein gesundes Verhältnis dazu, weil das Thema für sie (auf sehr unterschiedliche Weise) problembehaftet ist.
- Hyperkinetisch-spasmophile Symptomatik in allen abdominellen Hohlorganen
- Schmerzen mit Zerschlagenheitsgefühl im Bewegungsapparat

Verwendete Galenik: Staphisagria D4 / D6

Bei der sanguinogenen Konstitution sollten keine kräftigen Bittermittel verordnet werden, weil sie das Wärmeprinzip bis in die Pathogenität steigern können.

9.3 Chologene Konstitution (Biliäre Konstitution)

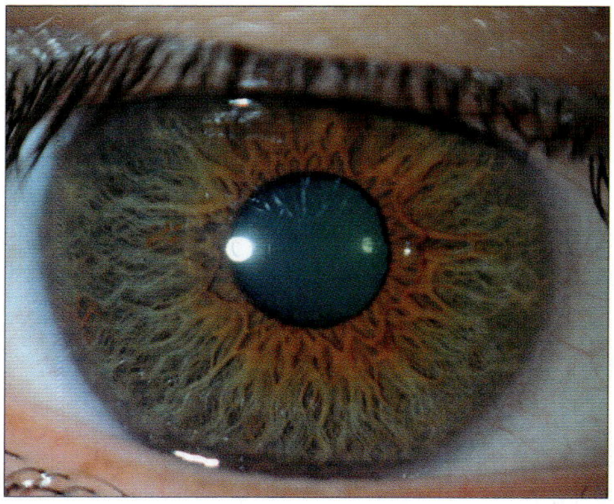

Chologene, kombiniert mit oxygenoider Konstitution

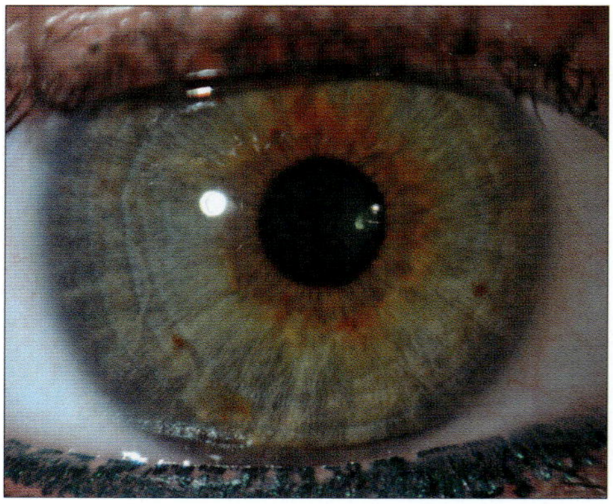

Chologene Konstitution, kombiniert mit plethorischen und oxygenoiden Merkmalen

Irisdiagnostische Merkmale

- Am häufigsten tritt die chologene Konstitution auf als ‹zweifarbige› Iris mit zentraler brauner Heterochromie. Dabei ist der Anteil von blau und braun sehr unterschiedlich: Es kann sowohl die komplette Krausenzone braun pigmentiert sein als auch nur die Blut-Lymphzone. Dabei können auch Schnupftabakpigmente vorhanden sein (Hinweis auf Schärfen in Folge insuffizienter Coctio).
- Meist sind helle Reizradiären im Leber-Galle-Sektor erkennbar, die gewellt, zickzackförmig oder aberat verlaufen (Hinweis auf unphysiologisch gesteigertes Wärmeprinzip).

Nicht selten ziehen auch Transversalen durch den Leber-Galle-Sektor, die primär auf plethorische Zustände im Pfortadersystem hinweisen, aber aufgrund der generellen Tendenz zu Tonusmangel der Hohlorgane auch für passive Stauungen im Gallenfluss stehen.
- Punktförmige, schwarze Defekte, die v. a. im Bereich des Ziliarrandes, aber auch als winzige Krypten in der gesamten Iris auftreten (= Gallelöcher).

Die folgenden Zeichen sind zwar keine zwingenden Erkennungsmerkmale für die biliäre Konstitution, unterstreichen aber die gelbgallige Überlastung des Organismus:
- In den Skleren: Gelbliches Kolorit, Lipidhügel, manchmal gelb-braun pigmentiert
- Bräunliche Pigmente auf den Lidrändern

Seltene Zeichen:
- Leberstaketen am Ziliarrand
- Cholesterinsternchen in der Pupille
- Gelegentlich ist eine chologene Konstitution auch in einer lymphatischen Iris mit orangefarbenen Pigmenten auf der Blut-Lymph-Zone oder auf Tophis erkennbar.

Allgemeines

Der bisher verwendete Name kommt von dem lateinischen Begriff *bilis* für Galle, wofür in der Humoralmedizin der altgriechische Terminus χολή *cholḗ* verwendet wurde. Im Sinne einer Geradlinigkeit der Terminologie in der humoral basierten Konstitutionslehre wird hier der Begriff chologene Konstitution eingeführt.

Dieses konstitutionelle Element gehört zu den vier Grundkonstitutionen, denen die Dominanz eines der Kardinalsäfte – hier der Cholera – zugrunde liegt. Sie zeigt aber bereits deutlich größeres pathogenes Potenzial als die hämatogene und die lymphatische Konstitution.

Thema der Pathophysiologie

> Pathogenes Überwiegen des cholerischen Prinzips aufgrund übermäßiger Produktion und Retention von Gelbgalle und cholerischen Schärfen

Pathophysiologische Aspekte

Die chologene Konstitution geht aus dem cholerischen Temperament hervor, lässt also in allen Bereichen die Dominanz des gelbgalligen Prinzips erkennen, das hier prägenden Einfluss auf die Pathophysiologie der Krankheiten der betroffenen Personen hat. Definitionsgemäß liegt der chologenen/biliären Konstitution ein dyskrasisches Übergewicht der Gelbgalle zugrunde. Es zeigt sich aber regelmäßig, dass es sich bei der chologenen Konstitution auch um eine kakochyme Situation mit cholerischen Schärfen handeln kann, die im Übermaß produziert werden, aber nicht adäquat eliminiert werden können.

Die Pathophysiologie und die daraus entstehende Symptomatik sind daher sowohl von übermäßiger Wärme bzw. pathologischer Hitze, als auch durch mangelnde Feuchtigkeit geprägt. Die Hitze manifestiert sich in hyperkinetischen Syndromen, speziell in akut entzündlichen Prozessen. Die mangelnde Feuchtigkeit zeigt sich sowohl in direkt erkennbarer Trockenheit von Geweben als auch in Energiemangel-Zuständen. Davon können ausnahmslos sämtliche Organsysteme betroffen sein.

Obwohl die Pathophysiologie der chologenen Konstitution von übermäßiger Wärme geprägt ist, sind Defizite bei der Coctio häufig (erkennbar durch Abdunkelung in der Krausenzone). Dies erklärt sich durch einen wichtigen Lehrsatz der Humoralmedizin:

> Fehlende physiologische Wärme kann nicht durch gelbgallige Schärfen kompensiert werden. Schärfen sind immer pathogen.

In solchen Fällen bedingt die mangelhafte Qualität der Nährsäfte den gesteigerten Anfall cholerischer Schärfen.

Die chologene Konstitution ist häufige Basis der aziden und spasmophilen Diathese, sowie der Neigung zur Bildung kristalliner Strukturen (Kristallose, gelegentlich auch als lithämische Diathese bezeichnet).

Allgemeine Zeichen

- Es bestehen alle Merkmale des cholerischen Temperamentes
- Hitzegefühl, generell oder lokal
- Hypochondrie, starkes Leidensempfinden
- Es können als Zeichen des Energiemangels melancholische, depressive Zustände auftreten, auch mit manisch-depressivem Verlauf
- Beschwerden entwickeln sich rasch und sind wechselhaft bzw. intermittierend
- Zu Beginn der Krankheit heftige entzündliche Reaktionen, die aber bei zu langem Verlauf aufgrund des Energiemangels an Dynamik verlieren und chronifizieren. Die zur Verfügung stehenden Energiereserven sind aufgrund der humoralen Trockenheit zu gering, um aufwendige Überwindungs- und Heilungsprozesse zu bewältigen.
- Kristallose: *Trocknung* in Körperflüssigkeiten gelöster Salze
- Blasses, auch gelbliches Hautkolorit mit roten Wangen (erweiterte Hautvenen)
- Gelblich belegte Zunge, bitterer Geschmack im Mund
- Appetitlosigkeit
- Durst, bes. auf kalte und saure Getränke (als Kompensationsversuch)
- Aufstoßen; Völlegefühl im Oberbauch (bes. rechts) mit lauten Darmgeräuschen
- Übelkeit, v. a. nach schwerem Essen
- Druckempfindlichkeit der Leber- und Milzgegend (Pfortaderstauungen)
- Urin: Gelb-bräunlich verfärbt, etwas trüb, gelber Schaum, Sedimente
- Puls: Beschleunigt, erregt, unregelmäßig, schmal (saitenförmig), niedrig (wenig Volumen der Pulswelle), aber schwer unterdrückbar

Häufige Symptomatik und Krankheiten
Herz-Kreislauf-System:
- Tachykarde Arrhythmien
- Arterielle Kongestion
- Plethora v. a. des Pfortadersystems
- Hämorrhoiden

Abdominalorgane:
- Spastische Gallenwegsdyskinesien
- Gallensteine (unruhige Steingalle)
- Biliäre Gastritis (Spastik und Ausscheidungsgastritis)
- Ulcus ventriculi / duodeni
- Reizdarm, Spastischer Meteorismus (Colica biliosa)
- Chronischer Durchfall (diarhoea biliosa) oder spastische Obstipation
- Entzündliche Darmerkrankungen (Mb. Crohn, Colitis ulcerosa)
- Im fortgeschrittenen Zustand: Fettleber – Leberatrophie – Leberzirrhose

Urogenitalsystem:
- Reizblase
- Dys-, Hypermenorrhoe
- Prostatitis
- Harnsteine
- Harnstauung mit Koliken

Nervensystem:
- Kopfschmerzen / Migräne (kongestiv und plethorisch)
- Neuralgien
- Hyperkinetische vegetative Dysregulation
- Hyperästhesie
- Überempfindlichkeit der Sinnesorgane

Bewegungsapparat:
- Akute Arthritis (urica)
- Rigidität, Bewegungseinschränkung (dies ist immer ein Trockenheitssymptom)
- Muskuläre Hypertonie

Konstitutionstherapie

Diätetik
Der biliäre Mensch sollte seinen Bewegungsdrang ausleben, dabei aber Überlastung vermeiden.

Ernährung

- Vorzugsweise kühle Nahrungsmittel: Salate, Rohkost (in verträglichem Maß), Wurzelgemüse, Gurke, Kürbis, gesäuerte Milchprodukte (lacto-vegetabile Ernährung)
- Meiden von gebratenem und gegrilltem Fleisch sowie scharfen Gewürzen

Arzneitherapie

Nux vomica – Brechnuss

- Der Nux vomica-Typ der Homöopathie entspricht weitgehend dem cholerischen Temperament. Ebenso wird Nux vomica bei allen oben genannten hyperkinetisch-spastischen Zustände der Hohlorgane im Abdomen, mit Schwerpunkt auf der Leber-Galle-Symptomatik eingesetzt.
- Die chologene ist häufig mit plethorischer Konstitution kombiniert.
- Nux vomica deckt in vielen Bereichen Krankheitserscheinungen ab, die auf die leistungs- und gewinnorientierte Lebensweise der heutigen Zeit zurückzuführen sind und gehört deshalb zu den Polychresten der Arzneitherapie. Folgen von Stimulanzien, die zur Überwindung des trockenheitsbedingten Energiemangels genommen werden: Kaffee, Nikotin, Alkohol, Kokain und Medikamente wie Methylphenidat und Amphetamine.

Verwendete Galenik: Nux vomica D4 / D6

Bryonia alba – Zaunrübe

Der Bryonia-Mensch ist reizbar, ärgert sich leicht und verträgt keinen Widerspruch. Er kann sich Veränderungen nur schwer anpassen, was körperlich auch darin zum Ausdruck kommt, dass er bei Entzündungen von Gelenken jede Bewegung des betroffenen Gliedes strikt meidet. Wichtiges Mittel bei akuter Arthritis. Brennende Schmerzen im Abdomen. Auffällig ist der große Durst auf kaltes Wasser (dies kühlt die übersteigerte Hitze).

Verwendete Galenik: Bryonia D4 / D6

Podophyllum – Fußblatt

- Wichtiges allgemeines Konstitutionsmittel, v. a. aber dann indiziert, wenn gallige Durchfälle auftreten. Leitsymptome des Mittels: Heftige Durchfälle mit plötzlichem, imperativem Stuhldrang, so dass der Patient Not hat, die Toilette zu erreichen. Ungewöhnlich große Mengen an extrem übelriechendem, wässrigem Stuhl, der mit kräftigem Druck spritzend, aber schmerzlos entleert wird.
- Stauungen im Gallenfluss.

Verwendete Galenik: Podophyllum D3 / D4

Chelidonium majus – Schöllkraut

- Hb. bis 10% (Tinktur oder ø ist nicht mehr rezeptfrei erhältlich).
- Als Konstitutionsmittel entfaltet Chelidonium nur als Tinktur oder ø die optimale Wirkung (und ist erfahrungsgemäß in dieser Galenik in üblicher therapeutischer Dosierung auch völlig unproblematisch…). In der potenzierten Zubereitung verliert das Mittel viel von seinen Wirkungsmöglichkeiten.
- Spastische Zustände der Gallenblase und -wege (auch Sphinkter Oddi). Bei Ausscheidungskatarrhen der Magen- und Darmschleimhaut.
- Aktiviert die Elimination von cholerischen Säften über die physiologischen Ausscheidungswege.

Verwendete Galenik: (Chelidonium ø, derzeit nicht verfügbar)
Chelidonium D4

Asa foetida – Stinkasant

- Ein Mittel für Personen mit allgemein sehr großer Empfindsamkeit, die auch hysterische und hypochondrische Züge haben kann.
- Krämpfe in Magen und Speiseröhre mit Retroperistaltik: Speisen kommen nach dem Essen wieder hoch, auch Erbrechen mit Galle.
- Globussyndrom mit dem Gefühl einer vom Magen aufsteigenden Kugel. Pulsieren in der Magengegend. Schneidender oder brennender Schmerz im Oberbauch.
- Asa foetida ist in Fällen hilfreich, wenn gelbgallig induzierte Symptome durch seelische Einflüsse ausgelöst oder verstärkt werden.

Verwendete Galenik: Asa foetida D4 / D6

Oxalis acetosella – Sauerklee

- Stimulation der Gelbgalle-Ausleitung.
- Das Mittel ist speziell dann indiziert, wenn gelbgallige Schärfen zu hyperkinetischen Reaktionen des Herzens und der Blutgefäße führen: Tachykardie, arterielle Kongestionen. Klimakterische Hitzewallungen.

Verwendete Galenik: Oxalis acetosella D2

Lycopodium clavatum – Bärlapp

Bei Zuständen, die dieses Mittel indizieren, ist eine defizitäre Coctio mit Meteorismus für die gelbgallige Belastung verantwortlich, die sich in verschiedenen Syndromen der aziden Diathese manifestiert. Hinzu kommen chronisch hyperplastische Katarrhe und Ekzeme als Ersatzausscheidungen für Schärfen, was zusätzlich eine Überlastung des Lymphsystems erkennen lässt. Ausscheidungen haben hitzigen Charakter, was in Brennschmerz zum Ausdruck kommt.

Verwendete Galenik: Lycopodium D4

Natrium sulfuricum – Glaubersalz

Fördert Elimination der Gelbgalle, allgemeine Anregung des Klärstroms (auch bei Plethora).

Verwendete Galenik: Natrium sulfuricum D6 (Nr. 10 der Schüßler'schen Biochemie)

Natrium bicarbonicum

Reguliert die HCl-Produktion des Magens, fördert Bindung und Ausscheidung von Säuren, die sich hier mit den Qualitäten von gelbgalligen Schärfen manifestieren.

Verwendete Galenik: Natrium bicarbonicum D6 (Nr. 23 der Schüßler'schen Biochemie)

Kalium sulfuricum

Optimierung und Stabilisierung der Leberfunktionen.

Verwendete Galenik: Kalium sulf. D6 (Nr. 6 der Schüßler'schen Biochemie)

Magnesium phosphoricum

Allgemeines Mittel bei Spasmen jeder Lokalisation und Unruhezuständen.

Verwendete Galenik: Magnesium phos. D6 (Nr. 7 der Schüßler'schen Biochemie)

Magnesium sulfuricum – Bittersalz

Bei katarrhalischen und spastischen Zuständen der Gallenblase und -wege, auch mit Fettintoleranz. Spasmophile Diathese der glatten Muskulatur.

Verwendete Galenik: Magnesium sulfuricum D6

Fumaria officinalis – Erdrauch

Die Pflanze optimiert durch ihre Bitterstoffwirkung die Qualität der Coctio und reduziert damit die Neubildung krankhafter Säfte, was im Sinne einer konstitutionellen Therapie unerlässlich ist. Sie entfaltet eine subtile, aber sehr tiefgreifende Wirkung als Konstitutionsmittel bei Patienten, deren Pathophysiologie sowohl hyperkinetische (gelbgallige) als auch melancholische Aspekte aufweist, indem sie sowohl die eliminatorischen Leistungen des Leber-Galle-Systems als auch der Milz verbessert.

Verwendete Galenik: Fumariae Hb. als Infus
Fumariae Tct.
Fumaria ø
Fumaria spag. ø

Berberis vulgaris – Sauerdorn, Berberitze

- Optimiert den Konsensus zwischen Leber-Galle-System und den Nieren bei der Elimination cholerischer Säfte, v. a. bei azider Diathese (Gelenk- und Eingeweidegicht). In der Iris sind Schwächezeichen sowohl im Leber- als auch im Nierensektor sichtbar (Hepatorenales Syndrom). Wichtiges Mittel bei Kristallose (Nierensteine, Gichtknoten).
- Rinde / Wurzel zusätzlich: Juckende, stechende Ekzeme (Ersatzausscheidung von GG-Schärfen über die Haut).

Verwendete Galenik: Berberidis Frct. als Kaltauszug oder Infus
Berberidis Cort. / Rad. als Kaltauszug oder Infus
Berberis ø
Berberis spag. ø

Taraxacum officinale – Löwenzahn

- Eliminationsfördernde Wirkung für cholerische Säfte über das Leber-Galle-System und auch über die Nieren (Hepatorenales Syndrom), woraus eine kühlende Sekundärwirkung der Pflanze resultiert.
- Antiplethorische Wirkung auf das abdominelle Venensystem, inkl. Pfortader. Dadurch entfaltet die Pflanze auch eine milzaktivierende Wirkung.
- Erwärmt, zerteilt und vermindert zähe Feuchtigkeit.
- Tonikum bei Erschöpfungszuständen.

Verwendete Galenik: Taraxaci Rad. c. Hb. als Infus
Taraxaci Tct.
Taraxacum ø
Taraxacum spag.

Agrimonia eupatorium – Odermenning

Heute leider (fast) in Vergessenheit geratene Heilpflanze bei plethorischen Zuständen im Abdomen: Eröffnet Leber, Milz und Nieren. Damit fördert sie die Elimination der entsprechenden Ausscheidungssäfte.

Verwendete Galenik: Agrimoniae Hb. als Infus
Agrimonia ø

Centaurium erythrea – Tausendgüldenkraut

- Obwohl die Pflanze sehr bittere Geschmacksqualitäten hat, wirkt sie ausgleichend auf das physiologische Wärmeprinzip und damit auf die Besaftung und den Tonus vom Magen und dem Leber-Gallen-System: Beruhigt Gallenwegsdyskinesien (unruhige Steingalle) und fördert die Elimination von cholerischen Säften.
- Durch die Coctio-fördernde Wirkung wird die Qualität der Nährsäfte verbessert, wodurch weniger Schärfen anfallen.

Verwendete Galenik: Centaurii Hb. als Infus (Achtung: Sehr bitter!)
Centaurium ø

Cynara scolymus – Artischocke

Fördert Gallenproduktion und -fluss und stimuliert so die Elimination cholerischer Säfte.

Verwendete Galenik: Cynara ø
Artischocken-Saft, 3 x tgl. 1 EL vdE.

Cichorium intybus – Wegwarte

Stabilisiert den Konsensus zwischen dem Leber-Galle-System, der Bauchspeicheldrüse und der Milz. Fördert die Bewegung und Elimination gelb- und schwarzgalliger Säfte.

Verwendete Galenik: Cichorii Rad. als Kaltauszug oder Infus
Cichorium ø

Quassia amara – Bitterholz

- Wichtiges Mittel bei fortgeschrittener Leberdegeneration (Spätstadium der chologenen Konstitution).
- Optimiert die Coctio, dadurch verminderter Anfall von Schärfen.

Verwendete Galenik: Quassia ø
Quassia D2 / D3

Galium verum – Echtes Labkraut

- Optimiert den konsensuellen Bezug zwischen der Haut und dem Leber-Galle-System.
- Leitet gelbgallige Schärfen von der Haut ab und fördert deren Elimination. Daher hilfreich bei juckenden Ekzemen.

Verwendete Galenik: Galii veri Hb.
Galium verum ø
Galium Hautlotion
(nach Rezeptur des Autors. Zu beziehen unter www.amidor-naturkosmetik.de)

Mit ähnlicher Wirkung kann auch Galium aparine (Klettenlabkraut) verwendet werden.

Sonstige Therapien

Bei ausgeprägter gelbgallig induzierter Hyperkinese sowie muskulärer Verspannung verbessert blutiges Schröpfen auf der entsprechenden Reflexzone bzw. direkt über dem Schmerzgebiet nicht nur die Symptomatik, sondern stabilisiert auch die konstitutionelle Situation. Cave: Trockenes Schröpfen kann die Hyperkinese aufgrund Überstimulation verstärken.

9.4 Melanchologene Konstitution (Carbonitrogenoide Konstitution)

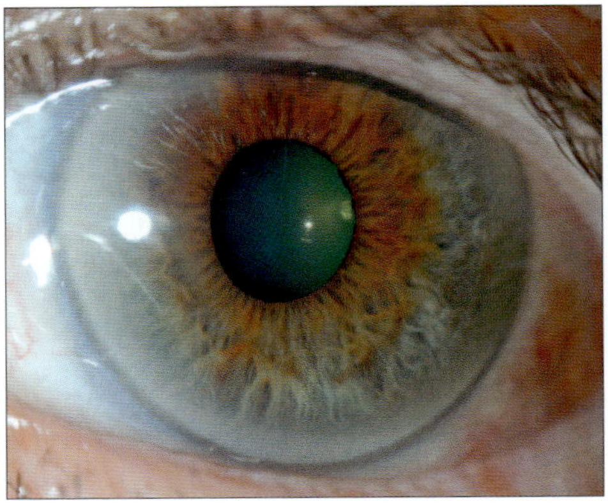

Melanchologene kombiniert mit plethorischer Konstitution. Milzhinweis: Deutliche Aufhellung der mittleren Ziliarzone bei 4:00.

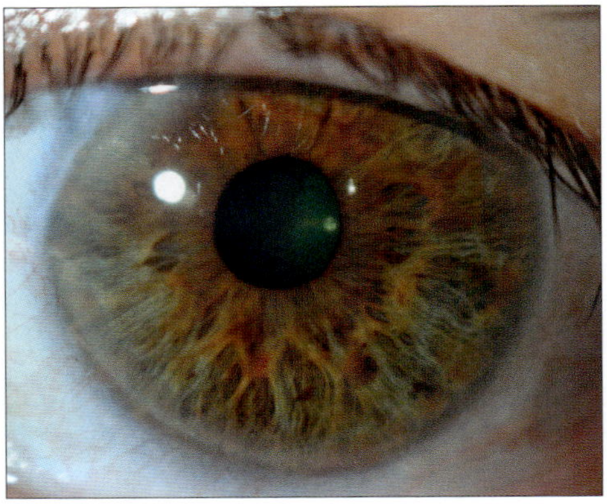

Melanchologene kombiniert mit plethorischer Konstitution. Milzhinweis: Helle Reizradiären um 4:00, bei 4:30 aberater Verlauf.

Irisdiagnostische Merkmale

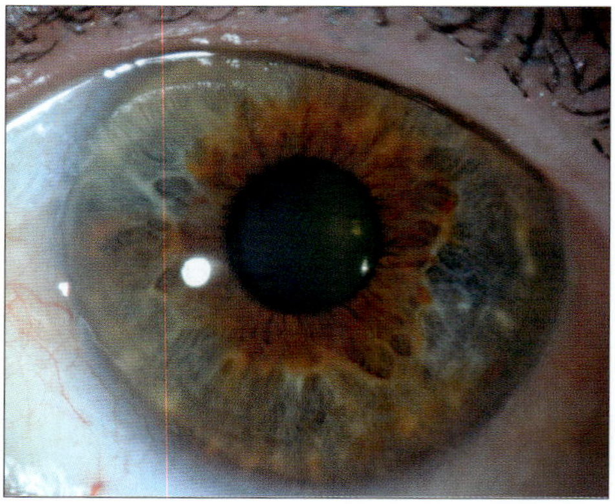

Melanchologene kombiniert mit hydrogenoider Konstitution. Milzhinweis: Deutliche Aufhellung des Milzsektors oberhalb der Krausenektasierung, als weiterer Hinweis auf plethorische Zustände im Pfortadersystem.

Die ganze Iris wirkt ‹schmutzig› mit verschiedenen Pigmenten, deren Intensität mit dem Alter zunimmt.

Ein melanchologenes Auge vermittelt bereits im ersten Moment den Eindruck von reduzierter Vitalität oder Müdigkeit. Ihm fehlt die lebendige Strahlkraft der Augen, die sonst bei jeder anderen Konstitution vorhanden ist. Dieser sehr subjektive Eindruck ist schwer zu beschreiben, aber nach der Betrachtung einiger melanchologener Augen durch das Irismikroskop wird deutlich, was damit gemeint ist. Hinzu kommt, dass die Irisdiagnostik nur ein Teilaspekt bei der Betrachtung des Menschen ist. Melanchologene Personen zeigen in vielen Fällen auch körperlich, sowie in ihrem Wesen und Verhalten Merkmale des melancholischen Temperamentes. Diese verschiedenen Informationen sind in der Diagnostik miteinander zu verknüpfen.

Charakteristische Pigmentfarben

- Ocker / beige (schmutziges Gelb) = Milzfarbe
- Grau / schwarz, auch Schnupftabakpigment – in jedem Irisbereich möglich
- Schmutziges Braun
- Häufig Übergänge von einer Farbe in eine andere

Eine entsprechend pigmentierte Blut-Lymph-Region, bei der die Pigmente in die mittlere Ziliarzone ausstrahlen.

Häufig sind multiple kleine Krypten erkennbar, die in allen Bereichen der Iris auftreten können. Zusammenfassend werden sie als *Gallelöcher* bezeichnet. Sie sind dann topolabil[16] und gehören zu den sog. *Trocknungszeichen*, d.h. durch sie wird ein Mangel an physiologischer Feuchtigkeit erkennbar, also Defizite der Energiereserven, die ein zentrales pathophysiologisches Problem der melanchologenen Konstitution darstellen.

Der Milzsektor (li. Iris 4–5 Uhr) weist regelmäßig Zeichen auf:

- Lakunen oder sonstige dunkle Lockerungszeichen (genetisch angelegte organische Funktionsschwäche)
- Sektorale Krausenektasierung

16 Nur einzelne Krypten sind topostabil zu interpretieren, also in Bezug zu dem jeweiligen Organsystem, entsprechend der sektoralen Topografie. Aber auch in dieser Konstellation stehen sie für humorale Trockenheit.

- Transversalen, auch vaskularisiert (passive Stauungszustände)
- Reizfasern, Aufhellung (kompensatorisch erhöhtes Wärmeprinzip)
- Breiter, dunkler Ziliarrand, evtl. in dreieckiger Form (Milzdreieck) (Eliminationsschwäche für melancholische Säfte)

Die Iriszeichen der melanchologenen Konstitution sind häufig mit Transversalen in der unteren Irishälfte kombiniert. Diese sind zwar keine Erkennungsmerkmale dieser Konstitution (sondern der plethorischen Konstitution), verstärken aber den pathophysiologischen Aspekt der passiven Stauungszustände im Abdomen, die ohnehin bei der melanchologenen Konstitution eine große Rolle spielen.

Allgemeines

Die Namensgebung der *carbonitrogenoiden* Konstitution stammt von Dr. Eduard von Grauvogl, der von 1811 bis 1877 in einer Zeit lebte und arbeitete, in der das damals noch rudimentäre chemische Wissen zunehmend begann, Einzug in die Medizin nehmen. Die Kohlenstoffverbindungen (Carbonate) wurden damals in Bezug zur Leber und die Stickstoffverbindungen in Bezug zu den Nieren gesetzt. Somit wurden diese Stoffe quasi als Repräsentanten für alle ausscheidungspflichtigen Substanzen gesehen.

Aus humoralmedizinischer Sicht ist die Namensgebung dieser Konstitution sogar etwas irreführend, weil das im Zentrum der konstitutionellen Pathophysiologie stehende Organ die Milz ist – was im Konstitutionsnamen nicht erkennbar ist. Humoralmedizinisch ist es daher konsistenter, von *melanchologener Konstitution* zu sprechen, denn die Pathophysiologie dieser Konstitution ist nur aus der humoralmedizinischen Denkweise zu verstehen. Aus diesem Grund wird in diesem Buch der Impuls gesetzt, die bisherige Bezeichnung *carbonitrogenoide* Konstitution durch *melanchologene* Konstitution zu ersetzen.

> *Metapher:* Im Übermaß wirkt die kalte und trockene Melancholera als ‹Hemmschuh› oder ‹Bremsklotz› aller physiologischen Funktionen, aber auch der Regulations- und Heilungsprozesse.

Die melanchologene Konstitution hat von allen Konstitutionen das größte pathogene Potenzial und die geringsten Selbstheilungsfähigkeiten.

Thema der Pathophysiologie

> Übermaß an Schwarzgalle bzw. SG-Schärfen infolge gesteigerter Produktion melancholischer Schärfen bei gleichzeitiger eliminatorischer Insuffizienz der Milz.
> Folgen:
> - Funktionseinschränkung, bis hin zur Blockade von Vitalprozessen
> - Stagnation des Säfteflusses
> - Defizit des ernährenden Prinzips

Pathophysiologische Aspekte

- Definitionsgemäß basiert die melanchologene Konstitution auf einem dyskrasischen Übermaß der Schwarzgalle. In der praktischen Realität wird die Pathophysiologie und die daraus resultierende Symptomatik aber in den meisten Fällen durch eine Kakochymie mit melancholischen Schärfen geprägt.
- Die Milz ist nicht in der Lage, die *trüben, erdigen, schwarzen Säfte* aus dem Blut zu beseitigen. Die daraus entstehende dyskrasische oder kakochyme Säftemischung ist weder fähig, die Gewebe adäquat zu ernähren, noch ihre physiologischen Funktionen anzuregen und zu regulieren.
- Zusätzlich wird bei Milzinsuffizienz die physiologische Feuchtigkeit nicht an die anfordernden (attrahierenden) Gewebe verteilt.

Folge: Stark eingeschränkte energetische Situation in allen Bereichen.

- Die mangelhafte Ernährung reduziert den Wirkungsgrad des Gewebestoffwechsels und führt zu stark vermehrtem Anfall von ‹scharfen› Metaboliten, die aufgrund des Mangels an physiologischer Wärme nicht adäquat abtransportiert und ausgeschieden werden können (Bradytrophie der Gewebe mit Retentionstoxikose). Hieraus kann sich ein Circulus vitiosus entwickeln.
- Schwarzgallige Schärfen irritieren die Gewebe und führen zu Reizerscheinungen (Haut, Schleimhaut, Gefäßintima, seröse Häute…).
- Vermehrter Schärfenanfall bedingt den Zusammenbruch der lokalen Regulation der Gefäßmotorik im Gewebe → Detonisierung des venösen Schenkels → Abnahme der Blutströmung → zunehmende Funktionsuntüchtigkeit und mangelhafte Regeneration der betroffenen Gewebe. Dieser Zustand wird als *Venosität* bezeichnet.
  Folgeerscheinungen: Zirkulationsstörungen (bes. im venösen und Kapillarbereich).
  Kristallose (Neigung zur Stein- und Konkrementbildung).
  Tendenz zu maligner Entartung der Gewebe.

Ergänzung aus dem schulmedizinischen Denkmodell

- Mangelhaft ablaufende oxidative Stoffwechselvorgänge sind hier kombiniert mit verminderte Arterialisation des Blutes (→ O_2-Mangel und CO_2-Überschuss).

Faktoren, die zur Entwicklung bzw. Destabilisierung dieser Konstitution beitragen

- Lymphatische Insuffizienz bzw. Überlastung (Skrofulose)
- Ernährungsfehler
- Unzureichende Bewegung
- Zu viel Ruhe, zu langer Schlaf (!)
- Unzureichende Haut- und Darmausscheidung
- Unterdrückung der Menstruation

Allgemeine Zeichen

- Extreme Reaktionsstarre und sehr geringe Anpassungsbreite an exo- und endogene Reize → Chronizität, Degeneration, Therapieresistenz
- Energiemangelsyndrome, mangelndes Durchhaltevermögen (in allen Bereichen)
- Ungesund wirkende, trockene Haut. Grau-zyanotisches Kolorit
- Verlangen nach frischer Luft, dadurch Besserung von Beschwerden
- Psyche: Antriebslos; Melancholisch-depressiv; große Erschöpfbarkeit
- Harn blass, niedriges spezifisches Gewicht (Den Nieren fehlt die notwendige Energie für die Rückresorption)
- Puls: Schwach und langsam, kleine Amplitude, schmale Pulswelle, Arterie nur wenig gefüllt. Leicht unterdrückbar

Symptomatik und Krankheiten

- Durchblutungsstörungen auf der Basis plethorischer Zustände
- Chronisch venöse Insuffizienz, Thrombosen
- Gewebeverhärtung und -schrumpfung (Bewegungseinschränkung der Gelenke und der Wirbelsäule
- Einschränkung elastischer Grundfunktionen (Arteriosklerose, Lungenfibrose, Bandscheibendegeneration…)
- Chronische Gelenkentzündungen mit Degeneration (Arthritismus)
- Wundheilungsstörungen, Ulzera (z.B. Ulcus cruris)
- Steinbildungen
- Disposition zu bösartigen Erkrankungen
- Depression, Antriebslosigkeit

Konstitutionstherapie

Diätetik

- Nahrung muss leicht assimilierbar sein (warme humorale Qualität): Suppen, besonders eignet sich Kürbis
- Rohkost und Salate in kleinen Mengen, kein unerhitztes Getreide
- Schweinefleisch und Produkte daraus meiden
- Wichtig ist regelmäßige Bewegung an der frischen Luft, dabei sollte Überanstrengung vermieden werden
- Empfehlenswert ist Schwimmen, damit wird auch das Feuchtigkeitsprinzip gefördert

Arzneitherapie

Borago officinalis – Borretsch

- Diese Pflanze gehört zu den Wenigen mit warmer und feuchter Qualität (w1/f1) und wirkt so den melancholischen Qualitäten direkt entgegen.
- «Wendet die schwarzgallige Traurigkeit vom Herzen ab», d.h. Borretsch ist angezeigt bei melancholischen Krankheiten, die das Herz affizieren. Irisdiagnostisch besteht ein

Hinweis auf Borago, wenn Schwächezeichen sowohl im Milz- als auch im Herzsektor zu sehen sind.
- Die Pflanze wird seit Jahrhunderten zur Stabilisierung der Herz- und Kreislauffunktionen eingesetzt (‹Kleines Herztonikum›).
- Erheitert das Gemüt: Bei melancholischer Verstimmung der Psyche.
- Funktionsmittel bei Konsensus Milz – Herz – Nerven.

Verwendete Galenik: Boraginis Hb. als Infus (In D nicht als Heilmittel zugelassen, aber als Gewürz erhältlich).
Borago ø (In D nicht als Heilmittel zugelassen, in A[17] und CH erhältlich).
Borago spag.
Boraginis Oleum (Öl aus den Samen, erhältlich in Kapseln). Das Öl repräsentiert mit den ‹fettigen› Auszügen nur Teilaspekte der Wirkung der Gesamtpflanze. Ölzubereitungen betonen stets die feuchtere Qualität einer Pflanze.

Asplenium scolopendrium – Hirschzungenfarn

- Seit Jahrhunderten in Europa verwendetes Milzmittel mit erwärmender, öffnender und entstauender Wirkung die Leber und Milz.
- Entstaut die Pfortader bei Abdominalplethora, besonders milzseitig.
- Reduziert melancholische Schärfen, indem diese über die Milz ausgeleitet werden.
- Weil Scolopendrium warme und trockene Qualität hat, sollte sie mit befeuchtenden Mitteln oder Anwendungen kombiniert werden.

Verwendete Galenik: Scolopendrii Hb. zum Infus
Scolopendrium ø
Hirschzungenfarn-Pulver (Fa. Jura Naturheilmittel, Konstanz), als Zusatz zum Essen.

Milzmischung von Nestmann (Mischung 275)		
100 ml enthalten einen ethanolisch-weinigen Auszug aus:		
Hb. Scolopendrii	2,4 g	Entstauung des milzseitigen Pfortadersystems
Frct. Cardui mariae	2,4 g	Entstauung des leberseitigen Pfortadersystems
Hb. Verbenae	2,4 g	Erwärmende Unterstützung des Sanguis-Prinzips
Flor. Lamii albi	2,4 g	Lymphatische Entstauung im Abdomen und Becken
Rhiz. Polypodi	1,6 g	Lymphatische Entstauung des GALT

Dies ist eine sehr effiziente Rezeptur, die sich als Basis zur Konstitutionstherapie sowohl der melanchologenen als auch der plethorischen Konstitution bewährt.

17 Qualitativ sehr hochwertige *Muttertinkturen* (u.a. Borago ø) stellt die Fa. Phytopharma in Österreich her: www.phytopharma.at. Lieferung nach D dank EU problemlos.

Das Mittel, das früher mit dem Namen «Scolopendrium Spezial» zugelassen war, ist unter dieser Bezeichnung in Deutschland nicht mehr im Handel (wohl aber in Holland). Es kann aber in Deutschland als «Sonderrezeptur Mischung 275 Nestmann» mit einer Mindestmenge von 1 Liter von Apotheken beim Hersteller bezogen und auf Rezeptur durch einen HP (oder Arzt) an Patienten abgegeben werden.

Fumaria officinalis – Erdrauch

Die Pflanze optimiert durch ihre Bitterstoffwirkung die Qualität der Coctio und reduziert damit die Neubildung pathologischer Säfte, was im Sinne einer konstitutionellen Therapie unerlässlich ist. Sie entfaltet eine subtile, aber sehr tiefgreifende Wirkung als Konstitutionsmittel bei Patienten, deren Pathophysiologie sowohl gelbgallige (hyperkinetische) als auch melancholische Aspekte aufweist, indem sie sowohl die eliminatorischen Leistungen des Leber-Galle-Systems als auch der Milz verbessert.

Bei melanchologener Konstitution ist Fumaria einzusetzen bei Patienten, in deren Symptomatik als auch Reaktionsmustern sowohl gelb- als auch schwarzgallige Qualitäten erkennbar ist.

Verwendete Galenik: Fumariae Hb. als Infus
Fumariae Tct.
Fumaria ø
Fumaria spag.

Agrimonia eupatorium – Odermenning

Zu Unrecht selten verwendete Heilpflanze bei plethorischen Zustände im Abdomen: Eröffnet Leber, Milz und Nieren. Damit fördert sie die Elimination der entsprechenden Säfte, ist also auch sowohl bei gelb- als auch schwarzgalliger Pathophysiologie indiziert.

Verwendete Galenik: Agrimoniae Hb. zum Infus
Agrimonia ø

Grindelia robusta – Grindelie

- Bei feuchtigkeits- und melancholerainduzierten Pathologien
- Erwärmt und zerteilt kalte zähe Feuchtigkeit v. a. aus den Atemwegen
- Erwärmt, öffnet und entstaut die Milz
- Leitet übermäßige Schwarzgalle und deren Schärfen aus
- Wirkt Lymphflussfördernd (Skrofulose-Mittel)
- Milzfunktionsmittel
- Grindelia wird vor allem bei hypokinetischen, auch allergischen Erscheinungen im Bereich der Atemwege angewendet, wenn zäher trockener Schleim vorhanden ist. Häufige Indikation ist Asthma bronchiale.

- Charakteristisch für Grindelia ist die Kombination chronisch katarrhalischer Prozesse sämtlicher Atemwegsschleimhäute mit Insuffizienz der humoralen Milzfunktionen, die sich irisdiagnostisch als Abdunkelung und/oder Lockerungszeichen im linken Auge bei 4 Uhr manifestiert.

Verwendete Galenik: Grindelia ø
Grindelia D4 / D6 (Die potenzierte Zubereitung wird zwar in Spezialitäten oft verwendet, bringt aber therapeutisch keine erkennbaren Vorteile gegenüber der ø).

Melissa officinalis – Zitronenmelisse

- Leitet übermäßige Schwarzgalle und SG-Schärfen über die Milz aus
- Treibt schwarzgallige Dämpfe aus Blut und Geist, Melisse macht fröhlich
- Erwärmt und öffnet den Magen, die Leber und Milz
- Erwärmt und stärkt das Herz, die Nerven und das Gemüt
- Erfreut das Herz und den Verstand

Verwendete Galenik: Melissae Fol. zum Infus. Melisse ist ein gutes Geschmackskorrigens in Teemischungen
Melissa ø
Melissae Ol. aeth.

Ceanothus americanus – Säckelblume

- Beseitigt mit den übermäßigen melancholischen Säften die Blockierung der substanziellen Blutbildung und optimiert die Sanguifikation.
- Anwendung bei chronischen Anämien (Ceanothus aktiviert den Abbau alter Erythrozyten (Blutmauserung) in der Milz. Daraus folgt die Stimulation ihrer Neubildung im Knochenmark (kybernetischer Regelmechanismus) sowie die Freisetzung in der Milz gespeicherter Blutzellen).
- Wirkt entstauend auf die Milz und wirkt so hyperplastischen Zuständen (Milzschwellung) entgegen.

Verwendete Galenik: Ceanothus D2 dil.
Ceanothus spag.

Drimia maritima (=Scilla maritima) – Weiße Meerzwiebel

- Nach Rademacher eine der wichtigsten Milzpflanzen.
- Scilla fördert die Bewegung stagnierender Feuchtigkeit durch Aktivierung der Milz, wird daher verwendet bei Feuchtigkeitsüberschuss, verunreinigt mit melancholischen Schärfen. Auch bei Ödemen durch schwarzgallig induzierte Herzinsuffizienz.

Verwendete Galenik: Scilla D4 dil.

Carbo vegetabilis – Holzkohle (Birke oder Buche)

Im Zentrum der Wirkung dieses Mittels steht die eingeschränkte Energie- und Nährstoffversorgung der Gewebe aufgrund mangelhafter Oxidation. Carbo vegetabilis unterstützt die Fähigkeit der Gewebe, die Verwertung der zugeführten Nährstoffe (inkl. Sauerstoff) im Gewebe so zu optimieren, dass deren funktionelle Leistungsfähigkeit auch bei eingeschränkter Menge und Qualität der Nahrungssäfte erhalten und sogar verbessert werden kann.

Humoralmedizinisch wird darin die Optimierung der dritten Coctio erkennbar. Bei diesem Mittel stehen die pathophysiologischen Wirkungen schwarzgalliger Säfte im Zentrum, die nicht adäquat eliminiert werden können. Dies kommt zum Ausdruck in deutlich reduzierter Lebenskraft, wovon besonders die Kreislauf- und Atemtätigkeit betroffen sind. Das manifestiert sich in bedrohlicher Symptomatik dieser Systeme: Adynamie und Stagnation des Blutflusses. Kollapszustände oder gravierende Atemnot sind Extreme dieser Pathophysiologie.

Verwendete Galenik: Carbo vegetabilis D4 / D6 (Dil., Tbl.)

Conium maculatum – Gefleckter Schierling

- Charakteristische pathophysiologische Elemente dieses Mittels sind Atrophie, Verhärtung (Sklerose), Lähmungserscheinungen und Kristallose. Die daraus resultierende Starre zeigt sich auf der physischen Ebene durch Bewegungseinschränkung und Elastizitätsverlust, auf der seelisch-geistigen Ebene als Unflexibilität, Denk- und Konzentrationsstörungen mit kognitiver Schwäche.
- Es ist eines der wichtigsten Mittel bei Schwindel, va., wenn dieser arteriosklerotisch bedingt ist und bei Lagewechsel auftritt.
- Conium zeigt seine Wirkungen vor allem im Nerven- und Drüsensystem (Lymph- und endokrine Drüsen) und Genitalorgane. Charakteristisch sind harte Schwellungen aller Art und chronische Entzündung von Lymphknoten (skrofulöse Drüsenschwellung).

Verwendete Galenik: Conium D6 (Dil., Tbl., Glob.)

Kalium sulfuricum – Kaliumsulfat

- Der Wirkungsansatz des Mittels ist ähnlich wie der von Carbo vegetabilis. Es optimiert die Sauerstoffverwertung und die Versorgung der Gewebe mit Nährsäften, d.h. es optimiert die dritte Coctio.
- Müdigkeit, Abgeschlagenheit, Schweregefühl, bes. in geschlossenen Räumen mit ‹Lufthunger›. Beschwerden in der Wärme und abends. Typisch ist ein Kälteempfinden bzw. Frieren.
- Mittel der Endphase akuter Katarrhe mit leicht löslichen, gelben Sekreten (3. Entzündungsphase).

Verwendete Galenik: Kalium sulf. D6 (Dil., Tbl., Glob.) (Nr. 6 der Schüßler'schen Biochemie)

Graphites – Reißblei

- Das Mittelbild von Graphites deckt sich in weiten Bereichen mit dem klinischen Bild der Hypothyreose.
- Defizitäres Wärmeprinzip mit unphysiologisch kalter Feuchtigkeit bedingt große Trägheit aller Funktionen, sowohl körperlich als auch seelisch-geistig.
- Es sind aber trockene Schärfen vorhanden (GG oder SG), die das typische Bild der Ersatzausscheidungen prägen: Trockene Ekzeme mit Schuppenbildung, Rhagaden, Fissuren. ‹Unheilbare Haut›.
- Hyperplastische Katarrhe

Verwendete Galenik: Graphites D6 (Dil., Tbl., Glob.)

Arsenicum album – Weißer Arsenik

- Dieses Mittel wird in potenzierter Form eingesetzt bei Zuständen mit ausgeprägtem Kräfteverfall. Das homöopathische Mittelbild beschreibt den Zustand einer chronischen Arsenvergiftung.
- Dieses Mittel ist bei der melanchologenen Konstitution angezeigt, wenn der Patient sich in einem Zustand extremen Energiemangels befindet, bis zum völligen Verfall der körperlichen und seelischen Lebenskräfte. Die Patienten neigen zu starken Ängsten und ausgeprägtem Kältegefühl.
- Arsenicum album wird bei vielen chronisch-degenerativen Organerkrankungen mit Insuffizienz eingesetzt. Es bestehen chronische Katarrhe und Ekzeme mit Eiterung.
- Aus humoralmedizinischer Sicht wird in der Arsenintoxikation sowohl eine starke Verminderung der Wärme- als auch der Feuchtigkeitsqualitäten erkennbar. Es verbessert die Nutrition und hilft die physiologische Wärme zu stabilisieren.

Verwendete Galenik: Arsenicum album D6 / D12 (in diesem Potenzen besteht auch bei langfristiger Einnahme keine Gefahr einer toxischen Arsen-Kumulation).

Kalium arsenicosum – Kaliumarsenit

Die Wirkung dieses Mittels deckt sich weitgehend mit Arsenicum album, soll gemäß Joachim Broy die Arsenwirkung sogar noch deutlicher entfalten. Siehe daher bei Arsenicum album.

Verwendete Galenik: Kalium arsenicosum D6 (Dil., Tbl., Glob.) (Nr. 13 der Schüßler'schen Biochemie)

Cuprum arsenicosum – Kupferarsenit

- Das Mittel ist zu wählen, wenn ein Arsen-typischer Schwächezustand mit einer spasmophilen Diathese kombiniert ist.

- Humoral besteht ein deutliches Defizit an physiologischer Wärme und Feuchtigkeit, zusätzlich kakochym verunreinigt durch Schärfen, die vorwiegend schwarz- aber gelegentlich auch gelbgallige Qualität haben. Daraus resultiert als charakteristisches Merkmal dieses Mittels die Widersprüchlichkeit der Symptome: Einerseits ein schwacher Grundtonus und allgemeiner Kräfteverfall mit Ängsten, aber andererseits starke Erregung, Überempfindlichkeit und Spastik (Reizbare Schwäche). Davon ist neben dem Nerven- auch das Kreislaufsystem und weitere Hohlorgane betroffen.
- Allgemeine Kälte, kalter Schweiß (auch nachts), Schlaflosigkeit
- Schwächegefühl der Muskulatur
- Verstärkte Schleimhautsekretion, bis hin zu Katarrhen an verschiedenen Orten. Pustulöse Ekzeme.
- Kolikartige Schmerzen im Abdomen, auch mit Durchfällen

Verwendete Galenik: Cuprum arsenicosum D6 (Dil., Tbl., Glob. ab D10)
(Nr. 19 der Schüßler'schen Biochemie)

Kalium-Aluminium sulfuricum – Kaliumaluminiumsulfat, Alumen

- Menschen, zu denen dieses Mittel passt, sind abgemagert, kalt und trocken, also von melancholischem Temperament bzw. melanchologener Konstitution. Es ist ein Mittel für die Geriatrie.
- Die Aluminium-Komponente prägt die Wirkung des Mittels: Stabilisierung der Permeabilität der Zellmembranen bzgl. Wasser- und Elektrolytaustausch zwischen den Zellen und dem Interstitium. Störungen in diesem Bereich führen zu Ernährungsstörungen der Gewebe und verminderter Reaktionsfähigkeit, was viele sehr unterschiedliche Symptome nach sich ziehen kann, die nach humoralmedizinischer Betrachtung die kalten und trockenen Qualitäten der Schwarzgalle besitzen. Dieses Mittel wirkt befeuchtend und die dritte Coctio fördernd.
- Kalium aluminium sulfuricum ist, wie Silicea und Calcium fluoratum ein Mittel mit stabilisierender Wirkung auf alle interstitiellen Funktionen.
- Schwäche und Erschöpfung zentraler Nervenfunktionen: Demenz, Störungen in Koordination (z. B. Gangunsicherheit) und Urteilsvermögen, Parästhesien und andere Sensibilitätsstörungen, Schwindelzustände, Tinnitus
- Muskellähmungen (meist schlaff), Taubheitsgefühl

Verwendete Galenik: Kalium-Aluminium sulfuricum D6 Tbl. (Nr. 20 der Schüßler'schen Biochemie)
Alumen D6 (Dil., Tbl., Glob)

Sonstige Anwendungen

- Warme Bäder mit Melissenzusatz
- Ölmassagen
- Bürstenmassage

Besonderheiten bei der Therapie

Die ausgeprägte Neigung des Menschen mit melanchologener Konstitution zu chronisch-rezidivierenden Krankheiten und Beschwerden bedeutet nicht nur für die Patienten deutliche Einschränkung an Lebensqualität, sondern ihre Behandlung stellt aufgrund der hartnäckigen Therapieresistenz auch für jeden Behandelnden eine besondere Herausforderung dar. Die betroffenen Menschen zeigen alle Merkmale des melancholischen Temperamentes, für das Skepsis, Misstrauen und Resignation charakteristische Wesenszüge sind. Da viele dieser Patienten bereits diverse erfolglose Behandlungen hinter sich haben, bevor sie sich in naturheilkundliche Therapie begeben, wurden sie in diesen Wesensmerkmalen immer wieder bestätigt. Der Umgang mit diesen Patienten setzt also sehr viel Engagement, Einfühlungsvermögen und auch Flexibilität voraus, denn symptomorientierte Standard-Therapiekonzepte greifen bei melancholischen Patienten nicht. Hinzu kommt, dass sich Erfolge aufgrund der kalten und trockenen humoralen Situation gar nicht schnell einstellen *können*. Das bedeutet, dass alle Beteiligten sich in Geduld üben müssen. Es ist nicht ungewöhnlich, dass die Therapie dieser Konstitution erst nach mehreren Monaten gewünschte Reaktionen zeigt. Auch Erstreaktionen (als Zeichen der Aktivierung von Selbstheilungsprozessen positiv zu bewertende, vorübergehende Verstärkung der bestehenden Symptomatik) werden – wenn sie überhaupt auftreten – aufgrund der mangelnden Wärme sehr moderat ablaufen.

9.5 Lymphatisch-hyperplastische Konstitution

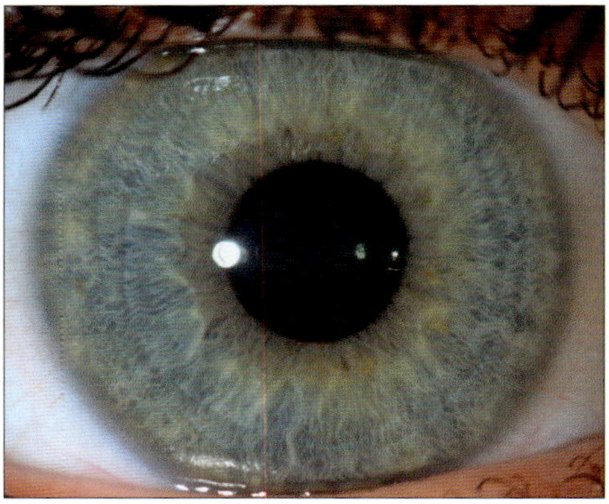

Lymphatisch-hyperplastische und nephrogene Konstitution.

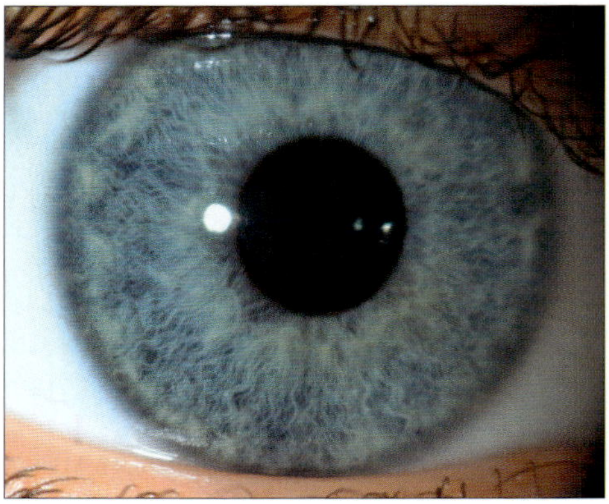

Lymphatisch-hyperplastische und oxygenoide Konstitution.

Irisdiagnostik

Diese Konstitution tritt meist bei blauer bis grauer Grundfarbe der Iris, gelegentlich aber auch in Mischiriden auf.

Erkennungsmerkmale

- In der Region der mesenchymalen Ausgleichsfelder sind dezente, unscharf begrenzte Tophi, die auch ineinander übergehen können und so einen wolkigen Ring vor dem Ziliarrand bilden. Darauf können Pigmente aufgelagert sein, deren Farbe spezifischer Hinweis auf die humorale Qualität der Schärfenbelastung ist.
- Hell verschmierte Blut-Lymph-Zone. Auch hier ist Pigmentierung häufig.

Optionale, die konstitutionelle Aussage präzisierende Zeichen

- Abgedunkelte Krausenzone oder dunkler Begleitschatten (Hinweis auf Defizit an physiologischer Wärme)
- Helle Krause (hyperkinetische Regulationsstörung der Resorptionsprozesse und Motorik des Verdauungstraktes)
- Hyperplastische Krause (Hinweis auf Hyperpermeabilität der Darmschleimhaut)

Irisdiagnostische Besonderheiten

Eine strenge Differenzierung zwischen der lymphatisch-hyperplastischen und der katarrhalisch-rheumatischen Konstitution ist nicht in jedem Fall möglich, da die lymphatisch-hyperplastische Konstitution eine pathophysiologische Vorstufe der katarrhalisch-rheumatischen Konstitution ist, zu der sich Konstitution Laufe der Zeit entwickelt. Eine lymphatisch-hyperplastische Konstitution tritt daher vorwiegend im Kindes- und Jugendalter auf.

Im Zweifelsfall ist davon auszugehen, dass eine katarrhalisch-rheumatische Konstitution vorliegt, v. a. in den Fällen, in denen sich bereits deren typische Symptome manifestieren. Die Konstitutionstherapie sollte in solchen Fällen auf die weiter fortgeschrittene Pathophysiologie der katarrhalisch-rheumatischen Konstitution fokussiert werden.

Thema der Pathophysiologie

> Pathophysiologisches Überwiegen kalter Feuchtigkeit, was zu Stagnation des Lymphflusses mit hyperplastischen Zuständen von Lymphorganen und Schleimhäuten sowie kompensatorischen Ausscheidungen führt.

Pathophysiologische Aspekte

Die lymphatisch-hyperplastische Konstitution ist eine destabilisierte Variante der lymphatischen Konstitution mit bereits pathologischen Manifestationen, die aber in den meisten Fällen noch keinen gravierenden Krankheitswert haben. Humoralmedizinisch besteht ein Mangel an physiologischer Wärme, sowie relativ und absolut gesteigertes Feuchtigkeitsprinzip. Typische Symptome hierfür sind Schwellung und Hyperplastik der lymphatischen Gewebe (Adenoide) und Schleimhäute, deren Funktionalität grundsätzlich untrennbar mit den Lymphfunktionen verknüpft ist.

Aufgrund der fehlenden physiologischen Wärme ist die Dynamik der Lymphgefäße reduziert, was die Leistungsfähigkeit des lymphatischen Klärstroms einschränkt (→ Schleimanhäufungen). Folge sind interstitielle Stauungszustände. Dadurch können auch die im Gewebe entstehenden Metaboliten (Überschusssäfte und Schärfen) nicht in notwendigem Maße abtransportiert werden. Das führt zu kompensatorischen Ausscheidungen über Haut und Schleimhäute. Die Verlängerung der interstitiellen Transitstrecke bedingt auch Mangel des Gewebes an Nährsubstanzen, was zu Insuffizienz der jeweiligen Gewebeleistung führt (Energiemangelsyndrome). Aus humoralmedizinischer Sicht ist damit auch die dritte Coctio defizitär.

Die lymphatisch-hyperplastische Konstitution ist in vielen Fällen die Grundlage einer torpiden Skrofulose, die sich in diesem Fall als lymphatische Hyperplasie manifestiert und so gut wie immer mit einer deutlichen immunologischen Schwäche (lang anhaltende, rezidivierende Katarrhe) einhergeht.

Die Pathophysiologie der lymphatisch-hyperplastischen Konstitution ist eng mit der Funktionsfähigkeit des Magens[18] verknüpft: Je weniger physiologische Wärme für die Coctio zur Verfügung steht (kalter, schlaffer Magen), umso mehr kalter, nicht als Nährsaft verwertbarer Schleim entsteht und umso deutlicher ist die Dynamik in der Säftebewegung eingeschränkt. (Wichtige Hinweise auf Wärmemangel bekommt man durch den Grad der Abdunkelung in der Krausenzone.)

Darin wird auch deutlich, dass unpassende Ernährung ein wesentlicher Faktor bei der Entstehung und Destabilisierung der lymphatisch-hyperplastischen Konstitution ist. Die Anpassung der Nahrung an die individuelle Assimilationsfähigkeit muss daher wichtiges Element der Konstitutionstherapie sein. Ähnliches gilt für die körperliche Bewegung, die entscheidendes Stimulans der physiologischen Wärme ist.

Konstitutionell destabilisierend sind auch alle Behandlungsmethoden, die natürliche, wärmebetonte Abwehr- und Überwindungsstrategien unterdrücken.

Symptomatik und Krankheiten

Beim Kind:

- Exsudative Ekzeme, Milchschorf, Urtikaria, Neurodermitis
- Katarrhe (es sind grundsätzlich chronisch-rezidivierende Verlaufsformen zu erwarten)
- – Auge: Konjunktivitis, Blepharitis
- – HNO: Hyperplast. Rhinitis, Sinusitis, Tubenkatarrh mit Paukenhöhlenerguss, Otitis media
- – Bronchitis, Asthma bronchiale
- – Darm: Schleimige Durchfälle, Meteorismus (= kalter Schleim im Darm)
- – Blase: Zystitis, Reizblase
- Rachitis (= Knochenskrofulose des Kindes)
- Die lymphatisch-hyperplastische Konstitution ist häufige Basis der allergischen Diathese

18 Der Begriff Magen steht hier nicht nur für das Magen-Organ, sondern im Sinne der TEN für die gesamte Funktionalität aller an der ersten Coctio beteiligten Gewebe und Organe.

Beim Erwachsenen:

- Chronisch-rezidivierende Schleimhautkatarrhe (Nasen-Nebenhöhlen, Bronchien)
- Rheumatische Arthritis
- Osteoporose
- Anämie
- Anpassungsschwäche des Kreislaufsystems
- Hormonelle Dysfunktionen: Schilddrüse, Epithelkörperchen, Gonaden

Systemische Folgen lymphatischer Hyperplasie im Kopfbereich

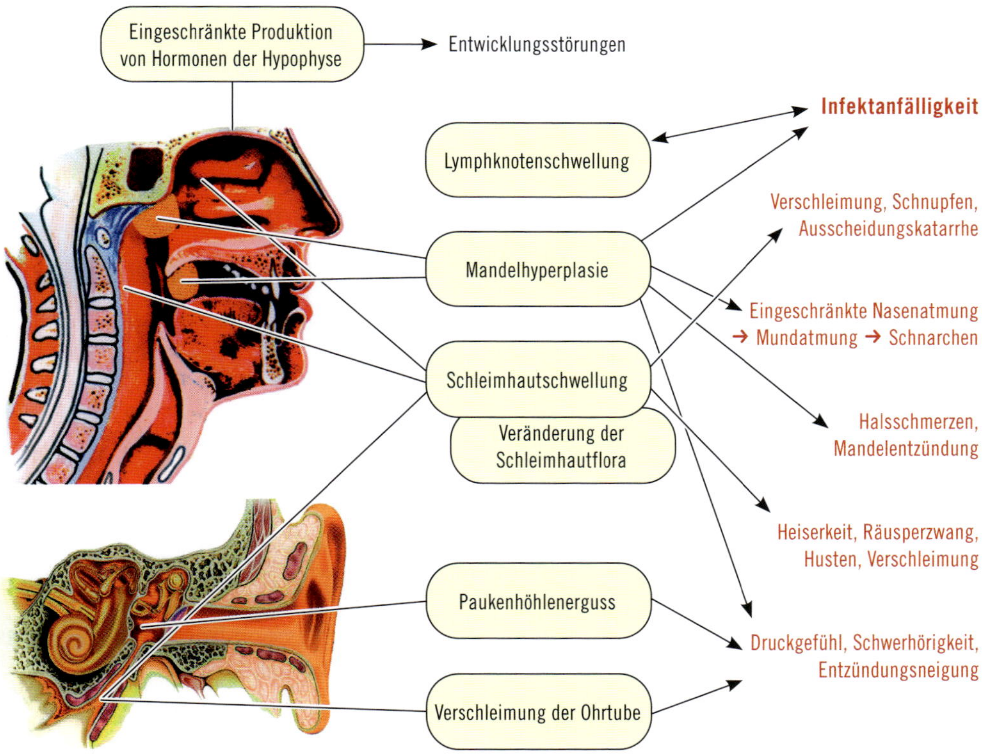

Konstitutionstherapie

Grundsätzliche therapeutische Zielvorgaben:

- Stimulation der physiologischen Wärme zur Optimierung der Coctio
- Aktivierung der Feuchtigkeitsbewegung (Anregung des Lymphflusses)

Diätetik

- Regelmäßige Bewegung an der frischen Luft mit körperlicher Anstrengung
- Abhärtende Lebensweise, z. B. kein geheiztes Schlafzimmer

Arzneitherapie

Scrophularia nodosa – Knotige Braunwurz

- Die therapeutische Effizienz dieser Pflanze liegt ausschließlich in ihrer langfristig konstitutionell stabilisierenden Wirkung, worin ihr Potenzial nach Erfahrung des Autors mit keinem anderen Lymphmittel vergleichbar ist. Sie ist daher eines der Hauptmittel der Konstitutionstherapie bei dem vielfältigen Spektrum lymphatisch-skrofulös basierter Krankheiten.
- Scrophularia wirkt durch Aktivierung der Dynamik der Lymphgefäße phlegmatischen Stauungen entgegen und fördert die Ausleitung kakochymer Verunreinigungen jeder Qualität.

Verwendete Galenik: Scrophularia ø
Scrophulariae Hb. zum Infus
Scrophulariae Rad. zum Infus
Scrophularia spag.
Für die Anwendung von Scrophularia in potenzierter Zubereitung gibt es in der TEN keine plausiblen Gründe.

Juglans regia – Walnuss

- Lymphflussanregend: Öffnet und bewegt Stauungen der Lymphe im Kopf/Hals und Bauchraum
- Erwärmt und zerteilt zähe und verunreinigte Feuchtigkeit
- Erwärmt, öffnet und entstaut die Milz
- Bei skrofulösen Zuständen, die sich auf Schleimhäuten, Lymphdrüsen und der Haut manifestieren, und bei entsprechenden Erkrankungen der Schilddrüse

Verwendete Galenik: Juglandis Fol. zum Infus
Juglans ø
Juglans spag.

Artemisia abrotanum – Eberraute

Ein Konstitutionsmittel mit mehreren Wirkungsansätzen bei skrofulöser Pathophysiologie:

- Sanft aber nachhaltig erwärmend auf den Magen und somit Coctio-fördernd
- Stimulation des Lymphflusses im intestinalen Lymphsystem (GALT)

- Regulative Wirkung auf die Immunfunktionen der Peyer'schen Plaques (Folliculi lymphatici aggregati)
- Abdichtung bei erhöhter Permeabilität der Darmschleimhaut (leaky gut syndrome)
  → Dämpft die Flut potenziell antigener / allergener Substanzen aus dem Darmlumen ins GALT und entlastet damit das Immunsystem.
  → Reduziert die Resorption unzureichend assimilierter Nahrungssubstanzen und entlastet so die assimilatorische Kompensationsleistung der Leber (zweite Coctio).

Abrotanum schafft durch Optimierung des Säftemilieus der Schleimhaut die Voraussetzungen für eine physiologische Symbiontenflora, was wiederum die im vorherigen Punkt genannte gesteigerte Permeabilität der Darmschleimhaut korrigiert und damit das intestinale Lymphsystem, insbesondere die Peyer'schen Plaques entlastet.

Die erwärmenden Qualitäten des Mittels verflüssigen kalten zähen Schleim und aktivieren die Lymphbewegung, v. a. im Abdomen.

Verwendete Galenik: Abrotani Hb. zum Infus
Abrotanum ø
Abrotanum spag.
Für die Anwendung von Abrotanum in potenzierter Zubereitung gibt es in der TEN keine plausiblen Gründe, ausgenommen bei Kleinkindern unter ca. 3 Jahren.

Nach praktischen Erfahrungen des Autors kann die Kombination von Scrophularia ø und Abrotanum ø als ‹Dream-Team› der Lymphtherapie bezeichnet werden. Die beiden Pflanzen ergänzen sich hervorragend in ihren Wirkungen, weil die Eberraute Wärmequalitäten hat, die der Braunwurz fehlen. Diese Kombination kann daher als Basis vieler Rezepturen zur konstitutionellen Stabilisierung sämtlicher Varianten der lymphatischen Konstitution verwendet werden und sollte, entsprechend der aktuellen bzw. konstitutionellen Situation des Patienten, mit weiteren Mitteln ergänzt werden. Beispiele hierfür siehe unten.

Agnus castus – Mönchspfeffer, Keuschlamm

Neben der Wirkung des Mönchspfeffers als Regulans bei Zyklusanomalien der Frau, ist die Pflanze ein wichtiges Konstitutionsmittel bei lymphatischer Hyperplasie. Sämtliche Wirkungen von Agnus castus basieren auf Stabilisierung der regulativen Achse zwischen dem hypophysär-hypothalamischen System und den peripheren Hormondrüsen. Bei der Therapie der lymphatisch-hyperplastischen Konstitution hat vor allem die Stabilisierung der Schilddrüsenregulation und des Wachstumshormons STH Bedeutung, da diese Hormone u.a. großen Einfluss auf die kindliche Entwicklung haben. Zudem ist bei eingeschränkter Nasenatmung auch die Stimulation der Hypophyse durch den fehlenden Kühlungsreiz der Atemluft in der Nase reduziert. Dieser pathophysiologische Aspekt kann durch Agnus castus positiv unterstützt werden.

Verwendete Galenik: Agnus castus ø
Agnus castus spag.
Agnus castus Dx (In entsprechenden Spezialitäten werden häufig potenzierte Zubereitungen von Agnus castus verwendet.)
Diverse Monopräparate diverser Hersteller

Calcium carbonicum

Wichtiges Konstitutionsmittel bei torpiden Formen der Skrofulose, deren Manifestationen stets vom Defizit an physiologischer Wärme und den daraus resultierenden Feuchtigkeitsstauungen geprägt sind. Typisch für das Mittel sind aber auch hyperkinetische Reaktionsmuster des Immunsystems (v. a. Allergien).

Verwendete Galenik: Calcium carbonicum D6

Barium carbonicum

Ähnliche Wirkung wie Calcium carbonicum, der Patient ist in seinen Reaktionen aber noch träger, das Defizit an physiologischer Wärme ist noch ausgeprägter. Barium carbonicum kann als Folgemittel eingesetzt werden, wenn die Wirkung von Calcium carbonicum nicht ausreichend ist, auch bei Entwicklungsverzögerung z. B. beim Sprechen- oder Laufenlernen bzw. Kontrolle der Blasenentleerung.

Verwendete Galenik: Barium carbonicum D6

Thuja – Lebensbaum

Das hyperplastische Prinzip, also Wachstum bzw. Schwellung eines Gewebes über das physiologische Maß hinaus, ist ein zentraler Wirkungsansatz von Thuja. Dabei spielt es keine Rolle, ob es sich um eine Schleimhaut- oder Tonsillenhyperplasie handelt oder etwa um Schleimhautpolypen oder Warzen auf der Haut. Es treten scharfe Schleimhautsekrete auf.

Ein weiteres Leitkriterium für Thuja ist die große Empfindlichkeit des Patienten auf kalte Feuchtigkeit. Das bezieht sich auf klimatische Bedingungen, besonders Wetterwechsel von warm auf kalt-feucht, auch im Wechsel der Jahreszeiten. (Thuja ist daher auch Konstitutionsmittel bei der hydrogenoiden Konstitution.)

Thuja-Patienten neigen zu depressiven, mürrischen Verstimmungen mit Misstrauen.

Verwendete Galenik: Thuja D4
Thuja spag.

Apis mellifica – Honigbiene

Wie Thuja ist auch Apis ein Mittel bei hyperplastischen Zuständen, besonders im Bereich der Kopfschleimhäute, der Tonsillen und der Haut. Man gibt es bei rasch entstehenden, akuten Schwellungszuständen auf entzündlicher Basis. Daher ist Apis auch ein wichtiges Konstitutionsmittel bei der allergischen Diathese, besonders dann, wenn diese auf lymphatisch-hyperplastischer oder katarrhalisch-rheumatischer Konstitution basiert.

Verwendete Galenik: Apis D6

Agraphis nutans – Sternhyazinthe, Gemeines Hasenglöckchen

Konstitutionsmittel bei Kindern mit lymphatischer Hyperplasie.

Verwendete Galenik: Agraphis nutans D3 / D4

Barium jodatum

- Torpide Skrofulose mit Hyperplasie und ausgeprägter exsudativer Diathese (katarrhalische und/oder ekzematische Ersatzausscheidungen).
- An dieses Mittel ist besonders dann zu denken, wenn die lymphatisch-hyperplastische mit der oxygenoiden Konstitution kombiniert ist.

Verwendete Galenik: Barium jodatum D6

Silicea – Kieselerde, Kieselgur

Das Mittel hat konstitutionell stabilisierende Wirkung auf *alle* interstitiellen Funktionen (System der Grundregulation nach Pischinger). Es schafft die Voraussetzungen zur Elimination der Überschusssäfte und Schärfen durch Aktivierung der lymphatischen Resorption zwecks Klärung der Transitstrecke. Damit verbessert das Mittel im Sinne der Assimilationslehre auch die dritte Coctio und optimiert die Energieversorgung des Gewebes entscheidend.

An dieses Mittel ist besonders dann zu denken, wenn die lymphatisch-hyperplastische mit der hydrogenoiden bzw. mesenchymal-hypoplastischen Konstitution kombiniert ist.

Verwendete Galenik: Silicea D12 / D6

Calcium silicicum – Kalziumsilikat

Die Kombination von Calcium und Silizium verfügt über alle Wirkungsprinzipien von Silicea, hat aber aufgrund des Calciums einen speziellen Bezug zum Phlegma bzw. Lymphsystem. Es bewährt sich als Konstitutionsmittel v. a. bei Skrofulose mit ekzematischen Ersatzausscheidungen (z. B. endogenes Ekzem). Siehe auch hydrogenoide Konstitution.

Verwendete Galenik: Calcium silicicum D6, evtl. D12

Rezepturbeispiele		
Calcium carbon. D6 dil. Agnus castus ø aa 20 ml Scrophularia ø Abrotanum ø aa 30 ml M. f. dil. DS: 3 x tgl. 5 Tr. vdE (altersabhängig!) (Hyperplastischer Lymphatismus bei einem Kind mit torpider Skrofulose)	Agraphis nutans D4 dil. Apis D6 aa 20 ml Juglans ø Abrotanum ø aa 30 ml M. f. dil. DS: 3 x tgl. 5 Tr. vdE (altersabhängig!) (Hyperplastischer Lymphatismus)	Agnus castus Kpl. Nestmann 50 ml Thuja D4 20 ml Calamus ø 30 ml M. f. dil. DS: 3 x tgl. 5 Tr. vdE (altersabhängig!) (Hyperplastischer Lymphatismus)

Sonstige Therapien

- Eigenblut-Therapie, entweder als i.m.-Injektionsserie oder oral in potenzierter Zubereitung. Bei Kindern sollte nur die potenzierte Galenik verwendet werden.
- Feucht-warme Wickel um den Hals (Prießnitz-Wickel).
- Mandel-Absaugverfahren.
  Die Durchführung ist zwar für den Patienten (vorsichtig ausgedrückt) nicht ganz angenehm, die säftebewegende Wirkung auf das Kopflymphsystem aber eindrucksvoll. Meist ist es ausreichend, die Behandlung 3 Mal im Abstand von etwa 2 Wochen durchzuführen.
  Kontraindikation: Akute Tonsillitis

9.6 Katarrhalisch-rheumatische Konstitution

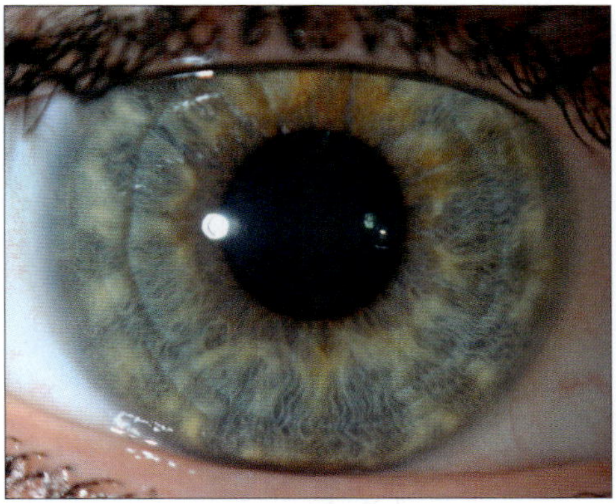

Katarrhalisch-rheumatische Konstitution auf lymphatischer Basis.

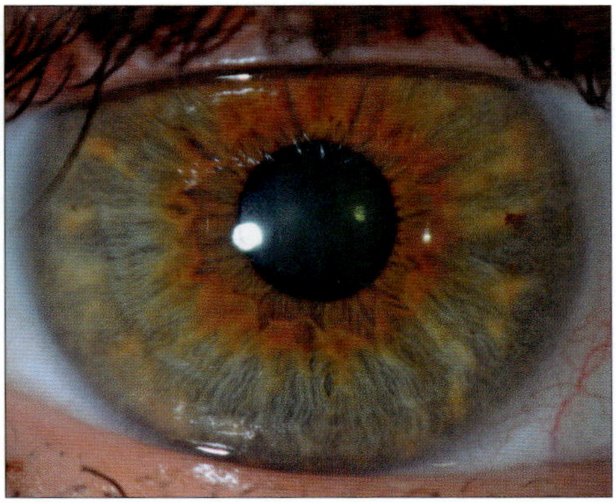

Katarrhalisch-rheumatische Konstitution in einer Mischiris, kombiniert mit oxygenoider Konstitution.

Irisdiagnostik

Erkennungsmerkmale

- Weiße oder pigmentierte Tophi in der Zone der mesenchymalen Ausgleichsfelder (innen vor dem Ziliarrand).
- Helle, verschmierte, evtl. pigmentierte Blut-Lymph-Zone (In Folge der defizitären Coctio wird zu kalter Chylus von der Darmschleimhaut resorbiert, was die Fließsysteme belastet. Pigmente sind Hinweis auf Schärfen, die aufgrund der defizitären Coctio im Übermaß entstehen.

Optionale, die konstitutionelle Aussage präzisierende Zeichen

- Dunkle Krausenzone (Je dunkler, umso deutlicher ist der Mangel an physiologischer Wärme und somit die Insuffizienz der Coctio)
- Dunkler Ziliarrand (Insuffizienz der physiologischen Eliminationsorgane)

Allgemeines

Ein wichtiger Lehrsatz in diesem Zusammenhang:

Eine Krankheit mit Symptomatik auf einem Oberflächenorgan ist relativ ungefährlich, weil aufgrund der dort vorhandenen Ausscheidungsmöglichkeit auf den Oberflächen die effizientesten Überwindungs- und Heilungsprozesse möglich sind. Erst das Vordringen der Krankheit nach *Innen* lässt sie für den Gesamtorganismus problematisch werden.

Dieser Konstitution liegt das in der TEN tief verwurzelte pathophysiologische Prinzip zugrunde, nach dem fehlerhafte Säfte und Schärfen, die nicht über physiologische Eliminationsorgane ausgeschieden werden können, durch Ersatzausscheidungen via Haut (als Hautausschlag) oder über eine beliebige Schleimhautfläche (als Katarrh) eliminiert werden können. Dabei kann der Ort der Ersatzausscheidung beliebig wechseln (Vikariation). Ekzematische und/oder katarrhalische Ersatzausscheidungen sind als konstitutionell determinierte Reaktion des Gesamtorganismus zu werten, unter Inkaufnahme einer Symptomatik auf den Oberflächengeweben eine deutlich gravierendere Pathologie innerer Organe zu verhindern. Dies sollte in der Therapie unbedingt Beachtung finden, weil die Unterdrückung kompensatorischer Ausscheidungsprozesse den Organismus quasi zwingt, andere ‹Ausscheidungsventile› zu mobilisieren, was auch als Vikariation der Krankheit auf innere Organe geschehen kann – häufig in der Reihenfolge Haut / Schleimhaut → seröse Häute (v. a. Gelenkkapseln) → Parenchymgewebe.

Dies ist der Hintergrund dafür, dass bei der katarrhalisch-rheumatischen Konstitution auch entzündliche Reaktionen der Gelenke (Gelenkrheuma) vorprogrammiert sind. Da die Gelenkkapseln sowie alle anderen serösen Häute aber keinen direkten Ausgang nach Außen haben, muss diese Vikariation als hochgradig pathologisch interpretiert werden, weil das Krankheitsgeschehen nach innen vordringt.

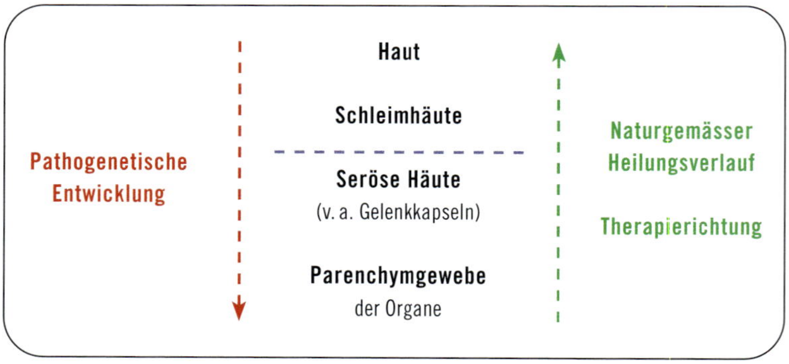

Hierarchie der Krankheitsentwicklung

Die violette Linie symbolisiert die Grenze zwischen den Bereichen, in denen ein Krankheitsprozess biologisch sinnvoll ablaufen kann und dem Bereich, in dem er auf jeden Fall biologisch unsinnig ist.

Thema der Pathophysiologie

- Kompensatorische Ausscheidungen über Haut, Schleimhäute und seröse Häute
- Vikariation von Krankheitsprozessen
- Energiemangelsyndrome
- Exsudative Form der Skrofulose

Pathophysiologische Aspekte

- Die Verarbeitung der Nahrungsstoffe ist aufgrund defizitärer physiologischer Wärme in allen drei Phasen der Coctio unvollständig. Daraus resultiert ein Übermaß an nicht verwertbarem Phlegma, für das der Organismus nur sehr eingeschränkte physiologische Ausscheidungsmöglichkeiten hat. Zusätzlich entstehen aufgrund der Minderwertigkeit der Nahrungssäfte sowohl im Verdauungsprozess als auch im Gewebestoffwechsel Schärfen, die sowohl gelb- als auch schwarzgallige Qualität haben können.
  Das übermäßige Phlegma mit den verunreinigenden Schärfen werden durch die genannten kompensatorischen Ausscheidungsreaktionen eliminiert.
  Ausnahmslos *alle* Schleimhautbereiche können für katarrhalische Ersatzausscheidungen in Anspruch genommen werden. Dementsprechend unterschiedlich und vielfältig ist auch die daraus entstehende Symptomatik. Vor allem dann, wenn entsprechende irisdiagnostische Hinweise vorhanden sind, sollte bei jeder …itis einer Schleimhaut davon ausgegangen werden, dass es sich um einen Ersatzausscheidungsprozess handelt. Gleiches gilt für sämtliche Hautausschläge.
  Die Symptomatik aller Ersatzausscheidungen und deren Modalitäten werden maßgeblich von der Qualität der vorhandenen Schärfen geprägt.

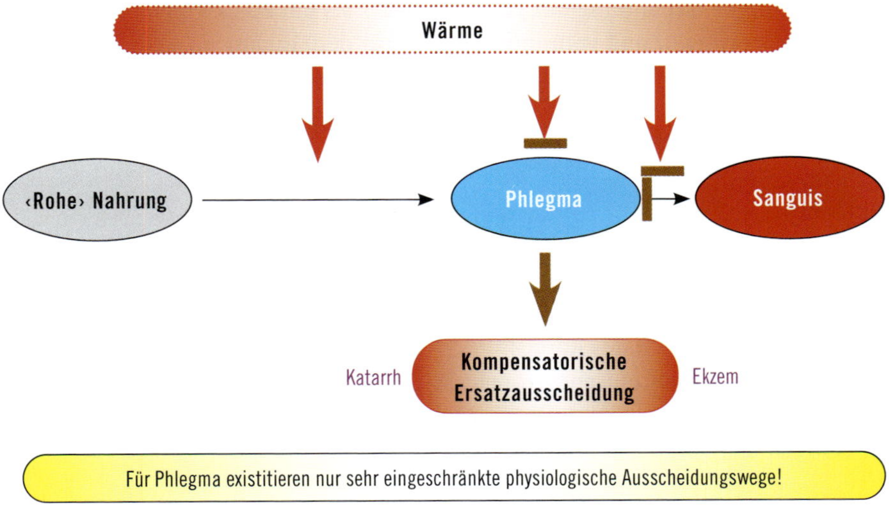

Pathophysiologie phlegmatischer Ersatzausscheidungen

- Eine weitere Komplizierung der Pathophysiologie entsteht durch Übergreifen der entzündlichen Prozesse auf seröse Häute, bes. auf die Gelenkkapseln, woraus rheumatische Entzündungen der Gelenke resultieren. Auch dabei wird die Symptomatik maßgeblich von der Qualität der Schärfen geprägt.

- Es besteht prinzipiell eine erhöhte Reaktionsbereitschaft der betroffenen Gewebe. Bereits geringe Reize werden mit verstärkter Sekretion beantwortet, z. B. Sekretionsneurosen von Schleimhäuten bei nervlicher Belastung: Auf bestimmte Nervenreize plötzlich auftretende Sekretion.
- Auch ein gesteigerter Dermographismus (nach Druck oder Kratzen entstehen rasch Quaddeln an der betreffenden Stelle), basiert auf diesem Mechanismus. (Es legt eine Nervenreizung durch Schärfen vor, wodurch diese hyperkinetisch reagieren.)
- Die katarrhalisch-rheumatische Konstitution ist zwar häufig Basis einer allergischen Diathese, aber auch ohne deren Vorliegen können die Krankheitsbilder allergieähnliche Symptomatik haben. Der Verdacht auf allergische Reaktionen liegt auch deshalb nahe, weil potenziell allergene Reizfaktoren die konstitutionstypischen Ersatzausscheidungen verstärken können.
- Es können Störungen im Calcium-, Magnesium- und Natriumhaushalt auftreten. Dieser Hinweis ist v. a. deshalb interessant, weil in der Konstitutionstherapie häufig Salze dieser Elemente in potenzierter Zubereitung verwendet werden.
- Aufgrund der Schärfenretention bestehen multiple Energiemangelsymptome, was sowohl die Coctio als auch physiologische Eliminationsprozesse weiter einschränken kann.

Allgemeine Zeichen

- Hohe Feuchtigkeitsspannung der Haut (Turgor), bis hin zu Ödemen
- Ernährungsstörungen und verminderte Aktivität der Organe
- Krankheiten aufgrund Mangel bzw. Verwertungsstörung von Nährstoffen

Symptomatik und Krankheiten

Schleimhäute:
Wie oben erwähnt, können grundsätzlich sämtliche Schleimhäute betroffen sein. Hier einige häufig auftretende Beispiele:

- Dauerhaft bestehende oder rezidivierende katarrhalische Krankheiten der Lymphorgane und Schleimhäute des Kopfes
- Asthma bronchiale, chronische Bronchitis, COPD
- Rasch auftretende und wieder verschwindende Katarrhe des Magen-Darm-Traktes mit schleimigen Durchfällen (Enterocolitis mucosa)

Haut:

- Sämtliche ekzematischen Hautkrankheiten
- Unmotiviertes Schwitzen (Hyperhidrosis): Gesteigerte Schärfenelimination durch Schweiß
- Seborrhoe: Gesteigerte Schärfenelimination durch Talg

Gelenke:

- Gelenkrheuma mit Gelenkschwellungen durch seröse Ergüsse

- Muskelrheuma (Fibromyalgie)
- Juveniles Rheuma, evtl. mit Folgeerkrankungen

Zu Krankheiten seröser Häute:
Neben rheumatischen Krankheiten, bei denen die naturheilkundliche Therapie eine große Rolle spielt, kommen gelegentlich Patienten mit Pleuritis in Behandlung. Zwar können auch alle anderen serösen Häute von der konstitutionellen Pathophysiologie betroffen sein, aber die Behandlung von Krankheiten wie Meningitis und Peritonitis gehören in ihrer akuten Phase nicht zum Aufgabenbereich einer Naturheilpraxis. Bei der Nachbehandlung dieser Krankheiten spielt die Konstitutionstherapie wiederum eine zentrale Rolle. Auch kann sie adjuvant bei der Akuttherapie sehr hilfreich sein.

In der ersten Lebenshälfte dominieren die katarrhalischen und ekzematischen, später treten häufig die rheumatischen Krankheiten in den Vordergrund. Entstehen rheumatische Krankheiten bereits in der ersten Lebenshälfte, ist dies ein wichtiger Hinweis auf eine gravierende konstitutionelle Destabilisierung.

Konstitutionstherapie

Grundsätzliche therapeutische Zielvorgaben

- Optimierung der Coctio durch Stimulation der physiologischen Wärme zwecks Phlegma-Reduzierung
- Aktivierung des Lymphflusses
- Stimulation der physiologischen Ausscheidungsorgane zwecks Schärfen-Elimination

Diätetik

Bei dieser Konstitution wird jeder grundsätzliche Ernährungsfehler zum pathogenen Faktor! Darum sollte bei der Ernährung besonders auf individuelle Unverträglichkeiten geachtet und die entsprechenden Nahrungsmittel gemieden werden – zumindest so lang, bis die Coctio-fördernde Therapie wieder eine vorsichtige Erweiterung des Speiseplans zulässt.

Aufgrund ihrer kalten Feuchtigkeit ist Kuhmilch weitgehend zu meiden. Auch gesäuerte oder enzymatisch verarbeitete Kuhmilchprodukte (Joghurt, Quark, Kefir, Käse u.a.m.) sollten nur gelegentlich und in kleinen Mengen gegessen werden. Sie sind zwar qualitativ wärmer als unbearbeitete Kuhmilch, begünstigen aber trotzdem kaltes Phlegma. Leichter assimilierbar ist für viele Patienten Stuten-, Ziegen- oder Schafmilch. Optimal für Personen mit katarrhalisch-rheumatischer Konstitution ist aber eine Ernährung ohne artfremde Eiweiße v. a. dann, wenn bereits eine entsprechende Symptomatik besteht. Darüber hinaus sollten isolierte Kohlenhydrate (Zucker, Weißmehl) und Schweinefleisch sowie die daraus hergestellten Produkte (Wurst!) nur sehr eingeschränkt verzehrt werden. In der Praxis zeigt sich immer wieder, dass auch die in fast allen industriell gefertigten Nahrungsmitteln enthaltenen Geschmacksverstärker (Glutamate) konstitutionell destabilisierend wirken, v. a. bei den instabilen Varianten der lymphatischen Konstitution.

Günstig ist eine vielseitige Ernährung mit Salaten, Gemüsen und warmen Fleisch- und Fischsorten, wobei der Anteil der Rohkost der individuellen Assimilationsleistung anzupassen ist.

Auch in symptomfreien Phasen sind regelmäßige Kuren zur Unterstützung der Ausleitung im Frühjahr und im Herbst mit folgenden Teepflanzen zu empfehlen: Taraxacum Hb. c. Rad., Urtica Hb., Graminis Rhiz., Violae tricoloris Hb., Juglandis Fol., Millefolii Hb.

Regelmäßige Bewegung mit körperlicher Anstrengung ist zur Anregung der physiologischen Wärme und des Säfteflusses ausgesprochen wichtig. Bei Schmerzen im Bewegungsapparat im Rahmen der individuellen Möglichkeiten. Schonung und Ruhe sollte auf akute Krankheitsphasen beschränkt bleiben.

Wie bei allen skrofulösen Zuständen ist auch bei dieser Konstitution immer wieder zu beobachten und mittels BFD nachzuweisen, dass Impfungen, insbesondere die Masern-Komponente in Kombinationsimpfungen, langfristig konstitutionell destabilisierend wirken. Ihre Durchführung sollte daher kritisch hinterfragt und den individuellen Gegebenheiten angepasst werden.

Arzneitherapie

Basis sind alle Lymphfluss und Coctio-fördernden pflanzlichen Mittel, die bei der lymphatisch-hyperplastischen Konstitution beschrieben sind:

- Scrophularia nodosa
- Juglans regia
- Artemisia abrotanum
- Agnus castus

Weitere:

Geranium robertianum – Stinkender Storchschnabel

- Kann bei rezidivierenden katarrhalischen Erkrankungen sowohl in den Akutphasen als auch langfristig zur konstitutionellen Stabilisierung eingesetzt werden, auch mit dem sehr unspezifischen Anspruch der Abwehrsteigerung bei allen Infekten.
- Geranium rob. eröffnet mit seiner antiskrofulösen Wirkung ein breites Anwendungsfeld, besonders bei katarrhalischen Manifestationen der Atmungs- und Urogenitalorgane.
- Die Pflanze ist in der Akut- und Konstitutionstherapie eine einheimische Alternative zu Pelargonium reniforme/sidoides (Handelsname: Umckaloabo).

Verwendete Galenik: Geranii robertiani Hb als Infus
Geranium robertianum ø
Geranium robertianum spag.

Viola tricolor – Feldstiefmütterchen

Die Pflanze mildert die Folgen der Verunreinigung mit hitzigen Schärfen, die sich auf der Haut manifestieren oder auch auf der Schleimhaut der Atemwege.

Es ist ein wichtiges Akut- und Konstitutionsmittel bei skrofulösen Ekzemen zur innerlichen und äußerlichen Anwendung.

Verwendete Galenik: Violae tricoloris Hb als Infus (innerlich und äußerlich zu Abwaschungen)
Viola tricoloris ø
Viola tricoloris spag.
Vio-Lina Lotion (Bezug bei: www.amidor-naturkosmetik.de)

Galium verum – Echtes Labkraut

- Labkraut lindert Folgen von cholerischer Hitze und gelbgallig verunreinigtem Phlegma, speziell bei skrofulösen Hautmanifestationen mit Juckreiz.
- Abwaschungen mit Galium-Infus sind eine Möglichkeit, Juckreiz bei Ekzemen symptomatisch zu lindern, ohne die zugrunde liegende Ersatzausscheidung zu unterdrücken.
- Heilpflanze für Zustände, deren Pathophysiologie von der Organtrias Haut / Lymphsystem / Leber-Galle-System geprägt werden.

Verwendete Galenik: Galii veri Hb. als Infus innerlich und äußerlich zu Abwaschungen
Galium verum ø
Galium verum spag.
Galium Hautlotion (Bezug bei: www.amidor-naturkosmetik.de)

Mit ähnlichem Wirkungsvermögen kann auch Galium aparine (Klettenlabkraut) verwendet werden.

Euphrasia rostkoviana – Augentrost

Das Wirkungsspektrum des Augentrosts beschränkt sich nicht auf Pathologien der Augen, sondern schließt auch sämtliche katarrhalischen Zustände der Kopfschleimhäute und der Haut ein. Als Konstitutionsmittel auch bei Schleimanhäufung in den Meningen, die sich als Migräne manifestieren.

Verwendete Galenik: Euphrasiae Hb. als Infus innerlich oder für Auflagen auf die Augen
Euphrasia ø
Euphrasia spag.
Euphrasia Augentropfen (Wala, Weleda)
Augentropfen-Komplexe mit Euphrasia (z. B. Iso-Augentropfen)

Smilax officinalis (=Sarsaparilla) – Stechwinde

Heilpflanze für Zustände, an deren Pathophysiologie die vier Organsystemen Haut / Lymphsystem / Gelenke und Nieren beteiligt sind, meist als Vikariationen oder kompensatorische Ersatzausscheidungen für unzureichende Nierenfunktionen. Sie bewährt sich sowohl als Konstitutionsmittel als auch für die symptomorientierte Therapie.

Verwendete Galenik: Sarsaparilla ø
Sarsaparilla spag.

Sambucus nigra – Schwarzer Holunder

- Holunderblüten sind ein bewährtes Mittel zur Schleimlösung in den oberen Atemwegen, besonders Nase, Nebenhöhlen und Ohrtuben. Er erwärmt und zerteilt kaltes Phlegma.
- Holunderblütentee, in einem Schwitzbad getrunken, aktiviert die Elimination von Schärfen über die Haut (diaphoretische Wirkung).

Verwendete Galenik: Sambuci Flor. als Infus innerlich und äußerlich: Zur Schleimlösung
Anwendung als Kopfdampfbäder
Sambucus ø
Sambucus spag.
Sambucus D2: Spezifikum beim Säuglingsschnupfen (als Globuli)

Salix alba – Silberweide (und andere Weidenarten)

- Bei Gelbgalle-induzierten Pathologien, v. a. der Gelenke und bei akuten Fieberzuständen. Gelenkgicht mit hitziger Symptomatik.
- Salix wird vor allem symptomorientiert als Schmerzmittel verwendet – eine Schmerzlinderung allein kann und soll aber nicht das Ziel einer konstitutionellen Behandlung sein. Die Weide kann aus diesem Grund nur ein Aspekt eines umfassenderen Therapiekonzeptes sein.

Verwendete Galenik: Salixis Cort. als Infus innerlich
Salix alba ø

Filipendula ulmaria – Mädesüss

- Bei hitzeinduzierter Pathphysiologie.
- Spiraea wird sowohl bei der symptomorientierten Therapie als auch (eingeschränkt) in der Konstitutionsmedizin zur Behandlung gichtiger Krankheiten eingesetzt: Gelenk- und Eingeweidegicht. Wegen ihres Gehaltes an ASS ist die Wirkung ähnlich der Weidenrinde, daher gelten auch die gleichen Einschränkungen beim Einsatz als Konstitutionsmittel.

Verwendete Galenik: Filipendulae Flor. als Infus innerlich
Filipendula ø
Filipendula spag.

Calendula officinalis – Ringelblume

- Die Ringelblume mildert Beschwerden infolge gelbgalliger Hitze und verunreinigter Feuchtigkeit, die sich auf der Haut und den Schleimhäuten manifestieren.
- Die wundheilungsfördernde Wirkung ist auf die lymphatische Reinigung des Verletzungsgebietes zurückzuführen – als Voraussetzung für den regenerativen Stoffaufbau.

Verwendete Galenik: Calendulae Flor. als Infus innerlich und äußerlich (Abwaschungen, Bäder)
Calendula ø
Calendula spag.
Diverse Spezialitäten (Monopräparate oder Komplexe)
Calendula Salben und Cremes

Myosotis arvensis – Vergissmeinicht

Konstitutionell stabilisierendes Lymph- / Skrofulosemittel mit besonderem Wirkungsbezug zu den Schleimhäuten des Kopfes und der Atemwege, auch bei Ekzemen.

Verwendete Galenik: Myosotis D4 / D6
Eine deutlich intensivere Wirkung entfaltet Myosotidis Hb. oder Myosotis ø. Aufgrund des Gehaltes an Pyrrolizidin-Alkaloiden stehen diese Anwendungsformen aber aktuell nicht zur Verfügung. Die Anwendung in potenzierter Form ist aus diesem Grund eine suboptimale Ausweichlösung…

Phytolacca – Kermesbeere

- Rasch entstehende und zu Rezidiven neigende Katarrhe der Kopfschleimhäute und der Lymphorgane des Kopfes. Phytolacca ist ein Mittel für fokal bedingte Krankheiten, v. a. wenn eine Herdwirkung von den Tonsillen und/oder dem Kopfschleimhaut-System (auch Zahngranulome u.ä.) ausgeht und dadurch Sekundärerkrankungen, besonders des rheumatischen Formenkreises ausgelöst werden (Focaltoxikosen).
- Mittel bei familiär veranlagten rheumatischen Krankheiten.
- Eines der wichtigsten Konstitutionsmittel bei katarrhalisch-rheumatischer Konstitution.

Verwendete Galenik: Phytolacca D4 / D6

Thuja – Lebensbaum

Wenn die bereits bei der lymphatisch-hyperplastischen Konstitution beschriebenen Wirkungsansätze darüber hinaus katarrhalische Symptome mit Schärfensymptomatik oder rheumatische Aspekte aufweisen, sollte Thuja als Konstitutionsmittel zum Einsatz kommen.

Verwendete Galenik: Thuja D4
Thuja spag.

Clematis vitalba / recta – Aufrechte Waldrebe

Ein wichtiges Akut- und Konstitutionsmittel bei Manifestationen der Skrofulose, bei denen gelbgallige Schärfen die Symptomatik von Ersatzausscheidungsprozessen prägen. Besonders betroffen sind Haut (blasige, nässende Ausschläge), Schleimhäute der oberen Atemwege und des Urogenitalsystems sowie das Lymphsystem selbst. Darüber hinaus gehören Vikariationen dieser Krankheitsprozesse auf die Gelenke zum Wirkungsprofil von Clematis. Trotz der Gelbgalligkeit besteht Kälteempfindlichkeit.

Verwendete Galenik: Clematis D4 / D6
Clematis spag.

Kreosotum – Buchenholzteer

- Cholerische Schärfen machen die Ausscheidungen auf Haut und Schleimhäuten reizend, so dass Rötung und Brennschmerz an den Austrittsorten entsteht.
- Gelenkschmerzen der großen Gelenke, Rückenschmerzen, bes. an der Halswirbelsäule.

Verwendete Galenik: Kreosotum D4 / D6

Rhus toxicodendron – Giftsumach

- Blasige, eitrige Hautausschläge. Katarrhe der Kopf- und Atemwegsschleimhäute.
- Rheumatische Schmerzen im Bewegungsapparat mit der typischen Modalität: Verschlechterung in Ruhe, Besserung bei fortgesetzter Bewegung.

Verwendete Galenik: Rhus toxicodendron D4 / D6

Bryonia alba – Zaunrübe

Wichtiges Konstitutionsmittel der biliären Konstitution, aber auch bei Entzündungen der serösen Häute durch cholerische Schärfen: Sehr schmerzhafte, warme Arthritis, jede Bewegung wird strikt gemieden.

Verwendete Galenik: Bryonia D4 / D6

Rhododendron

Folgen von cholerischen Verunreinigungen. Schmerzen in Gelenken und Muskulatur (auch Gelenk- und Weichteilgicht). Neuralgien jeder Lokalisation. Alle Symptome verschlechtern sich bei Wetterveränderungen.

Verwendete Galenik: Rhododendron D4 / D6

Rezepturbeispiele	
Phytolacca D4 dil. Rhus tox. D4 dil. aa 20 ml Scrophularia ø Abrotanum ø aa 30 ml M. f. dil. (Beispielindikation: Rheumatische Manifestationen der Konstitution)	Clematis D4 dil. Thuja D4 aa 20 ml Juglans ø Angelica ø aa 30 ml M. f. dil. (Beispielindikation: Chronische hyperplastische Katarrhe)
Dosierung jeweils dem Alter des Patienten entsprechend.	

Sonstige Therapien

- Eigenblut-Therapie als Injektionskuren, bei Kindern in potenzierter Zubereitung oral
- Aufbau und Stabilisierung der Symbiontenfloren (Funktionelle Trias Schleimhäute / Lymphsytem / Flora)

Besonderheiten bei der Therapie

Wie unter ‹Allgemeines› bereits beschrieben und erklärt, dürfen katarrhalische und ekzematische Ersatzausscheidungsprozesse nicht lokal unterdrückend behandelt werden. Die Konstitutionstherapie dient dem Zweck, die komplexe pathophysiologische Situation so zu optimieren, dass die Ersatzausscheidungen überflüssig werden.

9.7 Lymphatisch-hypoplastische Konstitution

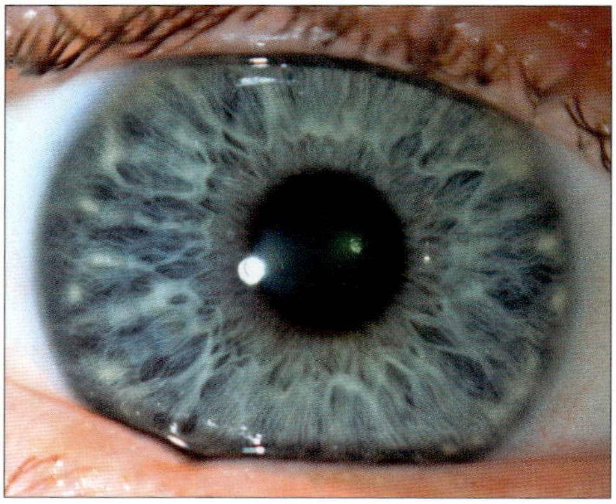

Typische lymphatisch-hypoplastische Konstitution mit vielen Trabekeln und radiären Faserverdichtungen. Deutliche azide Diathese (leuchtend helles Weiß).

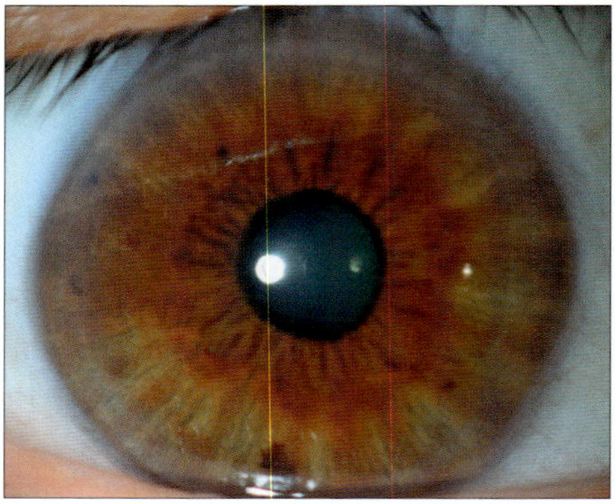

Lymphatisch-hypoplastische Konstitution in chologener Mischiris mit speichenförmiger Pigmentierung.

Irisdiagnostik

Diese Konstitution kommt häufiger in lymphatischen Augen vor und ist dort irisdiagnostisch auch deutlicher erkennbar. Sie kann aber in Kombination mit allen anderen Konstitution auftreten.

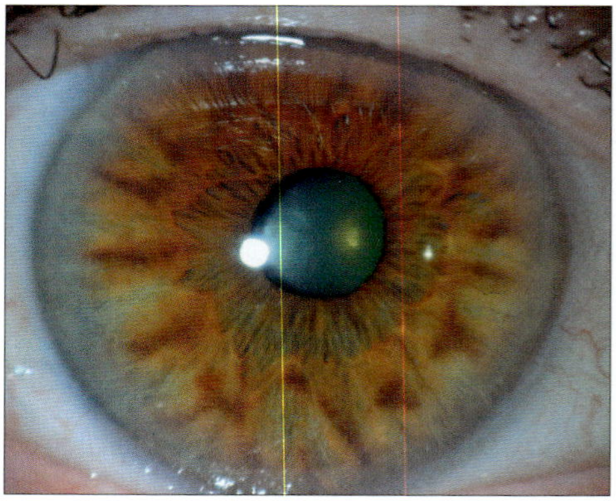

Kombination von melanchologener mit lymphatisch-hypoplastischer Konstitution, zu erkennen an der radiärstreifigen Auflagerungen von Schnupftabakpigment.

Erkennungsmerkmale

- Speichenförmige Trabekel (‹Lymphbrücken›), von der Krause ausgehend Richtung Ziliarrand
- Speichenförmige Faserbüschel bzw. Faserverdichtungen, von der Krause ausgehend Richtung Ziliarrand
- In Mischiriden sieht man auch speichenförmig Richtung Ziliarrand ziehende Pigmentstreifen in Brauntönen oder Schnupftabakpigmente. Auch die Blut-Lymph-Zone und Tophi können pigmentiert sein

Optionale, die Aussage differenzierende Zeichen

- Die Trabekel / Faserbüschel ziehen häufig zu Tophi in der Zone der mesenchymalen Ausgleichsfelder
- Der Ziliarrand ist abgedunkelt
- Viele Lakunen, Krypten und sonstige Lockerungszeichen, besonders in den HNO-Sektoren

Allgemeines

Aufgrund des stets *funktions*orientierten Denk- und Arbeitsmodells der TEN ist der Name dieser Konstitution etwas irritierend, weil der Begriff *hypoplastisch* fälschlich impliziert, dass hier *strukturelle* Abbauprozesse im Vordergrund stehen. Diese treten aber – wenn überhaupt – erst als Spätfolgen einer konstitutionellen Destabilisierung auf. Damit beschreibt der Konstitutionsname organische Veränderungen, die im fortgeschrittenen Krankheitszustand entstehen können, aber keinesfalls müssen. Primär stehen (wie bei allen Konstitutionen) pathofunktionelle Muster im Vordergrund, in diesem Fall hypokinetische Funktionseinschränkungen des Lymphsystems, wie sie unten beschrieben sind.

Die lymphatisch-hypoplastische Konstitution ist bei kleinen Kindern nur ausnahmsweise vorhanden, d. h. sie ist nur selten genotypisch angelegt, sondern eine über Jahre verlaufende pathologische Weiterentwicklung aus der zuvor bestehenden Konstitution, meist einer lymphatisch-hyperplastischen und/oder katarrhalisch-rheumatischen Konstitution. In ihr *konstituiert* sich quasi die Erschöpfung der lymphatischen Leistungsfähigkeit aufgrund ständiger Überlastung bzw. durch die wiederholte Behandlung akuter Krankheitsepisoden mit Mitteln, die das Wärmeprinzip unterdrücken. Sie ist die Spätform bzw. Endstadium einer Skrofulose und bedarf daher intensiver, langfristiger Konstitutionstherapie.

Thema der Pathophysiologie

> Qualitative, hypokinetische Einschränkung der Leistungs- und Funktionsfähigkeit des Lymphsystems, mit oder ohne organischer Degeneration der lymphatischen Gewebe

Pathophysiologische Aspekte

- Durch fortschreitende Verminderung der Dynamik der Lymphgefäße entstehen sowohl Defizite bei der Elimination von Überschusssäften und Schärfen aus dem Interstitium (Eingeschränkter Klärstrom) als auch der lymphatischen Abwehrleistung. Die Retention von lymphpflichtigen Säften führt zur Blockade der Transitstrecke bei der Versorgung des Gewebes mit Nährsäften. Daraus resultiert die Einschränkung der Gewebeleistung, was multiple Energiemangelsyndrome im gesamten Organismus, besonders aber Funktionsverluste des Immunsystems bedingt. Daraus entwickelt sich ein Circulus vitiosus, der die konstitutionelle Situation zunehmend weiter kompliziert. Die Schärfen, die bei der lymphatisch-hypoplastischen Konstitution häufig schwarzgallige Qualität haben, verringern zusätzlich die (phlegmabedingt) kalte Dynamik, sowohl des lymphatischen Klärstroms als auch des lymphatischen Abwehrsystems. Folge ist große Anfälligkeit gegenüber exogenen Reizfaktoren, chronisch-rezidivierende Krankheitsverläufe mit Gewebedegeneration, langwieriger Rekonvaleszenz und verzögerter Regeneration.

- Die chronischen Entzündungsprozesse haben die Neigung, zu Störfeldern (Foci) zu werden, die weitere Symptome und Erkrankungen begünstigen, ohne dass der Zusammenhang direkt erkennbar ist (funktionelle Trias der Darmschleimhaut, Zähne, Mandeln).
- Als Kompensationsversuch für die insuffiziente lymphatische Ableitung kommt es kompensatorisch zu vermehrter Resorption eigentlich lymphpflichtiger Substanzen[19] in das venöse System, was zu Folgeerkrankungen im Venensystem führt. Diese können alle Erscheinungen von plethorischen Stauungszuständen bis zur manifesten chronisch venösen Insuffizienz aufweisen. In solchen Fällen kann aus der Symptomatik der falsche Eindruck entstehen, es handele sich um eine Konstitution mit primär venöser Pathophysiologie (wobei das eine das andere nicht ausschließt).
- Wie bei vielen Konstitutionen, deren Pathophysiologie von Überschusssäften und Schärfen geprägt wird, die nicht physiologisch eliminiert werden können, treten auch bei der lymphatisch-hypoplastischen Konstitution kompensatorische Ausscheidungsreaktionen über die Haut und/oder die Schleimhäute auf, meist in chronischen oder rezidivierenden Verlaufsformen.
- Als *fehlgeleitete* Ersatzausscheidung über die Gelenkkapseln (siehe katarrhalisch-rheumatische Konstitution) sind auch bei der lymphatisch-hypoplastischen Konstitution chronisch verlaufende rheumatische Manifestationen im Bewegungsapparat zu erwarten.

Allgemeine Zeichen

- Diverse Energiemangelsyndrome
- Große Anfälligkeit für Krankheiten aller Art
- Verzögerte Regeneration, lange Rekonvaleszenz

Symptomatik und Krankheiten

- Chronische Katarrhe der Schleimhäute und Entzündungen der lymphatischen Gewebe: Tonsillitis, Sinusitis, Rhinitis, Otoblenorrhoe (eitrig laufendes Ohr), Schleimhautpolypen jeder Lokalisation, Colitis… (jede Schleimhaut kann betroffen sein)
- Ausscheidungsreaktionen der Haut: Ekzeme, Psoriasis, Furunkulose…
- Chronische rheumatische Erkrankungen mit Degenerationstendenz, sowohl der Gelenke als auch der periartikulären Gewebe
- Ödeme
- Venöse Insuffizienz
- Depressive Zustände, Melancholie aufgrund der Retention schwarzgalliger Schärfen
- Hypoplastische Tonsillen, evtl. chronisch entzündet
- Kleine, verhärtete Lymphknoten
- Gewebeatrophie, bes. Schleimhäute und Haut, Ulzerationen
- Auf eingeschränkter Gewebeernährung basierende Skeletterkrankungen (Osteoporose, Arthrose, Spondylose…)

19 Das Lymphsystem ist in der Lage, auch großmolekulare Abfallprodukte aus dem Interstitium zu eliminieren, während das venöse Kapillarsystem physiologisch nur für die Resorption kleinmolekularer Stoffe vorgesehen ist.

Konstitutionstherapie

Grundsätzliche therapeutische Zielvorgaben

- Stimulation der physiologischen Wärme
- Situationsadäquate Stimulation der hypokinetischen Lymphfunktionen
- Stimulation der Eliminationsprozesse, bes. der Milz

Diätetik

Wie bei der katarrhalisch-rheumatischen Konstitution

Arzneitherapie

Alle Lymph- und Coctio-fördernden Mittel

Barium carbonicum

Torpide Skrofulose. Besonders in der Kindheit und im Alter auftretende lymphatische Insuffizienz, die sich symptomatisch sowohl hyper- als auch hypoplastisch manifestieren kann. Viel zäher, schwer löslicher Schleim. Entwicklungsverzögerung bei Kindern; früh eintretende Senilität.

Verwendete Galenik: Barium carbonicum D6, evtl. D12

Barium jodatum

- Skrofulose mit ausgeprägter exsudativer Diathese. Rezidivierende akute und chronische Tonsillitis, frühe Arteriosklerose.
- An dieses Mittel ist zu denken, wenn die lymphatisch-hypoplastische mit der oxygenoiden Konstitution kombiniert ist.

Verwendete Galenik: Barium jodatum D6, evtl. D12

Conium – Gefleckter Schierling

- Charakteristische pathophysiologische Elemente dieses Mittels sind Atrophie, Starre, Verhärtung (Sklerose) und Kristallose. Alle Aspekte zeigen die humorale Qualität der Trockenheit und die meisten Krankheitsprozesse sind von Kälte geprägt. Daraus wird erkennbar, dass Conium ein Mittel für Menschen ist, deren Konstitution und Krankheitsprozesse melancholischer Natur sind.
- Harte Schwellungen und Entzündung von Lymphknoten.

Verwendete Galenik: Conium D4 / D6

Carbo vegetabilis – Holzkohle

- Eingeschränkte Energie- und Nährstoffversorgung der Gewebe
- Humoralmedizinisch wird in der Wirkung von Carbo vegetabilis die Optimierung der dritten Coctio erkennbar
- Katarrhe mit Blutungsneigung und Bildung von torpiden Geschwüren
- Bereits geheilte Geschwüre brechen wieder auf
- Typisch ist Brennschmerz

Verwendete Galenik: Carbo vegetabilis D4 / D6

Graphites – Reißblei

- Ein Mittel für extrem torpide Formen der Skrofulose
- Krankheitsbilder haben Übereinstimmung mit dem klinischen Bild der Hypothyreose
- Trockene, schuppige Ekzeme, ‹unheilbare› Haut

Verwendete Galenik: Graphites D6, evtl. D12

Calcium fluoratum

- Bei Gewebeverhärtung und mangelnder mechanischer Resistenz
- Macht Hartes weich und Weiches hart

Verwendete Galenik: Calcium fluoratum D12 (Nr. 1 der Schüßler'schen Biochemie)
Auch als Calcium fluoratum Salbe äußerlich

Silicea

- Wichtigstes Mittel zur Optimierung aller interstitiellen Funktionen
- Aktivierung des lymphatischen Klärstroms

Verwendete Galenika: Silicea D12 (Nr. 11 der Schüßler'schen Biochemie)
Auch als Silicea-Salbe äußerlich

Sonstige Therapien

- Eigenblut- oder Eigenurin-Therapie als Injektionsserie
- Manuelle Lymphdrainage
- Fokussanierung

9.8 Neurogene Konstitution

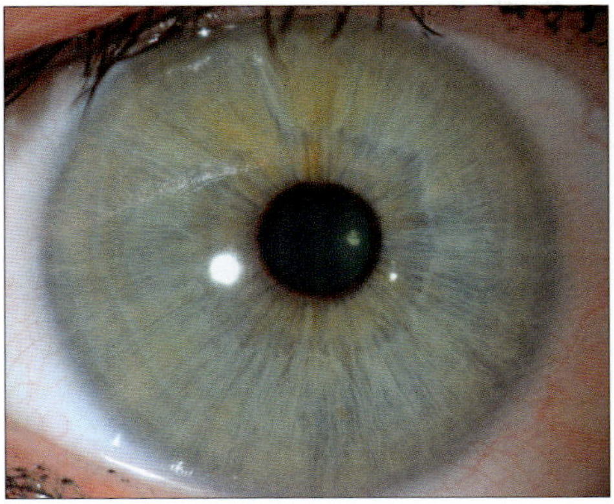

Sehr ‹gespannte› neurogene Konstitution mit einigen cholerischen Pigmenten.

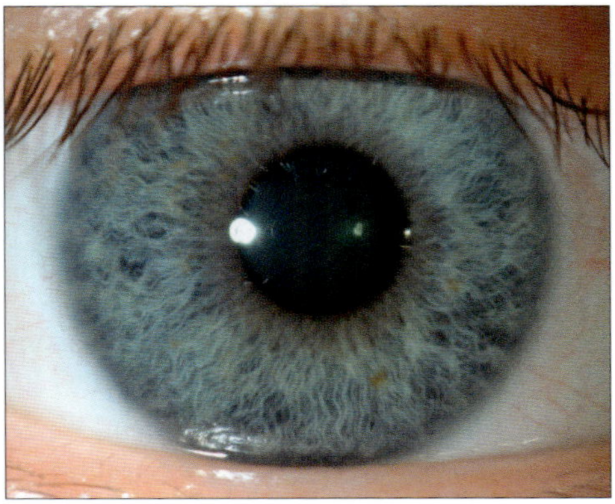

Typische neurogene Konstitution mit einigen aufgelockerten, dunklen Sektoren.

Irisdiagnostik

Erkennungsmerkmale

- Stromafasern der Iris sind sehr zart, entweder locker gewellt oder straff gespannt Je straffer die Fasern, umso höher ist die Irritabilität
- Krause und Blut-Lymph-Zone ist oft aufgehellt (= Hinweis auf gelbgallige Belastung)

Optionale, die Aussage differenzierende Zeichen

- Neuronennetze, meist am Ziliarrand
- Häufig Zirkulärfurchen (Helligkeit gibt Auskunft über den Grad der Spasmophilie)
- Radiärfurchen im Zerebralbereich (= Zeichen der nervlichen Erschöpfung oder mangelnder nervlicher Belastbarkeit [Astheniefurchen])
- Pupillenentrundungen
- Neurolappen (= Partielle Hyperplasie des Pupillarsaums)

Allgemeines

In der Literatur wird manchmal auch die Bezeichnung *neuropathische Konstitution* verwendet. Dieser Begriff wird hier vermieden, weil die neurogene Konstitution sich in den meisten Fällen nicht in *Neuropathologien* manifestiert, sondern funktionell in hyperirritablen Reaktionsmustern des Nervensystems. Auch beschränkt der Terminus *neurolymphatische Konstitution* die entsprechende Zeichensetzung auf blaue Augen. Dies würde bedeuten, dass diese Konstitution ausschließlich eine Variante der lymphatischen Konstitution ist, was definitiv nicht der Realität entspricht. Die neurogene Konstitution kommt als Variante aller Grundkonstitutionen vor. Voraussetzung für ihre irisdiagnostische Erkennung ist, dass die entsprechende zarte Faserstruktur des Stromas erkennbar ist. Bei sanguinogenen Augen mit dichter brauner Pigmentauflagerung ist das meist nicht möglich.

Thema der Pathophysiologie

> Unphysiologisch erhöhte Sensibilität und Irritabilität des Nervensystems (sensibel, motorisch und vegetativ).
> Instabilität der nervalen Funktionen.

Pathophysiologische Aspekte

- Die neurogene Konstitution ist Basis für Störungen bei der Ausreifung des Nervensystems in der Kindheit. Dies kann sowohl als übermäßig beschleunigte als auch defizitäre Ausreifung auftreten. Meist sind einzelne, individuell unterschiedliche Bereiche des Nervensystems betroffen. Charakteristisch sind in jedem Fall infantile psychische und organische Reaktionsmuster.
  Störfaktoren, die das Grundproblem verstärken sind: Reizüberflutung, Mangel an Geborgenheit, Verständnis und Liebe, Unharmonische Familiensituation, Überforderung, aber auch diverse Impfungen.
- Es besteht Überempfindlichkeit gegen alle physischen, psychischen und mentalen Reize.
- Es kommt zu Vikariation der nervlichen Überreiztheit auf andere Bereiche: Psychoneurosen oder Organneurosen.
- Optional kann auch hormonelle Labilität hinzukommen, was vor allem die Hormone betrifft, die entscheidende Bedeutung bei Wachstum und Ausreifung haben: Tendenz zu Hyperthyreose (Kinder haben stark erhöhte Empfindlichkeit gegenüber Thyroxin) und Unterfunktion der Nebenschilddrüse (Latente Tetanie).
- Die neurogene Konstitution ist häufig kombiniert mit exsudativer, spasmophiler, allergischer und azider Diathese. Das bedeutet, dass nervliche Reizfaktoren die Manifestationen der genannten Diathesen verstärken können, aber auch umgekehrt die Diathesen mit deutlich *neurogener* Sympomatik ablaufen.
- Bei Belastung des Organismus mit Schärfen reagiert v. a. das Nervensystem der Schärfenqualität entsprechend:
  Cholerische Schärfen → Hyperkinese, Überreizung
  Melancholische Schärfen → Hypokinese, Reaktionsblockade, Abstumpfung

Allgemeine Zeichen

Neurogene Menschen sind feinfühlig und kreativ. Sie haben einerseits die Fähigkeit, schöne Erlebnisse zu genießen, während andererseits negative Ereignisse oder Erlebnisse sie in ungewöhnlich starker Weise belasten und aus dem Gleichgewicht bringen können – sowohl seelisch-emotional als auch in in ihren vegetativen Regulationsprozessen.

Ihre kreativen Stärken können neurogene Menschen in künstlerischen, sozialen und therapeutischen Bereichen entfalten, während sie in Bereichen mit hohem Konfliktpotenzial und emotionalen Belastungen rasch psychosomatische gesundheitliche Probleme entwickeln. Ihre geringe Belastbarkeit führt zu Frustrationen, was die Grundproblematik zusätzlich verstärken kann.

Wegen ihres individuellen, manchmal etwas eigentümlichen Verhaltens sind sie nicht selten soziale Außenseiter.

Neben den Informationen mit Bezug auf Entstehung und Verlauf von Krankheiten liefert die neurogene Konstitution weitere wichtige Informationen für den Therapeuten:

- Der neurogene Patient nimmt seine Beschwerden sehr intensiv wahr und neigt daher evtl. zu Dramatisierung.
- Der neurogene Patient reagiert gut und schnell auf Therapiereize, was folgende Konsequenzen haben kann:
- Deutliche, auch über das normale Maß hinausgehende Erstreaktionen auf Therapiereize (vorübergehende Verstärkung der bestehenden Symptomatik).
- Es ist sinnvoll, Arzneien mit reduzierter Dosierung zu verordnen.
- Bewährt hat sich, in der erste Woche der Einnahme die Hälfte der altersgemäßen Dosis zu verordnen und danach (falls überhaupt notwendig) unter Beobachtung der Reaktionen langsam zu steigern.
  Sollten starke Erstreaktionen aufgetreten sein, ist die Medikation so lange zu unterbrechen, bis die Erstreaktionen wieder abgeklungen sind. Danach über einige Tage mit stark reduzierter Dosis (beim Erwachsenen z. B. nur 3 x tgl. 5 Tropfen) wieder beginnen. Bleiben bei dieser Dosierung die Reaktionen aus, kann langsam gesteigert werden.
- Ähnliches gilt auch für die Reizstärke und -dauer bei Ab- und Ausleitungsmethoden, physikalischen Therapien u.a.
  Auch hier muss die Therapie der gesteigerten Sensibilität und Irritabilität des neurogenen Patienten angepasst werden.

Gerade bei Patienten mit neurogener Konstitution ist der Dialog zwischen dem Kranken und dem Therapeuten sehr wichtig, um die therapeutische Vorgehensweise individuell anpassen zu können.

Symptomatik und Krankheiten

Charakteristisch sind vorwiegend *funktionelle* Symptome, die rasch entstehen, sich spontan verändern und auch schnell wieder abklingen können.

- Unmotivierte, anfallsweise Übererregung mit nachfolgender Erschöpfung (Reizbare Schwäche)
- Aufmerksamkeits-Defizit-Syndrome mit oder ohne Hyperkinese (ADHS, ADS) (Die beiden Begriffe sind moderne Bezeichnungen für nervliche Manifestationen der erethischen Skrofulose)
- Ausbildung von Psychoneurosen jeder Art
- Schreckhaftigkeit, flacher, unruhiger Schlaf
- Unmotivierte Angstzustände (alle Schweregrade)
- Herz / Kreislauf: Anfallsweise Tachykardie; Stenokardie; Hypotonie / Hypertonie, Gefäßneurosen (Mb. Raynaud), Migräne, Spannungskopfschmerz
  Labilität der Gefäßregulation: Schwindel, Ohnmachtsneigung, Hyperthermie

- Verdauungstrakt: Luftschlucken, Erbrechen, Magenschmerzen (Gastropathia nervosa), Wechsel zwischen Durchfall und Verstopfung, Gallenwegsdyskinesien, Kolikartige Bauchschmerzen, Stuhlneurosen
- Die neurogene Konstitution begünstigt die Entstehung von Mb. Crohn, Colitis ulcerosa u.ä. und prägt entscheidend deren Symptomatik und Verlauf.
- Atemwege: Nervöses Asthma, Hyperventilation, Globussyndrom
- Urogenitalsystem: Reizblase, Dysmenorrhoe, Prostataneurosen, Sexualneurosen, Enuresis nocturna
- Haut: Neurodermitis, angioneurotisches Ödem
- Muskuläre Hypertonie: Besonders Schulter / Nacken und lumbosakraler Bereich
- Sinnesorgane: Übersteigerte Licht-, Geräusch-, Geruchs- und Berührungsempfindlichkeit, Parästhesien, Tinnitus, Ticks

Konstitutionstherapie

Grundsätzliche therapeutische Zielvorgaben

- Ausgleich und Stabilisierung der nervalen Reiz- und Erregungsfähigkeit
- Ggf. Anregung der Elimination von Schärfen
- Symptomorientierte Behandlung

Diätetik

- Aktive körperliche Bewegung, auch zum Abbau von Stressfaktoren
- Wichtigster Aspekt: Ausschaltung der nervlichen Reizfaktoren. Hierbei steht in der heutigen Zeit die Benutzung der Unterhaltungselektronik im Vordergrund. Vor allem kleine und hyperkinetische Kinder sollten etwa 2 Stunden vor dem Schlafengehen kein Fernsehen mehr schauen, keine Computerspiele mehr spielen – auch nicht auf dem Smartphone. Auch bei der Auswahl der Sendungen / Programme ist darauf zu achten, dass die Inhalte altersadäquat sind.
- Die Ernährung sollte vollwertig und vielseitig sein und entsprechend der Ausprägung der neurogenen Störungen kühlend oder erwärmend zusammengestellt sein.
  Die folgenden Nahrungmittel bzw. -zusätze sind stark nervenreizend und sollten daher nicht oder nur sehr eingeschränkt gegessen werden:

- Raffinierter Zucker (Süßigkeiten, Limonaden…)
- Phosphate (Wurstwaren, Süßigkeiten)
- Glutamate (sog. Geschmacksverstärker, auch in Hefeprodukten)
- Koffein- und taurinhaltige Getränke (Cola, Energy-Drinks…)

Arzneitherapie

Hyoscyamus niger – Bilsenkraut

- Wichtiges Konstitutionsmittel zur Reduzierung der nervlichen Übererregung.
- Hyoscyamus setzt Therapieimpulse, die dazu beitragen, unvollständige oder überstürzt ablaufende Entwicklungen des Nervensystems bei Kindern und Jugendlichen zu korri-

gieren. Für seinen Einsatz als Konstitutionsmittel muss nicht die komplette Dramatik des homöopathischen Mittelbildes erfüllt sein.

Verwendete Galenik: Hyoscyamus D4, D6

Datura stramonium – Stechapfel

- Erregungszustände des ZNS mit Spasmophilie, Zittern, Zucken.
- Patient redet viel, auch unzusammenhängend und wahnhaft. Rasche Stimmungswechsel. Merkwürdige Übersprungshandlungen und Ticks.
- Neurogene Störungen nach Unterdrückung von Ausscheidungen.

Verwendete Galenik: Stramonium D4, D6

Agaricus muscarius – Fliegenpilz

- Wichtiges Nervenmittel bei zerebralen Erregungszuständen. Koordinationsstörungen der Willkürmotorik: Unkontrollierte, fahrige Bewegungen. Zuckungen, Zittern und Krämpfe, sowohl der glatten als auch quergestreiften Muskulatur. Nystagmus.
- Regulationsstörungen der Kapillardynamik, die sich subjektiv und objektiv in Kältegefühl zeigt.
- Manische Zustände.
- Viele Symptome von Agaricus entsprechen dem heutigen Krankheitsbild des ADHS.

Verwendete Galenik: Agaricus D4 / D6

Zincum valerianicum

- Mittel für Patienten mit hysterischen Wesenszügen
- Neuralgische Schmerzen (bes. Kopf, Ovarien, Rücken)
- Symptomatik des Restless legs syndrome
- Schlaflosigkeit

Verwendete Galenik: Zincum valerianicum D4 / D6

Ambra grisea – Sekret des Pottwals

- Ein Nervenmittel für introvertierte, schüchterne Menschen mit geringem Selbstvertrauen, die an starker nervlicher Erschöpfung leiden, aber trotzdem überempfindlich und gehetzt sind. Es bestehen viele Ängste und Sorgen, die aus mangelndem oder zerstörtem Grundvertrauen resultieren und sich häufig um die Existenzgrundlagen drehen, z. B. finanzielle und geschäftliche Probleme. Die betreffenden Menschen meiden Sozialkontakte, ziehen sich zurück.

- Alle Symptome verschlimmern sich bereits bei geringen Nervenbelastungen und in jeder ungewohnten Situation. Schlafstörungen durch Sorgen und Ängste.

Verwendete Galenik: Ambra D4 / D6

Asa foetida – Stinkasant

Siehe chologene Konstitution.

Strychnos ignatii (= Ignatia) – Ignatiusbohne

- Mittel für scharfsinnige, dynamische Personen mit hysterischen Wesens- und Verhaltenszügen
- Sehr wechselhafte Beschwerden / Befinden werden dramatisiert, laut, umfassend und schamlos. Die Person leidet subjektiv intensiv.
- Symptome, die widersprüchlich zum aktuellen Krankheitszustand sind und sich rasch verändern (himmelhoch jauchzend – zu Tode betrübt)
- Wichtiges Mittel für alle Zustände, die kurz nach einem traumatischen seelischen Ereignis entstehen: Trauer, Liebeskummer… (‹Kummermittel›)
- Globussyndrom, hysterisches Erbrechen

Verwendete Galenik: Ignatia D6

Gelsemium sempervirens – Gelber Jasmin

- Ausgeprägte Erschöpfung mit Benommenheit, Schläfrigkeit und Tonusmangel der Muskulatur bis zur Lähmung. In späteren Krankheitsphasen Erregung mit übersteigerter Reizbarkeit auf sensorische und seelische Reize, auch mit Panikzuständen.
- Kongestive Gefäß-Fehlregulation in den Kopf und das Gehirn: Migräne, Schwindel bei rotem Kopf
- Benommenheit mit auffälligem Schlafbedürfnis
- Nervöse Magendysfunktionen

Verwendete Galenik: Gelsemium D4 / D6

Kalium bromatum

- Dieses Mittel kombiniert die nervenstabilisierende Wirkung des Kaliums mit dem dämpfenden Wirkungsprinzip des Broms auf vegetative, sensorische und sensible nervliche Prozesse. Schreckhaftigkeit. Schlafstörungen mit Unruhe und Zähneknirschen. Allgemeine motorische Unruhe.
- Nervös-phobische Personen mit Tendenz zu manisch-depressiven Zuständen und spasmophiler Diathese.

- Enuresis als Folge seelischer Belastungen
- Neuralgien, spastische Kopfschmerzen, Migräne
- Konzentrations- und Gedächtnisschwäche

Verwendete Galenik: Kalium bromatum D6: Wirkungsschwerpunkt auf Kalium (torpide Pathophysiologie). Kalium bromatum D3 (evtl. D4): Wirkungsschwerpunkt auf Brom (erethische Pathophysiologie). (Nr. 14 der Schüßler'schen Biochemie)

Magnesium phosphoricum

- Wichtiges Mittel bei akuter Spasmophilie und Nervenüberreizung
- Hyperkinetische Zustände v. a. glatter Muskulatur, aber auch im Bewegungsapparat
- Überreizungszustände bei erethischer Skrofulose
- Ein Mittels mit vorwiegend symptomatischer Wirkung bei akuten Beschwerden. In der Konstitutionstherapie muss es mit weiteren Mitteln kombiniert werden.

Verwendete Galenik: Magnesium phosphoricum D6 (Nr. 7 der Schüßler'schen Biochemie)
Gute Kombination: 10 Tabletten Magnesium phosphoricum D6 in einer Tasse Melissen-Infus auflösen und schluckweise trinken.

Magnesium carbonicum

- Spasmophile Diathese bei sehr erschöpften Personen
- Überempfindlichkeit gegen Sinnesreize aller Art, bes. Berührung
- Saures Aufstoßen, alle Ausscheidungen sind sauer
- Kann Nahrungsmittel nicht verdauen (Coctio-Schwäche)

Verwendete Galenik: Magnesium carbonicum D6

Phosphorus

- Nervöse Schwäche (Neurasthenie), deren Symptomatik zwischen Ekstase mit Selbstüberschätzung und wahnhaften Vorstellungen einerseits und Niedergeschlagenheit, Angst vor unrealistischer Bedrohung und plötzlicher Ohnmacht andererseits schwanken kann.
- Alle Symptome sind geprägt von zerstörerischer Heftigkeit (hoher Energieverbrauch), die rasch in die Erschöpfung wechselt, weil die Energiereserven fehlen: Entzündungen. Hyperkinese des Blutsystems: Blutungen.
- Anämie

Verwende Galenik: Phosphorus D6, evtl. D12

Kalium phosphoricum

- Die Nervennahrung bzw. das Gewebeerhaltungsmittel der Schüßler'schen Biochemie
- Verbessert die Energiebilanz der Gewebe durch Optimierung der dritten Coctio
- Alle Manifestationen der nervlichen Minderbelastbarkeit

Verwendete Galenik: Kalium phosphoricum D6 (Nr. 5 der Schüßler'schen Biochemie)

Aurum metallicum – Gold

- Melancholische Zustände, mit der Zeit zunehmend zu endogener Depression
- Kongestive Gefäßregulationsstörungen, bes. im Kopf
- Optimiert die dritte Coctio und damit die Energiebilanz aller Gewebe

Verwendete Galenik: Aurum D6

Zincum chloratum

- Dämpft die gesteigerte Sensibilität des Nervensystems
- Hyperkinese verschiedener Organsysteme, die durch Reizzustände des zentralen und vegetativen Nervensystems ausgelöst werden
- Spasmophile Diathese, Muskelunruhe, -zuckungen, Koordinationsstörungen
- Neurasthenie, Hypochondrie, hypersensible Sensorik

Verwendete Galenik: Zincum chloratum D4 / D6 (Nr. 21 der Schüßler'schen Biochemie)

Hypericum perforatum – Johanniskraut

- Wichtiges pflanzliches Mittel mit Hauptwirkung auf das Nervenparenchym. Fördert dessen Regeneration nach Verletzungen (z. B. auch nach apoplektischem Insult) und unterstützt die Entwicklung der physiologischen Funktionalität.
- Hypericum hat ausgleichende Wirkungen auf das seelische Befinden: Bei Hyperkinese wirkt es beruhigend, bei hypokinetischen, melancholischen Zuständen regt es an.

Verwendete Galenik: Hyperici Hb. als Infus
Hypericum ø
Hyperici Oleum zur äußerlichen Anwendung
Hypericum D4
Die Anwendung in potenzierter Form bewährt sich zur Anregung der Regeneration nach Verletzungen. Ansonsten sind nicht-potenzierte Zubereitungen zu verwenden.

Phytotherapeutische Spezialitäten, bei denen ein Inhaltsstoff der Pflanze (meist Hypericin) auf das bis zu 30-fache des natürlichen Gehaltes der Pflanze konzentriert sind (erkennbar an der mg-Zahl hinter dem Handelsnamen [300/450/900...]) erfüllen vielleicht die Kriterien eines Arzneimittels mit chemisch definierter Einzel-Wirksubstanz, sind aber als Konstitutionsmittel nach TEN-Kriterien völlig ungeeignet. Dort ist die Kombination sämtlicher von der natürlichen Pflanze repräsentierten Wirkungsprinzipien entscheidendes Kriterium, was bei selektiver Konzentration eines Wirkstoffe nicht mehr der Fall ist[20].

Auch nur für die genannten Spezialitäten gelten die bekannten Kontraindikationen. Für die Anwendung von Johanniskraut als Tee, ø oder in potenzierter Form sind sie irrelevant.

Passiflora incarnata – Passionsblume

- Eine Pflanze bei erhöhter Irritabilität: Relativ geringfügige Reize werden unangemessen heftig beantwortet.
- Nervosität, Angstzustände, vegetative Dystonie, nervöse Verdauungs- und Herz-Kreislaufbeschwerden, Krämpfe, Schlafstörungen, depressive Verstimmung, Spannungskopfschmerzen, Stress, Wetterfühligkeit.

Verwendete Galenik: Passiflorae Hb. als Infus
Passiflora ø

Angelica archangelica – Erzengelwurz

- Eine Pflanze mit erwärmender (=tonisierender) Wirkung sowohl auf das Coctio-System als auch auf alle Bereiche des Nervensystems
- Engelwurz verleiht innere Stärke und Standfestigkeit
- Verschleimung und spastische Zustände im Thorax
- Angelica ist bei neurogenen Personen indiziert, deren Nervenschwäche auf Kälte des Magens beruht (dunkle Krausenzone, Begleitschatten)

Verwendete Galenik: Angelicae Rad. als Infus
Angelica ø
Mit ähnlichem konstitutionellen Wirkungsvermögen kann auch Angelica silvestris (Wald-Engelwurz) verwendet werden.

20 Im Zusammenhang mit konzentrierten Hypericin-Präparaten wird echter Etikettenschwindel betrieben, indem sie als als phytotherapeutische Johanniskraut-Präparate vermarktet werden. Dazu passende Analogie: Ein Präparat mit dem Wirkstoff ASS ist schließlich auch kein Pflanzenpräparat aus der Weidenrinde, nur weil diese Pflanze ASS enthält...

Melissa officinalis – Zitronenmelisse

- Nervlich stabilisierende Pflanze mit emotional aufbauender Wirkung (Melisse macht fröhlich).
- Melisse unterstützt die Elimination melancholischer Säfte und Schärfen, besitzt also Milz-aktivierende Wirkung.

Verwendete Galenik: Melissae Fol. als Infus (bewährtes Adjuvans und Geschmackskorrigens in Teemischungen mit neurotroper Wirkung).
Melissa ø
Ol. Melissae (äußerlich)

Kava-Kava (Piper methysticum) – Rauschpfeffer

- Extrakte aus der Wurzel wirken angstlösend, stimmungsausgleichend, beruhigend, schmerzstillend, schlaffördernd und muskelrelaxierend.
- Die Pflanze ist bei allen Zuständen einzusetzen, bei denen Kälte und Feuchtigkeit die Nervenfunktion behindern.

Verwendete Galenik: Piper methysticum D6 / C4 (Tiefste in Deutschland rezeptfrei erhältliche Potenzstufen – Stand März 2018)
Piper methysticum ø (in der Schweiz erhältlich)
Piper methysticum spag.

Nachdem der Verdacht auf hepatotoxische Wirkungen von Kava-Pyronen wissenschaftlich nicht verifiziert werden konnte, sind bei den Zulassungskriterien von Kava-Kava-Präparaten in näherer Zukunft Veränderungen zu erwarten, die es ermöglichen, wieder ‹stoffliche› Zubereitungen der Pflanze rezeptfrei auf den Markt zu bringen (Kava-Kava ø oder Spezialitäten). Diese sind der potenzierten Zubereitungsform wirkungsmäßig deutlich überlegen. Es ist daher für Therapeuten sinnvoll, sich über die aktuelle Entwicklung bzgl. Kava-Kava auf dem Laufenden zu halten.

Cinchona pubescens – China

- Nervenstärkendes Tonikum – nur bei asthenischen Zuständen, bei hyperkinetischen Zuständen des Nervensystems ist China kontraindiziert.
- Erwärmt und tonisiert den kalten Magen und die Leber. Verbessert damit die Coctio.
- Erwärmt, tonisiert und stärkt das Herz-Kreislaufsystem und die Nerven.
- Krankhafte Folgen von Säfteverlusten (Schweiß, Blut, Diarrhoe). Anämie.

Verwendete Galenik: China ø
China spag.

Bei der Behandlung von Kindern sollte, zusätzlich zu der individuellen Auswahl aus den genannten Mitteln, ein Lymphmittel hinzu genommen werden.

Rezepturbeispiele		
Calc. phosph. D6 dil. Hyoscyamus D4 Agnus castus ø Calamus ø aa 20 ml M. f. dil (Indikationsbereich der Rezeptur: Kind mit neurogener Konstitution, hyperkinetischen Reaktionsmustern und diversen Entwicklungsverzögerungen)	Asa foetida D6 dil. Kalium phosph. D6 dil. aa 20 ml Hypericum ø Angelica ø aa 30 ml M. f. dil. (Indikationsbereich der Rezeptur: Neurogene Konstitution mit depressiven Zuständen und gelbgalliger Symptomatik der Hohlorgane va. des Atmungssystems)	Sabadilla Komplex Nestmann Tr. 50 ml Passiflora ø 50 ml M. f. dil. (Indikationsbereich der Rezeptur: Neurogene Konstitution mit rasch veränderlichen Unruhezuständen, Schlafstörungen und psychisch ausgelösten oder verstärkten hyperkinetischen Symptomen va. im Abdomen)

Besonderheiten bei der Therapie

Nervenstärkungsmittel sind – zumindest bei hyperkinetischen Zuständen – therapeutisch nicht sinnvoll, da sie die nervöse Übererregbarkeit eher fördern!

9.9 Oxygenoide Konstitution

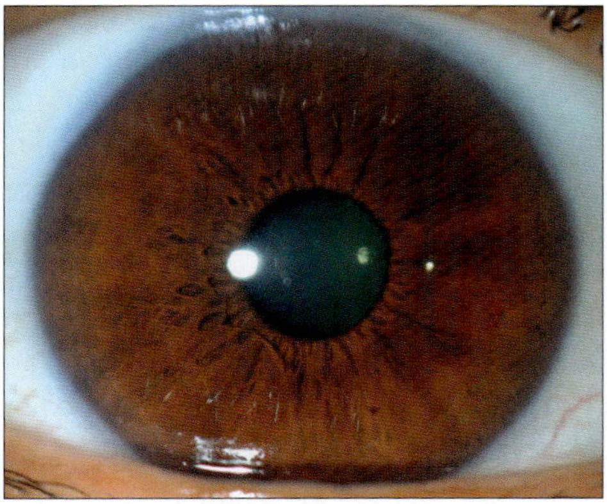

Oxygenoide Konstitution in sanguinogener Iris.

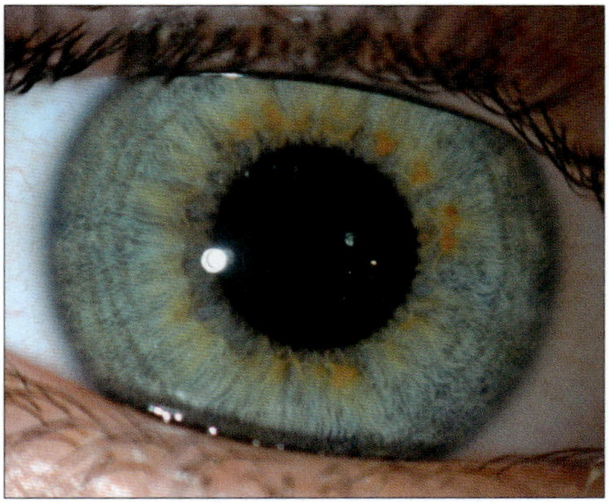

Oxygenoide Konstitution in lymphatischer Iris.

Irisdiagnostik

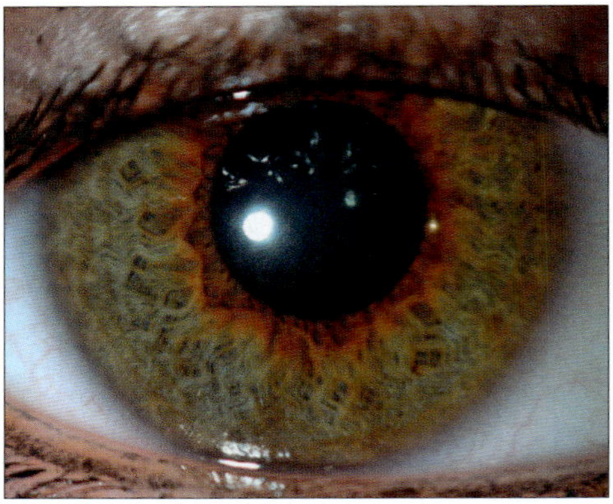

Oxygenoide Konstitution in einer Mischiris.

Erkennungsmerkmal der oxygenoiden Konstitution ist die *enge Krausenzone*, d. h. der Abstand der Krause von der Pupille beträgt weniger als ¼ der Gesamtbreite der Iris. Dabei kann die Krausenzone in allen Bereichen der Iris, in Teilbereichen oder nur einzelnen Sektoren eingeengt sein. Für die Interpretation bedeutet dies: Je genereller die enge Krausenzone ist, umso größere Bedeutung hat die oxygenoide Pathophysiologie für den Gesamtorganismus. Sind nur einzelne Sektoren eingeengt, bezieht sich die oxygenoide Pathophysiologie auf die Organsysteme, die gemäß sektoraler Topografie diesen Sektoren zugeordnet sind. Da aber eine Konstitutionstherapie stets auf den Gesamtorganismus wirkt und sich nicht auf einzelne Organsysteme beschränkt, ist diese Differenzierung für die Therapie relativ unerheblich.

> Aufgrund der weiter unten beschriebenen konstitutionellen Pathophysiologie gehört die enge Krausenzone zu den wichtigsten Iriszeichen überhaupt. Der Breite der Krausenzone sollte bei der augendiagnostischen Untersuchung bei jedem Patienten besondere Beachtung geschenkt werden, zumal sie in Sekunden zu erkennen ist. Kaum eine Konstitution löst beim Irisdiagnostiker häufiger die erstaunte diagnostische Erkenntnis aus «Ach, *diese* Pathophysiologie läuft hier ab…» als die oxygenoide Konstitution. Damit kann dann eine manchmal fatal falsche therapeutische Zielsetzung vermieden werden.

Die folgenden Iriszeichen treten bei einer oxygenoiden Konstitution häufig auf, sind aber bereits als Folgezeichen des übersteigerten Katabolismus zu werten:

- Helle Krause, häufig auch als Zick-Zack-Krause. (Tendenz zur Spasmophilie der abdominellen Hohlorgane, bzw. deren Hyperkinese.)
- Die Blut-Lymph-Zone wirkt verschmiert und ist sehr häufig mit unterschiedlichen Farben pigmentiert, was als Überfrachtung und Überlastung der humoralen Systeme mit den bei der oxygenoiden Konstitution vermehrt produzierten Metaboliten zu werten ist. Die Pigmentfarbe gibt dabei Auskunft über Insuffizienz des für die Elimination der entsprechenden Schärfen verantwortliche Ausscheidungsorgans. Die Zeichensetzung in der Blut-Lymph-Zone liefert damit ausgesprochen wertvolle Informationen über die Qualität der nach der ersten Coctio resorbierten Nährsäfte und gibt damit Auskunft über den humoralen Zustand des intestinalen Lymphsystems (GALT). Das kann für die Behandlung von Krankheiten, denen Fehlfunktionen des Immunsystems zugrunde liegen, von entscheidender Bedeutung sein kann.

- Tophi in allen Varianten in der Zone der mesenchymalen Ausgleichsfelder. Diese sind Hinweiszeichen auf ekzematische und/oder katarrhalische Ersatzausscheidungen, evtl. auch mit Beteiligung der serösen Häute, bes. der Gelenkkapseln (entsprechend der katarrhalisch-rheumatischen Konstitution).

Allgemeines

Diese Konstitution tritt sehr häufig auf und spielt als Basis vieler unterschiedlicher Krankheiten stets eine Schlüsselrolle, da sie entscheidenden Einfluss auf die Energiebilanz des gesamten Organismus hat und damit eines der zentralsten pathophysiologischen Themen überhaupt betrifft. In logischer Konsequenz muss sie in der Konstitutionstherapie auch stets mit Priorität berücksichtigt werden. Dies gilt auch dann, wenn die charakteristischen Zeichen in der Iris nicht in der gesamten Iris, sondern nur in einzelnen Sektoren sichtbar sind.

Thema der Pathophysiologie

- Übersteigerte oxidative Stoffwechselprozesse mit hohem Energie- und Sauerstoffverbrauch: Jeder Lebensprozess läuft mit unphysiologisch gesteigertem Energieverbrauch ab.
  → Dysbalance zwischen Energiegewinnung und -verbrauch.
- Vermehrte Produktion von Stoffwechselendprodukten (Schärfen).

Pathophysiologische Details

Die Pathophysiologie dieser Konstitution ist von einem deutlichen Missverhältnis zwischen den energiegewinnenden und den energieverbrauchenden Lebensprozessen des Organismus geprägt, bei dem die verbrauchenden Prozesse überwiegen.

Für jede Vitalfunktion und jeden Stoffwechselprozess wird aufgrund übersteigerter Verbrennungsprozesse, die mit hohem Sauerstoffverbrauch ablaufen (daher der Name dieser Konstitution), mehr Energie benötigt als notwendig wäre. Daher arbeitet der Organismus unökonomisch mit reduziertem Wirkungsgrad.

Häufig ist eine gesteigerte Wärmeproduktion, die sich nicht nur in einer Tendenz zu erhöhter Körpertemperatur (lokal oder generalisiert), sondern auch in übersteigerter Stoffwechseltätigkeit und hyperkinetischen Syndromen manifestiert.

Die unökonomische Arbeitsweise der Gewebe bedingt gesteigerten Anfall von Metaboliten. Können diese nicht adäquat aus dem Interstitium eliminiert werden, droht die Blockade der Transitstrecke, wodurch wiederum die Versorgung des Gewebes mit Nährstoffen und O_2 eingeschränkt wird. Da aber die physiologischen Gewebefunktionen bei der oxygenoiden Konstitution auf überdurchschnittliche Energieversorgung angewiesen sind, kann sich rasch ein Circulus vitiosus entwickeln, der zu negativer Energiebilanz führt – die Basis multipler Energiemangel-Syndrome.

Hinzu kommt, dass sowohl der Abtransport von Metaboliten aus dem Interstitium (Klärstrom) als auch die Eliminationsleistung der entsprechenden Organe energieintensive Prozesse sind und insuffizient ablaufen, wenn die notwendige Energie nicht vorhanden ist.

Bildhaft lässt sich die Energetik der Gewebe bei oxygenoider Konstitution mit einem Automotor vergleichen, der ständig mit zu hoher Drehzahl gefahren wird. Er verbraucht mehr Benzin als nötig, produziert dabei zu viel Auspuffgase und Wärme, bringt das Fahrzeug aber trotzdem nicht schneller von A nach B.

Humoralmedizinische Pathophysiologie

In der Literatur wird ein bis in den pathologischen Bereich gesteigertes Wärmepotential des Sanguis als Basis der oxygenoiden Konstitution interpretiert. Joachim Broy beschreibt sie als «...klassisches sanguinisches Temperament in seiner übersteigerten Form.» Diese Interpretation eines dyskrasischen Hintergrundes der oxygenoiden Konstitution beschreibt die humorale Ausgangslage in der Kindheit. Die Beobachtungen bei der Arbeit mit entsprechenden Patienten und v. a. die Tatsache, dass in den Iriden oxygenoider Erwachsener so gut wie immer Zeichen cholerischer Schärfen vorhanden sind (gelbe und/oder braune Pigmente, hell weiß leuchtende Auflagerungen) lässt den Schluss zu, dass sich die sanguinische Dyskrasie im Laufe des Lebens zu einer gelbgalligen Kakochymie entwickelt, also eine Verunreinigung der Säfte mit cholerischen Schärfen.

Daraus geht hervor, dass die oxygenoide Konstitution auch Basis der erethischen Form der Skrofulose sein kann, die sich in der heutigen Zeit häufig in dem Symptomenkomplex des Aufmerksamkeitsdefizit-Hyperaktivitäts-Syndrom (ADHS) oder ähnlicher Krankheitsbilder manifestiert. Diese Erkenntnis eröffnet erweiterte therapeutische Möglichkeiten für die konstitutionelle Behandlung dieser Krankheiten.

Phasen der oxygenoiden Konstitution

Die Manifestationen dieser Konstitution lassen zwei Phasen erkennen:

Phase 1	Der Energieverbrauch ist hoch, aber die Bilanz zwischen Energiegewinnung und -verbrauch ist (noch) ausgeglichen bzw. kann spontan wieder ausgeglichen werden
Phase 2	Die Energiebilanz ist langfristig defizitär, ein spontaner Ausgleich kann nicht mehr erfolgen

Zu Phase 1: Die betroffenen Personen sind in der Regel sehr aktiv, dynamisch und kreativ, spüren aber durch rasche Erschöpfbarkeit, dass ihre Leistungsfähigkeit, v. a. aber ihr Durchhaltevermögen, begrenzt ist. Sie merken, wenn sie Erholungspausen brauchen und wissen aus Erfahrung, dass sie danach wieder fit sind. Die gleiche Situation besteht im Krankheitsfall: Die spontanen Abwehr- und Überwindungsmechanismen sind dynamisch und effizient, mit starker Symptomatik, z. B. rasche Fieberentstehung und akute Entzündungen auf Oberflächenorganen. Ist die Krankheit mit den vorhandenen Energiereserven zu überwinden, erfolgt rasche Genesung. Problematisch wird es, wenn die Überwindungsprozesse die energetischen Reserven erschöpfen. In diesem Fall geht die Krankheit in eine chronisch-schleppende Verlaufsform über und es besteht das Risiko des konstitutionellen ‹Abgleitens› in Phase 2. Menschen mit oxygenoider Konstitution können bis ins hohe Alter konstitutionell stabil, leistungsfähig und gesund bleiben, wenn sie ihre Aktivitäts-, Ruhe- und Schlafrhythmen (und damit den Energieverbrauch) ihrer individuellen Energiesituation anpassen können. In dieser Situation werden sie wenig therapeutische Unterstützung brauchen bzw. es ist ggf. eine Behandlung der aktuellen Krankheiten ausreichend.

Wenn aber die Energiereserven dieser Personen aufgrund von außen aufgezwungenen Lebensrhythmen oder Überforderung dauerhaft erschöpft werden, wandelt sich die Konstitution in Phase 2.

Zu Phase 2: Hierbei zeigt sich dem Behandler eine völlig andere Situation: Die Patienten leiden unter hypokinetischen Syndromen mit chronischem Verlauf, die auf die bisherigen indikationsorientierten Therapien nicht oder nur kurzfristig angesprochen haben, gelegentlich mit Symptomen der reizbaren Schwäche. Die meisten oxygenoiden Patienten kommen erst in naturheilkundliche Therapie, wenn sie bereits in der Erschöpfungsphase 2 sind. Es besteht also zunächst der Verdacht auf das Vorliegen einer auf Schwäche basierenden Konstitution – eine Fehleinschätzung, die mittels Irisdiagnose sofort zu revidieren ist, womit ‹stärkende› Fehlbehandlungen vermieden werden können.

> Ein typisches Beispiel hierfür: Ein völlig erschöpfter Patient kommt zur Konsultation und bittet um ein stärkendes Mittel oder sonstige stärkende Maßnahmen, weil er «so schwach ist». So logisch diese Forderung auf den ersten Blick auch erscheinen mag, wäre ihre Realisierung beim oxygenoiden Patienten ein fataler Fehler. Werden in dieser Situation stärkende, d. h. Wärme stimulierende Tonika gegeben, aktiviert dies das oxygenoide Prinzip noch weiter, was das Defizit der Energiereserven weiter vergrößert. In einem solchen Fall ist es notwendig, zunächst die oxidativen Prozesse zu *dämpfen*, bis die Energiebilanz wieder ausgeglichen ist, oder – anders ausgedrückt – der Patient wieder in Phase 1 zurückgekehrt ist. Hierfür muss ein Zeitrahmen von 1 bis 2 Monaten einkalkuliert werden. Ist eine ausgeglichene Energiebilanz wieder erreicht, kann vorsichtig mit aktivierenden Therapien begonnen werden. In vielen Fällen ist dies aber nicht mehr notwendig, weil die oxygenoide Konstitution ganz spontan wieder dynamische Selbstheilungsprozesse entwickelt, sobald die Energie dafür zur Verfügung steht.

Häufige Auslöser für den Wechsel von Phase 1 in Phase 2 sind:

- Schwangerschaft – Geburt – Stillzeit und die folgenden Monate, in denen der Lebensrhythmus von den Bedürfnissen des Kindes geprägt wird und der notwendige Schlaf nicht ausreichend möglich ist
- Berufliche Überlastung, Schicht- und Akkordarbeit, Personalmangel, Termindruck usw.
- Persönliche Krisen wie z. B. Beziehungsprobleme, Trennung, Mobbing, Trauer, Zukunftsängste, finanzielle Sorgen
- Schwere Krankheit(en), deren Verlauf den Organismus ins energetische Defizit führt
- Langfristig qualitativ minderwertige oder die individuelle Leistungsfähigkeit der Coctio überfordernde Ernährung

Die Gemeinsamkeit dabei ist, dass bei vielen Patienten mit oxygenoider Konstitution ein stark kräftezehrendes Ereignis oder eine solche Lebenssituation den Übergang aus Phase 1 in Phase 2 auslöst. In der Anamnese sollte daher gezielt nach entsprechenden Faktoren bzw. Ereignissen gefragt werden.

Ohne eine Konstitutionstherapie, wie sie weiter unten beschrieben ist, wird die Energiebilanz eines Patienten in Phase 2 nicht spontan wieder ins Gleichgewicht kommen. Es besteht sogar die Gefahr, das durch zu intensive symptomorientierte Behandlungen die Krankheitssituation sich immer gravierender und therapieresistenter in Richtung Burnout[21] und anderen schweren Krankheiten entwickeln.

Allgemeine Zeichen

- Die Pathophysiologie der oxygenoiden Konstitution lässt erwarten, dass die betroffenen Menschen schlank sind. Ihr Appetit ist aufgrund des hohen Energiebedarfs meist groß, aber sie setzen auch bei reichlicher Ernährung kein Fettgewebe an. Dieser körperliche Typus ist bei der oxygenoiden Konstitution tatsächlich sehr häufig. Trotzdem gibt es nicht selten Personen mit dieser Konstitution, die mollig, manchmal sogar adipös sind, aber ansonsten in ihren pathophysiologischen Reaktionsmustern bzw. Krankheitsmerkmalen dieser Konstitution entsprechen. Dieser scheinbare Widerspruch beruht darauf, dass den übergewichtigen Menschen nicht genügend physiologische Wärme für die Coctio zur Verfügung steht und die Ernährung nicht entsprechend angepasst wird. Daraus resultiert kaltes Phlegma, das nicht zu Sanguis weiter entwickelt werden kann und deshalb als Fettgewebe eingelagert wird, quasi als Reserve für Zeiten, in denen die energetische Situation den Abbau des Fettgewebes und die Sanguifikation möglich macht.
- Die Muskulatur ist kräftig ausgebildet, aber der Knochenbau etwas schmächtig. Dadurch entstehen Skoliosen und sonstige Fehlstellungen im Skelettbereich sowie Tendenz zu Gelenkerkrankungen, die in Phase 1 akut entzündlichen, in Phase 2 jedoch chronisch-denerativen Verlauf haben. Diese rheumatischen Krankheiten sind als fehlgeleitete Ersatzauscheidungen der im Übermaß entstehenden Schärfen zu interpretieren (siehe bei der katarrhalisch-rheumatischen Konstitution).
- Es besteht eine hohe Sensibilität gegenüber allen exogenen und endogenen Reizen. Die betroffenen Menschen sind ruhelos, nervös, unsicher und manchmal auch launisch.
- Die Haut ist rosig und warm, gut durchblutet und schwitzt leicht und intensiv.
- Die betroffenen Menschen haben ein ausgeprägtes Schlafbedürfnis. Die Schlafqualität ist meist gut, was für die Regenerationsfähigkeit auch notwendig ist. Treten über längere Zeit Schlafstörungen auf, kann dies die konstitutionelle Stabilität stark negativ beeinträchtigen.

Symptomatik und Krankheiten

Phase 1 ist von hyperkinetischer Symptomatik geprägt, In Phase 2 dominieren hypokinetische Erschöpfungssyndrome und Organinsuffizienzen.

21 Den wenigsten Ärzten, die den Begriff «Burnout» benutzen, wird bewusst sein, dass dieser Begriff seine Wurzeln tief in der Humoralmedizin hat…

Dies bezieht sich stets sowohl auf die körperliche als auch die seelisch-emotionale Ebene.

Phase 1:

- Symptomatik ähnlich der Hyperthyreose: Nervosität, leichte Erschöpfbarkeit, Tremor, Zucken, Tachykardie, Haarausfall, Gewichtsabnahme
- Dyspepsie mit hyperkinetischer Symptomatik: Colon irritabile, spastische Obstipation
- Hyperkinetische Herz- und Gefäß-Syndrome: Stenokardie, tachykarde Rhythmusstörungen, Palpitation, hypertone Krisen, arterielle Kongestion
- Menstruationsbeschwerden: Dysmenorrhoe, Hypermenorrhoe, Zwischenblutungen, Prämenstruelles Syndrom
- Allgemeine Blutungsneigung (dies wird in der Humoralmedizin als Folge der übermäßigen Blutwärme interpretiert)
- Ersatzausscheidungen für Schärfen: Akute Ekzeme, Katarrhe (auf allen Schleimhautflächen möglich) und Entzündungen der serösen Häute, bes. der Gelenkkapseln

Phase 2:

- Chronische Erschöpfung; Depressive, resignative Zustände
- Kältegefühl generell oder lokal, Frieren
- Dyspeptische Zustände mit Magenatonie und Durchfällen nach dem Essen
- Hypotone Kreislaufregulationsstörungen
- Bei allen Infekten ist die Effizienz der Abwehr- und Überwindungsprozesse defizitär, was zu langer Krankheitsdauer und Rekonvaleszenz führt. Dabei besteht ausgeprägte Therapieresistenz.
- Neigung zu Schleimhautatrophie und degenerativen rheumatisch-sklerosierenden Krankheiten
- Chronische Ekzeme, auch Ulzeration
- Wundheilungsstörungen
- Eingeschränkte Leistungsfähigkeit der physiologischen Eliminationsorgane

In beiden Phasen:

- Plethorische Zustände
- Stagnation des Lymphflusses

Prinzipiell kann jede Krankheit auf der Basis einer oxygenoiden Konstitution entstehen.

Beziehung zur Schilddrüse

Die Pathophysiologie der oxygenoiden Konstitution weist zwar symptomatische Parallelen zu hyperthyreoten Zuständen auf, kann aber nicht mit ihr gleichgesetzt werden. Überfunktion der Schilddrüse ist als organisch manifestierter Teilbereich dieser Konstitution zu sehen. Physiologisch stellt die Schilddrüse die Schnittstelle dar, über die die humoral warmen Regulationsvorgaben auf die stoffliche Ebene der Hormone übermittelt werden. Die Funktionalität eines Organs ist so gesehen immer sekundäres Ergebnis seiner energetischen Regulation. Die Schilddrüse führt

als organisches Werkzeug die konstitutionellen Muster der betroffenen Person aus. Ausnahme sind autonome Adenome, deren Entstehung aber auch wiederum auf einer humoralen Desorganisation beruht.
Die Bestimmung der Thyroxinwerte macht daher wenig Aussage bezüglich der konstitutionellen Situation. Ebenso wird eine organotrope Schilddrüsenbehandlung am konstitutionellen Grundproblem vorbei zielen.

Konstitutionstherapie

Aufgrund ihrer Bedeutung für den Energiehaushalt, der Kernaspekt *jeder* Vitalfunktion ist, sollte diese Konstitution in einem therapeutischen Konzept stets mit Priorität berücksichtigt werden. Die Reduzierung der überschießenden Verbrennungsprozesse ist Voraussetzung dafür, dass einerseits die Energiebilanz in einen ökonomischen Bereich kommt und andererseits der Anfall von Schärfen reduziert wird, die für die meisten Symptome verantwortlich sind. Da auch die Bewegung und die Elimination von Überschußsäften und Schärfen ein energieintensiver Prozess ist, können auch ab- und ausleitende Therapieansätze nur Wirkung zeigen, wenn die entsprechende Energie zur Verfügung steht.

Die Stabilisierung der oxygenoiden Konstitution erfordert eine gut abgestimmte Kombination verschiedener Therapieansätze.

Die Diätetik sollte dabei zentralen Stellenwert haben:

- Dauerhafte Anpassung der Lebensrhythmen: Es sollte für einen ausgeglichenen Wechsel zwischen Aktivitäts- und Ruhephasen gesorgt werden. Ein oxygenoider Mensch braucht eine regelmäßige Schlafdauer von mind. 8 Stunden pro Nacht.
  Tagsüber muss der Betroffene lernen wahrzunehmen, wann Pausen notwendig sind. Diesem Bedürfnis ist unbedingt nachzugehen. In vielen Fällen reichen 10 Min. Erholung, um weiter aktiv sein zu können.

  Dazu eine Anmerkung aus praktischer Erfahrung: Für manche Patienten ist es ausgesprochen hilfreich, wenn man ihnen nach erfolgter Konstitutionsdiagnostik erklärt, dass ihre unvermittelt auftretenden Schwächephasen oder ein zwischendurch empfundenes Ruhebedürfnis nichts mit fehlender Willenskraft oder mangelnder Arbeitsmoral zu tun hat, sondern physiologische Notwendigkeit dieser konstitutionellen Situation ist. Das Bedürfnis nach Erholungsphasen muss beachtet und ernst genommen werden, um nicht in ein Krankheitsgeschehen abzugleiten, bzw. ein solches zu verschlimmern. Damit bekommt die Wahrnehmung des Patienten eine rational begründete Legitimation dafür, manchmal nicht im (Arbeits)-Rhythmus anderer mithalten zu können. Der Oxygenoide braucht unbedingt die individuelle Einteilung seiner Kräfte.

- Anpassung der Ernährung:
  Um den Energieverbrauch bei der Coctio nicht zu überfordern, ist es sinnvoll, mehrere kleine Mahlzeiten über den Tag zu verteilen.
  In Phase 1 können neben gekochten Speisen auch kältere Nahrungsmittel wie Rohkost, Salate oder Milchprodukte in kleineren Mengen gegessen werden, also eine ausgewogene Vollwertkost.

Zu meiden sind Lebensmittel, aber auch Gewürze, die das Wärmeprinzip des Organismus weiter anheizen: Gegrilltes, Gebratenes, Frittiertes. Alle scharfen Gewürze (Englisch ‹hot›).
In Phase 2 sollte die Nahrung extrem leicht assimilierbar sein, um bei der Coctio Energiereserven zu schonen und das Essen dennoch als physiologische Feuchtigkeit verfügbar zu machen. Sämtliche Speisen sollten gedünstet, gekocht, gebraten oder sonstwie erwärmt worden sein, unter Einsatz milder verdauungsstimulierender Kräutergewürze. Empfehlenswert sind hier Suppen aller Art.
Die erhöhte Stoffwechselrate führt zu gesteigertem Bedarf an sämtlichen Vitaminen. Kann dieser durch die Ernährung nicht gedeckt werden, entstehen Vitaminmangelzustände, die eine Substitution notwendig machen.
- Bewegung: Der oxygenoide Mensch braucht regelmäßig Bewegung an der frischen Luft, um seinen hohen Sauerstoffbedarf decken zu können. Allerdings muss das Maß der körperlichen Anstrengung individuell an die Energiereserven angepasst werden. Bei Sportarten sind eher solche mit Kurzzeitbelastung vorzuziehen. Ausdauersportarten (z. B. Marathon) sind unpassend für diese Konstitution[22].

Arzneitherapie

Hauptgruppe der Arzneimittel, die durch Wärmedämpfung den Energieverbrauch dämpfen und zudem den Aufbau von Energiereserven fördern, sind die im Folgenden beschriebenen Jodsalze in potenzierter Galenik. Sie sollten in allen Fällen eingesetzt werden, in denen eine Stabilisierung der Energiebilanz notwendig ist:

Kalium jodatum

Es ist das wichtigste Konstitutionsmittel für die oxygenoide Konstitution und deckt die Kernsymptomatik dieser Konstitution ab, insbesondere die katarrhalischen und rheumatischen Aspekte. Alle Kalium-Salze haben einen Wirkungsbezug zu allen Bereichen des Nervensystems und unterstützen die physiologischen Gewebefunktionen (Gewebeerhaltungsmittel). Daher schützt Kalium jod. sämtliche Gewebe vor den Folgen der oxygenoiden Pathophysiologie und stabilisiert die dadurch gestörten nervlichen Regulationsmechanimen, auch auf psychischer Ebene.

Verwendete Galenik: Kalium jod. D6

Calcium jodatum

Wie bei allen Calcium-Salzen besteht ein enger Wirkungsbezug zum Phlegma, organisch repräsentiert durch das Lymphsystem. Das Jodsalz des Calciums ist daher notwendig bei allen Manifestationen der Skrofulose, die auf der Basis der oxygenoiden Konstitution entstehen.

Verwendete Galenik: Calcium jod. D6

22 Dem Autor dieses Buches wurde von Sportlern mit oxygenoider Konstitution mehrfach berichtet, dass die Dauer-Leistungsfähigkeit trotz intensivem Training nur bis zu einem bestimmten Punkt gesteigert werden konnte. Darüber hinaus entwickelten sich diverse Beschwerden, die die Trainingsfähigkeit deutlich einschränkten. Man kann dies durchaus als ‹konstitutionellen Selbstschutz› bezeichnen.

Arsenum jodatum

Typisches Merkmal in der Symptomatik aller Arsenverbindungen ist die große Schwäche. Damit ‹passt› Arsenum jod. zu vielen Zuständen der 2. Phase der oxygenoiden Konstitution. Weitere typische Symptome für das Mittel sind katarrhalische und ekzematische Ersatzausscheidungen (exsudative Diathese) sowie Manifestationen der allergischen Diathese auf der Basis der oxygenoiden Konstitution.

Verwendete Galenik: Arsenum jod. D6

Chininum arsenicosum

Auch dieses Mittel ist bei den Arsen-typischen Schwächezuständen angezeigt. Die Kombination mit Chinin gibt dem Mittel einen Wirkungsbezug zum Tonus und zur Besaftung des Magens, an dem es aufgrund der potenzierten Zubereitung eine harmonisierende Wirkung entfaltet. Chinin. arsenic. kann also zur Optimierung der Coctio auch in den Fällen angewendet werden, in denen die üblichen Bitterpflanzen das Wärmeprinzip übermäßig stark aktivieren würden, also v. a. in Phase 2 der oxygenoiden Konstitution

Verwendete Galenik: Chininum arsenic. D6

Calcium phosphoricum

Lymphatismus / Skrofulose mit oyxgenoidem Einschlag.

Verwendete Galenik: Calc. phos. D6

Calcium hypophosphoricum

Erethische Skrofulose, Hyperkinese, ADHS.

Verwendete Galenik: Calc. hypophosph. D6

Lycopus virginicus (Virginischer Wolfstrapp)

- Das einzige pflanzliche Mittel mit konstitutionell stabilisierender Wirkung bei oxygenoider Konstitution.
- Hyperkinetisches Herzsyndrom, Hyperthyreose

Verwendete Galenik: Lycopus ø

Ausleitung der Metaboliten

Hierzu eignen sich sämtliche Pflanzen und potenzierte Mittel mit Gelbgalle-eliminierender Wirkung. Da aber jede die Ab- und Ausleitung aktivierende Therapie zur Entfaltung ihrer Wirkung Energie (physiologische Wärme) benötigt, ist gerade bei Patienten mit oxygenoider Konstitution unbedingt darauf zu achten, dass diese sich nicht in energetisch defizitärer Phase befinden. Ansonsten kann die Schärfenausleitung nicht funktionieren.

Praktische therapeutische Vorgehensweise:

Da eine oxygenoide Konstitution bei nahezu jeder Krankheit entscheidenden Einfluss auf die Pathophysiologie hat, bewährt es sich bei *jedem* Patienten mit iridologischen Zeichen dieser Konstitution (d. h. auch wenn nur in einem einzelnen Sektor die Krausenzone zu eng ist) in die Rezeptur eines der genannten Jodate aufzunehmen – auch dann, wenn die vorgesehene Therapie ansonsten stark symptomorientiert ist.

Viele Patienten in Phase 2 dieser Konstitution sind energetisch so defizitär, dass sie auf komplexe Therapiekonzepte, die auf die aktuelle Krankheitssituation ausgerichtet sind, gar nicht reagieren *können* und deshalb hartnäckig therapieresistent sind. In diesen Fällen muss das therapeutische Ziel darin liegen, zunächst ganz unspezifisch die Energiereserven aufzubauen: Neben den entsprechenden diätetischen Maßnahmen nimmt der Patient 3 x täglich 2 Tabletten Kalium jod. D6. Evtl. zusätzlich sehr sanfte Stimulation der Coctio mittels Infus aus Millefolii Hb.

Eine Alternative für eine solche Situation ist folgende Rezeptur:

Kalium jodat. D6 dil	20ml
Chinin. arsenicos. D6 dil.	20ml
M. f. dil.	
DS: 3 x täglich 15 Tr. vdE.	

Hierfür muss erfahrungsgemäß – wie schon erwähnt – mit einem Zeitrahmen von ein bis zwei Monaten gerechnet werden. Die Geduld zahlt sich aber in soweit aus, dass entweder anschließend die Selbstheilung spontan wieder aktiv wird oder aber bisher frustrane Therapiekonzepte wirksam werden.

Vorsicht

Keine blutentziehenden (=kühlenden) Maßnahmen (Aderlass, Blutegel, blutiges Schröpfen) in Phase 2!

In Phase 1 nur, wenn die aktuelle Symptomatik es wirklich verlangt und die energetische Situation es zulässt – und dann mit sehr moderater Dosierung. Begründung: Mit Blutentzug wird nicht nur das Wärmeprinzip gedämpft, sondern auch Feuchtigkeit und damit Energiereserven.

9.10 Nephrogene Konstitution (Renale Konstitution)

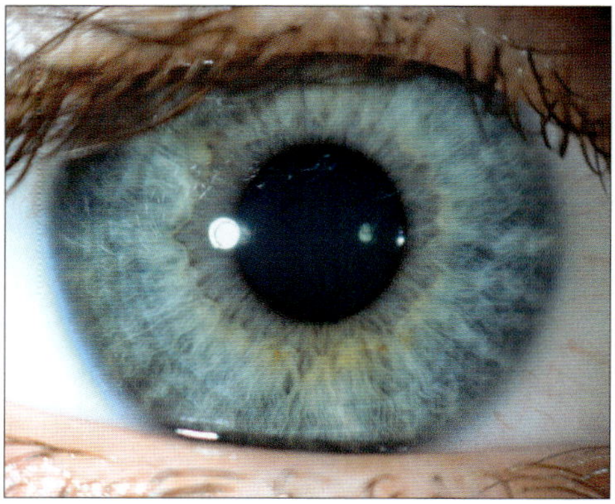

Nephrogene Konstitution, kombiniert mit Merkmalen der oxygenoiden Konstitution (Einengung der Krausenzone bei 5:00 und im ganzen oberen Bereich der Iris).

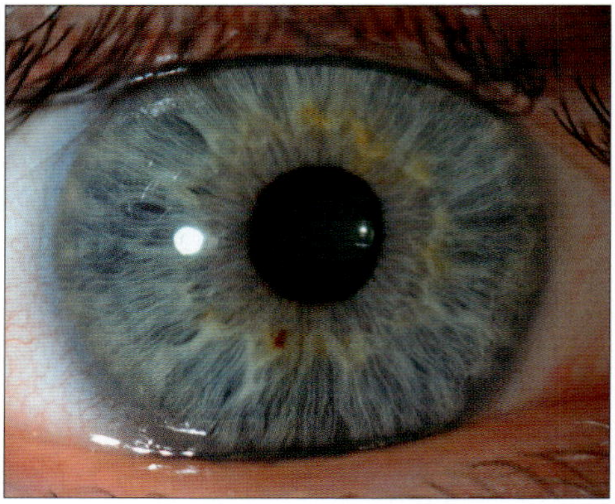

Nephrogene Konstitution, kombiniert mit Merkmalen der lymphatisch-hypoplastischen und der plethorischen Konstitution.

Irisdiagnostik

Erkennungsmerkmale

- Hellgelbe, transparente Pigmente , häufig in der Blut-Lymph-Zone und auf Tophi (topolabil). *Hell-, strohgelbe, transparente Pigmente weisen immer auf die Nieren hin!*
- Lockerungszeichen, Lakunen, Dunkelfelder, aberate Fasern, Transversalen im Urogenitalsektor zwischen 4:30 und 7:30.

In sanguinogenen Augen und in stark braun pigmentierten Mischiriden ist das typische Nierenpigment häufig nicht erkennbar. In diesen Fällen weisen nur die genannten Strukturzeichen im Urogenitalsektor auf die nephrogene Konstitution hin.

Häufig kommen auch Pigment-Kombinationen vor, bei denen braune fließend in gelbe Pigmente übergehen. Dies ist als Kombination zwischen chologenen und nephrogenen Merkmalen zu interpretieren.

Optionale, die konstitutionelle Aussage präzisierende Zeichen

- Lockerungszeichen, Lakunen in den HNO-Sektoren (um 10:00 bzw. 14:00), häufig mit Reizfasern.
  Diese Zeichen lassen konsensuelle Beziehung in der Pathophysiologie zwischen der eingeschränkten Leistungsfähigkeit der Nieren und dem Lymphsystem des Kopfes erkennen.

Allgemeines

Merkmale der nephrogenen Konstitution sind bei sehr vielen Menschen vorhanden, auch schon bei kleinen Kindern. Die Deutlichkeit und Dichte des Nierenpigmentes nimmt meist im Laufe des Lebens zu. Daran wird nicht nur erkennbar, dass die heutige Ernährungs- und Lebensweise ‹an die Nieren geht›, sondern auch, dass die chronische Nierenüberlastung offensichtlich genotypische Veränderungen bereits in der Folgegenerationen nach sich zieht.

Auffällig ist, das die Symptome eines Menschen mit nephrogener Konstitution sich erst bei fortgeschrittener Krankheitsentwicklung im Nieren-Blasen-System selbst zeigen. Weit häufiger sind sekundäre Erscheinungen in anderen Organsystemen (siehe unten), bei deren Pathophysiologie die reduzierte Schärfenelimination der Niere eine entscheidende Rolle spielt, ohne dass dieser Zusammenhang direkt erkennbar wäre. In solchen Situationen erweist sich die Irisdiagnostik immer wieder als ausgesprochen hilfreich bei der Erkennung der pathophysiologischen Zusammenhänge.

Ausnahme hierbei sind die häufigen Blasenentzündungen, die im Sinne der Humoralmedizin weniger als Krankheiten des Blasen-Organs zu interpretieren sind, denn als katarrhalische Ersatzausscheidungen für eigentlich nierenpflichtige Säfte.

Organische Nierenkrankheiten treten erst als Spätmanifestationen der nephrogenen Konstitution auf.

Humoralmedizinisch werden die Nieren zwar schwerpunktmäßig der Elimination cholerischer Säfte zugeordnet (wobei hierbei das Leber-Galle-System an erster Stelle steht), sie dienen aber auch der Ausscheidung übermäßiger Feuchtigkeit und, in Ergänzung der Milzfunktionen, melancholischer Säfte[23].

In diesem Sinne sind die Nieren die Eliminationsorgane, die für die Feinabstimmung der humoralen Qualität im gesamten Organismus zu sorgen haben. Aus diesem Grund wurden die Nieren in der traditionellen Literatur als *edelste* Ausscheidungsorgane bezeichnet, die sehr empfindlich sind und für optimale Leistung ein hohes Maß an Energie benötigen.

Die TCM kennt in diesem Zusammenhang einen Aspekt, der sich in der praktischen Arbeit immer wieder bestätigt und deshalb bei Personen mit nephrogener Konstitution berücksichtigt werden sollte: Die Emotion der Angst wird dem Nieren-Funktionskreis zugeordnet. Das bedeutet einerseits, dass die Nieren von Menschen in angstbesetzten Lebenssituationen übermäßig belastet werden, umgekehrt lassen Angstzustände (in jedem Schweregrad) auf einen energetischen Mangel im Nieren-Funktionskreis schließen, der häufig konstitutionell basiert ist.

Thema der Pathophysiologie

> Mangelhafte Ausreifung und Differenzierung des Nierenparenchyms.
> Labilität nierenspezifischer Funktionen als universeller pathogener Faktor.

23 Die Tatsache, dass ein Mensch auch ohne Milz leben kann, zeigt, dass Leber und Nieren in der Lage sein müssen, die ausgefallenen eliminatorischen Funktionen der Milz zu kompensieren.

Pathophysiologische Aspekte

- Der nephrogenen Konstitution liegt die genetisch determinierte mangelhafte bzw. unvollständige Ausreifung des Nierenparenchyms während der embryonalen und frühkindlichen Entwicklung zugrunde. Die daraus resultierenden Defizite betreffen nicht alle Nierenfunktionen, sondern haben individuelle Schwerpunkte. Daraus resultiert ein sehr vielfältiges Bild an Funktionsstörungen und Krankheiten.
- Schärfenbelastung führt zur Überforderung der konstitutionell geschwächten Nieren. Folge ist die Retention der Überschusssäfte und Schärfen im Gewebe (Interstitium), die v. a. von einem konstitutionell labilen Lymphatiker nur schwer abgeleitet werden können.
- Die Schärfenbelastung bedingt Veränderungen der Gewebefunktionen:
  - Bei gelbgalligen Schärfen → Hyperkinetische Syndrome
  - Bei schwarzgalligen Schärfen → Hypokinetische Syndrome, bis zu Reaktionsblockade
- Die Schärfenbelastung reduziert die Energieversorgung der Gewebe (defizitäre dritte Coctio), was zu Energiemangelzuständen führt. Dies beeinträchtigt die konstitutionell geschwächten Nierenfunktionen zusätzlich. Auf dieser Basis kann ein Circulus vitiosus entstehen, der zu degenerativen Veränderungen des Nierenparenchyms führt.
- Die Nieren produzieren genauso viel Lymphe wie Harn, müssen daher funktionell auch zu den Lymphorganen gezählt werden. Zudem belastet die defizitäre Elimination durch die Nieren wichtige Funktionen des Lymphsystems, wobei pathologisch veränderte Immunreaktionen im Vordergrund stehen (Abwehrschwäche bzw. allergische Reaktionen).

  Nieren und Lymphsystem haben enge konsensuelle Wechselbeziehungen, was v. a. dann pathogene Bedeutung hat, wenn die nephrogene Konstitution mit Varianten der lymphatischen Konstitution mit großer Krankheitsanfälligkeit kombiniert ist (lymphatisch-hypoplastische, katarrhalisch-rheumatische Konstitution), aber auch mit der hydrogenoiden Konstitution.

  Aus dem Konsensus zwischen Lymphsystem und Nieren resultieren viele Erkrankungen des lymphatischen Systems. Zudem begünstigt dies die Entstehung von Herden (Foci) der Tonsillen und anderer Lymphorgane.
- Die Schärfenretention führt zu katarrhalischen bzw. ekzematischen Ersatzausscheidungen und Neigung zu Entzündungen. Krankheiten mit dieser Pathophysiologie sind die häufigsten Manifestationen der nephrogenen Konstitution.
- Kompensatorische Übernahme von Nierenfunktionen durch die Leber kann zu sekundären Funktionsstörungen und Erkrankungen dieses Organs führen (Hepatorenales Syndrom).
- Da auch die Fortpflanzungsorgane energetisch/regulativ zum Nierensystem gehören, kann die nephrogene Konstitution auch für Funktionsstörungen und Krankheiten dieser Organe verantwortlich sein.

Ergänzend zwei schulmedizinische Aspekte

- Die Nieren sind die Speicherorgane für die in Leber und Darmschleimhaut gebildete Diaminoxydase (DAO, Histaminase), deren physiologische Aufgabe darin besteht,

Histamin zu inaktivieren. Bei nephrogener Konstitution ist die Speicherfähigkeit und/ oder Freisetzung von DAO eingeschränkt, weshalb die Inaktivierung von gesteigerten Histaminmengen nicht möglich ist. Folge sind Neigung zu Entzündungen und allergische Reaktionen (womit die o.g. humoralmedizinischen Krankheitsmechanismen aus einem anderen Blickwinkel bestätigt werden).

- Die Nieren sind Produktionsort des Erythropoetin (EPO). Bei nephrogener Konstitution kann die Produktion eingeschränkt sein, v. a. in nephrotischen Krankheitsphasen, woraus Anämie resultiert.

Allgemeine Zeichen

- Schwächezustände, Müdigkeit
- Fahles, anämisch wirkendes Hautkolorit, halonierte Augenumgebung
- Gesteigerter Wassergehalt der Haut (Tränensäcke, ödematöse Schwellungen)

Symptomatik und Krankheiten

- Chronische bzw. rezidivierende Katarrhe der Schleimhäute und Entzündung der Lymphorgane, bes. im HNO-Bereich und auf Schleimhäuten des Urogenitalsystems (kompensatorisch und allergisch)
- Ekzeme, Urtikaria oder Trockenheit mit Juckreiz
- Juckreiz ohne Hauteffloreszenzen (z. B. Alterspruritus)
- Kopfschmerzen und Migräne, häufig zyklusabhängig (Schärfenbedingt oder Histaminfolge)
- Renale Hypertonie, besonders in Phasen besonderer Nierenbelastung (z. B. Schwangerschaft: Gestose)
- Zyklusanomalitäten
- Fertilitätsstörungen bei Frau und Mann
- Ängstlichkeit, phobische Syndrome
- Bei Kindern späte Entwicklung der Blasenkontrolle → Enuresis
- Sekundäre Leberfunktionsstörungen (Hepatorenales Syndrom)

Spätfolgen

- Anstieg der Nierenwerte im Blut (Kreatinin), als Zeichen organischer Nierenerkrankungen
- Nierensteine
- Im Alter Herz- und Gefäßerkrankungen aufgrund der Hypertonie
- Anämie

Konstitutionstherapie

Grundsätzliche therapeutische Zielvorgaben

- Stabilisierung der Nierenleistung
- Optimierung der Energieversorgung (Coctio)
- Aktivierung der anderen Eliminationsorgane

Diätetik

- Ausreichende Trinkmenge: 1,5–2 Liter Wasser pro Tag (Erwachsene)
- Angstbehaftete Lebenssituationen meiden
- Dysstress meiden

Arzneitherapie

Solidago virgaurea – Echte Goldrute

- Die wichtigste konstitutionell stabilisierende Heilpflanze für das Nierensystem. Sie unterstützt und steigert die Nierenenergie.
- Universelles Basismittel bei allen Manifestationen der nephrogenen Konstitution.

Verwendete Galenik: Solidaginis virgaureae Hb. als Infus oder Kaltauszug
Solidago ø
Solidago spag.

Bei der Verordnung von Goldrutenkraut (auch in Mischungen) ist darauf zu achten, dass Solidaginis *virgaureae* Hb. rezeptiert wird. Andernfalls wird Solidago canadensis (Kanadische Goldrute) abgegeben, die als Neophyt inzwischen in der mitteleuropäischen Natur nahezu überall zu finden ist und deshalb deutlich günstiger zu ernten ist. In Bezug auf die konstitutionell stabilisierende Wirkung ist Solidago virgaurea der Solidago canadensis (und gigantea) deutlich überlegen. Daher sollte zur konstitutionellen Stabilisierung der Nieren immer die echte Goldrute verwendet werden.

Berberis vulgaris – Sauerdorn / Berberitze

- Die Pflanze stabilisiert die konsensuelle Zusammenarbeit zwischen den Nieren und dem Leber-Galle-System beim Hepatorenalen Syndrom, d. h. sie unterstützt die Aufarbeitung der ausscheidungspflichtigen Säfte durch die Leber so, dass diese über die Nieren eliminiert werden können. (Die Leber führt der Niere das Wasser zu). Dies gilt besonders für Säuren bei azider Diathese. Damit ist eine Schärfenausleitung möglich, ohne die Nieren übermäßig zu belasten.
- Der Urin ist schleimig, trüb, mit kristallinem Sediment.
- Prophylaxe von Nierenkonkrementen.

Verwendete Galenik: Berberidis Frct. als Infus oder Kaltauszug
Berberis ø
Berberis spag.

Alchemilla vulgaris – Frauenmantel

- Schwerpunktwirkung auf das gesamte Urogenitalsystem, wo ihre Wirkung nicht als Hemmung oder Dämpfung, sondern als konzentrierender, straffender und kräftigender Reiz zum Tragen kommt.

- Alchemilla ist angezeigt bei nephrogener Konstitution mit krankhaften Manifestationen im weiblichen Genitalsystem.
- Wegen ihrer geringen Wärmequalität (neutral-warm 1) sollte sie mit einer deutlicher erwärmenden Pflanze kombiniert werden (z. B. Artemisia vulgaris oder Artemisia abrotanum).
- Die trockene Qualität (t 2–3) unterstützt die Ausleitung überschüssiger Feuchtigkeit.

Verwendete Galenik: Alchemillae Hb. als Infus
Alchemilla ø
Alchemilla spag.

Smilax officinalis (Syn.: Sarsaparilla officinalis) – Sarsaparilla, Stechwinde

Ein Mittel für Krankheiten, bei denen die Trias Nieren, Haut und Gelenke pathophysiologisch beteiligt sind, meist als Vikariationen oder kompensatorische Ersatzausscheidungen für unzureichende Nierenfunktionen. Sie bewährt sich sowohl in der Konstitutions-, als auch in der symptomorientierten Therapie.

Verwendete Galenik: Sarsaparilla ø
Sarsaparilla spag.

Artemisia abrotanum – Eberraute

Ergänzend zu den bei der lymphatisch-hyperplastischen Konstitution beschriebenen Wirkungen fördert die Eberraute auch die physiologische Wärme der Nieren. Dabei besteht ein Wirkungsschwerpunkt auf die lymphatischen Funktionen der Nieren und deren konsensuelle Beziehungen zu den übrigen Lymphorganen, speziell des GALT.

Verwendete Galenik: Abrotani Hb.
Abrotanum ø
Abrotanum spag.

Taraxacum officinalis – Löwenzahn

- Ergänzend zu den bei der chologenen Konstitution beschriebenen Wirkungen ist der Löwenzahn auch ein Konstitutionsmittel beim Hepatorenalen Syndrom, wobei die Schwerpunktwirkung im Leber-Galle-System besteht.
- Tonikum bei geschwächten Personen mit nephrogener und/oder chologener Konstitution.

Verwendete Galenika: Taraxaci Rad. c. Hb. als Infus
Taraxaci Tct.
Taraxacum ø
Taraxacum spag.

Equisetum arvense – Ackerschachtelhalm / Zinnkraut

- Das ‹pflanzliche› Silicea.
- Ein Aspekt der aktivierenden und regulierenden Wirkung auf die Funktionen des Interstitiums ist die Stimulation der Immunfunktionen, schwerpunktmäßig auf den Schleimhäuten des Urogenitaltraktes. Equisetum ist daher indiziert bei nephrogener Konstitution, die sich in akuten und chronisch-rezidivierenden Entzündungen / Katarrhen im gesamten Schleimhautsystem des Urogenitalsystems manifestiert, sowie bei Senkungserscheinungen und anderen Symptomen einer mechanischen Bindegewebsschwäche.
- Ausleitung übermäßiger Feuchtigkeit. Daher indiziert bei Kombinationen von nephrogener und hydrogenoider Konstitution.

Verwendete Galenik: Equiseti Hb. als Dekokt
Equisetum ø
Equisetum spag.

Clematis recta – Aufrechte Waldrebe

- Clematis ist ein Akut- und Konstitutionsmittel bei Manifestationen der Skrofulose, bei der gelbgallige Schärfen die Symptomatik von Ersatzausscheidungsprozessen prägen. Besonders betroffen sind Haut, Schleimhäute der oberen Atemwege und des Urogenitalsystems (Nierenskrofulose) sowie das Lymphsystem selbst. Darüber hinaus gehören Vikariationen dieser Krankheitsprozesse auf die Gelenke zum Wirkungsprofil von Clematis.
- Indiziert bei Patienten mit nephrogener Konstitution, die sich mit Katarrhen im gesamten Urogenitalsystem manifestiert, v. a. mit brennenden, schneidenden, stechenden Schmerzen.

Verwendete Galenik: Clematis D3 / D4
Clematis spag.

Coccus cacti – Cochenille-Schildlaus

- Wichtiges organspezifisches Mittel für die Nieren, sowohl in der symptomorientierten als auch Konstitutionstherapie.
- Indiziert bei entzündlichen Krankheiten des Nierenparenchyms, des Pyelons und der ableitenden Harnwege, inkl. Blase. Nierensteinleiden mit allen entsprechenden Symptomen (bes. Urat- und Oxalatsteine). Kältegefühl des Rückens über den Nieren.
- Abflussstörungen des Harnleiters (Stauung) mit kolikartigen Schmerzen im Rücken oder in die gleichseitige Leiste ausstrahlend (mit oder ohne Stein).
- Nephrogene Konstitution mit azider Diathese (renale Eliminationsschwäche).

Verwendete Galenik: Coccus cacti D4 / D6

Sonstige Therapien

Erwärmende Reize in den Reflexzonen der Nieren, z. B. trockenes Schröpfen, warme Auflagen, warme oder ansteigende Fußbäder.

Besonderheiten bei der Therapie

- Bei nephrogener Konstitution sollten Ab- und Ausleitungsmittel auf die Niere vermieden werden, da diese die ohnehin geschwächten Nieren überlasten und energetisch überfordern können.
- Juniperus in ‹stofflicher› Zubereitung, bes. die Beeren, sind bei nephrogener Konstitution kontraindiziert. In potenzierter Zubereitung (Juniperus ab D4) ist die Pflanze einsetzbar.
- Sollten aufgrund der Krankheitssituation ableitende Maßnahmen auf die Nieren notwendig sein, sollte auf jeden Fall Solidago virgaurea als Nierenstütze hinzu gegeben werden.

Grundsätzlich sollte bei jeder Therapie mit Nierenbezug auf humoral kühlende d. h. energetisch schwächende Reize verzichtet werden. So ist beispielsweise blutiges Schröpfen in der Reflexzone über den Nieren kontraindiziert.

9.11 Hydrogenoide Konstitution

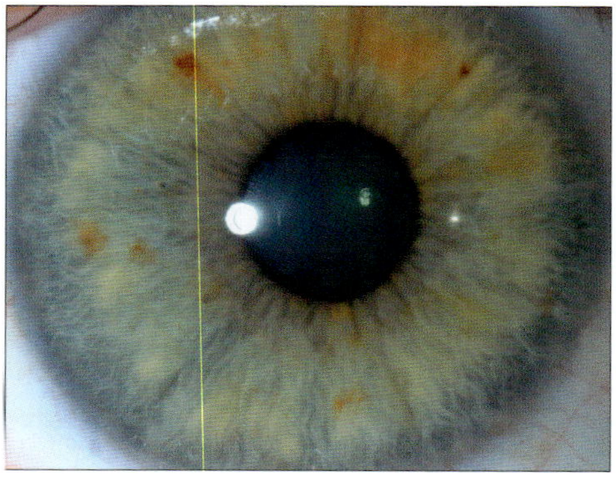

Hydrogenoide Konstitution auf lymphatischer Basis, kombiniert mit neurogener Konstitution. Die Pigmente zeigen deutliche Belastung mit cholerischen Schärfen.

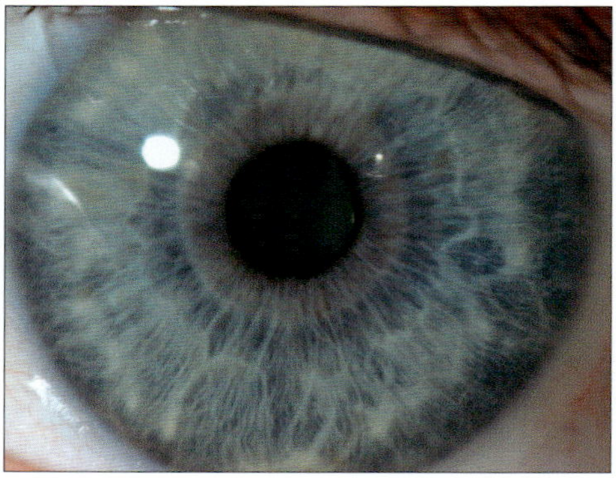

Hydrogenoide Konstitution auf lymphatischer Basis, kombiniert mit plethorischer Konstitution. Das leuchtende Weiß zeigt die azide Diathese.

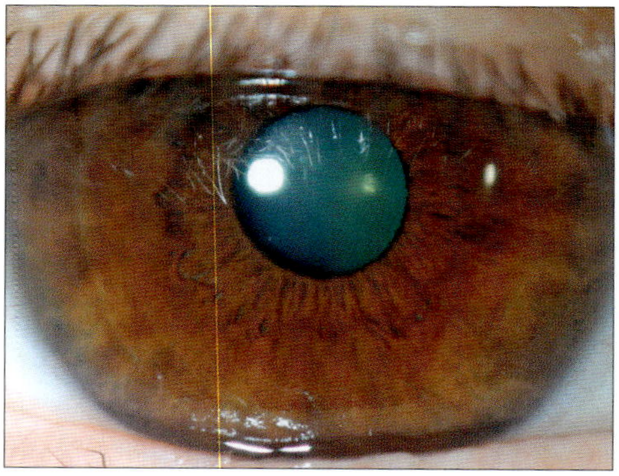

Hydrogenoide Konstitution auf sanguinoger Basis, kombiniert mit plethorischen Merkmalen.

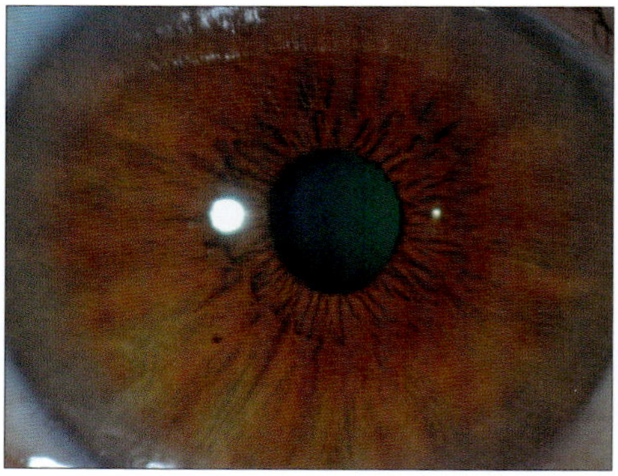

Hydrogenoide Konstitution auf sanguinoger Basis, kombiniert mit lymphatisch-hypoplastischen Merkmalen.

Irisdiagnostische Merkmale

Die hydrogenoide Konstitution kann auf der Basis aller Grundkonstitutionen vorhanden sein.

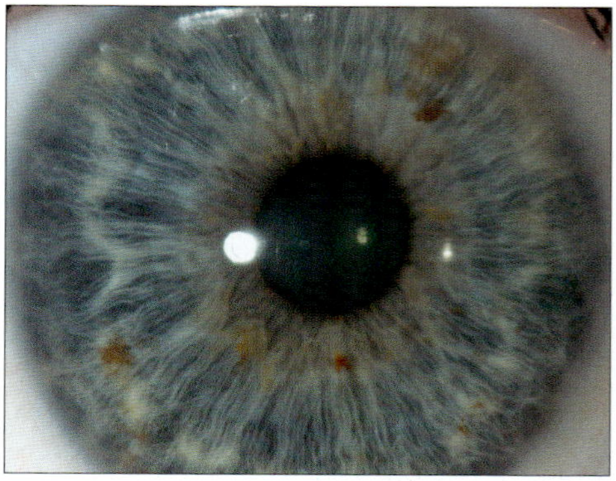

Hydrogenoide Konstitution Typ B, auf lymphatischer Basis, kombiniert mit oxygenoiden und lymphatisch-hypoplastischen Merkmalen.

Blaue Iris	Braune Iris
Es gibt zwei Darstellungsformen: *Häufigste Form:* Nebel- bzw. wolkenartige, flächige Tophi, meist in der mittleren Ziliarzone. *Weniger häufig* treten relativ scharf begrenzte helle Flocken (Tophi) in der mittleren Ziliarzone und in Ziliarrandnähe auf, sowie zwischen den Tophi und der Blut-Lymph-Zone verlaufende helle, speichenartige Verbindungen, was zeigt, dass zusätzlich eine lymphatisch-hypoplastische Pathophysiologie besteht. Bei der hydrogenoiden Konstitution liegen die Tophi weiter innen in der mittleren Ziliarzone, als bei der katarrhalisch-rheumatischen oder lymphatisch-hypoplastischen Konstitution. In jedem Fall sind die Tophi auch hier Hinweis auf phlegmatische Ersatzausscheidungen. Mischkonstitutionen zwischen hydrogenoid und einer lymphatischen Variante sind häufig. *Häufig sind auch Mischformen zwischen flächigen, nebelartigen Zeichen und Tophi.* Regelmäßig findet man eine hell verwischte Blut-Lymph-Zone. Sehr oft sieht man leuchtendes Weiß, schwerpunktmäßig an der Krause und in der Blut-Lymph-Zone, aber auch auf Tophi, als Zeichen einer aziden Diathese.	Erkennungsmerkmal sind in der Tiefe des Irisstromas liegende, flächige, nebelartige Felder in der mittleren Ziliarzone, die häufiger in der unteren Irishälfte zu sehen sind. Diese Bereiche sind heller als die Grundfarbe der Iris und sehen aus wie abgeschabte helle Flecken auf braunem Leder. Manchmal sieht es auch aus, als sei das braune Pigment gelb-milchig unterlegt. Diese Zeichensetzung kann sehr dezent und unauffällig sein. (Da man diese Iriszeichen leicht übersieht, setzt die sichere Erkennung einer hydrogenoiden Konstitution im braunen Auge einige Übung voraus.)

Allgemeines

Die etwas verwirrende Namensgebung dieser Konstitution basiert auf den altgriechischen Begriffen ὕδωρ *hydōr* für ‹Wasser› und γίγνομαι *gignomai* für ‹werden, entstehen›. Damit bedeutet ‹hydrogen› ‹aus dem Wasser entstehend›. Die Silbe *..oid* für ‹ähnlich› im Konstitutionsnamen ist (vermutlich) auf die humoralmedizinischen Wurzeln der Konstitutionslehre zurückzuführen, in der Wasser und Feuchtigkeit nicht identisch sind. Das Wasser repräsentiert als Substanz vielmehr die kalten und feuchten Qualitäten des Phlegmas und fördert diese. Daher bedeutet der Konstitutionsname sinngemäß *durch wasserähnliche Qualität hervorgebrachte* Konstitution – was deren pathophysiologisches Thema widerspiegelt.

Die hydrogenoide Konstitution ist sehr häufig und tritt in Kombination mit sämtlichen anderen konstitutionellen Merkmalen auf, wobei sie deren jeweilige Pathophysiologie deutlich mit dem Thema *Säftestagnation* modifizieren kann. Die hydrogenoide Konstitution spielt sowohl in der Pathophysiologie der entstehenden Krankheiten als auch für die Konstitutionstherapie regelmäßig eine zentrale Rolle.

Thema der Pathophysiologie

Humoralmedizin:
Stagnation übermäßiger kalter Feuchtigkeit im Klärstrom, primär in den Fließsystemen, sekundär im Gewebe → Eliminationsschwäche für Schärfen, woraus multiple Folgeerscheinungen resultieren

Schulmedizin:
Störungen im Wasserhaushalt, basierend auf Instabilität der Na+-gekoppelten osmotischen Grundfunktionen mit multiplen Folgeerscheinungen durch Retention der Metaboliten

Pathophysiologische Aspekte

Die Pathophysiologie der hydrogenoiden Konstitution lässt sich sowohl im humoralmedizinischen als auch im schulmedizinischen Denk- und Arbeitsmodell erklären. In einer TEN-kompatiblen Konstitutionslehre stehen die humoralmedizinischen Aspekte im Vordergrund, zumal sich aus ihnen auch die therapeutische Zielrichtung ableitet.

Humoralmedizinische Pathophysiologie

Zugrunde liegt ein Mangel an physiologischer Wärme, durch den die Coctio in allen Stufen unvollständig ist. Von diesem Wärmemangel ist bei der hydrogenoiden Konstitution auch dann auszugehen, wenn in der Krausenzone keine auffälligen Abdunkelungen sichtbar sind. Wenn sie vorhanden sind (auch in Form eines Begleitschattens), ist das Wärmedefizit umso gravierender.

Folge ist ein Übermaß an kalter Feuchtigkeit. Durch den Wärmemangel wird zudem die Dynamik der Blut- und Lymphgefäße nicht ausreichend stimuliert, was zur Stagnation des Klärstroms führt. In Kombination ergibt sich daraus übermäßige Feuchtigkeit, die nicht adäquat bewegt wird.

In direkter Folge davon werden die Überschusssäfte und Schärfen nicht aus den Geweben ausgeleitet, weshalb sekundär auch die Energie- und Substanzversorgung im Gewebe reduziert wird.

Die Symptomatik der hydrogenoiden Konstitution basiert neben den direkten Zeichen der Säftestagnation (Schwellungen, Ödeme) auf der Schärfenretention (entsprechend der humoralen Qualität der Schärfen) bzw. dem Energiemangel der Gewebe (Funktionsschwäche).

Die unzureichenden Elimination der (meist sauren) Ausscheidungssäfte führt dazu, dass die hydrogenoide Konstitution sehr oft mit einer aziden Diathese kombiniert ist, die häufig die Symptomatik prägt.

Schulmedizinische Pathophysiologie

Der hydrogenoiden Konstitution liegen Störungen der Natrium[24]-basierten osmotischen Grundfunktionen zugrunde. Primär besteht ein Wasserüberschuss im venösen und lymphatischen System, der sich mangels notwendigem osmotischem Potenzialunterschied bis ins Interstitium ‹durchstaut›. Zugrunde liegt eine Tendenz zur Überproduktion an Mineralocorticoiden (Aldosteron), was eine gesteigerte Rückresorption von Natrium im distalen Tubulusapparat der Niere bedingt, bei gleichzeitig vermehrter Ausscheidung von Kalium. Folge der erhöhten Na+– Konzentration ist eine Zunahme des Plasmavolumens des Blutes (Hydrämie), was wiederum durch Verringerung des kolloidosmotischen Druckes zur Reduzierung der interstitiellen Rückresorption des Ultrafiltrats mit den darin gelösten Metaboliten in die Lymph- und Blutkapillaren führt. Die hierdurch entstehende Verlängerung der interstitiellen Transitstrecke mit der daran gekoppelten Deposition der Metaboliten ist die pathophysiologische Basis einer Vielzahl sehr unterschiedlicher Krankheitsmanifestationen dieser Konstitution.

Allgemeine Zeichen

Menschen mit hydrogenoider Konstitution sind selten ganz beschwerdefrei. Die Patienten neigen zu vielfältigen, uncharakteristischen Krankheitsbildern mit sehr wechselhafter Symptomatik. Und weil die Leiden der betroffenen Personen häufig nicht in *übliche* diagnostische Schemata einzuordnen sind, werden sie fälschlicherweise als psychogen oder sogar als hypochondrisch interpretiert.

Gelegentlich beobachtet man auffälliges Schwanken des Körpergewichtes, bedingt durch die Labilität im Wasserhaushalt.

Die Wasserretention wird auch im Habitus erkennbar: Die Haut wirkt aufgeschwemmt und unrein, mit wenig Schweißbildung. Das Gesicht wirkt gedunsen und es treten Unterlidödeme auf, besonders morgens.

Die oben beschriebene humorale Situation der hydrogenoiden Konstitution liefert auch die Erklärung dafür, dass feuchte und kalte klimatischen Bedingungen für die betroffenen Menschen ausgeprägt pathogenetische Bedeutung besitzen. So ist es geradezu kennzeichnend für diese Konstitution, dass sämtliche Symptome durch feucht-kaltes Wetter verstärkt bzw. Krankheiten durch diesen klimatischen Reiz ausgelöst werden. Besondere Bedeutung haben dabei Wetterwechsel zu feucht-kalt. Auch Nebel und der Aufenthalt in der Nähe von Gewässern oder Moorgebieten kann die Symptomatik stark verschlechtern, ebenso das Baden in kaltem Wasser und feuchte Kleidung (Nasswerden im Regen, feuchte Badetextilien).

Daher kommen in der Konstitutionstherapie auch Arzneimittel zum Einsatz, in deren homöopathischen Mittelbildern die Modalitäten *Verschlechterung durch Kälte / Feuchtigkeit* vorkommen.

Pulsdiagnostik: Volle, breite, gespannte Pulse (wegen erhöhtem Volumen der Blutflüssigkeit). Die Dynamik des Pulses als Maß des Wärmeprinzips (Frequenz, Stärke der

24 In der Konstitutionstherapie werden einige Natrium-Salze in potenzierter Galenik verwendet, weil sie ein regulierendes Wirkungsprinzip auf die osmotischen Grundfunktionen haben.

Natrium sulfuricum – Glaubersalz

Ein weiteres Salz zur Regulation des Wasserhaushaltes, wobei durch die Schwefelkomponente der Wirkungsschwerpunkt auf der Aktivierung des Klärstroms liegt. Es beseitigt nicht nur die Stagnation in der Flüssigkeitsbewegung, sondern fördert gleichzeitig die Elimination der Schärfen über die entsprechenden Ausscheidungsorgane (Darm, Leber-Galle-System, Nieren, Milz).

Verwendete Galenik: Natrium sulfuricum D6 (Nr. 10 der Schüßler'schen Biochemie)

Silicea – Kieselerde, Siliziumdioxid SiO_2

- Neben der Optimierung und Stabilisierung aller interstitiellen Funktionen aktiviert Silicea die Dynamik und Leistungsfähigkeit der abführenden Fließsysteme (Rohrputzer). Das Mittel ist damit eine wichtige Ergänzung zu allen Mitteln und Anwendungen, die den Klärstrom aktivieren.
- Silicea verbessert die dritte Coctio und optimiert die Energieversorgung des Gewebes, was v. a. in einer Steigerung der Effizienz der Immunfunktionen zum Ausdruck kommt.
- Silicea-Patienten schildern ein ausgeprägtes Kälteempfinden, Frieren, kalte Extremitäten und Abneigung gegen Zugluft. Patient sucht Wärme.
- Das Mittel ist v. a. bei Menschen passend, bei denen die hydrogenoide mit Merkmalen der mesenchymal-hypoplastischen Konstitution kombiniert sind.

Verwendete Galenik: Silicea D12 (Nr. 11 der Schüßler'schen Biochemie)

Calcium silicicum – Kalziumsilikat

- Das Mittel kombiniert die konstitutionell stabilisierende Wirkung des Kalziums auf das Phlegma-/ Lymphsystem mit den eliminationsfördernden und immunstimulierenden Wirkungen von Silicea und verbessert die Energieversorgung der Gewebe.
- Die Patienten sind schwach und abgemagert, dystrophisch.
- Mit Silicea gemein hat es auch die Kälteempfindlichkeit und die Labilität gegenüber Umweltreizen.
- Konstitutionsmittel für die Kombination von hydrogenoider, lymphatisch-hyperplastischer, lymphatisch-hypoplastischer oder katarrhalisch-rheumatischer Konstitution, also bei geschwächten Formen der Skrofulose mit katarrhalischen bzw. ekzematischen Ersatzausscheidungen.

Verwendete Galenik: Calcium silicicum D6, evtl. D12

Thuja – Lebensbaum

Siehe bei lymphatisch-hyperplastische Konstitution.

Solanum dulcamara – Bittersüßer Nachtschatten

Krankheiten oder Symptome, die nach Einfluss von kalter Nässe entstanden sind oder dadurch verstärkt werden – unabhängig von deren Lokalisation. Häufig Ekzeme und Schmerzen im Bewegungsapparat. Die Symptomatik hat gelbgalligen Charakter, auch die Exsudate bei kompensatorischen Ausscheidungen.

Verwendete Galenik: Dulcamara D4 / D6
Dulcamarae Stipides als Infus

Ammonium carbonicum – Hirschhornsalz

- Entzündungen der Schleimhäute und serösen Häute bei lymphatischer Hyperplasie.
- Reduzierte Stoffwechseltätigkeit durch Defizit an physiologischer Wärme, dadurch auch schlaffer Gewebetonus und ausgeprägte Kälteempfindlichkeit.
- Torpide skrofulöse Zustände mit Schärfenbelastung, die gelb-, bei psychischen Symptomen aber auch schwarzgalligen Charakter haben.
- Bei reaktionsträgen Kombinationen von hydrogenoider, lymphatisch-hyperplastischer bzw. katarrhalisch-rheumatischer Konstitution.

Verwendete Galenik: Ammonium carbonicum D6

Rhododendron – Sibirische Schneerose

- Azide Diathese auf Basis der hydrogenoiden Konstitution.
- Muskel- und Gelenkschmerzen sowie periartikuläre Gewebe, Neuralgien (auch in Akutfällen, dann aber häufigere Gaben). In die Leiste strahlende neuralgische und ziehende Schmerzen der männlichen Genitalorgane.
- Die Beschwerden entstehen oder verstärken sich im Sommer, bei starken Wetterwechseln zu kalter Nässe, vor Sturm oder Gewitter.

Verwendete Galenik: Rhododendron D4 / D6

Aranea diadema – Kreuzspinne

- Azide Diathese auf Basis der hydrogenoiden Konstitution.
- Alle Symptome bei diesem Mittel treten in auffälliger Regelmäßigkeit (Periodizität) auf, haben Kältegefühl und Empfindlichkeit gegenüber Feuchtigkeit. «Kältegefühl durch nichts zu bessern» (Boericke).
- Rheumatische und / oder neuralgische Schmerzen und paraesthetisches Einschlafgefühl unterschiedlicher Lokalisation.

Verwendete Galenik: Aranea diadema D4 / D6

Equisetum arvense – Ackerschachtelhalm

Siehe nephrogene Konstitution.

Verwendete Galenik: Equiseti Hb. als Dekokt
Equisetum ø
Equisetum spag.

Taraxacum officinale – Löwenzahn

- Nach dem Lehrsatz «Die Leber führt der Niere das Wasser zu», kann der Löwenzahn durch seine tonisierende Wirkung auf das Leber-Galle-System auch zur Ausleitung überschüssiger Feuchtigkeit eingesetzt werden.
- Ansonsten siehe chologene Konstitution.

Verwendete Galenika: Taraxaci Rad. c. Hb. als Infus
Taraxaci Tct.
Taraxacum ø
Taraxacum spag.

Drimia maritima = Scilla maritima – Meerzwiebel

- In der Wirkung der Pflanze stehen die feuchtigkeitsbewegenden und -verteilenden Funktionen der Milz im Zentrum, die durch Scilla stimuliert werden. Auf dieses Weise optimiert die Pflanze die Energieversorgung der Gewebe durch Bereitstellung von physiologischem Phlegma als Energiereserve. Ihre konstitutionstherapeutische Bedeutung bei der hydrogenoiden Konstitution liegt aber in der Bewegung übermäßiger Feuchtigkeit als Voraussetzung für deren Ausleitung.
- Scilla ist indiziert, wenn eine hydrogenoide Konstitution mit Merkmalen der melanchologenen Konstitution kombiniert ist und/oder in der linken Iris Schwäche- oder Stauungszeichen im Milzsektor vorhanden sind.

Verwendete Galenik: Scilla D4 / D6

Sonstige Therapien

- Eigenblut- oder Eigenurin-Therapie als Injektionsserie, bei Kindern in potenzierter Zubereitung
- Manuelle Lymphdrainage

Rezepturbeispiele		
Dulcamara D4 dil. Clematis D4 aa 20 ml Abrotanum ø 60 ml M. f. dil. (Indikationsmöglichkeit: Hydrogenoide Konstitution mit rezidivierenden Entzündungen / Reizzuständen der Blasenschleimhaut, ausgelöst oder verstärkt durch kalte Feuchtigkeit) Dazu: Equiseti Hb. 100.0 3 Tassen täglich als Dekokt	Aranea diadema D6 dil. Rhododendron D6 aa 20 ml Millefolium ø Taraxacum ø aa 30 ml M. f. dil. (Indikationsmöglichkeit: Hydrogenoide Konstitution mit stauungsbedingtem Wurzelreizsyndrom, in Ruhe schlechter, Besserung durch Bewegung)	Thuja D4 dil. Apis D6 dil. Natrium muriat. D6 Scrophularia ø Angelica ø aa 20 ml M. f. dil. (Indikationsmöglichkeit: Hydrogenoide Konstitution mit hyperplastischer, exsudativer Rhinitis / Sinusitis (auch allergisch), ausgelöst oder verstärkt durch kaltes, feuchtes Wetter)

9.12 Plethorische Konstitution

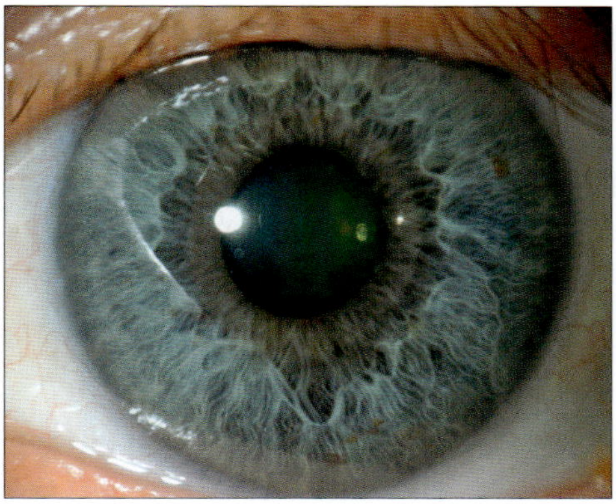

Plethorische Konstitution auf lymphatischer Basis, kombiniert mit neurogenen Merkmalen und azider Diathese.

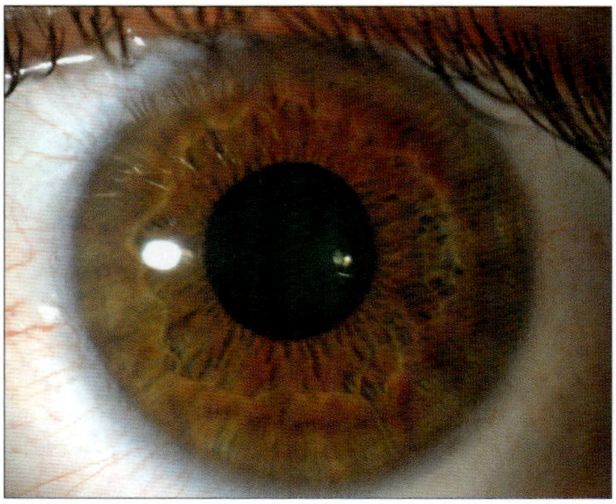

Plethorische Konstitution auf sanguinogener Basis, kombiniert mit lymphatisch-hypoplastischen und melanchologenen Merkmalen und allergischer Diathese.

Irisdiagnostische Merkmale

Erkennungsmerkmale

- Erweiterung (Ektasierung) der Krausenzone über mehr als ¼ der Gesamtbreite der Iris. Die Erweiterung kann um die gesamte Iris herum oder in Teilbereichen bestehen, auch nur in einzelnen Sektoren. Im letzteren Fall sind besonders die Organsysteme, die entsprechend der sektoralen Topografie in den betreffenden Bereichen repräsentiert sind, von der plethorischen Pathophysiologie betroffen.
  Dabei ist die Faserstruktur in der Iris meist recht locker.

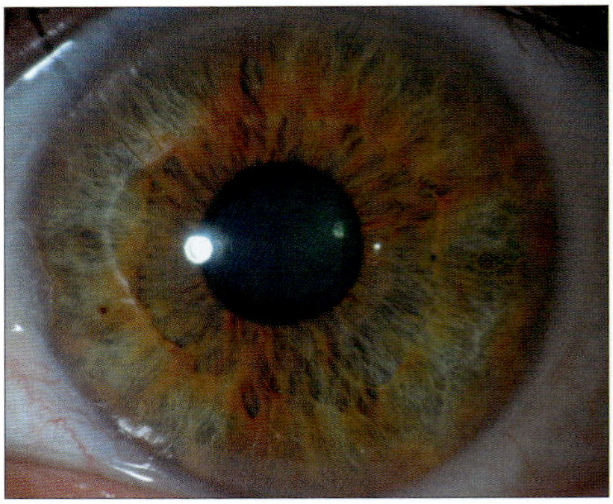

Plethorische Konstitution auf chologener Basis, kombiniert mit hydrogenoiden Merkmalen.

- Transversalen, die auch vaskularisiert sein können. Irisdiagnostische Hinweise auf Pfortader-Plethora geben Transversalen, die im rechten Auge durch den Leber-Galle-Sektor bzw. im linken Auge durch den Milzsektor ziehen. Allgemein weisen Transversalen in der gesamten unteren Irishälfte auf plethorische Zustände im Abdomen hin. Besonders betroffen sind die Organsysteme, durch deren Sektor die Transversalen ziehen. Ziehen Transversalen durch mehrere Organsektoren, ist darin ein pathophysiologischer Bezug dieser Organsysteme untereinander erkennbar. Eine Vaskularisierung verstärkt die systemische Bedeutung der plethorischen Pathophysiologie. Eines der Erkennungsmerkmale (erweiterte Krausenzone oder Transversalen) reicht aus, um eine plethorische Konstitution zu erkennen, sie müssen dazu nicht zwingend kombiniert auftreten.

Optionale, die konstitutionelle Aussage präzisierende Zeichen

- Großvolumige geschlängelte Gefäße in der Konjunktiva, Meandergefäße
- Abdunkelungen, evtl. keilförmig am Ziliarrand
  Besonders häufig in den Sektoren von Leber/Galle, Milz und Urogenitalsystem als Zeichen der Ausscheidungsschwäche dieser Organe
- Schwellungszeichen in den oben genannten Sektoren
  Hinweis auf Säfteanhäufung in dem jeweiligen Organsystem (verstopftes Organ)

Allgemeines

Der namensgebende Begriff dieser Konstitution steht für zwei pathophysiologische Mechanismen:

- Plethora vera: Übermäßige Blutfülle mit unphysiologischer humoraler Qualität (s.u.).
- Plethora spuria: Lokale Stagnation des Blutflusses im venösen Schenkel.
  Bei plethorischer Konstitution sind diese beiden Mechanismen stets beide vorhanden. Sie bedingen und beeinflussen sich wechselseitig: Die kakochyme Blutfülle verhindert die adäquate Tonisierung der Venen und die passive Stauung im Venensystem verstärkt aufgrund mangelhaften Klärstroms die Kakochymie – ein Circulus vitiosus.

Aufgrund der passiven Stauung verlangsamt sich die Fließgeschwindigkeit der aus dem Kapillargebiet abfließenden Blutflüssigkeit, weshalb sekundär auch die Versorgung mit Nährsäften reduziert ist.

In dieser Situation kommt eine einfache Gleichung zum Tragen: Wenn das verbrauchte, metabolitenbeladene Blut nicht abfließt, kann auch das frische Blut des arteriellen Schenkels nicht in optimaler Menge nachströmen.

Systemische Folge der Plethora ist eine fehlerhafte Blutverteilung im Gesamtorganismus, die – zumindest bei Menschen in der ersten Lebenshälfte – meist keine direkten Symptome erzeugt, sondern sekundär durch sehr unterschiedliche Funktionsstörungen der Organsysteme in Erscheinung tritt. In solchen Fällen ist die Irisdiagnostik eine ausgesprochen hilfreiche und oft sogar einzige Methode, die plethorische Pathophysiologie zu erkennen.

Thema der Pathophysiologie

Übermäßige Blutfülle mit unphysiologischer Qualität (Plethora vera).
Passive Stauung durch Atonie des Venensystems (auch des Lymphsystems).
Atonie der abdominellen Hohlorgane.

Pathophysiologische Aspekte

Humoralmedizin

- Bei der plethorischen Konstitution besteht ein Defizit an physiologischer Wärme bei gleichzeitig vermehrter Feuchtigkeit. Zudem liegt eine kakochyme Schärfenbelastung mit gelb- oder schwarzgalliger Qualität vor. Die Schärfenqualität kommt entweder in der Symptomatik zum Ausdruck und/oder wird in der Farbe der Fremdpigmente in der Iris, sowie durch die Kombination mit weiteren konstitutionellen Merkmalen erkennbar.
- Durch die fehlende physiologische Wärme wird die Dynamik des Gefäßsystems nicht ausreichend stimuliert. Dies bedingt Tonusmangel der Gefäßmuskulatur, was v. a. den venösen Schenkel betrifft und zu passiver Stauung der zu eliminierenden Säfte führt. Analog reagieren auch die Lymphgefäße. Der stauungsbedingt allgemein reduzierte Klärstrom verstärkt die Schärfenbelastung, was den Tonus des Venen- und Lymphsystems weiter reduziert. Dieser Mechanismus kann in einem Circulus vitiosus münden.
- Die Irritabilität des Gefäßsystems ist stark reduziert.

Der hier zugrunde liegende Lehrsatz (der nicht nur in diesem Zusammenhang gilt): Schärfen jeder Qualität bedingen Tonusverlust im Venen- und Lymphsystem.

Gelbgallige Schärfen verstärken die Dynamik des arteriellen Systems, was den Blutzudrang ins Gewebe (im Sinne einer Kongestion) verstärkt. Bei gleichzeitiger passiver Stauung im venösen Schenkel verstärkt dies die Blutüberfülle im Gewebe zusätzlich.
Schwarzgallige Schärfen bremsen die Dynamik sämtlicher Fließsysteme, was die ohnehin schon kalte Qualität der Blutflüssigkeit weiter verstärkt.

Zusammengefasst hat die plethorische Pathophysiologie einerseits quantitative Aspekte (Plethora vera), andererseits aber auch funktionelle Regulationsstörungen der Gefäßmotorik aufgrund der qualitativen Veränderung der Blutflüssigkeit.

- Neben der genetischen Veranlagung begünstigen Über- und Fehlernährung sowie Bewegungsmangel die Entstehung und Destabilisierung der plethorischen Konstitution.

Die Plethora betrifft vor allem das Gefäßsystem der Oberbauchorgane (Pfortader → Leber und Milz), zeigt aber ihre Folgeerscheinungen an einer Vielzahl anderer Organe, wodurch eine sehr bunte Palette von Krankheits- und Beschwerdebildern entsteht.

In der traditionellen Literatur ist gelegentlich von der ‹Verstopfung› von Organen die Rede. Damit ist die plethorische Stagnation des Säfteflusses in einem Organsystem gemeint, was zur Einschränkung der spezifischen Funktionalität der betroffenen Gewebe führt. Eine entsprechende Therapie ‹eröffnet› das betroffene Organ.

Häufig vorkommendes Beispiel hierfür sind plethorische Zustände des Pfortadersystems (Portalplethora). Das betrifft vor allem die Funktionalität des Leber-Galle-Systems und der Milz auf der Basis einer Plethora der Pfortader mit dadurch entstehendem plethorischem Rückstau in die Vena lienalis. Plethorische Zustände im Pfortadersystem manifestieren sich in gelb- bzw. schwarzgalliger Symptomatik und Reaktionsmustern. Hierbei ist mit den unten beschriebenen Konstitutionsmitteln eine sehr differenzierte Therapie möglich.

Die plethorische Konstitution manifestiert sich über lange Zeit als rein funktionelle Störungen im Blutsystem, zunächst ohne Organpathologie. Diese entwickelt sich erst als Spätfolge der plethorischen Pathophysiologie. Eine typische, oft schon früh auftretende organische Manifestation sind Hämorrhoiden, später folgt chronisch venöse Insuffizienz (Varikosis, auch mit Thrombosen). Wie lange es bis zur Ausbildung organischer Manifestationen dauert, hängt stark von der Ernährung und Lebensweise des Betroffenen ab.

Allgemeine Zeichen

- Allgemeine Reaktionsträgheit aufgrund allgemein verminderter Irritabilität
- Unmotivierte Stimmungsschwankungen
- Die Betroffenen haben wenig spontanen Bewegungsantrieb, obwohl sich alle Beschwerden durch Bewegung verbessern
- Schläfrigkeit, Mattigkeit
- Vermehrte Schleimabsonderung der Schleimhäute

Symptomatik und Krankheiten

- Ödeme, diese können in jedem Gewebe auftreten. Häufig sind Unterschenkel- und Knöchelödeme, durch die langfristig braune Hautverfärbungen (Purpura jaune d'ocre) im Schwellungsgebiet entstehen können.
- Krampfneigung besonders in den Beinen
- Multiple Organinsuffizienzen (als Folge der Nutritionsstörungen)
- Regenerations- und Heilungsstörungen
- Stauungsekzeme (Juckreiz!) und -katarrhe. Alle Schleimhäute können betroffen sein, dabei besteht immunologische Insuffzienz.
- Rötung im Gesicht durch erweiterte Hautvenen

- Dyspnoe (Plethora im kleinen Kreislauf)
- Vielfältige Herzbeschwerden
- Druckgefühl im Oberbauch, mit und ohne Meteorismus
- Dyspepsie (mit vielfältiger Symptomatik)
- Stagnation des Gallenflusses (auch mit Konkrementen) → Gallenwegsdyskinesien, Fettunverträglichkeit (→ Fettstühle)
- Hyperplastische und chronisch-katarrhalische Krankheiten der Beckenorgane (Hyperplastische Prostataleiden, Myome)
- Hypermenorrhoe (als entstauender Kompensationsmechanismus)
- Häufig: Radikuläre Reizsyndrome der Wirbelsäule durch Ödeme im Spinalkanal und Intervertebralforamen, pathophysiologisch verstärkt durch die klappenlosen Vertebralvenen (Typische Modalitäten: Zunehmender Schmerz in Ruhe und im Liegen, Besserung durch Bewegung)
- Innenohrstörungen (Tinnitus, Schwindel, Menier'sches Syndrom)
- Plethorische Stauungskopfschmerzen (häufig: Besserung durch Bewegung), Migräne
- Hypokinetische Funktionsstörungen der Schilddrüse und der Gonaden
- Depressionen (als Folge einer zerebralen Plethora und/oder melancholischer Schärfen)
- Hypertonie (als biologisch unsinniger Kompensationsversuch des arteriellen Systems, die venöse Stauung zu überwinden)
- Spätfolge: Arteriosklerose
- Varikosis, Thrombosen
- Hämorrhoiden. Frühsymptom: Juckendes Analekzem, Fissuren

Konstitutionstherapie

Grundsätzliche therapeutische Zielvorgabe
- Stimulation der physiologischen Wärme
- Stimulation des Tonus
- Stabilisierung der Tonusregulation

Diätetik
- Regelmäßige, körperlich fordernde Bewegung an der frischen Luft (Spazierengehen ist zu wenig…)
- Zu viel Ruhe, Schlaf und Bewegungsmangel fördert plethorische Zustände in extremer Weise

Ernährungsanpassung
Meiden von übermäßiger und für den Betroffenen unpassender Nahrung (zu viel Eiweiß und Fett), v. a. humoral zu kalte, aber auch erhitzende Speisen (scharfe Gewürze) oder alkoholische Getränke: Wein, Bier, Schnaps.

Arzneitherapie
Unverzichtbar: Aktivierung der physiologischen Wärme mittels Magentonisierung.

Achillea millefolium – Schafgarbe

Siehe sanguinogene Konstitution.

Verwendete Galenik: Millefolii Hb.
Millefolii Tct.
Millefolium ø
Millefolium spag.

Linaria vulgaris – Leinkraut

- Als Heilpflanze fast in Vergessenheit geraten, ist das Leinkraut ein antiplethorisches Konstitutionsmittel ersten Ranges bei allen oben beschriebenen pathophysiologischen Zuständen, vorwiegend im Venen-, aber auch im Lymphsystem. Daher ist Linaria auch indiziert bei Stauungskatarrhen und -ekzemen.
- Laut Rademacher ist das Leinkraut *das* Heilmittel für das gesamte Gefäßsystem.

Verwendete Galenik: Linariae Hb. als Infus
Linaria ø
Vio-Lina Lotion: Äußerliche Anwendung bei skrofulösen und plethorisch bedingten Ekzemen (www.amidor-naturkosmetik.de).

Aesculus hippocastanum – Roßkastanie

Klassisches tonisierendes Venenmittel. Kann bei allen funktionellen Beschwerden der plethorischen Konstitution (zB. stauungs- bzw. ödembedingte Beschwerden wie Rücken- oder Kopfschmerzen), aber auch entsprechenden organischen Manifestationen wie zB. Hämorrhoiden oder Krampfadern eingesetzt werden.

Verwendete Galenik: Aesculus ø
Viele Spezialitäten

Hamamelis virginiana – Zaubernuss

- Tonisierende, antiplethorische Wirkung auf das gesamte venöse System, in geringerem Maß auch auf das Lymphsystem.
- Einsatz sowohl bei der Behandlung aktueller Venenerkrankungen als auch als antiplethorisches Konstitutionsmittel.
- Wirkt Entzündungen entgegen bzw. unterstützt deren Effizienz als physiologischer Abwehrmechanismus.
- Aufgrund ihrer optimierenden Wirkung auf die Gewebeernährung fördert Hamamelis die Heilung von Wunden.

Verwendete Galenik: Hamamelidis Fol. als Infus
Hamamelis ø
Diverse Spezialitäten (Tropfen, Tabletten), Mono- und Komplexpräparate
Hamamelis Suppositorien von verschiedenen Herstellern zur Behandlung von Hämorrhoidalbeschwerden
Hamamelis-Salben von verschiedenen Herstellern zur Behandlung von Hämorrhoidalbeschwerden, Wundsalbe (sehr bewährt bei der Wundversorgung von eröffneten Cantharidenblasen)

Melilotus officinalis – Gelber Steinklee

Bei Stauungspathologien im Zusammenhang mit Krampfaderleiden der Beine und vielfältigen weiteren plethorischen Zuständen mit Symptomatik im Kopf und Abdomen. Melilotus ist ein verlässliches Lymph- und Venenmittel, allerdings mit vorwiegend symptomorientiertem, organotropem Wirkungsansatz bei Ödemen, die auf lymphatischer und/oder venöser Insuffizienz beruhen. Die konstitutionell stabilisierende Wirkung ist bei dieser Pflanze weniger ausgeprägt. Daher sollte Melilotus in der Konstitutionstherapie mit Pflanzen mit tiefergehendem konstitutionellen Wirkungsansatz kombiniert werden.

Verwendete Galenik: Meliloti Hb. als Infus
Melilotus ø

Ruscus aculeatus – Mäusedorn

Klassisches Venenmittel bei allen Beschwerden durch venöse Insuffizienz eingesetzt werden – darüber hinaus aber auch bei anderen plethorisch bedingten Beschwerden wie z. B. Rücken- oder Kopfschmerzen.

Verwendete Galenik: Ruscus ø
Diverse Spezialitäten (Mono- und Komplexpräparate)

Chelidonium majus – Schöllkraut

- Siehe chologene Konstitution.
- Ergänzend dazu ist Chelidonium ein Konstitutionsmittel bei plethorischen Zuständen im Pfortadersystem (Portalplethora), das v. a. das Leber-Galle-System betrifft. Dadurch wird die Elimination cholerischer Säfte und Schärfen defizitär. Man wird Chelidonium daher bei plethorischen Patienten mit gelbgalligen Reaktionsmustern und Symptomen einsetzen.

Verwendete Galenik: (Chelidonium ø, derzeit nicht verfügbar)
Chelidonium D4

Calcium sulfuricum – Calciumsulfat, Gips

- Das Mittel kombiniert den Wirkungsbezug des Calciums auf das Phlegma bzw. Lymphystem mit den wärmestimulierenden und antiplethorischen Wirkungen des Sulfurs. Daher ist Calc. sulf. indiziert bei Stagnation im Lymphfluss mit cholerischer Schärfenbelastung, was sich häufig in chronischen Katarrhen auf hyperplastischer Schleimhaut mit dickem, eiterähnlichen Sekret zeigt, das sich leicht löst.
- Hauteiterungen mit gelben Krusten.
- Bei der plethorischen Konstitution ist Calc. sulf. indiziert, wenn diese sich durch die oben genannten Symptome, aber auch durch allgemeine Insuffizienz der Abwehrfunktionen manifestiert.

Verwendete Galenik: Calc. sulf. D12 (Nr. 12 der Schüßler'schen Biochemie)

Nux vomica – Brechnuss

- Siehe chologene Konstitution.
- Ergänzend hierzu: Häufig basieren die bei der chologenen Konstitution beschriebenen Symptome auf plethorischen Zuständen im Abdomen, die durch die Retention gelbgalliger Schärfen verstärkt wird bzw. die Plethora wird durch die Schärfen verstärkt.
- Wichtiges Konstitutionsmittel bei Kombination von plethorischer und chologener Konstitution, oder plethorischer Konstitution mit gelb-bräunlichen Pigmenten in der Iris.

Verwendete Galenik: Nux vomica D4

Lycopodium clavatum – Bärlapp

- Siehe chologene Konstitution.
- Ergänzend hierzu: Lycopodium ist dann indiziert, wenn das beschriebene Defizit im Coctio-Prozess durch plethorische Zustände bedingt ist, auch durch Tonusmangel des Magen-Darm-Traktes, was ebenfalls Dyspepsie bedingen kann.

Verwendete Galenik: Lycopodium D4

Aloe

In phytotherapeutischer Anwendung als Laxans wirkt die Pflanze stark tonisierend auf das Colon. In niedrig potenzierter Zubereitung hat die Pflanze eine sanft tonussteigernde Wirkung auf das venöse Gefäßsystem.

Verwendete Galenik: Aloe D4

Rezepturbeispiele		
Nux vomica D6 dil. 20 ml Taraxacum ø Linaria ø aa 40 ml M. f. dil. DS: 3 x tgl. 20 Tr. vdE. (Indikationsmöglichkeit: Plethorische Konstitution mit cholerischer Schärfenbelastung)	Natrium sulf. D6 dil. Aloe D4 dil. aa 20 ml Mischung 275 Nestmann 60 ml M. f. dil. DS: 3 x tgl. 20 Tr. vdE. (Indikationsmöglichkeit: Kombination von plethorischer und hydrogenoider Konstitution)	Clematis D4 Sabal ø aa 20 ml Millefolium ø Alchemilla ø aa 30ml M. f. dil. DS: 3 x tgl. 20 Tr. vdE. (Indikationsmöglichkeit: Plethorische Konstitution mit Stauungskatarrhen und/oder Hyperplasien der Beckenorgane (z. B. chron. Reizblase, Prostatitis)

Sonstige Therapien

Säfteentziehende Maßnahmen: Blutiges Schröpfen, Blutegeltherapie, Aderlass.

9.13 Gastrische Konstitution

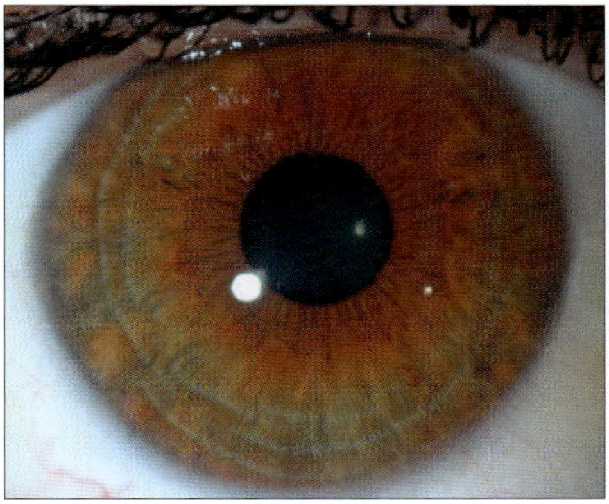

Kombination von gastrischer und chologener Konstitution mit spasmophiler Diathese.

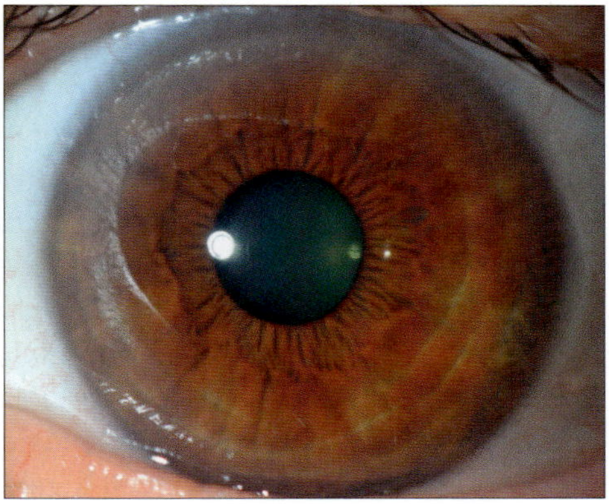

Gastrische Konstitution auf sanguinogener Basis mit hydrogenoiden Merkmalen und spasmophiler Diathese.

Irisdiagnostische Merkmale

Die gastrische Konstitution ist meist eine Variante der chologenen oder sanguinogenen Konstitution, kann aber grundsätzlich auch auf lymphatischer Basis bestehen.

Erkennungsmerkmale

- Die Krausenzone ist dezent aufgehellt. Dieses Phänomen sieht man fast ausschließlich in braunen Iriden. Fehlerquelle in blauen Augen: Ein scharf begrenzter, sehr heller Ring um die Pupille ist meist der durchscheinende M. sphincter pupillae. Er hat irisdiagnostisch keinerlei Aussage, ist also nicht als Zeichen einer hyperkinetischen Coctio zu interpretieren!
- Die Fasern in der Krausenzone sind dicker und grober als in der übrigen Iris (Grobes Relief).
- Stärke und Verlauf der Krause ist unregelmäßig, fein oder plastisch (schnurförmig).
- Zackenförmige Ausbuchtungen der Krause (→ Hyperkinese bis zur Spasmophilie im Verdauungstrakt).
- Helle Zirkulärfurchen ("Krampfringe")

Optionale, die konstitutionelle Aussage präzisierende Zeichen:

- Blut-Lymph-Zone wirkt verschmiert, auch mit Pigmentauflagerungen
- Dies ist ein Hinweis auf fehlerhafte Qualität des resorbierten Chylus. Die Farbe der Pigmente gibt Auskunft über die humorale Qualität der entstandenen Schärfen.
- Kleine krausenständige Krypten. Diese auch als Gallelöcher bezeichneten Trocknungszeichen lassen – unabhängig von ihrer Lokalisation – ein Defizit an physiologischer Feuchtigkeit erkennen und weisen daher ebenfalls auf mangelnde Qualität des Nährsaftes hin.

Allgemeines

In der TEN steht der Begriff *Magen* nicht nur für das Organ selbst, sondern stellvertretend für alle Organe und Regulationsprozesse des gesamten Verdauungstraktes. Daher fließen die folgenden Aspekte in die Bedeutung sämtlicher Störungen der Magenfunktionen mit ein:

- Das Magenorgan hat zentrale Bedeutung als übergeordnetes Regulativum für das gesamte Verdauungssystem. Daher hängt die Qualität der ersten Coctio maßgeblich von den physiologischen Magenfunktionen ab.
- Der Magen ist auch Ausgangspunkt von Erkrankungen in anderen Organsystemen, die man in der traditionellen Terminologie als Hypochondrie bezeichnet (von Hypochondrium: die unter dem Zwerchfell gelegenen Organe). Damit sind Krankheiten bzw. Symptome gemeint, die auf einen krankhaften Konsensus mit den Verdauungsorganen, dem Leber-Galle-System und der Milz zurückzuführen sind. Damit geht der traditionelle Hypochondrie-Begriff weit über die heutige Belegung für Krankheitseinbildung bzw. Hineinsteigern in Krankheitsängste hinaus.
- Der Magen steuert den körperlichen und seelischen Tonus (Spannkraft) des Menschen. Die therapeutische Regulation des Magentonus spielt daher auch bei vielen psychogenen Krankheiten bzw. Symptomen eine entscheidende Rolle.
- Gravierende systemische Probleme ergeben sich aus der unkritischen Dauermedikation von Protonenpumpenhemmern und H_2-Rezeptor-Antagonisten, die leider nicht nur die Produktion der Salzsäure im Magen reduzieren, sondern aufgrund der beschriebenen

regulativen Bedeutung des Magens mittelfristig vielfältige systemische Probleme im gesamten Organismus nach sich ziehen. In Kurzform lässt sich die Wirkung von Säureblockern mit Erzeugung eines ‹kalten schlaffen Magens› beschreiben[26].
Da die Symptomatik der gastrischen Konstitution aus schulmedizinischer Sicht eine typische Indikation für den Einsatz von Protonenpumpenhemmern und H_2-Rezeptor-Antagonisten ist, sollte dieser Problematik bei der praktischen Arbeit mit entsprechenden Patienten die notwendige Beachtung geschenkt werden.

Thema der Pathophysiologie

Hyperkinetik des Magen-Systems – motorisch und humoral.
Es handelt sich um eine Sonderform der chologenen Konstitution, die sich primär im Verdauungssystem manifestiert.

Pathophysiologische Aspekte

Es besteht ein Defizit an physiologischer Wärme, aber gesteigerter Anfall von cholerischen Schärfen. Daraus resultiert einerseits eine unvollständige erste Coctio mit defizitärer physiologischer Feuchtigkeit, andererseits treten vielfältige hyperkinetische Symptome im Abdomen auf.

Ein hier relevanter Lehrsatz: Mangelnde physiologische Wärme kann nie durch gelbgallige Schärfen kompensiert werden. Schärfen sind immer pathogen.

Das Wärmedefizit bedingt auch Stagnation in der Säftebewegung. Dies betrifft sowohl physiologische als auch pathologische Säfte. Die daraus resultierende Retention von Schärfen verstärkt die Hyperkinese.

Der Magen kann insuffiziente Funktionen von Ausscheidungsorganen in Form von Ausscheidungsgastritis kompensieren. Dieser Pathomechanismus kann auch für Ulzera der Magen- und/oder Duodenalschleimhaut verantwortlich sein.

Allgemeine Zeichen

- Bei der gastrischen Konstitution manifestieren sich unbewältigte psychogene Reize (Konflikte, Stress, Trauer…) in Form hyperkinetischer Funktionsstörung im Verdauungssystem
- Auffällig: Die Beschwerden sind bei dieser Konstitution weitgehend unabhängig von der Nahrungsaufnahme
- Abgeschlagenheit, Mattigkeit (aufgrund von Defizit der Nährsubstanz)

26 Diese Problematik wird in Kapitel 12.1 von «Humoralmedizinische Praxis», Band 1 (S. 255ff.) detailliert beschrieben

- Kopfschmerzen (gastrischer Kopfschmerz)
- Wechselnde Appetitstörungen (Appetitlosigkeit ↔ Heißhunger)
- Übelkeit, häufig bei leerem Magen, besser durch Essen verträglicher Nahrung

Symptomatik und Krankheiten

- Völle-, Druck-, Spannungsgefühl in der Magengegend, was sich bis zum Krampfschmerz und sogar zur Kolik steigern kann
- Sodbrennen mit Refluxoesophagitis
- Retroperistaltik: Aufstoßen, Brechreiz
- Spastischer Meteorismus, dabei gehen die Gase nur schwer ab
- Reizcolon: Durchfälle bei psychischer Belastung
- Spastische Obstipation, auch im Wechsel mit Durchfällen
- Entzündungen des Darms (Mb. Crohn, Colitis ulcerosa)

Im späteren Lebensalter kann die Hyperkinetik durch Erschöpfung des Systems in eine Hypokinetik übergehen. Dies kann im Auge durch einen dunkler und breiter werdenden Begleitschatten um die Pupille sichtbar werden.

Konstitutionstherapie

Grundsätzliche therapeutische Zielvorgabe

- Anregung der Elimination übermäßiger Gelbgalle bzw. cholerischer Schärfen
- Sanfte Stimulation der physiologischen Wärme
- Dämpfung der Spasmophilie

Diätetik

Empfehlenswert ist eine entspannte Lebensweise, bei der die cholerischen Aspekte nicht zusätzlich gereizt werden sowie ausreichend Bewegung.

Bei der Ernährung sind scharfe Gewürze sowie gebratene, gegrillte oder frittierte Speisen zu meiden. Ansonsten sind strenge Ernährungsrichtlinien bei der gastrischen Konstitution zu vermeiden, sie können sogar kontraproduktiv sein – eine grundsätzlich vernünftige Ernährungsweise vorausgesetzt. Die konstitutionstypischen hyperkinetischen Reaktionsmuster sollten zu physiologischer Dynamik der Coctio kanalisiert werden, was konkret heißt: Das Verdauungssystem muss etwas zu tun bekommen.

Bei akuten hyperkinetischen Phasen des Magens bewährt sich Kartoffelpresssaft.

Arzneitherapie

Achillea millefolium – Schafgarbe

Die bei der sanguinogenen Konstitution beschriebene tonusregulierende Wirkung auf die Blutgefäße entfaltet die Schafgarbe analog auch bei der glatten Muskulatur der Verdauungsorgane. Einerseits dämpft sie hyperkinetische Zustände, wirkt aber auch wärmestimulierend in hypodynamischen Phasen. Hinzu kommt schärfenausleitende Wirkung auf das Leber-Galle-System.

Verwendete Galenik: Millefolii Hb.
Millefolii Tct.
Millefolium ø
Millefolium spag.

Centaurium erythrea – Tausendgüldenkraut

Siehe chologene Konstitution. Als Konstitutionsmittel bei der gastrischen Konstitution wird Centaurium in kleiner Dosierung eingesetzt, um Krampfschmerzen und Erbrechen zu beruhigen. Zudem entfaltet sie Pankreas-stimulierende und Gelbgalle-eliminierende Wirkungen.

Verwendete Galenik: Centaurii Hb. als Infus (Achtung: Sehr bitter! Bei Magenkrämpfen und Erbrechen bewährt sich ein sehr dünner Infus: 1 Messerspitze der Droge auf 200 ml Wasser, 2 Min. ziehen lassen und dann löffelweise trinken.)
Centaurium ø
Centaurium D2 / D3 Bei Personen, die sehr sensibel auf Bitterpflanzen reagieren.

Potentilla anserina – Gänsefingerkraut

- Spasmolytikum für alle Hohlorgane, sowohl in der Akut- als auch Konstitutionstherapie.
- Anserina ist eines der wenigen Antispasmodika, die auch als Teedroge verwendet werden können. Sie dämpft die Wirkung von cholerischen Schärfen.

Verwendete Galenik: Anserinae Hb als Infus
Anserina ø

Melissa officinalis – Zitronenmelisse

- Unterstützt die Elimination sowohl von Cholera als auch Melancholera.
- Sie wirkt beruhigend, stimmungsaufhellend (macht fröhlich), tonusregulierend im Verdauungssystem, karminativ, leber-galleanregend, kreislaufstärkend.
- Die wichtigsten Ansatzorte für die Entfaltung ihrer Wirkung sind Herz, Magen-Darm-Trakt sowie die Psyche, v. a. im Zusammenhang mit melancholischen Zuständen.

Verwendete Galenik: Melissae Fol. als Infus
Melissa ø
Melissa spag.
Melissae Ol. aeth. Zur äußerlichen Anwendung als Einreibung oder Wickel in Olivenöl mischen: 10 Tropfen Melissenöl in 100 ml Olivenöl.

Foeniculum vulgare – Fenchel

Sanft kochungsfördernd bei übermäßiger Gasbildung (= kalter Schleim im Darm) mit Krampfneigung. Fördert die Ausleitung von Meteorismus.

Verwendete Galenik: Foeniculi Frct. als Infus
Foeniculi ø

Matricaria recutita (Chamomilla) – Echte Kamille

Die Pflanze entfaltet im Magen eine kühlende Wirkung, was nur bei akuter Gastritis und Magen-Darm-Krämpfen vorübergehend sinnvoll ist. Da bei der gastrischen Konstitution die Coctio langfristig aber defizitär ist, sollte Kamille nicht länger als eine Woche gegeben werden.

Verwendete Galenik: Chamomillae Flor. als Infus
Chamomilla ø
Chamomilla D4 Beruhigend und krampflösend bes. bei Kindern.

Glycyrrhiza glabra (Liquiritia) – Süßholz

- Kühlende Wirkung auf den Magen, aber (im Gegensatz zu Chamomilla) befeuchtend.
- Nährt die Schleimhäute der Verdauungs- und Atemwegsschleimhäute.
- Süßholz lindert die Folgen von hitzigen Schärfen, schwerpunktmäßig auf der Schleimhaut, bes. bei hitzigen Reizzuständen des Magens.
- Bei der symptomorientierten Anwendung beim hyperkinetischen Magen ist darauf zu achten, dass die Pflanze nur so lange eingenommen wird, wie hyperazide und spastische Beschwerden des Magens bestehen. Zu lange Einnahme kann eine optimale Coctio verhindern.

Verwendete Galenik: Liquiritae Lignum
Liquiritia ø

Nux vomica – Brechnuss

- Siehe chologene und plethorische Konstitution.
- Bei der gastrischen Konstitution kommt Nux vomica zum Einsatz, wenn das Verdauungssystem durch Stress und Hektik, aber auch durch unpassende, minderwertige Nahrung (Fastfood) die beschriebenen hyperkinetischen Zustände entwickelt.

Verwendete Galenik: Nux vomica D4 / D6

Gratiola officinalis – Gottesgnadenkraut

- Insuffiziente Coctio mit schmerzhafter Auftreibung des Magens. Nach dem Essen bleibt Hunger- und Leeregefühl im Bauchraum bestehen. Kolikschmerzen nach dem Abendessen in der Nacht.
- Durchfall von schaumigem, grünem Wasser. Entleerung heftig, aber ohne Schmerzen. Auch Verstopfung möglich.
- Ausscheidungsgastritis für Harnsäure
- Hartnäckige Magengeschwüre
- Gemäß Boericke «die Nux vomica für Frauen»

Verwendete Galenik: Gratiola D4 / D6

Asa foetida – Stinkasant

Siehe chologene Konstitution.

Verwendete Galenik: Asa foetida D4 / D6

Dioscorea villosa – Yamswurzel

- Ein Akut- und Konstitutionsmittel bei vielen Manifestationen der spasmophilen Diathese sowie bei rheumatischen und neuralgischen Schmerzzuständen.
- Konstanter dumpfer Schmerz über dem Magen oder um den Nabel herum, mit scharfen kolikartigen Schmerzattacken.
- Anfallsweiser kolikartiger Meteorismus, der durch Luftabgang nicht gebessert wird
- Scharfe Schmerzen schießen von der Leber bzw. Gallenblase in Richtung der rechten Brustwarze (Gallenkoliken).
- Morgens beim Aufstehen Durchfall mit starken kolikartigen Blähungen. Darmentleerung verbessert die Beschwerden nicht, erzeugt aber Erschöpfung.

Verwendete Galenik: Dioscorea D4 / D6

Bismutum subnitricum – Wismuthnitrat

Mittel bei hyperazidem Magen. Hyperkinese im Verdauungstrakt, auch bei Zuständen, in denen das Verdauungssystem wechselweise hyper- oder hypokinetische Symptome entwickelt.

Verwendete Galenik: Bismutum subn. D6

Anacardium orientale – Malakkanuss

- Hyperkinetische Symptomatik im Verdauungstrakt in Folge von Überforderungsgefühl, Sorgen, Misstrauen. Patient reagiert aggressiv.
- Übelkeit, Krämpfe, Druck oder Pflockgefühl im Abdomen
- Erfolgloser Stuhldrang, anstrengende Defäkation
- Ulcus ventriculi und duodeni

Verwendete Galenik: Anacardium D6

Gelsemium sempervirens – Gelber Jasmin

- Gelbgallig bedingte Kongestionen zum Kopf, die physiologische Wärme ist aber defizitär. Alle Symptome sind mit Schwäche, Benommenheit, Kraftlosigkeit vergesellschaftet, dabei können auch heftige Erregungszustände auftreten (reizbare Schwäche).
- Bezug zur gastrischen Konstitution: Magenschmerzen bei zittriger Schwäche
- Broy: «Das Mittel ist immer einen Versuch wert, wenn andere versagen.»

Verwendete Galenik: Gelsemium D4 / D6

Citrullus colocyntis – Koloquinte

- Aus humoralmedizinischer Sicht ist Colocynthis ein Mittel zur Dämpfung übermäßiger Cholera oder gelbgalliger Schärfen.
- Ein wichtiges Mittel für alle aktuellen und konstitutionellen Manifestationen der spasmophilen Diathese in der glatten Muskulatur der Hohlorgane, bes. des Abdomens.
- Krampfschmerzen in Magen und Darm, Meteorismus mit lauten Darmgeräuschen. Patient krümmt sich zusammen, presst Fäuste in den Bauch.
- Spastische Gallenwegsdyskinesie bis hin zur Steinkolik
- Auch bei Neuralgien

Verwendete Galenik: Colocyntis D4 / D6

Kalium phosphoricum

- Stabilisiert die vegetativen Regulationsmechanismen
- Gewebeerhaltungsmittel durch Optimierung der Ernährung (dritte Coctio)
- Dyspeptische Symptome durch Erschöpfung und Kochungsschwäche

Verwendete Galenik: Kalium phos. D6 (Nr. 5 der Schüßler'schen Biochemie)

Natrium phosphoricum

- Gelbgallige Reizzustände bei azider Diathese
- Regulator bei hyperazidem Magen, saurem Aufstoßen und Erbrechen, Sodbrennen
- Dyspepsie, Unverträglichkeit von Fett
- Saurer, grünlicher Durchfall
- Krampfzustände im Abdomen

Verwendete Galenik: Natrium phos. D6 (Nr. 9 der Schüßler'schen Biochemie)

Magnesium phosphoricum

- Häufig verwendetes Mittel bei allen krampfartigen Schmerzen der Muskulatur
- Hyperkinese der Verdauungsorgane
- Magnesium phos. ist eher ein Akutmittel, das ergänzend zu einer Konstitutionstherapie genommen werden kann

Verwendete Galenik: Magnesium phos. D6 (Nr. 7 der Schüßler'schen Biochemie)

Magnesium chloratum

- Wirkung ähnlich Magnesium phos., aber stärkerer Bezug zur quergestreiften Muskulatur
- Deutlichere konstitutionelle Wirkung als Magnesium phos., v. a bei den Varianten phlegmatischer Konstitutionen.

Verwendete Galenik: Magnesium chlor. D6

Magnesium sulfuricum – Bittersalz

- Wirkung ähnlich Magnesium phos., aber stärkerer Bezug zu den Hohlorganen des Verdauungstraktes mit ausscheidungsfördernder Wirkung (durch die Sulfur-Komponente).
- Deutlichere konstitutionelle Wirkung als Magnesium phos., v. a. bei den Varianten cholerischer Konstitutionen.

Verwendete Galenik: Magnesium sulf. D6

Kalium bromatum

- Kombiniert die stabilisierende Wirkung des Kaliums auf die Nervenfunktionen mit dem dämpfenden Wirkungsprinzip des Broms auf vegetative, sensorische und sensible Nervenprozesse.
- Nervosität, manisch-depressive Zustände
- Hyperkinetische Gastrointestinalsyndrome (z. B. Reizdarm)
- Spastischer Magendruck

- Nervöses Erbrechen, auch mit viel Schleim
- Hyperemesis gravidarum
- Breiiger Stuhl, wässriger Durchfall

Verwendete Galenik: Kalium bromat. D6 (Nr. 14 der Schüßler'schen Biochemie)

Cuprum arsenicosum

- Leitsymptomatik: Große Schwäche mit Krämpfen
- Koliken, spastische Durchfälle und Brechdurchfälle
- Stuhlzwang
- Neuralgien im Bauchraum (Abdominalmigräne)
- Katarrhe der Gallenwege, des Darms und Magens mit Krämpfen

Verwendete Galenik: Cuprum arsenic. D6 (Nr. 19 der Schüßler'schen Biochemie)

Zincum chloratum

- Symptome, bei denen dieses Mittel passt, können sowohl gelb- als auch schwarzgallige Qualität haben, also zwischen Hyper- und Hypokinese wechseln. Dabei besteht stets Mangel an physiologischer Feuchtigkeit.
- Hyperkinese verschiedener Organsysteme, die durch Reizzustände des zentralen und vegetativen Nervensystems ausgelöst werden.
- Neben starken Stimmungsschwankungen und Neurasthenie basieren viele Krankheitserscheinungen auf Hyperkinese der Muskulatur der Hohlorgane: Neuralgien und Hyperkinetik / Spastik innerer Organe.
- Wirkt nervenberuhigend und schmerzlindernd.

Verwendete Galenik: Zincum chlor. D6 (Nr. 21 der Schüßler'schen Biochemie)

Natrium bicarbonicum

- Neben hitzigen Manifestationen der aziden Diathese besteht besonderer Bezug zum gastrointestinalen Nerven- und zum Leber-Gallensystem, wo es hyperkinetische Zustände dämpft.
- Das Mittel passt zu gastrischen Typen, die bei Überreizung mit hyperkinetischen Magensymptomen reagieren, mit Tendenz zu Hypochondrie.
- Saurer Reflux und Aufstoßen, Brennschmerz im Magen und anderen Abdominalorganen
- Saures Erbrechen und saure Diarrhoe
- In der Schwangerschaft Erbrechen und sonstige Magenprobleme
- Spastische, kolikartige Schmerzen der Gallenwege und -blase, auch bei Cholelithiasis

Verwendete Galenik: Natr. bicarb. D6 (Nr. 23 der Schüßler'schen Biochemie)

Rezepturbeispiele	
Nux vomica D4 dil Gelsemium D4 aa 20 ml Millefolium ø 60 ml M. f. dil. DS: 3 x tgl. 15 Tr. vdE. (Indikationsmöglichkeit: Stressbedingte Hyperkinesie des Verdauungstraktes)	Asa foetida D6 Colocynthis D4 Abrotanum ø aa 20 ml M. f. dil. DS: 3 x tgl. 15 Tr. vdE. (Indikationsmöglichkeit: GG-bedingte Krämpfe im Verdauungssystem)
Calamus Kpl. Nestmann Fumaria ø aa 50 ml M. f. dil. DS: 3 x tgl. 15 Tr. vdE. (Indikationsmöglichkeit: Reizmagen und -darm)	Millefolii Hb. Anserinae Hb. Foeniculi Frct. aa ad 100.0 M. f. spec. DS: 3 Tassen tgl. als Infus (Indikationsmöglichkeit: Dyspepsie mit Blähungskrämpfen)

Sonstige Therapien

Feucht-warme Wickel auf den Oberbauch, evtl. mit Schafgarben- oder Melissen-Infus, auch mit warmem Melissenöl.

9.14 Mesenchymal-hypoplastische Konstitution

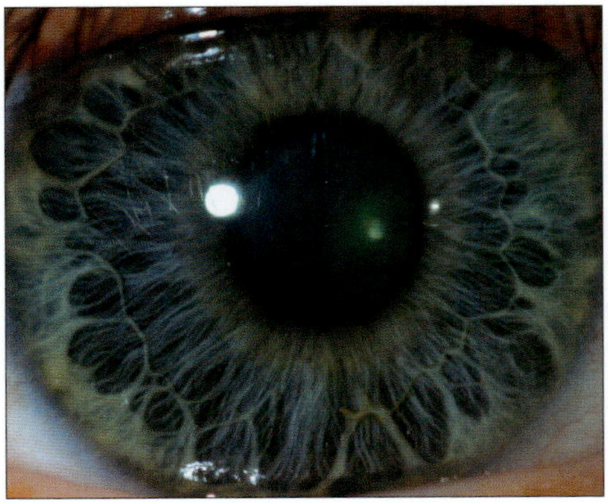

Mesenchymal-hypoplastische Konstitution auf lymphatischer Basis, kombiniert mit Merkmalen der plethorischen und katarrhalisch-rheumatischen Konstitution.

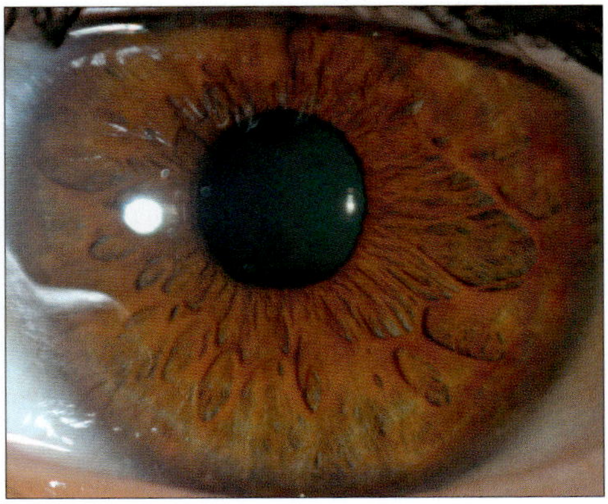

Mesenchymal-hypoplastische Konstitution auf sanguinogener Basis, kombiniert mit Merkmalen der plethorischen und hydrogenoiden Konstitution.

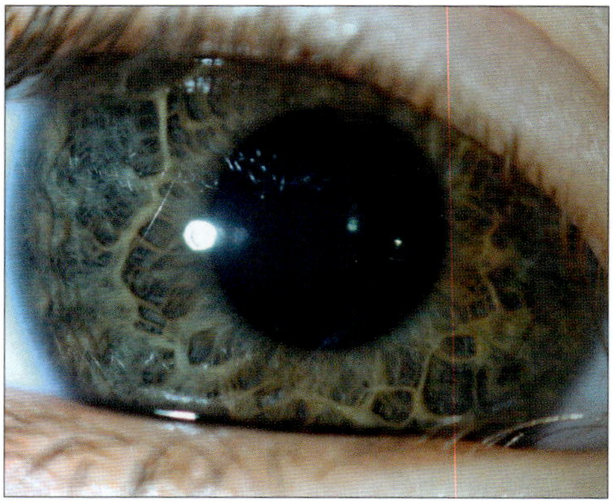

Mesenchymal-hypoplastische Konstitution auf lymphatischer Basis bei einem 5-jährigen Kind. Zusätzlich viele beigefarbene Pigmente, die auf Belastung mit melancholischen Schärfen hinweisen.

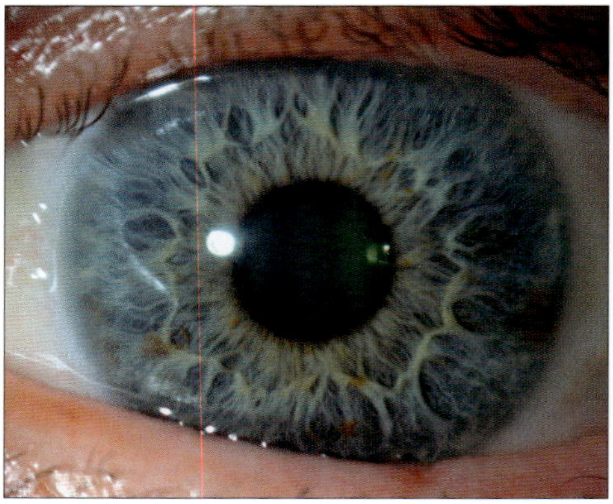

Mesenchymal-hypoplastische Konstitution auf lymphatischer Basis, kombiniert mit Merkmalen der plethorischen und nephrogenen Konstitution. Cholerische Schärfenbelastung (braune Pigmente).

Irisdiagnostik

Erkennungsmerkmale

- Zerrissenes vorderes Stromablatt, von dem teilweise nur noch Reste sichtbar sind (‹Geisteriris›)
- Sehr lockeres Irisstroma mit vielen (topolabilen) Lakunen, Krypten und Trabekeln

Optionale, die konstitutionelle Aussage präzisierende Zeichen

- Krausenzone häufig abgedunkelt, bes. direkt um die Pupille, auch als Begleitschatten. Dies ist als Defizit an physiologischer Wärme zu interpretieren – mit allen Folgeerscheinungen. Achtung Fehlerquelle: Bei der mesenchymal-hypoplastischen Konstitution sieht man häufig den scharf begrenzt hell durchscheinenden Sphinkter pupillae. Dieser sollte nicht als Aufhellung der Krausenzone interpretiert werden. Er hat irisdiagnostisch keine Bedeutung (außer der Tatsache, dass hier das Irisgewebe stark hypoplastisch ist – was die konstitutionelle Aussage bestärkt).
- Ziliarrand häufig abgedunkelt. Hinweis auf Leistungsschwäche der Eliminationsorgane.
- Multiple Pigmente. Interpretation entsprechend der Farbe.
- Sehr häufig sind mit Trabekeln und radiären Faserverdichtungenauch die Merkmale der lymphatisch-hypoplastischen Konstitution vorhanden. Das zeigt, dass sich die konstitutionelle Pathophysiologie des Interstitiums in das daraus hervorgehende Lymphsystem erweitert.

Allgemeines

Der Begriff *Mesenchym* steht nach heutigem wissenschaftlichen Verständnis für embryonales Bindegewebe, aus dem sich verschiedene Gewebe, u.a. das Lymphsystem entwickelt. In der Naturheilkunde wird dieser Begriff in einem stark erweiterten Kontext verwendet, allerdings ziemlich uneinheitlich:

- Er steht für das, was heute als *interstitielles System der Grundregulation* oder – nach dem Wiener Forscher Alfred Pischinger – als *Pischinger-System* oder *Pischinger-Raum* bezeichnet wird.
- Gelegentlich steht *Mesenchym* auch als Sammelbegriff für alle immunologisch aktiven Gewebe und Organe.

Wie bei der lymphatisch-hypoplastischen Konstitution steht auch bei der mesenchymal-hypoplastischen Konstitution der Terminus *hypoplastisch* nicht für strukturelle Gewebeabbau, sondern für die Einschränkung der funktionellen Leistungsfähigkeit, die hier sämtliche interstitielle Funktionen betreffen kann und damit sehr zentrale Bedeutung für alle energetischen, regulativen und materiellen Aspekte des gesamten Organismus hat. Allerdings ist die pathophysiologische und symptomatische Ausprägung individuell sehr unterschiedlich.

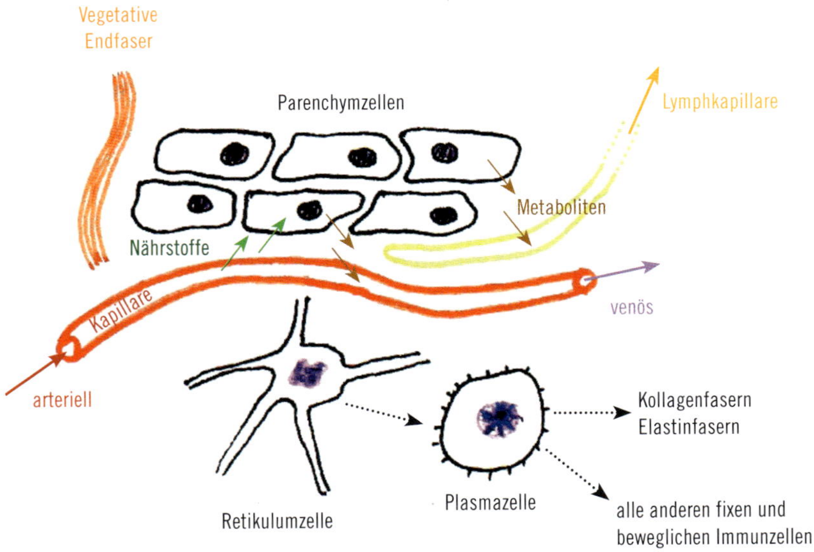

Schematische Darstellung der Funktionalität des Interstitiums (System der Grundregulation nach Pischinger).

Da die physiologischen Grundfunktionen des Systems der Grundregulation Basis der konstitutionellen Pathophysiologie der mesenchymal-hypoplastischen Konstitution sind, hier eine kurze Zusammenfassung:

Humorale Transportmechanismen

- Transport sämtlicher für die Zellfunktionen notwendigen Stoffe via Transitstrecke zwischen Kapillaren und den Gewebezellen (Nährstrom). In diesen Funktionen manifestiert sich die dritte Coctio der Humoralmedizin.

9.15 Endokrin-vegetative Konstitution (vegetativ-labile Konstitution)

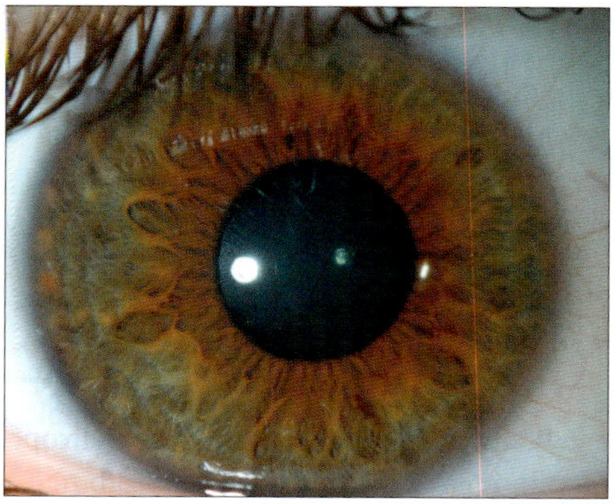

Endokrin-vegetative Konstitution, kombiniert mit chologener Konstitution.

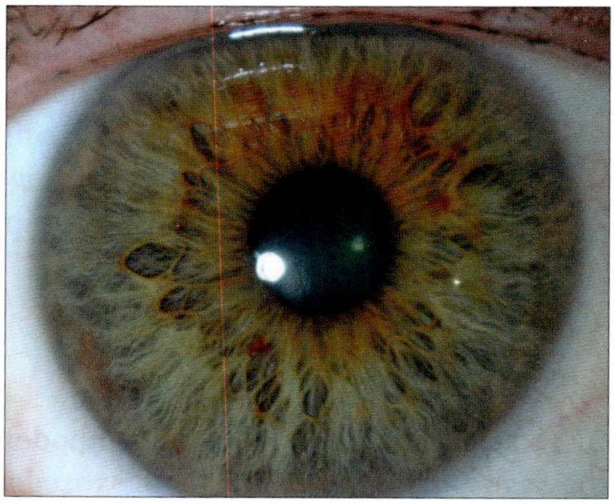

Endokrin-vegetative Konstitution auf lymphatischer Basis, kombiniert mit plethorischen Merkmalen und gelbgalliger Schärfenbelastung.

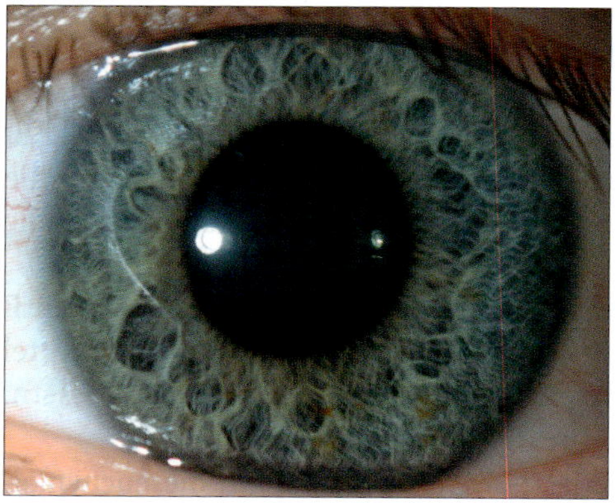

Endokrin-vegetative Konstitution auf lymphatisch-neurogener Basis mit sowohl oxygenoiden als auch plethorischen Merkmalen.

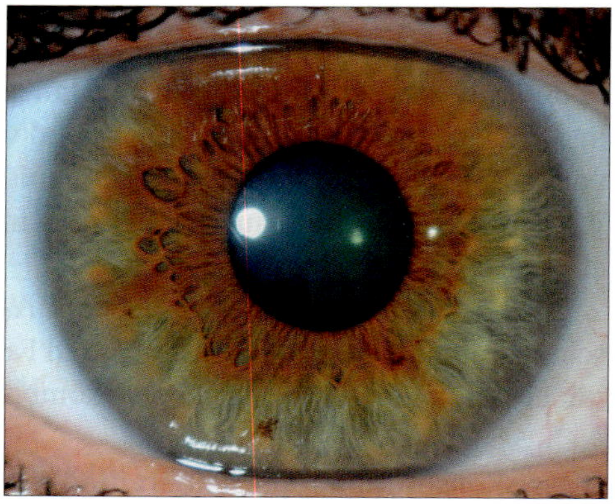

Endokrin-vegetative, kombiniert mit hydrogenoider Konstitution und gelbgalligen Merkmalen.

Irisdiagnostische Merkmale

- Es besteht ein Kranz von vorwiegend geschlossenen Lakunen, die sich direkt außen an die Krause anschließen. Dabei bildet die Krause die Begrenzung der Lakunen nach innen (‹Maßliebchen-Iris›). Es können auch Lakunen und ähnliche Lockerungszeichen innen an der Krause anschließend auftreten.
  Durch die Lakunen ist der Verlauf der Krause sehr unregelmäßig und unruhig. An vielen Stellen ist die Krause unterbrochen bzw. teilweise schlecht oder gar nicht erkennbar. Dies erschwert die (diagnostisch ausgesprochen wichtige) Aussage über die Breite der Krausenzone.

auf den Organismus hat stets zentrale Bedeutung bei der Entstehung und dem Verlauf von Krankheiten, was in jedem Fall konstitutionstherapeutische Beachtung finden sollte.

Charakteristisch für die mesenchymal-hypoplastische Konstitution ist die Insuffizienz vieler komplexer Funktionen. Hier eine häufig vorkommende Auswahl:
- Trägheit der Immunreaktionen, was zu schleppendem Verlauf aller Erkrankungen mit Tendenz zur Chronifizierung und mangelhafter Heilung führt
- Bindegewebig fixierte oder gehaltene Organe sind besonders krankheitsanfällig: Gelenke (Bänder, Sehnen)
- Blutgefäße (bes. Adventitia der Venen → Varikose)
- Verlust der Haltefunktion → Hypermobile Gelenke, Organsenkungen, Hernien usw.
- Verlust der elastischen Funktionen → Elastizitätsverlust, Sklerosierung, Fibrosen, schlaffe Haut
- Energiemangel im Gewebe aufgrund mangelnder Drainage der interstitiellen Transitstrecke

Allgemeine Zeichen
- Mangelnde Vitalität und Wärmeproduktion (→ Frösteln), zunehmend mit dem Alter
- Chronische Müdigkeit, bes. nach dem Essen
- Neigung zu Gewebedegeneration
- Schmerzen in Knochen, Gelenken und Wirbelsäule (Hyper- oder Hypomobilität)
- Blasse, dünne, durchscheinende Haut, schlaffes Unterhautgewebe, im Alter faltig
- Trockene Schleimhäute
- Brüchige Fingernägel mit Wachstumssstörungen
- Spröde, struppige Haare mit Wachstumsstörungen, Haarausfall

Symptomatik und Krankheiten
- Chronische Entzündungen, auf allen Schleimhäuten möglich (mit Neigung zur Bildung von Fokalbelastungen)
- Chronische Ekzeme
- Wundheilungsstörungen, auch Ulcus cruris
- Chron. Parodontitis, Parodontose
- Senk- und Wanderorgane (Magen, Niere, Blase, Uterus)
- Varikose, Hämorrhoiden, Aneurysmen
- Sklerosen (v. a. Arteriosklerose)
- Divertikel (Darm, Oesophagus…)
- Lungenemphysem, Bronchiektasen
- Fibrosen, Zirrhosen (Lunge, Leber…)
- Gelenk- und Wirbelsäulenerkrankungen, hyper- und hypomobil (Skoliose, Gelenkeinsteifung, Bandscheiben-Prolaps, Gleitwirbel, [Sub]luxationen, Osteoporose…)
- Hernien: Leiste, Bauchdecke, Zwerchfell
- Senk- und Plattfüße
- Bänderschwäche: Häufiges Umknicken im Sprunggelenk

Konstitutionstherapie

Grundsätzliche therapeutische Zielvorgabe

- Stimulation der Coctio zur Optimierung der physiologischen Wärme- und Feuchtigkeitsprinzipien
- Stimulation des Klärstroms
- Stabilisierung der interstitiellen Funktionen

Diätetik

- Regelmäßiges körperliches Training, aber nicht überlasten!
- Nahrungsmittel mit hohem Kieselsäure-Gehalt: Hirse, Vollkornreis, Hafer, Gerste, Kartoffel (v.a. in der Schale), Kohlgewächse

Arzneitherapie

Der zentrale Wirkstoff, der stabilisierend auf alle interstitiellen Funktionen wirkt, ist Kieselerde (Silicea). Daher werden in der Konstitutionstherapie auch vorwiegend Pflanzen verwendet, die hohe Silicatanteile haben bzw. Silicea-Salze in potenzierter Zubereitung.

Equisetum arvense – Ackerschachtelhalm

Die Kieselsäure des Schachtelhalms unterstützt das befeuchtende, gewebestärkende Prinzip, welches bei allen Manifestationen der mesenchymal-hypoplastischen Konstitution angezeigt ist. Das beinhaltet alle Funktionen und Regulationsprozesse des interstitiellen Systems der Grundregulation.

Die Pflanze entfaltet ihre Wirkung als Konstitutionsmittel zwar systemisch im gesamten Organismus, hat aber eine Schwerpunktwirkung auf das Urogenitalsystem, was v.a. für ihre Anwendung bei aktuellen katarrhalischen Krankheiten der Schleimhäute in diesem Organsystem von Bedeutung ist.

Verwendete Galenik: Equiseti Hb. als Dekokt
Equisetum ø
Equiseti spag.

Capsella bursa pastoris – Hirtentäschel

- Dämpft überschießende Blutwärme, zähmt die überhitzte Blutflüssigkeit, v.a. bei gelbgalliger Schärfenbelastung. Damit eignet sich Hirtentäschel bei hyperkinetischen und kongestiven Zuständen und Neigung zu Blutungen (hämorrhagische Diathese), speziell bei Hypermenorrhoe.
- Bindegewebe stabilisierende Wirkung besonders auf Blutgefäße

Verwendete Galenik: Capsellae bursae pastoris Hb. als Infus
Capsella bursa pastoris ø

Polygonum aviculare – Vogelknöterich

Bindegewebe stabilisierende Wirkung besonders auf Bronchien und Lunge, sowohl immunologisch als auch mechanisch. Krankheiten der Wirbelsäule auf der Basis der mesenchymal-hypoplastischen Konstitution.

Verwendete Galenik: Polygoni avic. Hb. als Infus
Polygonum avic. ø
Hb, ø

Teucrium scorodonium – Salbeigamander

Chronisch entzündliche Erkrankungen v. a. der Atmungsorgane in allen Bereichen. Teucrium ist ein altes Konstitutionsmittel für torpide Formen der Skrofulose.

Verwendete Galenik: Teucrium scor. ø
Teucrium D4

Plantago lanceolata – Spitzwegerich

Bindegewebe stärkendes Mittel bei allen akuten und chronisch-rezidivierenden Katarrhen der Atemwegsschleimhäute.

Verwendete Galenik: Plantaginis lanceolatae Hb als Infus
Plantago Lanceolata ø
Plantaginis lanceolatae Sirupus

Silicea – Kieselerde

- Wichtigstes Konstitutionsmittel zur Unterstützung sämtlicher Grundfunktionen des Interstitiums mit Schwerpunkt auf der Konstitutionstherapie.
- Joachim Broy in einem seiner Seminare (sinngemäß): «Silicea hat für Leukozyten die Bedeutung, die Eisen für Erythrozyten hat.»
- Silicea aktiviert v. a. den lymphatischen Klärstrom und schafft damit die Voraussetzungen zur Elimination der Überschusssäfte und Schärfen zwecks Reinigung der Transitstrecke. Damit verbessert das Mittel im Sinne der Assimilationslehre auch die dritte Coctio und optimiert die Energieversorgung des Gewebes.

Verwendete Galenik: Silicea D12 (Nr. 11 der Schüßler'schen Biochemie)

Calcium fluoratum

- Das Funktionssalz zur Optimierung der elastischen Grundfunktionen der Gewebe.
- Calc. fluorat. macht verhärtete Gewebe weich und zu weiche Gewebe härter (widerstandsfähiger). Das Mittel ist daher sowohl indiziert bei Erschlaffung von Geweben (z. B. Varizen, Divertikel, Hernien, Hautfalten…) als auch bei Verhärtungen (z. B. Sklerose, Narben), auch bei nachlassender geistiger Flexibilität.
- Sinnvoll ist die Kombination von Calc. fluor. und Silicea.

Verwendete Galenik: Calcium fluorat. D12 (Nr. 1 der Schüßler'schen Biochemie)

Calcium silicicum

- In diesem Mittel verknüpft sich die phlegmabezogene Wirkung des Calciums mit der interstitiell stabilisierenden Wirkung von Silicea. Das Wirkungsprofil kombiniert die lymphatischen Schwächezustände von Calcium carbonicum und Silicea.
- Als Konstitutionsmittel wird man Calcium silicicum bei mesenchymal-hypoplastischer Konstitution einsetzen, die sich mit torpiden skrofulösen Symptomen der lymphatischen Stagnation (aufgeschwemmtes Gewebe) manifestiert.

Verwendete Galenik: Calcium silicicum D6

Aqua silicata

Sehr wirksame Silicea-Zubereitung mit deren Wirkungsprofil.

Verwendete Galenik: Aqua silicata D6 (war als Einzelmittel zum Zeitpunkt der letzten Manuskriptüberarbeitung (März 2018) in D nicht lieferbar)
Alternative: Aqua silicata Komplex 69 von Nestmann
Dieses Komplexmittel bewährt sich bei schlecht heilenden Wunden (auch Ulcus cruris), auch wenn diese eitrig sind. Entzündungen von Sehnen, Sehnenscheiden, Paradontitis und Paradontose.

Kalium aluminium sulfuricum

- Das Mittel wird, wie Silicea und Calcium fluoratum, zu den Bindegewebemitteln gezählt und entspricht in seiner Wirkung dem Alumen der Homöopathie.
- Typisch sind Abmagerung und Schwäche sowie trockene Haut und Schleimhäute, auch mit Fissuren. Kristallose-Neigung.
- Die Symptomatik dieses Mittels lässt Ernährungsstörungen der Gewebe und verminderter Reaktionsfähigkeit erkennen, was humoralmedizinisch den kalten und trockenen Qualitäten der Schwarzgalle entspricht. Dieses Mittel wirkt befeuchtend und die dritte Coctio fördernd.

Verwendete Galenik: Kalium alumin. sulf. D6 (Nr. 20 der Schüßler'schen Biochemie)

Rezepturbeispiele

Silicea D6 dil. 20 ml Scrophularia ø 30 ml Calamus ø 50 ml M. f. dil DS: 3 x tgl. 20 Tr. vdE. (Indikationsmöglichkeit: Allgemeine Stabilisierung bei mesenchymal-hyperpastischer Konstitution)	Aqua silicata Komplex Nestmann 20 ml Linaria ø 30 ml Abrotanum ø 50 ml M. f. dil. DS: 3 x tgl. 20 Tr. vdE (Indikationsmöglichkeit: Ulcus cruris bei plethorischer und mesenchymal-hyperpastischer Konstitution)

Sonstige Therapien

Aktiv säftebewegende Therapiemethoden wie z.B. trockenes Schröpfen oder Schröpfmassagen

Besonderheiten bei der Therapie

Im Handel werden viele Nahrungsergänzungsmittel angeboten, die Silicea in großer stofflicher Menge enthalten. Bei der mesenchymal-hypoplastischen Konstitution besteht in den meisten Fällen aber kein substanzieller Mangel an Kieselsäure, da dieses Mineral in der Nahrung in der Regel ausreichend vorhanden ist. Silicea in Arzneipflanzen oder in potenzierter Zubereitung setzt im Organismus einen spezifischen Reiz, der einerseits die Verwertung der Silicate aus der Nahrung und andererseits als Funktionsmittel die Leistung aller interstitiellen Vorgänge optimiert.

Daher sind mit Silicea-haltigen Nahrungsergänzungsmitteln auch wenig therapeutische Ergebnisse zu erwarten. Auf jeden Fall sollte ein solches Nahrungsergänzungsmittel mit einem potenzierten Silicea-Salz kombiniert werden, um die Verwertung zu verbessern.

Dieses Konstitution repräsentiert die Wertungsklasse 6. Bei Patienten mit mesenchymal-hypoplastischer Konstitution ist daher nicht mit raschen Therapieerfolgen zu rechnen, da sie aufgrund ihrer energetischen Defizite ausgesprochen reaktionsträge sind. Symptomatische Linderung bei aktuellen Beschwerden tritt häufig erst nach vier bis sechs Wochen ein – auch bei sehr intensiver Therapie mit verschiedenen Methoden. Geduld sowohl auf Seiten des Patienten als auch des Behandlers ist daher notwendig und es ist kontraproduktiv, die Therapiestrategie wegen unbefriedigender Ergebnisse zu schnell zu ändern!

Aufgrund der Reaktionsträgheit ist auch nicht mit heftigen Erstreaktionen bei Therapiebeginn zu rechnen (ob dies ein Vorteil ist, sei dahingestellt…).

9.15 Endokrin-vegetative Konstitution (vegetativ-labile Konstitution)

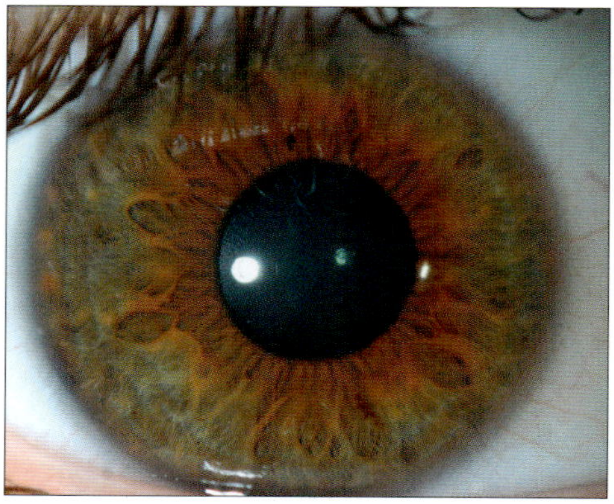

Endokrin-vegetative Konstitution, kombiniert mit chologener Konstitution.

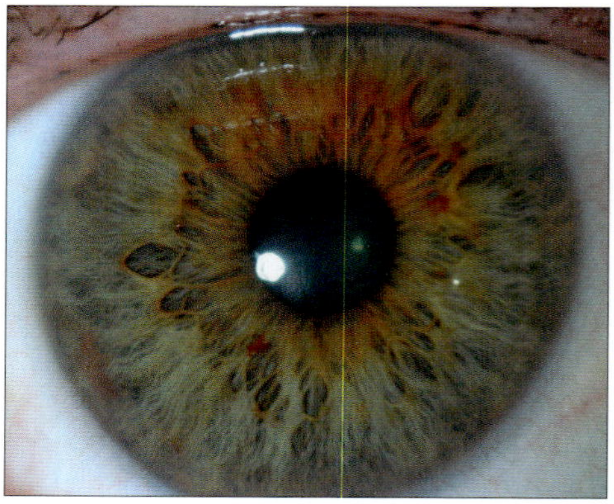

Endokrin-vegetative Konstitution auf lymphatischer Basis, kombiniert mit plethorischen Merkmalen und gelbgalliger Schärfenbelastung.

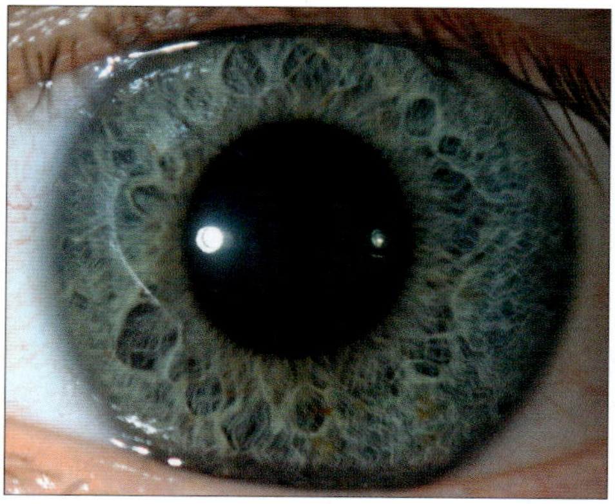

Endokrin-vegetative Konstitution auf lymphatisch-neurogener Basis mit sowohl oxygenoiden als auch plethorischen Merkmalen.

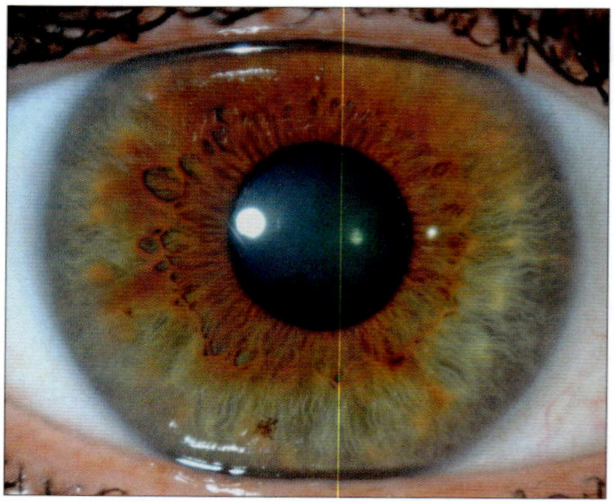

Endokrin-vegetative, kombiniert mit hydrogenoider Konstitution und gelbgalligen Merkmalen.

Irisdiagnostische Merkmale

- Es besteht ein Kranz von vorwiegend geschlossenen Lakunen, die sich direkt außen an die Krause anschließen. Dabei bildet die Krause die Begrenzung der Lakunen nach innen (‹Maßliebchen-Iris›). Es können auch Lakunen und ähnliche Lockerungszeichen innen an der Krause anschließend auftreten.
  Durch die Lakunen ist der Verlauf der Krause sehr unregelmäßig und unruhig. An vielen Stellen ist die Krause unterbrochen bzw. teilweise schlecht oder gar nicht erkennbar. Dies erschwert die (diagnostisch ausgesprochen wichtige) Aussage über die Breite der Krausenzone.

- Der Lakunenkranz kann um die gesamte Krause herum auftreten oder nur in Teilbereichen. Konstitutionelles Merkmal ist das gemeinsame Auftreten vielfältiger Lakunen im Krausenbereich, wobei die Lokalisation der einzelnen Lakunen unerheblich ist. Einzeln auftretende Lakunen haben nur bedingt konstitutionelle Bedeutung. Man sollte aber auf zusätzliche oder begleitende helle Aktualitätszeichen achten.
- In den Lakunen befinden sich häufig zusätzlich Krypten.

Die endokrin-vegetative Konstitution hat bzgl. ihrer Iriszeichen Ähnlichkeiten mit der mesenchymal-hypoplastischen Konstitution und ist nicht immer sicher davon zu differenzieren, zumal es natürlich auch Kombinationen mit beiden konstitutionellen Merkmalen gibt. Wenn die Lakunen um die Krause geschlossen sind und das übrige Irisstroma der Ziliarzone nicht auffällig locker ist, sollte man von einer endokrin-vegetativen Konstitution ausgehen. Je lockerer und unregelmäßiger das Irisstroma in der gesamten Ziliarzone ist, umso mehr treten die Merkmale der mesenchymal-hypoplastischen Konstitution in den Vordergrund. In unklaren Fällen sollte vom Vorliegen einer mesenchymal-hypoplastischen Konstitution ausgegangen werden. Grundsätzlich ist das pathophysiologische Thema der mesenchymal-hypoplastischen Konstitution als universeller und tiefgreifender einzustufen als das der endokrin-vegetativen Konstitution. Häufig erkennt man auch an der Symptomatik bzw. Pathophysiologie des aktuellen Krankheitsgeschehens die relevante Konstitution.

Allgemeines

Der Name der Konstitution entspringt dem schulmedizinischen Denk- und Arbeitsmodell, indem es die hormonellen, verknüpft mit den neurovegetativen Regulationsmechanismen thematisiert. Zusammengefasst lässt die endokrin-vegetative Konstitution eine grundsätzliche Labilität der autonomen Regulationsprozesse erkennen. Das heutige Wissen um die endokrine und neurovegetative Physiologie und Pathophysiologie ist dabei eine wertvolle Ergänzung zu den in der Humoralmedizin bekannten, stets systemischen Regulationsprozessen, deren Erklärung (systembedingt) recht unscharf bzgl. der Detailaussagen bleiben muss. Dies birgt allerdings die Gefahr, hormonelle Abweichungen mit Tunnelblick auf das betreffende Hormon korrigieren zu wollen, ohne dies in ihren systemischen Kontext entsprechend der vorliegenden humoralmedizinischen Pathophysiologie zu stellen. Das allerdings ist Voraussetzung für eine gradlinige, konsistente Konstitutionstherapie.

Thema der Pathophysiologie

> Insuffizienz des Drüsensystems. Neuro-vegetative Labilität.

Pathophysiologische Aspekte

Allgemeine Insuffizienz des Drüsensystems, besonders des Endokriniums, oft gekoppelt an eine neuro-vegetative Labilität.

Zugrunde liegt eine Ausreifungsstörung des hormonellen und neurovegetativen Regelsystems, was sich in Phasen besonderer Belastung der Regulationssysteme (Wachstum in der Kindheit, Pubertät, Schwangerschaft) bemerkbar macht, bes. im Klimakterium von Frau und Mann.

Besondere Bedeutung hat bei dieser Konstitution der hypophysär-hypothalamische Regelkreis (HHR), der sowohl hierarchisch übergeordnetes Steuerungszentrum der meisten peripheren Hormondrüsen ist, als auch Schnittstelle zwischen Endokrinium und zentralem Nervensystem.

Da das gesamte Drüsensystem betroffen ist, sind die pathologischen Entwicklungen, die sich aus dieser Konstitution ergeben, sehr vielfältig. Es sind jedoch durchweg hypokinetische bzw. instabile Zustände zu erwarten.

Allgemeine Zeichen

- Leistungsschwäche
- Vermehrtes Schlafbedürfnis
- Störungen im Wärmehaushalt
- Adipositas
- Häufig treten Beschwerden als plötzlicher Leistungsknick in Erscheinung bzw. als Folge einer ungewöhnlichen Belastungssituation

Symptomatik und Krankheiten

- Wachstums- und Entwicklungsstörungen in der Kindheit (Insuffizienz von Hypophyse ↔ Schilddrüse)
- Diabetes mellitus Typ 1 & 2
- Amenorrhoe, Hypomenorrhoe, Post-Pill-Syndrome
- Fertilitätsstörungen bei Frau und Mann (häufig bei dieser Konstitution)
- Kreislaufregulationsstörungen (meist hypoton): Orthostatischer Schwindel
- Sensibilitätsstörungen

Nach Beobachtungen des Autors manifestiert sich die endokrin-vegetative Konstitution häufig auch in einer defizitären Coctio bedingt durch *exkretorische* Pankreasinsuffizienz mit Dyspepsie, häufigem Durchfall, weichem, schaumigem Stuhl (Gährungsdyspepsie), Fettstuhl (Fäulnisdyspepsie) und Meteorismus. Diese Pathomechanismen bilden dann die Basis für eine Dysbakterie oder auch Darmmykose und können so zum Auslöser der pathogenetischen Kaskade in die allergische Diathese werden (siehe dort).

Konstitutionstherapie

Grundsätzliche therapeutische Zielvorgabe

- Stimulation der physiologischen Wärme
- Stabilisierung der hormonellen Regulationsmechanismen
- Stabilisierung der neurovegetativen Regulationsmechanismen
- Ggf. Stimulation der Elimination von Schärfen

Diätetik

Patienten mit endokrin-vegetativer Konstitution sollten ihre Lebensweise soweit als möglich den natürlichen Rhythmen anpassen, da der Organismus sich bei dieser Konstitution außergewöhnlichen Wechseln der Umweltbedingungen nur begrenzt anpassen kann.

Arzneitherapie

Vitex agnus castus – Mönchspfeffer, Keuschlamm

- Siehe auch lymphatisch-hyperplastische Konstitution.
- Hauptwirkung der Pflanze ist die Stabilisierung der regulativen Achse zwischen dem hypophysär-hypothalamischen System und sämtlichen peripheren Hormondrüsen. Daher kann Agnus castus als zentral regulierendes Konstitutionsmittel bei allen hormonellen Dysregulationen bei Mann und Frau eingesetzt werden. Die in der Literatur gelegentlich postulierte libidohemmende Wirkung beim Mann konnte der Autor in keinem einzigen Fall beobachten (übliche therapeutische Dosierung vorausgesetzt).

Verwendete Galenik: Agni casti Frct. als Infus
Agnus castus ø
Agnus castus Dx Niedrig potenzierte Zubereitungen von Agnus castus sind in vielen Komplexmitteln enthalten.
Diverse Spezialitäten verschiedener Hersteller

Alchemilla vulgaris – Frauenmantel

- Siehe auch nephrogene Konstitution.
- Der Schwerpunkt der Wirkung liegt in der Regulation sämtlicher humoraler Prozesse in den Genitalorganen und im Zyklus der Frau. Diese Wirkung kann nicht als aktivierend oder hemmend definiert werden, sondern im Sinne einer Harmonisierung als konzentrierender, straffender und kräftigender Reiz auf alle beteiligten Organe, aber auch systemisch und psychisch-mental, in allen Lebensphasen «Frauenmantel stärkt die weiblichen Prinzipien eines Menschen».

Verwendete Galenik: Alchemillae Hb. als Infus
Alchemilla ø
Alchemilla spag.

Artemisia vulgaris – Beifuss

- Der Pflanze verbindet wärmestimulierende Wirkungen auf die Coctio mit Tonisierung der weiblichen Genitalorgane. Damit ist Beifuß speziell geeignet für Frauen mit Verdauungsstörungen, ständiger Kälte der Extremitäten, übermäßig langen Menstruationszyklen sowie prämenstruellen Krämpfen und Feuchtigkeitsstauungen.

- In geringer Dosierung oder in Mischungen mit anderen Mitteln fördert das Mittel die Empfängnisbereitschaft der Frau.

Verwendete Galenik: Artemisiae vulg. Hb. als Infus
Artemisia vulg. ø
Artemisia vulg. spag.

Achillea millefolium – Schafgarbe

Die bei der sanguinogenen Konstitution beschriebene humorale Wirkung, das warm / feuchte sanguinische Prinzip zu optimieren, macht die Pflanze zu einem wichtigen Konstitutionsmittel zur Harmonisierung der Menstruation und auch bei Fertilitätsstörungen des Mannes. Ihre antiplethorische Wirkung ist bei vielen entzündlichen und hyperplastischen Krankheiten bei Frauen und Männern wichtiger Aspekt in der Konstitutionstherapie (zB. Myom, Prostatitis, Prostatahyperplasie, pathologisches Spermiogramm...).

Verwendete Galenik: Millefolii Hb. als Infus
Millefolium ø
Millefolium spag.

Cimicifuga racemosa – Wanzenkraut

Konstitutionsmittel für Frauen mit typischen Symptomen des Klimakteriums, wenn sie gelbgalligen Charakter haben.

Verwendete Galenik: Cimicifuga ø
Cimicifuga Dx Viele Spezialitäten gegen klimakterische Beschwerden enthalten Cimicifuga in Niedrigpotenz.
Spezialitäten (Monopräparate) verschiedener Hersteller

Arsenum jodatum

- Siehe auch oxygenoide Konstitution.
- Bei Zuständen mit übersteigerten oxidativen Prozessen mit Erschöpfungs- und Energiemangelzuständen, die bei der endokrin-vegetativen Konstitution zu Störungen in der hormonellen und neurovegetativen Regulation bedingen.
- Humoralmedizinisch repräsentiert Arsenum jodatum eine Situation, bei der es durch übersteigerte gelbgallige Prozesse zum Ausbrennen der Feuchtigkeit gekommen ist, wobei hitzige Schärfen entstanden sind, die kompensatorisch eliminiert werden müssen.
- Das Mittel eignet sich besonders bei Kombination von endokrin-vegetativer und oxygenoider Konstitution.

Verwendete Galenik: Arsenum jod. D6

Aurum metallicum – Gold

- Die dritte Coctio optimierendes Mittel, mit (u.a.) Wirkungsbezug zum Drüsensystem
- Kongestive Zustände zum Kopf, häufig mit drepressiver Verstimmung

Verwendete Galenik: Aurum metall. D6

Pulsatilla pratensis – Küchenschelle

- Wichtiges Frauenmittel für emotionale Sanguinikerinnen oder Phlegmatikerinnen mit Menstruations- und Fruchtbarkeitsstörungen auf der Basis einer Plethora im Becken.
- Irisdiagnose: Kombination von lymphatischer, endokrin-vegetativer und plethorischer Konstitution.

Verwendete Galenik: Pulsatilla D4 / D6

Sepia – Tinte des Tintenfisches

- Wichtiges Frauenmittel für erschöpfte, gefühlsarm wirkende Cholerikerinnen oder Melancholikerinnen (hier fehlt die Feuchtigkeit, was auch in der körperlichen Erscheinung sichtbar wird). Plethorische Zustände im Abdomen. Einsatz von Sepia eher im und nach dem Klimakterium.
- Irisdiagnose: Kombination von chologener bzw. melanchologener, endokrin-vegetativer und plethorischer Konstitution.

Verwendete Galenik: Sepia D4

Ambra grisea – Sekret des Pottwals

- Mittel bei Regulationsstörungen, die mit nervlicher Überreizung, Unruhe, und Ängsten einhergehen.

Verwendete Galenik: Ambra D4 / D6

Graphites – Reißblei

- Bei Krankheitszuständen, die der Hypothyreose ähnlich sind.
- Reaktionsträgkeit in allen Bereichen. Extrem torpide Formen der Skrofulose.

Verwendete Galenik: Graphites D4 / D6

Damiana – Safranmalve (Turnera diffusa)

- Tonikum bei Erschöpfungszuständen, auch bei sexueller Erschöpfung beim Mann

Verwendete Galenik: Damiana D4 / D6

Rezepturbeispiele		
Agnus castus ø Pulsatilla D4 aa 20 ml Alchemilla ø Artemisia vulg. ø aa 30 ml M. f. dil. DS. 3 x tgl. 20 Tr. vdE. (Indikationsmöglichkeit: Endokrin-vegetative Konstitution mit Zyklus- und/oder Fertilitätsstörungen)	Cimicifuga ø 30 ml Ambra D6 dil. 20 ml Hypericum ø 30 ml Millefolium ø 20 ml M. f. dil. DS. 3 x tgl. 20 Tr. vdE. (Indikationsmöglichkeit: Endokrin-vegetative Konstitution mit Unruhe und depressiven Verstimmungen im Klimakterium)	Alchemillae Hb. Artemisia vulg. Hb. Millefolii Hb. Melissae Fol. aa ad 100.0 M. f. spec. DS 3 Tassen tgl. als Infus (Indikationsmöglichkeit: Regulation des Menstruationszyklus)

Besonderheiten bei der Therapie

Obwohl die Symptomatik häufig auf hormoneller Insuffizienz beruht, ist die Substitution der entsprechenden Hormone möglichst zu vermeiden bzw. so lang wie möglich heraus zu zögern. Das gilt analog auch für hormonelle Kontrazeption. Begründung: Die Verabreichung entsprechender Hormone wird zwar rasch die Symptomatik verbessern, bewirkt aber eine exogene Überlagerung der körpereigenen hormonellen Regulationsmechanismen, die dadurch außer Kraft gesetzt werden. Es ist ein Naturgesetz, dass ein nicht gefordertes Gewebe seine Leistungsfähigkeit zunehmend einbüßt (das weiß nicht nur jeder Sportler…). Daher wird ein exogen überlagertes Regulationssystem mit der Zeit immer reaktions- und leistungsträger, mit der Folge, dass der entsprechende Mensch dauerhaft auf die Einnahme des entsprechenden Hormons angewiesen sein wird. Daraus ergibt sich z. B. das gerade bei der endokrin-vegetativen Konstitution häufig zu beobachtende Post-Pill-Syndrome, bei dem Frauen, die jahrelang die Pille (oder eine andere hormonelle Verhütungsmethode) angewendet haben, nur schwer zu einem eigenen Zyklus und damit zu ihrer Fruchtbarkeit zurück finden, wenn die Hormone wegen Kinderwunsch abgesetzt werden.

Hinzu kommt, dass die hochkomplexen Interaktionen der Hormone untereinander auch in der heutigen Endokrinologie nur in Bruchteilen bekannt sind. Darauf basiert die Tatsache, dass das Erreichen eines gewünschten Effektes durch Hormongaben in sehr vielen Fällen mit teilweise gravierenden unerwünschten Wirkungen in völlig anderen Bereichen bezahlt werden muss.

Die logische therapeutische Konsequenz daraus lautet: Stimulation und Stabilisierung der körpereigenen Regulationsmechanismen statt Substitution. Dass diese Vorgehensweise bei organischer Insuffizienz einer Hormondrüse an Grenzen stößt (z. B. Diabetes mellitus

Typ 1, oder ausgebrannte Schilddrüse nach Hashimoto-Thyreoiditis), ist selbstverständlich. Aber die Erfolge der Stimulation, Stabilisierung und Optimierung vegetativer Regulationsmechanismen auf der Basis einer Konstitutionstherapie gehen weit über die Ergebnisse der üblichen Behandlungsmethoden in diesem Bereich hinaus.

9.16 Atonisch-asthenische Konstitution

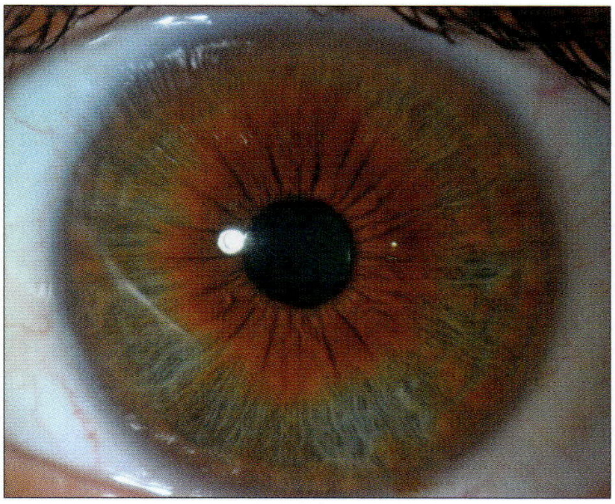

Atonisch-asthenische Konstitution auf chologener Basis, kombiniert mit oxygenoider Konstitution.

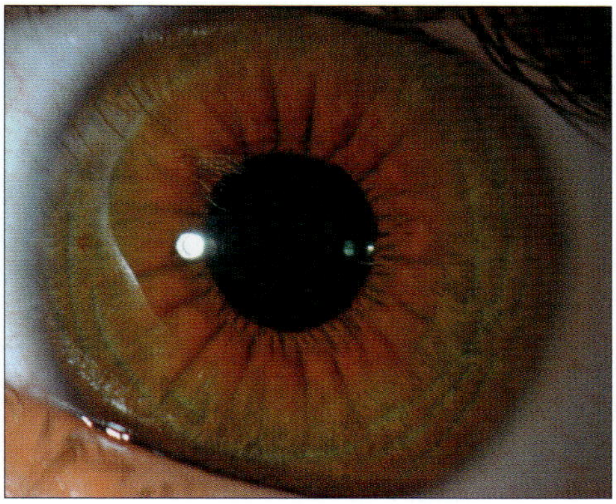

Atonisch-asthenische Konstitution auf sanguinogener Basis, kombiniert mit oxygenoider Konstitution und spasmophiler Diathese.

Irisdiagnostik

Erkennungsmerkmale

- Dunkle Radiärfurchen von unterschiedlicher Länge und Deutlichkeit. Sie beginnen entweder an der Pupille oder an der Krause und ziehen mit sehr unterschiedlicher Länge radiär in die Ziliarzone.
- Im blauen Auge sind die Radiärfurchen nicht so deutlich, eher dunkle Streifen, dazwischen zahlreiche helle Radiären.

Optionale, die konstitutionelle Aussage präzisierende Zeichen:

- Pupillarrand zart, gelb-rötlich (Neurastheniker-Ring)
- Begleitschatten oder abgedunkelte Krausenzone

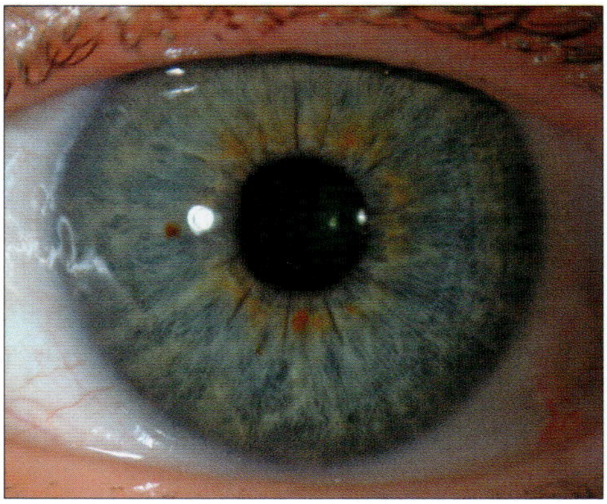

Atonisch-asthenische Konstitution auf lymphatischer Basis, kombiniert mit neurogener und oxygenoider Konstitution. Viele Gelbgalle-Pigmente.

- Mydriasis: Hinweis auf Sympathikotonie. Tritt auch bei akuten Erschöpfungszuständen auf.
- Gesamte Iris schüsselförmig eingesunken (‹Schüsseliris›): Hinweis auf allgemein verminderten Grundtonus des Organismus.
- Krausenzone trichterförmig eingesunken (‹Trichterkrause›): Hinweis auf verminderten Grundtonus im Verdauungssystem.

Die beiden letztgenannten Iriszeichen sind im stereoskopischen Bild des Irismikroskopes gut erkennbar, im zweidimensionalen Foto nur mit sehr viel Erfahrung.

Allgemeines

Der Name der Konstitution enthält die Gegensätze der beiden Begriffe *Tonus* und *Sthenie*.

Tonus: Der Begriff wird nicht nur für die extrapyramidal geregelte mechanische Grundspannung der Muskulatur verwendet, sondern steht in der TEN allgemein für *Leistungsbereitschaft* des Gewebes als Voraussetzung für rasche und optimale Funktionalität, auch für den Psychotonus.
Die *Atonie* beschreibt also einen Zustand, bei der diese Aspekte eingeschränkt oder (im Extremfall) nicht vorhanden sind.

Sthenie: Dieser v.a. von Hufeland verwendete Begriff bezeichnet zum einen die aktive Fähigkeit des Organismus, sich den veränderlichen Umwelteinflüssen langfristig in biologisch sinnvoller Weise anzupassen, und zum anderen die Fähigkeit, adäquate Abwehrprozesse gegen schädliche Einflüsse in Gang zu setzen. Steuerung dieser Fähigkeit erfolgt nach heutigen Erkenntnissen durch das Hormonsystem, v.a. die Hormone der Nebennierenrinde.
Bei *Asthenie* sind diese Fähigkeiten eingeschränkt oder nicht mehr vorhanden.
Hufeland (u.a.) unterscheidet zwischen *sthenischen* und *asthenischen* Krankheiten[27].
In der heutigen TEN werden dafür die Begriffe *hyperkinetisch* bzw. *hypokinetisch* verwendet.

Noch weniger als bei anderen Konstitutionen lassen sich bei der atonisch-asthenischen Konstitution aus dem Auge prophetische Aussagen über die beim Patienten zu erwartenden Krankheiten und Symptome machen. Die Pathophysiologie kann bei nahezu jedem Krankheitsprozess bzw. bei jeder Symptomatik zugrunde liegen oder diese komplizieren. Der irisdiagnostische Erkenntnisgewinn liegt darin, die Hintergründe der vom Patienten geschilderten Symptome bzw. sonstigen Befunden in der atonisch-asthenischen Pathophysiologie zu erkennen und entsprechende Therapiemaßnahmen zu ergreifen.

27 Da sthenische Krankheiten von übersteigerter Dynamik geprägt sind, ist der Begriff nicht ganz korrekt, es müsste ‹hypersthenisch› heißen.

Thema der Pathophysiologie

Die Anpassungsvorgänge des Organismus mittels der beiden oben genannten Mechanismen sind labil bzw. in Situationen besonderer Belastung (Krankheiten) überfordert.

Pathophysiologische Aspekte

Basis der Krankheiten und Funktionsstörungen der betroffenen Personen ist ein ausgeprägter Mangel an Widerstandskraft und unzureichende Reaktionen auf pathogene Reize. Charakteristisch für die atonisch-asthenische Konstitution ist die allgemein reduzierte Vitalität, was sich sowohl im physischen als auch im seelisch-geistigen Bereich manifestieren kann.

Die topografische Lage der Radiärfurchen ist Hinweis auf die Bereiche des Nervensystems, die konstitutionell besonders betroffen sind:

- Ausgehend vom Pupillarrand: Labilität in der zentralnervösen Steuerung
- Ausgehend von der Krause: Labilität in der neurovegetativen Steuerung

Häufig sieht man in der Iris eine Radiärfurche auf 12:00 Uhr. Dies ist ein wichtiger Hinweis auf eingeschränkte Stabilität bzw. Belastbarkeit der regulativen Achse zwischen dem übergeordneten hypophysär-hypothalamischen System und den peripheren Hormondrüsen – mit sehr vielfältigen Auswirkungen. Agnus castus ist hierbei (meines Wissens) das einzige Arzneimittel mit der Fähigkeit, diese konsensuellen Beziehungen zu stabilisieren.

Allgemeine Zeichen

Typisches Merkmal dieser Konstitution sind ihre extrem vielfältigen und unspezifischen Krankheitsmechanismen und Symptome, die häufig keinem definierten Krankheitsbild zuzuordnen sind. Auffallend ist, dass sich alle Symptome durch seelische, emotionale Belastungen verstärken.

- Antriebsmangel und Mangel an Lebensfreude
- Mangel an Selbstvertrauen
- Denk- und Konzentrationsschwäche
- Ängstlichkeit, bis hin zu Phobien
- Stimmungsschwankungen, von der Manie bis zur Depression
- Nervenschwäche (Neurasthenie)
- Reizbare Schwäche
- Ernährungsstörungen aufgrund Schwäche der Coctio
- Schlanker Körperbau, schwaches Skelett und Muskulatur (inkl. Herz)
- Wärmemangel
- Großes Ruhe- und Erholungsbedürfnis
- Schwacher, leicht unterdrückbarer Puls

Symptomatik und Krankheiten

- Hypotonie (bes. orthostatisch)
- Herzfrequenz bei kleiner Anstrengung erhöht (Herzklopfen), auch Palpitationen
- Schwindel, auch psychogen
- Mangelhafte Verdauungsleistung: Insuffiziente Coctio, atonische Obstipation
- Atemnot
- Erhöhte oder verminderte Schleimhautsekretion
- Mangelnde Resistenz gegen Infektionen
- Schwache Sehnen, Bänder und Muskeln → Senkungserscheinungen
- Varikose
- Anämie
- Frühe Alterungsprozesse

Konstitutionstherapie

Grundsätzliche therapeutische Zielvorgaben

- Optimierung der energetischen Basis (Coctio)
- Stabilisierung der Regulationssysteme
- Ggf. Elimination von Schärfen

Diätetik

Menschen mit atonisch-asthenischer Konstitution sollten eine Lebens- und Arbeitssituation anstreben, die sich an den eigenen natürlichen Rhythmen orientiert und in der unvorhergesehene Reize und Veränderungen im adapierbaren Maß auftreten. Andererseits ist übermäßige Reizabschirmung bzw. -vermeidung auch nicht sinnvoll, weil die Anpassungssysteme dadurch langfristig immer instabiler werden. Hier muss das individuell passende Mittelmaß zwischen Forderung und Überforderung gefunden werden – wofür es logischerweise keine Standardangaben geben kann.

Ähnlich ist die Situation bei der Ernährung. Auch diese muss sich individuell an der Fähigkeit der Coctio orientieren.

Arzneitherapie

Cinchona pubescens (China) – Chinarindenbaum

- Nervenstärkendes Tonikum bei atonisch-asthenischen Zuständen, das v. a. von Hufeland als Basismittel in solchen Situationen eingesetzt wurde.
- Kräfteverlust durch übermäßige Ausscheidungen (Hyperhidrosis, Diarrhoe, Hyperdiurese, Stillen) oder Blutverlust (Verletzung, Hypermenorrhoe).
- Reizbare Schwäche. Symptome treten periodisch immer wieder auf.
- Die Hauptwirkung basiert auf der Stimulation der Coctio durch die in der Pflanze enthaltenen Bitterstoffe.

Verwendete Galenik: China ø
China Dx
Achtung: Nicht verwechseln mit Cina! (Artemisia cina – Wurmsamen, Zitwerblüte)

Borago officinalis – Borretsch

- Siehe melanchologene Konstitution.
- Bei der atonisch-asthenischen Konstitution kommt Borretsch aufgrund seiner sanft tonisierenden Wirkung auf die Psyche und das Herz-Kreislauf-System sowie der Eliminationsförderung von melancholischen Schärfen zum Einsatz.

Verwendete Galenik: Boraginis Hb. als Infus (In D nicht als Heilmittel zugelassen, aber als Gewürz erhältlich)
Borago ø (In D nicht als Heilmittel zugelassen, in A[28] und CH erhältlich)
Borago spag.
Boraginis Oleum (Öl aus den Samen, erhältlich in Kapseln). Das Öl repräsentiert mit den fettigen Auszügen nur Teilaspekte der Wirkung der Gesamtpflanze. Ölzubereitungen betonen stets die feuchtere Qualität einer Pflanze.

Melissa officinalis – Zitronenmelisse

Siehe melanchologene Konstitution.

Verwendete Galenik: Melissae Fol. zum Infus. Melisse ist ein gutes Geschmackskorrigens in Teemischungen.
Melissa ø
Melissae Ol. aeth.

Cnicus benedictus (= Carduus benedictus) – Kardobenediktenkraut

- Stimuliert als bitter schmeckende Heilpflanze eine insuffiziente Coctio.
- Wird bei Energiemangelzuständen wie Depression und Erschöpfung sowie bei chronischer Anämie eingesetzt. Ein weiterer Wirkungsbereich liegt in der Verminderung gelb- und schwarzgalliger Schärfen und der durch sie verursachten hyper- oder hypokinetischen Folgen bzw. Blockierung der Regulationssysteme.

Verwendete Galenik: Cnici benedicti Hb. als Infus
Cnicus benedictus ø
Cnicus benedictus D2

28 Qualitativ sehr hochwertige Muttertinkturen (u.a. Borago ø) stellt die Fa. Phytopharma in Österreich her: www.phytopharma.at. Lieferung nach D dank EU problemlos.

Salvia rosmarinus – Rosmarin

- Wichtiges Tonikum bei Krankheiten, deren pathophysiologischer Hintergrund ein Defizit an physiologischer Wärme ist. Neben dem Coctio-System tonisiert die Pflanze das Herz-Kreislaufsystem, die Verdauung und die Gebärmutter.

Verwendete Galenik: Rosmarini Hb. als Infus (Wegen Geschmacksdominanz max. 10% in Drogenmischungen.) Auch als Zusatz zu aktivierenden Voll- und Teilbädern. Küchengewürz.
Rosmarin ø

Lavandula angustifolia – Echter Lavendel

- Vereinigt die kochungsfördernde Wirkung von Bitterstoffpflanzen und die nervenstärkende der Nervina, vor allem bei Unruhezuständen und reizbarer Schwäche.
- Unterstützt die Energiebildung, leitet gelbgallige Hitze ab, erwärmt (physiologisch die Nerven und befreit sie von zäher Feuchtigkeit.

Verwendete Galenik: Lavandulae Hb. als Infus (Wegen Geschmacksdominanz max. 10% in Drogenmischungen.) Auch als Zusatz zu beruhigenden Voll- und Teilbädern.
Ol. Lavandulae aeth.

Hypericum perforatum – Johanniskraut

- Siehe neurogene Konstitution.
- Hypericum besitzt ausgeprägt nervenstärkende und vegetativ stabilisierende Wirkungen.

Verwendete Galenik: Hyperici Hb. als Infus
Hypericum ø
Ol. Hyperici zur äußerlichen Anwendung
Hypericum D4

Vitex agnus castus – Mönchspfeffer, Keuschlamm

- Siehe endokrin-vegetative Konstitution.
- Diese Heilpflanze sollte in der Rezeptur enthalten sein, wenn die hormonelle Regulation instabil ist. Irisdiagnostisches Zeichen: Radiärfurche bei 12 Uhr.

Verwendete Galenik: Agni casti Frct. als Infus
Agnus castus ø
Agnus castus Dx Niedrig potenzierte Zubereitungen von Agnus castus sind in vielen Komplexmitteln enthalten.
Diverses Spezialitäten verschiedener Hersteller

Acidum phosphoricum – Phosphorsäure

- Nervenstärkungsmittel bei neurasthenischen Zuständen mit geistiger und körperlicher Schwäche, Apathie und Schlafsucht. Die Symptomatik entsteht zwar auf konstitutioneller Basis, wird aber durch kraft- und substanzfordernde Faktoren wie Kummer, körperliche und geistige Überforderung, akute Krankheiten, Verlust von Körpersäften (Blut, Schweiß, Diarrhoe, Stillen, auch nach sexuellen Exzessen) gefördert. Mittel für Phasen raschen körperlichen Wachstums (häufig in der Pubertät), was die Energiereserven des Organismus überfordert.
- Acidum phosphoricum unterstützt Kranke in der Rekonvaleszenz.
- Alle Symptome und Krankheiten sind geprägt durch große Schwäche auf alle Ebenen.

Verwendete Galenik: Acid. phosphoricum D6

Kalium phosphoricum

Siehe neurogene Konstitution.

Verwendete Galenik: Kalium phosphoricum D6 (Nr. 5 der Schüßler'schen Biochemie)

Ferrum phosphoricum

- Regulator des Tonus und der Dynamik
- Ferrum phos. D3: Tonisierende, aktivierende Wirkung
- Ferrum phos. D12: Detonisierende, herabstimmende, dämpfende Wirkung

Verwendete Galenik: Ferrum phos. D3 oder D12 (Nr. 3 der Schüßler'schen Biochemie)

Zincum chloratum

Siehe neurogene Konstitution.

Verwendete Galenik: Zincum chloratum D6 (Nr. 21 der Schüßler'schen Biochemie)

9.17 Anämische Konstitution

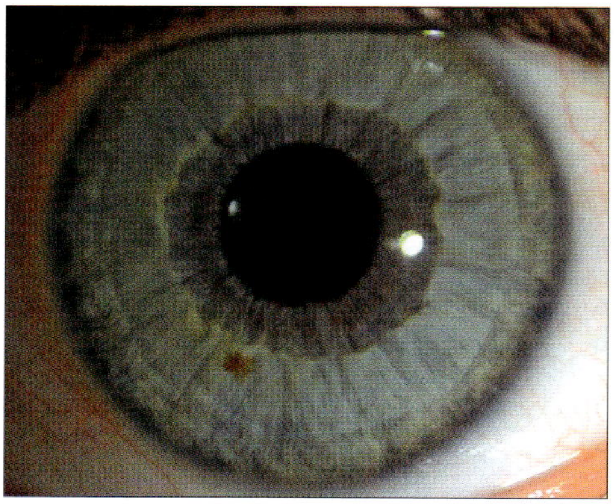

Anämische, kombiniert mit neurogener und nephrogener Konstitution. (Bild: Ariane Spahija-Schürmann)

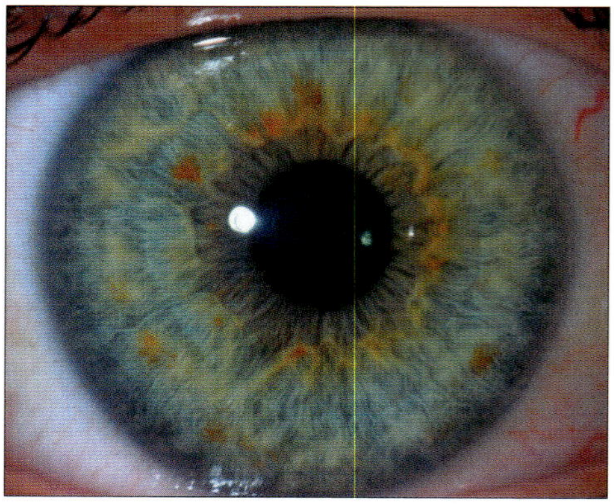

Anämische, kombiniert mit hydrogenoider Konstitution, viele cholerische Schärfen.

Irisdiagnostik

Erkennungsmerkmale

- Dunkle Krausenzone als Zeichen einer insuffizienten Coctio
- Dunkler Ziliarrand (Anämiering)
- Deutliche Aufhellung der Blut-Lymph-Zone, manchmal auch der mittleren Ziliarzone
- Farbe der Iris blass blau bis grau (graues Kolorit)

Merkregel: Farbintensität des Stromas von innen nach außen: Dunkel – hell – dunkel.

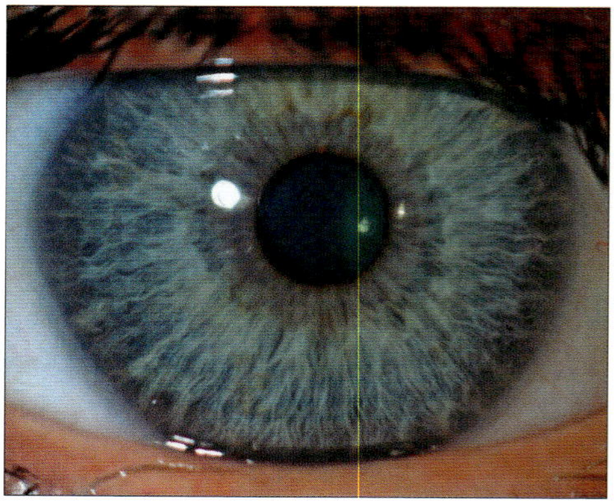

Anämische, kombiniert mit lymphatisch-hypoplastischen und plethorischen Merkmalen.

Ergänzende Merkmale

- Halonierte Augenhöhlen
- Blasse Konjunktiven

Allgemeines

Die anämische Konstitution gehört zu den selteneren Konstitutionen, die leicht übersehen werden kann, wenn man die Erkennungsmerkmale in der Iris einzeln interpretiert (obwohl auch das zu den richtigen Therapieansätzen führt).

Der Begriff *Anämie* steht hier nicht für quantitative Blutarmut, sondern für qualitative

Defizienz des Kardinalsaft Sanguis, der aufgrund von Mangel an physiologischer Wärme bei der Coctio nicht die optimale Wärmequalität entwickelt. Das Blut ist im humoralen Sinne zu kalt, wodurch auch die nährende Feuchtigkeit bei der Sanguifikation nicht ihre optimale Qualität erreicht. Hinzu kommt die weiter unten beschriebene Belastung mit Schärfen, die die Blutqualität weiter verschlechtert.

Eine anämische Konstitution muss sich nicht zwingend labortechnisch in deutlichen Veränderungen des roten Blutbildes manifestieren. In dem Zusammenhang gilt die Erkenntnis der TEN, dass ein Mensch mit den Symptomen einer Anämie auch eine Anämie im humoralmedizinischen Sinne hat.

Praktische Bedeutung hat die anämische Konstitution auch bei Patienten, deren klinisch manifeste Anämie durch die üblichen Eisengaben nicht dauerhaft behoben werden kann, sondern immer wieder abfällt (trotz ausgeschlossener okkulter Blutung). In solchen Fällen ist es hilfreich, die hier beschriebene konstitutionelle Behandlung durchzuführen – auch wenn im Auge keine anämische Konstitution vorhanden ist.

In der traditionellen Literatur wird für die konstitutionelle Anämie auch der Begriff *Chlorose* verwendet.

Thema der Pathophysiologie

Insuffizienz des Blutsystems (Sanguis-Prinzip).
Unvollständige Sanguifikation → Qualitative Defizite des Sanguis.

Pathophysiologische Aspekte

- Die konstitutionellen Schwachpunkte liegen in der energetisch-informativen Steuerung der Sanguifikation, wobei die qualitativen Aspekte wichtiger sind als die quantitiven.
- Besondere Bedeutung kommt dem Magen zu, der eine regulative Schlüsselrolle bei der Blutbildung hat. → Eine Tonisierung des Magens bewirkt Erwärmung und damit Tonisierung des Herz-Kreislauf-Systems und aller Blutfunktionen.
- Alle Organe haben durch Aufnahme und Abgabe von Stoffen in die Blutflüssigkeit Einfluss auf deren Zusammensetzung und Qualität. Die durch den dunklen Ziliarrand erkennbare Eliminationsschwäche von Überschusssäften und Schärfen verstärkt die bereits bei der Sanguifikation gestörte Blutqualität zusätzlich.
- Von der Pathophysiologie betroffen ist sowohl das blutbildende als auch das blutbewegende System (Blutgefäße und Herz).
- Eliminatorische Schwäche der Milz bedingt das unphysiologische Überwiegen melancholischer Säfte, wodurch das Wärmeprinzip und damit die Coctio zusätzlich blockiert wird.

Ergänzende schulmedizinische Aspekte:

- Einschränkung der Blutmauserungs-Funktion der Milz
  → Aktivierung der Milzfunktionen bedingt reaktiv eine gesteigerte Blutbildung

- Eisen, Kupfer und Mangan haben substanzielle bzw. katalytische Funktionen bei der Blutbildung.
- Meist ist nicht ein Mangel an diesen Stoffen verantwortlich, sondern Störungen bei deren Assimilation im Verdauungsprozess, deren Resorption, Transport und optimale molekulare Synthese im Blutbildungsprozess.
- Das (klinische) rote Blutbild ist in vielen Fällen normal oder an der unteren Grenze des Normbereichs → Bei der anämischen Konstitution ist nicht die Quantität der Erythrozyten oder des Hämoglobins ist entscheidend, sondern deren Qualität, d. h. der Wirkungsgrad beim O_2-Transport ist reduziert.

Allgemeine Zeichen
- Blasse, trockene Haut
- Blasse Schleimhäute (Bindehaut, Mundschleimhaut)
- Wärmemangel: Patienten frieren leicht
- Kalte Extremitäten (mangelhafte Durchblutung der Peripherie)
- Vermehrtes Schlafbedürfnis, aber gestörter Schlaf. Schlaf erfrischt und regeneriert nicht.
- Therapieresistenz. Es fehlen die humoralen Qualitäten zur Reaktion auf die Therapiereize.

Symptomatik und Krankheiten

Typische Symptomatik der Anämie:
- Leistungs- und Konzentrationsschwäche
- Schwindel, orthostatisch oder bei Belastung, auch psychogen
- Phasenweises Ohrensausen, auch mit vorübergehender Dämpfung des Hörvermögens
- Kopfschmerzen
- Nervöse Erschöpfung bzw. Überreizung (Nerven liegen blank…)
- Herzklopfen und Atemnot bei geringer Anstrengung (ohne organischen Befund)
- Antriebslosigkeit, bis hin zur depressiven Verstimmung
- Infektanfälligkeit, Krankheiten werden schwer überwunden, lange Rekonvaleszenz
- Alle Anämieformen, v. a. latent und chronisch-rezidivierend

Konstitutionstherapie

Grundsätzliche therapeutische Zielvorgabe
- Optimierung der Coctio
- Aktivierung der Milzfunktionen

Diätetik
- Bewegung an der frischen Luft im individuell möglichen Rahmen.
- Die Nahrung sollte reich an Eisen sein, was nicht nur für den substanziellen Aufbau des Hämoglobin-Moleküls notwendig ist, sondern als Funktionsstoff auch eine allgemein tonisierende Wirkung entfaltet (siehe Wirkungsweise von Ferrum phosphoricum als Arzneimittel):
  - Rote Fleischsorten, Eier, Hefe, Bierhefe, Hülsenfrüchte, Soja, Haferflocken, Weizenkleie Getreidesprossen.

- Vitamin C fördert die Eisenresorption, sollte daher in Früchten oder Fruchtsäften zusätzlich reichlich verzehrt werden.
- Ebenso essentiell für die Blutbildung ist Vitamin B12, dessen Resorption auch wieder von physiologischer Funktion des Magens abhängt. Wichtigster Vitamin B12-Spender in der Nahrung ist Fleisch und andere tierische Nahrungsmittel wie Eier und Käse. Von pflanzlichen Nahrungsmitteln enthalten nur Hülsenfrüchte, Sauerkraut und Bier nennenswerte Mengen Vitamin B12. Daher ist die Versorgung mit diesem Vitamin bei Menschen mit vegetarischer und veganer Ernährung schwierig. In diesen Fällen sollten entsprechende Nahrungsergänzungsmittel eingesetzt werden.

Arzneitherapie

Urtica dioica / urens – Brennessel

Pflanzliches Hauptmittel bei anämischer Konstitution.

Verwendete Galenik: Urticae Hb. als Infus
(Der Aufguss sollte jeweils frisch zubereitet werden, weil er schnell jauchig wird.)
Urtica ø

Verbena officinalis – Eisenkraut

Fördert die Sanguifikation und verbessert die humorale Qualität des Blutes.

Verwendete Galenik: Verbenae Hb. als Infus
Verbena ø

Die folgenden bitter schmeckenden Pflanzen unterstützen die Blutbildung durch Tonisierung des Magens. Eine dieser Pflanzen sollte in einer konstitutionellen Rezeptur enthalten sein:

Cnicus benedictus (= Carduus benedictus) – Kardobenediktenkraut

Siehe atonisch-asthenische Konstitution.

Verwendete Galenik: Cnici benedicti Hb. als Infus
Cnicus benedictus ø
Cnicus benedictus D2

Artemisia abrotanum – Eberraute

Wichtiges Magentonikum mit gleichzeitig konstitutionell stabilisierender Wirkung auf das abdominelle Lymphsystem, sowie die Nierenfunktionen.

Verwendete Galenik: Abrotani Hb. als Infus
Abrotanum ø

Centaurium erythrea – Tausendgüldenkraut

- Siehe chologene und gastrische Konstitution.
- Neben ihrer Besaftung und Vegetativum stabilisierenden Wirkung auf den Magen stimuliert Tausendgüldenkraut Pankreas und die Gelbgalle-Eliminination.

Verwendete Galenik: Centaurii Hb. als Infus
Centaurium ø
Centaurium D2 / D3 Bei Personen, die sehr sensibel auf Bitterpflanzen reagieren.

Peucedanum osthrutium (= Imperatoria osthrutium) – Meisterwurz

- Heilpflanze mit starker tonisierender Wirkung auf den Magen
- Allgemeines Tonikum bei chronischen Schwächezuständen und in der Rekonvaleszenz

Verwendete Galenik: (Imperatoriae Rad.) Wegen extremem Bittergeschmack als Teedroge nicht zu empfehlen
Imperatoria ø

Chininum arsenicosum

- Das Mittel kombiniert die tonisierende Wirkung von China mit der kraftaufbauenden Wirkung der Arsen-Verbindungen.
- Bei chronischen Formen der Anämie, v. a. in den Fällen, in denen die Substitution mit stofflichen Eisen-Präparaten keinen oder nur kurzfristigen Erfolg bringt.
- Die Kranken sind müde, geschwächt, kachektisch. Starke Schweißbildung bei Fieberzuständen. Nach schweren Krankheiten und nach Verlust von Körpersäften (Durchfall, Schweiß, Blutung, Muttermilch, Eiter…).

Verwendete Galenik: Chininum arsen. D6

Ferrum sulfuricum

- Führt als Niedrigpotenz substanzielles Eisen zu, hat aber auch die informative Wirkung des Eisens auf die Blutbildung. Die Schwefel-Komponente verhindert die bei vielen Eisenpräparaten typische Nebenwirkung der Obstipation.
- Bewährt auch zur Eisen-Substitution in der Schwangerschaft.

Verwendete Galenik: Ferrum sulf. D3

Natrium muriaticum

- Siehe hydrogenoide Konstitution.
- Unterstützt den Alterungsprozess der Erythrozyten, der mit intrazellulärem Flüssigkeitsverlust einher geht – was an der Stechapfelform der Erys erkennbar ist. Damit unterstützt das Mittel die Elimination alter Erythrozyten in der Milz und fördert so sekundär die Neubildung.
- Reguliert das Verhältnis zwischen Flüssigkeit und zellulären Anteilen im Blut.

Verwendete Galenik: Natrium muriat. D6 / D12

Calcium phosphoricum

Anämie bei Patienten mit Manifestationen der erethischen Skrofulose.

Verwendete Galenik: Calcium phos. D6 (Nr. 2 der Schüßler'schen Biochemie)

Ceanothus americanus – Säckelblume

Spezifikum zur Stimulation der Milzfunktionen bei anämischer Konstitution.

Verwendete Galenik: Ceanothus D2

Manganum sulfuricum

Das Mittel hat zentralen Bezug zum Blutsystem: Es fördert dessen physiologische Funktionen, die oxidativen Stoffwechselprozesse und den Blutumlauf, unterstützt die funktionellen Aspekte des Ferrums bei der substanziellen Blutbildung und bei der Tonisierung der Blutgefäße.

Verwendete Galenik: Manganum sulf. D6 (Nr. 17 der Schüßler'schen Biochemie)

Rezepturbeispiele

Chinin. arsenicosum D6 dil. 20 ml Abrotanum ø 50 ml Ceanothus D2 20 ml M. f. dil. DS: 3 x tgl. 20 Tr. vdE (Generell stabilisierende Rezeptur bei anämischer Konstitution)	Chinin. arsenicosum D6 dil. Natrium mur. D6 Ceanothus D2 Alchemilla ø Artemisia vulg. ø aa 20.0 M. f. dil. DS: 3 x tgl. 20 Tr. vdE (Indikationsmöglichkeit: Anämische Zustände bei einer Frau mit Hypermenorrhoe)

Jeweils dazu: 1 – 2 Tassen Brennesseltee / Tag

Sonstige Therapien

Um die Probleme bei der Versorgung und intestinalen Resorption von Vitamin B12 zu umgehen, sind i.m.-Injektionen von Vitamin B12, kombiniert mit Folsäure sinnvoll (z. B. Vitamin B12 Lichtenstein Amp. oder Vitamin B12 plus Folsäure Hevert).

In der Praxis des Autors hat sich der Zusatz von jeweils ca. 1 ml Eigenblut zu dem B12- und Folsäure-Präparat bewährt, weil die Wirkungs-Information des Eigenblutes die Sanguifikation zusätzlich fördert.

Besonderheiten bei der Therapie

Die zentrale Bedeutung des Magens bei der Blutbildung legt nahe, dass alles gemieden werden sollte, was dieses Organ in seinen Funktionen einschränkt. Hier sind an erster Stelle die Protonenpumpenhemmer und H_2-Antihistaminika zu nennen[29]. Eine Therapie von chronischer Anämie ohne Absetzen dieser Mittel ist von vorne herein zum Scheitern verurteilt.

9.18 Psorische Konstitution

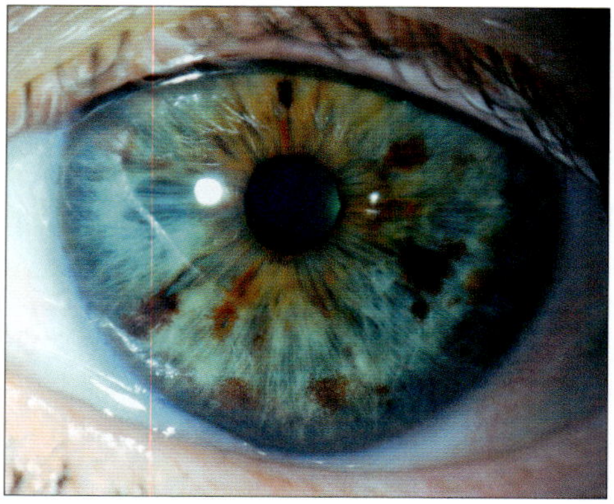

Psorische Konstitution, kombiniert mit plethorischen und hydrogenoiden Merkmalen.

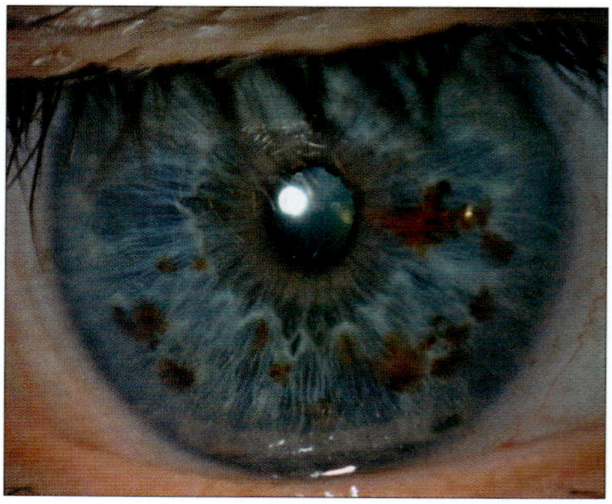

Psorische Konstitution, kombiniert mit plethorischen und neurogenen Merkmalen.

Irisdiagnostik

Erkennungsmerkmal

- Zahlreiche, verschiedenfarbige fleckförmige Pigmente, schon im Kindesalter. Auch Teerpigmente (bunte Iris).

29 Details hierzu siehe «Humoralmedizinische Praxis» Band 1, Kap. 12.1

Optionale, die konstitutionelle Aussage präzisierende Zeichen:

- Dunkle Verfärbungen in der Krausenzone, auch diese können pigmentiert sein.
- Lockeres Gewebe in der Ziliarzone mit offenen und geschlossenen Lakunen. Flächige Verdunkelungen mit Krypten.

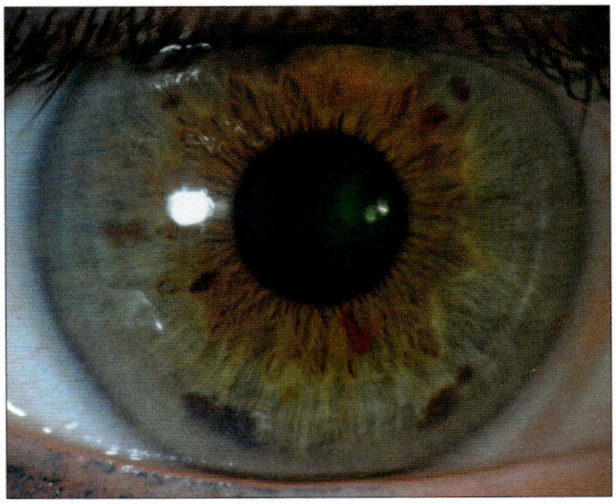

Psorische Konstitution, kombiniert mit chologenen und plethorischen Merkmalen.

Allgemeines

Der Name der Konstitution leitet sich von der Psora der Hahnemann'schen Miasmenlehre ab, deren irisdiagnostische Manifestation diese Konstitution ist.

‹Zurückgeschlagene Hautkrankheiten› (= unterdrückte Hautausschläge) wirken als Auslöser genetischer Veränderungen, die an die Nachkommen weitervererbt werden und sich in der unten beschriebenen Weise manifestieren. Die Pathophysiologie lässt deutliche Parallelen zur torpiden Skrofulose der TEN erkennen. Man kann daher sagen, dass die psorische Konstitution eine der irisdiagnostischen Optionen ist, durch die die Pathophysiologie der reaktionsträgen Form der Skrofulose erkennbar wird. Die Farbe und Intensität der Pigmente steht dabei für die Qualität der Schärfen.

Thema der Pathophysiologie

> Allgemeine Abwehrschwäche: Ererbte Störungen in den Immunsystemen mit besonderer Betonung der Abwehrfunktionen der Haut.
> Torpide Skrofulose.

Pathophysiologische Aspekte

Die Pathophysiologie der psorischen Konstitution entspricht der Skrofulose. Aufgrund der Komplexität dieses Themas muss hierbei auf Kapitel 10 in der «Humoralmedizinischen Praxis», Band 1 verwiesen werden.

Impfungen (bes. Kombinationsimpfungen) sind bei dieser Konstitution ein stark destabilisierender Faktor.

Schulmedizinische Ergänzung

- Antikörperbildung erfolgt inkomplett bzw. insuffizient

Allgemeine Zeichen

- Reaktionsschwäche auf endogene und exogene Reize, hyper- oder hypofunktionell
- Häufige Rezidive aller Krankheiten

- Ausscheidungsfunktion des Hautorgans ist insuffizient (→ mangelnde Blut- und Säftereinigung)
- Kälteempfindlichkeit
- Fettige, schmutzig wirkende Haut (Seborrhoe)
- Struppiges, glanzloses Haar
- Melancholische, hoffnungslose Stimmung, Antriebslosigkeit
- Schwache seelische Widerstandskraft
- Schlafstörungen

Symptomatik und Krankheiten

Alle Manifestationen der torpiden Skrofulose. Hier eine konstitutionstypische Auswahl:

- Hautjucken, auch ohne Effloreszenzen
- Übelriechender Schweiß, auch nachts
- Allergische Erkrankungen der Haut und Schleimhäute, besonders Asthma bronchiale, Heuschnupfen, Ekzeme (Neurodermitis)
- Pustulöse, juckende Hauterkrankungen → Ulzerationen
- Chronische Schleimhauteiterungen
- Gelenkentzündungen
- Neigung zur Ausbildung von Herden (Focalbelastungen), die ihrerseits die Reaktionsschwäche weiter fördern
- Gut tastbare, harte Lymphknoten
- Anämie
- Gut- und bösartige Geschwulsterkrankungen

Konstitutionstherapie

Grundsätzliche therapeutische Zielvorgabe

- Optimierung der Coctio
- Aktivierung der Säftebewegung, bes. der Lymphe
- Stimulation der Schärfen-Elimination

Diätetik

Siehe «Humoralmedizinische Praxis», Band 1, Kapitel 10

Arzneitherapie

Scrophularia nodosa – Knotige Braunwurz

Siehe lymphatisch-hyperplastische Konstitution.

Verwendete Galenik: Scrophularia ø
Scrophulariae Hb. zum Infus
Scrophulariae Rad. zum Infus
Scrophularia spag. Für die Anwendung von Scrophularia in potenzierter Zubereitung gibt es in der TEN keine plausiblen Gründe.

Viola tricolor – Feldstiefmütterchen

- Reduziert die Folgen von Schärfen, die kompensatorisch über die Haut oder über die Schleimhäute der Atemwege ausgeschieden werden.
- Ein wichtiges Mittel zur Akut- und Konstitutionsbehandlung bei skrofulösen Ekzemen zur innerlichen und äußerlichen Anwendung.

Verwendete Galenik: Violae tricoloris Hb. als Infus (innerlich und äußerlich)
Viola tricolor ø
Diverse Salben, Cremes und Lotionen, die Viola tric. als Einzelbestandteil oder in Komplexen enthalten.

Myosotis arvense – Vergissmeinnicht

Siehe katarrhalisch-rheumatische Konstitution.

Verwendete Galenik: Myosotis D4 / D6
Eine deutlich intensivere Wirkung entfaltet Myosotidis Hb. oder Myosotis ø. Aufgrund des Gehaltes an Pyrrolizidin-Alkaloiden stehen diese Anwendungsformen aber aktuell nicht zur Verfügung. Die Anwendung in potenzierter Form ist aus diesem Grund eine suboptimale Ausweichlösung...

Sulfur – Schwefel

- Wichtiges antipsorisches Polychrest zur Reaktivierung unzureichender Dynamik bei Abwehr- und Heilungsprozessen sowie unterdrückter Ausscheidungsprozesse.
- Sulfur-Krankheiten und -Symptome sind aus humoralmedizinischer Sicht Folge fehlender (oder unterdrückter) physiologischer Wärme und Feuchtigkeit, verunreinigt mit reichlich gelbgalligen Schärfen, deren physiologische Ausscheidung blockiert ist. Dafür entstehen Ersatzausscheidungen in vielen Varianten. Häufig besteht auch eine plethorische Pathophysiologie.

Verwendete Galenik: Sulfur D4–D12 Achtung: Bei der Anwendung von Sulfur sollte mit heftigen Erstreaktionen gerechnet werden. Es bewährt sich daher, die Therapie mit einem schwefelhaltigen Salz (z. B. Calcium sulf., Kalium sulf., Natrium sulf.) zu beginnen.

Sulfur jodatum

- Das Mittel repräsentiert die beschriebene Schwefel-Wirkung. Wie bei allen Jodaten besteht darüber hinaus eine kühlende Wirkung auf übersteigerte Oxidationsprozesse.
- Sulf. jodat. ist daher bei Kombinationen zwischen psorischen und oxygenoiden Konstitutionsmerkmalen indiziert.

Verwendete Galenik: Sulf. jodat. D6 / D12

9.19 Hämangiotische Konstitution

Irisdiagnostische Hinweiszeichen:

- Helle Reizfasern in der Ziliarzone, bes. in den Kopfsektoren und im Herzsektor, manchmal vaskularisiert
- Kongestionsfurchen
- Ovale ‹Stehpupille›
- Schon in frühem Alter Arcus lipoides in den Kopfsektoren

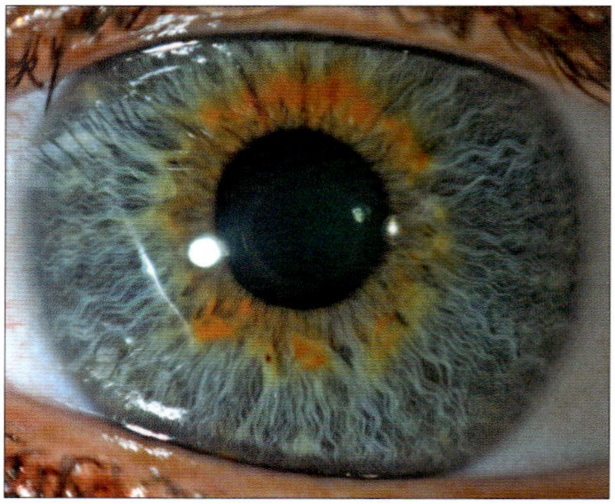

Diese lymphatisch-neurogene und oxygenoide Konstitution gibt durch die vielen Reizradiären und dem gelbgalligen Pigment Hinweise auf hämangiotische Reaktionsmuster.

Allgemeines

Die hämangiotische Konstitution ist die einzige Konstitution, für die man im Auge zwar Hinweise bekommt, die aber irisdiagnostisch nicht sicher zu identifizieren ist. Sie setzt in der Iris nur unspezifische, manchmal gar keine Zeichen.

Diagnostisch erkennt man diese Konstitution in erster Linie an der typischen Symptomatik und deren Modalitäten. Häufig prägt die hämangiotische Konstitution nur eine vorübergehende Lebensphase, z.B. das Klimakterium.

Thema der Pathophysiologie

Übersteigerte Dynamik der arteriellen Blutgefäße (Kongestion) und des Herzens.

Pathophysiologische Aspekte

Übermäßige Erregbarkeit des arteriellen und kapillaren Gefäßsystems durch übermäßige Blutwärme oder cholerische Schärfen. Folge ist der Tätigkeit des Gewebes nicht angemessener, übersteigerter Blutzudrang (= Kongestion).

Das Herz und Gefäßsystem funktionell zum selben System gehören, reagiert das Herz entsprechend der Pathophysiologie ebenfalls mit Hyperkinese.

Psychische Belastungen wirken auslösend und verstärkend auf die Symptomatik.

«Die hämangiotische Konstitution ist das Gegenstück zur plethorischen Konstitution[30]». Dennoch gibt es relativ häufig Patienten, bei denen zusätzlich zu den hyperkinetischen Reaktionen des arteriellen Systems plethorische Zustände im venösen System auftreten,

30 Quelle: Broy, Joachim: Die Konstitution, 3. Auflage, S. 128

wodurch die Stauungsproblematik im Gewebe weiter verstärkt wird. Pathophysiologischer Hintergrund hierfür ist die bei der plethorischen Konstitution beschriebene gegensätzliche Reaktionsweise des Gefäßsystems auf gelbgallige Schärfen: Tonisierung im arteriellen und Detonisierung im venösen Schenkel.

Schulmedizinische Ergänzung
Die Symptomatik entspricht der Wirkung der Katecholamine Adrenalin und Noradrenalin.

Allgemeine Zeichen
Die Beschwerden treten anfalls- bzw. phasenweise auf. Typische und häufig vorkommende hämangiotische Zustände sind die Hitzewallungen im Klimakterium mit plötzlich auftretender tachykarder Palpitation, Hitzegefühl im Kopf und in der Peripherie, in deren Folge massives Schwitzen auftritt. Humoralmedizinisch gesehen sind diese Schweißausbrüche kompensatorische Ausleitungsprozesse von Gelbgalle bzw. gelbgalligen Schärfen über die Haut, die über die Menstruationsblutung nicht mehr ausgeschieden werden können.

Auch die häufig mit Hitzewallungen einhergehende Übelkeit ist Ergebnis der schärfebedingten vegetativen Dysregulation.

Symptomatik und Krankheiten
Hyperkinetische Herz-Kreislauf-Syndrome:

- Phasenweise hypertone Regulationsstörungen (rasch wechselnde Blutdrucksituation)
- Essentielle Hypertonie
- Palpitationen des Herzens: Der Leistungssituation nicht adäquate, übersteigerte Herzdynamik ohne (oder nur geringfügiger) Frequenzsteigerung («das Herz klopft bis in den Kopf»)
- Tachykarde Herzrhythmusstörungen, auch anfallsweise
- Herzdruck
- Blutwallungen im Kopf und Thorax (evtl. Nasenbluten zur Entlastung)
- Hitzewallungen
- Kreislauf-Fehlregulationen (auch Erschöpfungssyndrome)
- Frühzeitige Arteriosklerose mit Apoplexiegefahr
- Muskelrheuma, Fibromyalgie
- (Stauungs-) Katarrhe (v. a. Magen, Blase, Prostata)

Konstitutionstherapie

Grundsätzliche therapeutische Zielvorgabe

- Dämpfung übermäßiger Hitze durch Elimination gelbgalliger Schärfen
- Stabilisierung der Gefäßdynamik

Diätetik
Zu meiden sind Situationen, die mit hitzigen Gemütsbewegungen verbunden sind (Ärger, Wut, Hektik, Überlastung…).

Humoral sehr warme Nahrungsmittel und scharfe Gewürze, Kaffee, Schwarztee, Rotwein und hochprozentige Spirituosen (= flüssiges Feuer) fördern cholerische Zustände und sollten daher gemieden werden.

Empfehlenswert ist eine lakto-vegetabile Ernährung mit hohem Anteil von Salaten und Rohkost.

Arzneitherapie

Capsella bursa pastoris – Hirtentäschel

- Die kühlende Qualität der Pflanze dämpft überschießendes Sanguis und gelbgallige Schärfen. Zähmt die überhitzte Blutflüssigkeit und wirkt so detonisierend bei hyperkinetischen und kongestiven Zuständen sowie bei Blutungsneigung, speziell bei Hypermenorrhoe.
- Zieht Gefäße zusammen und stärkt sie auf diese Weise.

Verwendete Galenik: Capsellae bursae pastoris Hb als Infus
Capsella bursa pastoris ø

Leonurus cardiaca – Herzgespann

Die Pflanze stabilisiert nicht nur die Herz- und Gefäßfunktionen, sondern schafft die energetischen Voraussetzungen dafür, pathologische Hitze zu eliminieren, die für hyperkinetische Zustände des Herzens und Gefäßsystems verantwortlich ist. Dämpft die Wirkung übermäßiger Gelbgalle und cholerischer Schärfen am Herz. Dies erklärt, warum diese Pflanze mit erwärmender Primärwirkung bei hyperkinetischen Herz-Kreislauf-Syndromen wirksam ist, auch bei hyperthyreotischer Herzsymptomatik.

Verwendete Galenik: Leonurus cardiaca ø

Cytisus scoparius (= Spartium scoparium) – Besenginster

- Hyperkinetische Herz-Kreislauf-Syndrome. Auch wenn die warme Primärwirkung der Pflanze eher die Aktivierung der Herz- und Gefäßdynamik erwarten lässt, dämpft der Besenginster tachykarde Arrhythmie. Dies erklärt sich aus der Konsolidierung der humoralen Blutqualitäten nach Elimination der gelbgalligen Schärfen, was zu allgemeinen Normalisierung und Stabilisierung der Herz- und Gefäßfunktionen führt.
- Tonisiert die venösen Gefäße und wirkt so antiplethorisch.

Verwendete Galenik: Spartium ø,
Diverse Spezialitäten als Monopräparate oder in Komplexmitteln

Oxalis acetosella – Sauerklee

- Cholerische Schärfen reizen das Blutsystem: Hyperkinetische (v. a. tachykarde) Zustände des Herzens und der Gefäße.
- Oxalis reduziert gelbgallige Schärfen und übermäßige Gelbgalle durch Stimulation der Ausleitung über das Leber-Galle-System. Kühlt dabei die überhitzte Leber.

Verwendete Galenik: Oxalis acetosella D2 (Diese Potenzstufe bewährt sich erfahrungsgemäß bei diesem Mittel.)

Crataegus laevigata – Weißdorn

Die Pflanze besitzt ausgeprägt harmonisierende Wirkung bei übermäßiger oder mangelnder Herzdynamik und/oder Gefäßtonus. Regulierende Wirkung auf die Herz- und Gefäßfunktion: Die Kontraktionskraft wird gesteigert, die Frequenz rhythmisiert, der Blutdruck den exo- und endogenen Bedingungen angepasst, daher vor allem vitalisierende Wirkung beim Altersherz.

Verwendete Galenik: Crataegi Fol, Flor oder Frct
Crataegus ø
Diverse Spezialitäten als Monopräparate oder in Komplexmitteln

Lycopus europaeus – Wolfstrapp

Die Pflanze hat kühlende Primärwirkung bei hyperthyreotischen Zuständen, wirkt aber auch symptomatisch dämpfend bei hyperkinetischen Herz-Kreislauf-Syndromen und neurovegetativ-sympathikotoner Überreizung, mit oder ohne Schilddrüsenbeteiligung.

Verwendete Galenik: Lycopus ø
Diverse Spezialitäten als Monopräparate oder in Komplexmitteln

Sanguinaria canadensis – Kanadische Blutwurzel

- Kongestive vasomotorische Störungen: Blutzudrang zum Kopf mit Rötungen der Wangen und Erweiterung der Schläfengefäße. Periodische Kopfschmerzen / Migräne mit Übelkeit, vom Nacken bis über die Augen, bes. rechts, dabei roter Kopf
- Kongestive Zustände im Thorax: Hitze und Spannungsgefühl hinter dem Sternum, Brennender Hustenreiz, spastischer Husten, Atemnot mit Beklemmungsgefühl der Brust
- Brenngefühl an Handflächen und Fußsohlen, allgemein sind brennende Schmerzen (gelbgallige Schärfen!) ein Hinweis auf Sanguinaria
- Symptome nach Sonnenexposition

Verwendete Galenik: Sanguinaria D4

Arnica montana – Arnika, Bergwohlverleih

Während die nicht-potenzierten Zubereitungen von Arnica (Infus oder ø) deutlich erwärmende und damit tonisierende Effekte auf Herz und Gefäßsystem haben, wirken die potenzierten Zubereitungen ab D4 regulativ und ausgleichend bei hyperkinetischen Zuständen dieses Systems, was die Pflanze zu einem wertvollen Konstitutionsmittel bei der hämangiotischen Konstitution macht.

Darüber hinaus hat Arnica auch venentonisierende Wirkung, was die Resorption von Hämatomen und Ödemen beschleunigt. Daraus resultiert ihre wundheilungsfördernde Wirkung, besonders bei stumpfen Verletzungen.

Wichtige Indikationen für Arnica im hier beschriebenen Zusammenhang sind kongestive Zustände im Kopf mit Schwindel, auch zur Prophylaxe und adjuvanten Nachbehandlung von Schlaganfällen (in sinnvoller Kombination mit Hypericum D4); Schmerzen im Herzbereich mit Tachykardie.

Verwendete Galenik: Arnica D4, D6 (Niedrigere Potenzen oder ø sollte bei hämangiotischer Konstitution vermieden werden.)

Spigelia anthelmia – Indianisches Wurmkraut

- Hyperkinetische Herz-Kreislauf-Syndrome bis zu Entzündungen des Herzens, bes. Perikarditis; Neuralgische oder stechende Herzschmerzen; Trigeminusneuralgie
- Heftiges anfallsweises Herzklopfen mit Atemnot. Schwacher, unregelmäßiger Puls
- Heftige pulsierende Kopfschmerzen

Verwendete Galenik: Spigelia D4

Aurum metallicum – Metallisches Gold

- Wichtiges Mittel bei akuten Entzündungen[31] und Kongestionen, v. a. zum Kopf
- Hyperkinetische Herz-Kreislauf-Syndrome, hartnäckige Kongestionen
- Hypertonie (‹roter› Bluthochdruck mit Apoplexiegefahr)
- Die arzneiliche Wirkung von Aurum lässt erkennen, dass das Mittel speziell die dritte Coctio im Gewebe stimuliert und damit sowohl auf die Energetik des Gewebes als auch dessen Ernährung optimierend wirkt.

Verwendete Galenik: Aurum met. D4–D6

31 Hufeland beschreibt die (akute) Entzündung als exzessiven Zustand einer Kongestion

Valeriana officinalis – Baldrian

- Baldrian reguliert übermäßige Gelbgalligkeit und beruhigt dadurch hyperkinetische Zustände, v. a. im Herz-Kreislauf-System.
- Die konstitutionell stabilisierende Wirkung der Pflanze ist nicht sehr ausgeprägt, daher sollte sie mit weiteren Konstitutionsmitteln kombiniert werden. Valeriana (v. a. in D2) ist jedoch ein bewährtes Akutmittel bei Personen mit anfallsweise auftretenden hyperkinetischen Phasen.

Verwendete Galenik: Valeriana D2 (Diese Potenzstufe bewährt sich erfahrungsgemäß bei diesem Mittel.)
Valeriana spag.

Aconitum napellus – Blauer Sturmhut / Eisenhut

- Als Konstitutionsmittel wird Aconit selten angezeigt sein, es dient v. a. der symptomorientierten Behandlung akuter Zustände. Es ist eines der wichtigen Anfangsmittel bei akut entzündlichen, fieberhaften Krankheiten, Schmerzen und Angstzuständen. Charakteristisch ist plötzliches Auftreten der Symptome, oft ausgelöst von kalter Zugluft oder kaltem Wind.
- Starke kongestive Zustände in Kopf und Thorax, die sich in einem geröteten Gesicht zeigen, dass schnell blass wird, sobald der Patient sich aufrichtet. Manchmal bleibt das Gesicht auch dauerhaft blass. Die Haut eines Aconit-Patienten ist trocken. (Sobald Schweiß auftritt, kommt Belladonna zum Einsatz.)
- Tachykardes Herzklopfen und Druckgefühl im Thorax. Begleitsymptom aller Beschwerden ist Angst bis hin zur Todesangst. Dabei ist der Patient unruhig, wirft sich hin und her. Es besteht Überempfindlichkeit gegen Licht und Geräusche.

Verwendete Galenik: Aconitum D6

Atropa belladonna – Tollkirsche

- Als Konstitutionsmittel wird Belladonna selten angezeigt sein, es dient v. a. der symptomorientierten Behandlung akuter Zustände. Es ist eines der wichtigen Anfangsmittel bei akut entzündlichen, fieberhaften Krankheiten mit heftigen pulsierenden Schmerzen, Erregungszustände mit Konvulsionen, übersteigerte Sinneswahrnehmung, Fieberphantasien, Halluzinationen, aber ohne Angst (im Unterschied zu Aconitum). Kongestive, pulsierende Kopfschmerzen.
- Kräftiger, schneller Puls
- Dampfender Schweiß (Belladonna hat feuchte Haut im Unterschied zu Aconitum)

Verwendete Galenik: Belladonna D6

9.21.2 Azide Diathese / Harnsaure Diathese / Uratdiathese

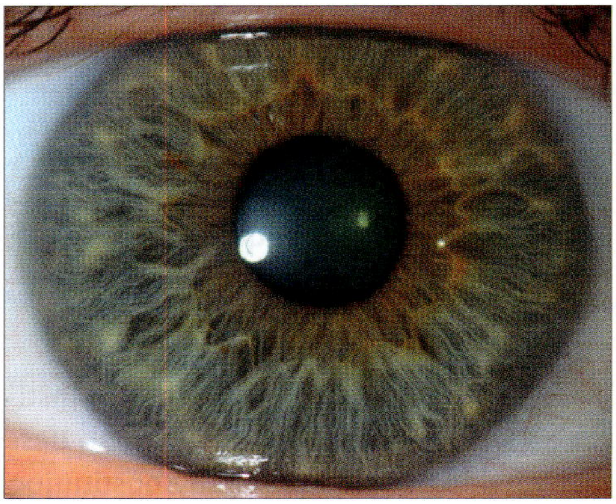

Azide Diathese (Typ 1) auf der Basis einer Kombination von hydrogenoider, plethorischer und lymphatisch-hypoplastischer Konstitution.

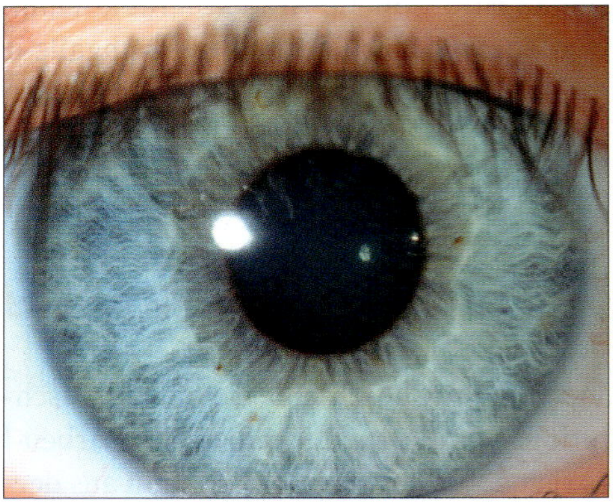

Azide Diathese (Typ 2) auf der Basis einer neurogenen Konstitution in lymphatischer Iris.

Irisdiagnostik

Erkennungsmerkmale

Typ 1: Schmutzig wirkende, gelb-bräunliche Verwischung des Irisstromas.
Hier sind eher melancholische Krankheitsprinzipien zu erwarten (hypokinetische Syndrome, Degeneration, Kristallose).

Typ 2: Leuchtend weiße Aufhellungen in der Ziliarzone, bes. in der Blut-Lymph-Zone oder auf Tophi.
Hier sind eher cholerische Krankheitsprinzipien zu erwarten (hyperkinetische Syndrome, akute Entzündungen).

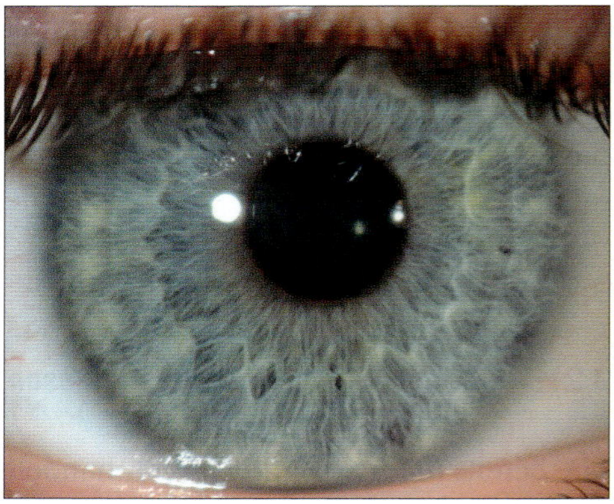

Azide Diathese (Typ 2) auf der Basis einer Kombination von plethorischer und katarrhalisch-rheumatischer Konstitution in lymphatischer Iris.

Optionale, die Aussage präzisierende Zeichen

- Bei Typ 1 ist häufig Schnupftabakpigment oder schwarz/braune Pigmentierung, bes. in der Blut-Lymph-Zone vorhanden. Schnupftabakpigmente sind wichtiger Hinweis auf Defizite im gesamten Coctio-Prozess (Kotgifte), wodurch die Nährsäfte qualitativ minderwertig sind und im Gewebestoffwechsel saure Metaboliten im Übermaß entstehen.
- Braune Fremdpigmente sind Zeichen für Überlastung der Leberfunktionen, was sich sowohl auf die assimilatorischen Funktionen der Leber beziehen kann als auch auf deren Eliminationsleistung für gelbgallige Säfte.

- Bei Typ 2: Je heller das Weiß dem Betrachter entgegen leuchtet (was häufig schon ohne Vergrößerung auffällt), umso deutlicher sind die hitzigen, hyperkinetischen Reaktionsmuster.

Allgemeines

Die Bezeichnung *azide Diathese* wurde hier deshalb gewählt, weil der bisherige Ausdruck *harnsaure Diathese* die pathophysiologische Problematik zu stark auf die Harnsäure reduziert, obwohl auch andere Säuren (u.a. Milchsäure) an der interstitiellen Übersäuerung – und um die geht es hierbei im Wesentlichen – beteiligt sind. In der Tat spielt die Harnsäure eine zentrale Rolle, aber eben nicht ausschließlich.

Der Begriff *Übersäuerung* ist heute in aller Munde und allen Medien, wird aber – auch in naturheilkundlichen Fachkreisen – leider sehr unspezifisch für alles mögliche verwendet, was irgendwie mit Säure zu tun hat. Da werden beispielsweise sauer schmeckende Nahrungsmittel in einen Topf geworfen mit der Magensäure und saurem Urin. Und das mündet dann in der naiven Vorstellung, das Säureproblem mit der oralen Einnahme von Basenpulvern beheben zu können, denn Basen binden ja Säuren… Zum einen gelingt das auf diese Weise in Hinblick auf interstitielle Übersäuerung nicht, und zum anderen entstehen daraus zusätzliche systemische Probleme, denn Basenlösungen alkalisieren den Magen, der dann seine zentralen Funktionen bei der Coctio nicht mehr erfüllen kann. Dadurch wird das interstitielle Säureproblem langfristig sogar verstärkt.

Es gibt in der heutigen Zeit aufgrund der Ernährung und des auf ständige Leistungserbringung ausgerichteten Lifestyles nur wenige Menschen, die keine Probleme mit ihrer interstitiellen Säure-Basen-Bilanz haben, auch wenn entsprechende Symptome fehlen oder nur gelegentlich auftreten. Die entsprechenden Zeichen sind in fast jedem Auge zu finden. Daher ist die diagnostische Feststellung einer aziden Diathese eher nebensächlich als zielführend für die Therapie. Viel relevanter sind die Informationen darüber, *warum* a) zu viel saure Metaboliten entstehen, b) diese nicht adäquat aus dem Interstitium abtransportiert und c) nicht eliminiert werden können. Diese pathophysiologischen Aspekte haben ihren Hintergrund in der individuellen Konstitution und müssen folglich nach konstitutionstherapeutischen Kriterien behandelt werden. Die Therapie der aziden Diathese dient dabei eher dem Ziel, schneller eine Linderung der aktuellen Symptome zu erreichen. Langfristig hat die Konstitutionstherapie stets übergeordnete Bedeutung.

Der konstitutionelle Hintergrund der aziden Diathese wird auch daran deutlich, dass die Harnsäure sich nicht allgemeingültig einer humoralen Qualität zuordnen lässt. Die durch sie ausgelöste Symptomatik und kann sowohl cholerischen als auch melancholischen Charakter haben, was aber weniger von der Säure selbst abhängt, als von der Art, mit der der betroffene Mensch auf den Säure-Reiz reagiert. Und diese Reaktionsweise ist konstitutionell geprägt. So wird eine Person mit cholerischem Temperament / Konstitution als Reaktion auf die Säure eine hitzige, hyperkinetische Pathophysiologie entwickeln: Z.B. Nervliche Unruhezustände, akute gichtige Entzündungen, kongestive Fehlregulation der Blutgefäße.

a) Gelenke	b) (Blut)-Gefäße		c) Nervensystem	d) Nieren
	arteriell	*venös / lymphatisch*		
Akute, subakute, chronische Entzündungen von Gelenken und periartikulären Geweben Wirbelsäulen-Syndrome Degenerative Prozesse Ausheilungsblockade (z. B. nach Traumata)	Kongestionen Hypertonie Gefäßspasmen Hyperkinetische Herz-Syndrome	Plethora Varikosis	«Vegetative Dysregulation» Unruhezustände / Gereiztheit Schlafstörungen Depressive Verstimmung Kopfschmerzen / Migräne Prämenstruelles Syndrom Neuralgien	Gichtnephropathie (= Gichtniere) Nierensteine

Als Kompensation der unzureichenden physiologischen Ausscheidung entstehen häufig Ausscheidungskatarre auf unterschiedlichen Schleimhäuten und/oder die oben erwähnten Ekzeme.

Harnsäure-Ablagerungen im Interstitium verringern den Nährstrom im Gewebe und behindern so nicht nur dessen Funktionsweise, sondern auch die Regeneration, was die Entstehung von sog. Verschleißerkrankungen fördert. Auch die Regeneration nach Verletzungen kann hierdurch behindert werden. (Häufige Beispiele: Durch Sturz ausgelöste Schmerzen in der Schulter bleiben chronisch bestehen; Die Überlastung eines Armes wird zur chronischen Epicondylitis humeri.)

Im Gewebe deponierte, kristalline Harnsäure löst Entzündungsprozesse aus, die dem biologischen Zweck dient, die Harnsäuren zu lösen und aus dem Gewebe abzutransportieren. Dies ist Voraussetzung dafür, sie über die zuständigen Eliminationsorgane ausscheiden zu können. Da dies aufgrund der aziden Diathese aber nicht adäquat funktioniert, wird die Säure in anderen Geweben wieder abgelagert. Dies führt zu dem Diathese-typischen Bild der umherziehenden Schmerzen von einem Gelenk zum anderen.

Allgemeine Zeichen

- Chronische Müdigkeit, häufig mit scheinbar grundloser Gereiztheit
- Allgemeine Leistungseinschränkung

Symptomatik und Krankheiten

- ▸ Alle rheumatischen Symptome und Krankheiten[32]:
- Arthritis urica
- Wirbelsäulensyndrome (in jedem Bereich)
- Ischias (Zusätzlich spielt hierbei die säurebedingte Hyperreaktivität des Nervs eine Rolle)
- Arthrosis deformans
- Schwellung und Steifheit der Hände (besonders morgens)
- Gelenkschwellungen

Folgen einer Säurebelastung im Gefäßbereich:

- Plethorische Zustände im venösen Gefäßsystem
- Kongestive Zustände im arteriellen Gefäßsystem → Hypertonie
- Varizen
- Hämorrhoiden
- Phlebitis → Thrombose
- Stenokardie
- Funktionelle Gefäßspasmen (z. B. Mb. Raynaud)

Folgen der Säurebelastung im Nervenbereich:

- Vegetativ sympathikotone Überreizung (häufig genanntes Symptom: Innerliches Zittern/Vibrieren ohne erkennbaren Grund)
- Schlafstörungen
- Kopfschmerzen und Migräne
- Prämenstruelles Syndrom
- Neuralgien
- Muskelverspannungen und -hartspann
- Depressionen

Katarrhalische / ekzematische Ersatzausscheidungen:

- (Pseudo-)Allergien (Säuren triggern allergische Reaktionen bzw. bedingen katarrhalische Ersatzausscheidungen)
- Rezidivierende Katarrhe (Häufung im Frühjahr und Herbst) mit großer Kälteempfindlichkeit: z. B.: Rhinitis, Sinusitis, Bronchitis (→ Asthma bronchiale), Gastritis, Enterocolitis, Cholezystitis, Zystitis, Endometritis, Vaginitis
- Dauerkatarrhe der Atemwege
- Hyperkinetische Verdauungsstörungen (meist Diarrhoe und Meteorismus)
- Ekzeme jeder Art und Lokalisation
- Hautunreinheiten. Typisch: stark fettende Haut und Haare (Seborrhoe), Akne vulgaris

32 Die in der Medizin übliche Differenzierung zwischen immunologisch und stoffwechselbedingten Rheumaformen hat wenig praktische Bedeutung, weil diese pathophysiologischen Mechanismen oft kombiniert auftreten. Häufig sind bei Patienten mit Autoimmunrheuma (v. a. mit rheumatoider Arthritis) alle iridologischen Merkmale der aziden Diathese vorhanden, so dass man nicht nur davon ausgehen kann, dass es sich um Mischformen handelt, sondern dass die Säurebelastung ein Triggerfaktor für autoaggressive Immunprozesse ist.

Weitere Organsysteme:
- Nieren- und Gallensteine
- Hyperkinetisches Leber-Galle-Syndrom (Gallenwegsdyskinesien)

Konstitutionstherapie

Grundsätzliche therapeutische Zielvorgaben
- Konstitutionstherapie der zugrunde liegenden konstitutionellen Situation
- Reduzierung der Säurebelastung, v. a. durch Optimierung der Coctio
- Stimulation des Klärstroms
- Stimulation der Elimination

Diätetik
- Die Anpassung der Ernährung hat im Therapiekonzept zentrale Bedeutung. Obwohl ca. 90% der Harnsäure im körpereigenen Purinstoffwechsel entsteht, kann die Reduktion der nahrungsbedingten Säurebelastung der entscheidende Faktor sein, der das Säureproblem kompensierbar bzw. nicht-kompensierbar macht. Die meisten Säuren kommen aus Fleisch. D. h. konkret: Möglichst konsequenter Verzicht auf Fleisch, Wurst und vor allem Innereien und Wild. Allgemeine Nahrungsreduktion, v. a. bei Übergewicht. Empfehlenswert ist eine lakto-vegetabile Ernährung mit hohem Anteil von Salaten und gedünstetem Gemüse. (Hier stößt die Therapie oft an ihre Grenzen, denn Menschen mit azider Diathese neigen erfahrungsgemäß dazu, genau das zu essen, zu trinken und zu tun, von dem sie selbst genau wissen, dass es ihnen nicht gut tut bzw. schadet…)
- Verzicht v. a. auf hochprozentige Alkoholika und Kaffee im Übermaß.
- Zu achten ist auf eine ausreichende Menge neutraler Getränke (Wasser, Tee), ca. 2 Liter pro Tag. Wegen der konstitutionstypischen Einschränkung der energieintensiven konzentrierenden Nierenfunktionen (Resorption und Sekretion) hilft ausreichende Flüssigkeitszufuhr den Nieren, die notwendige Energie für die Säure-Ausscheidung zur Verfügung zu haben.
- Zu meiden sind Stress-Situationen und alles, was das Gemüt sauer und unzufrieden macht…

Arzneitherapie

Berberis vulgaris – Sauerdorn, Berberitze

- Siehe chologene und nephrogene Konstitution.
- Wichtige Heilpflanze bei azider Diathese. Sie stabilisiert und stimuliert die konsensuellen Beziehungen zwischen Leber und Nieren, wobei der Wirkungsschwerpunkt der Berberitze bei den Nieren liegt.
- Unterstützt die Lösung von Säure-Konkrementen und wirkt prophylaktisch deren Entstehung entgegen.

Verwendete Galenik: Berberidis Frct. als Kaltauszug oder Infus
Berberidis Cort. / Rad. als Kaltauszug oder Infus
Berberis ø
Berberis spag. ø

Taraxacum officinale – Löwenzahn

- Siehe chologene Konstitution.
- Weitere Heilpflanze bei azider Diathese. Sie stabilisiert und stimuliert die konsensuellen Beziehungen zwischen Leber und Nieren, wobei der Wirkungsschwerpunkt des Löwenzahns im Leber-Galle-System liegt.

Verwendete Galenik: Taraxaci Rad. c. Hb. als Infus
Taraxacum ø
Taraxacum spag.

Salix spp. – Weide

Wird in diesem Zusammenhang vor allem als Schmerzmittel im Bewegungsapparat verwendet – eine alleinige Schmerzlinderung kann und soll aber nicht das Ziel einer konstitutionellen Behandlung sein. Daher sollten Zubereitungen der Weide mit entsprechenden Konstitutionsmitteln kombiniert werden.

Verwendete Galenik: Salicis Cort. als Infus
Salix ø
Salix Dx

Filipendula ulmaria – Mädesüß

- Wird sowohl bei der symptomorientierten Therapie von rheumatischen Erkrankungen, Schmerzen und Neuralgien als auch in der Konstitutionstherapie bei gichtigen Krankheiten eingesetzt: Gelenk- und Eingeweidegicht.
- Dämpft die Hitze, wenn Säuren gelbgallige Reaktionen hervorrufen.
- Die schweißtreibende Wirkung unterstützt die Säureelimination durch die Haut.

Verwendete Galenik: Filipendulae Flor. als Infus
Filipendula ø
Filipendula Dx

Harpagophytum procumbens – Teufelskralle

Bei dieser Pflanze sind aufgrund der Bitterstoffe kochungsfördernde mit antidyskratischen und schmerzlindernden Wirkungen kombiniert, speziell bei degenerativ-rheumatischen Erkrankungen (Arthrosen, Spondylarthrosen...).

Verwendete Galenik: Harpagophytum ø
Harpagophytum Dx
Diverse Spezialitäten als Mono- und Komplexpräparate

Urtica dioica/urens – Brennessel

- Siehe auch anämische Konstitution.
- Aktiviert sowohl die Lösung und den Abtransport von Säuren im Interstitium, als auch deren Ausscheidung über die Nieren.

Verwendete Galenik: Urticae Hb. als Infus (Der Aufguss sollte jeweils frisch zubereitet werden, weil er schnell jauchig wird.)
Urtica ø

Betula pendula – Birke

- Ähnliche Wirkung wie Urtica: Aktiviert sowohl die Lösung und den Abtransport von Säuren im Interstitium, als auch deren Ausscheidung über die Nieren.
- Ekzematische Ersatzausscheidungen
- Plethorisch bedingte, hyperkinetische Zustände

Verwendete Galenik: Betulae Fol.
Betula ø

Ononis spinosa – Dornige Hauhechel

Kräftige aquaretische und ausscheidungsanregende Pflanze zur Elimination von Schärfen mit gelbgalliger Qualität. Gelbgallig verunreinigte Feuchtigkeit. Ekzematische Ersatzausscheidungen und rheumatische Erkrankungen.

Verwendete Galenik: Ononidis Rad. als Infus
Ononis ø

Lycopodium clavatum – Bärlapp

Siehe chologene Konstitution.

Verwendete Galenik: Lycopodium D4

Formica rufa – Waldameise

- Wichtiges Umstimmungsmittel der TEN bei rheumatischen Krankheiten, Allergien, chronischen Katarrhen und juckenden Ekzemen
- Gichtige und rheumatische Arthritiden mit Schwäche der Beine und Knoten an den Gelenken
- Rheumatische Schmerzen entstehen schnell, dabei innere Unruhe
- Steife Gelenke mit Bewegungseinschränkung, Schmerzen schlimmer bei Bewegung
- Neuralgische Schmerzen

Verwendete Galenik: Formica rufa D4 / D6

Acidum formicicum – Ameisensäure

Hat nahezu identische Wirkung wie Formica rufa, allerdings liegt der Wirkungsschwerpunkt von Acid. formicicum bei rheumatischen Schmerzen der Muskulatur (Muskelrheuma, Fibromyalgie), während Formica rufa schwerpunktmäßig auf die Gelenke wirkt.

Verwendete Galenik: Acid. formicicum D4 / D6

Colchicum autumnale – Herbstzeitlose

Einsatz v. a. bei akuter Gelenkgicht, aber auch bei chronischer und chronisch-rezidivierender Arthritis urica.

Verwendete Galenik: Colchicum D6 Cave: Nicht mit dem in der konventionellen Medizin bei akuter Gicht verwendeten Colchizin verwechseln. Vergiftungsgefahr!

Acidum benzoicum

- Gelenkgicht mit schmerzhaften Knoten und Ablagerungen; Exostosen (Überbeine)
- Reißende, stechende Schmerzen in den Gelenken, die den Ort wechseln
- Charakteristisch: Übelriechender, auch sauer riechender Urin mit starker Färbung und schleimigem Sediment
- Chron. Katarrh der Blasenschleimhaut und sonstige säurebedingte Schleimhautreizungen
- Spastischer Bronchialkatarrh

Verwendete Galenik: Acid. benzoicum D4 / D6

Ammonium benzoicum

- Mittel bei akuten Gichtschüben der Gelenke
- Albuminurie, auch bei Gichtniere

Verwendete Galenik: Ammonium benzoicum D4

Ledum palustre – Sumpfporst

- Stechende, reißende, einschießende Schmerzen von den Fußgelenken ins ganze Bein ausstrahlend; Steifheit der Gelenke
- Rheumatische Schmerzen beginnen in den Beinen und ziehen dann nach oben
- Betroffen sind v. a. die kleinen Gelenke, feste Knoten und sonstige Ablagerungen an den Gelenken
- Bei Symptomen, die in Folge von Insektenstichen oder Stichverletzungen auftreten

Verwendete Galenik: Ledum D4 / D6

Natrium phosphoricum

- Hauptmittel der Schüßler'schen Biochemie zur Lösung von Säuren im Interstitium als Voraussetzung für deren Elimination
- Latente interstitielle Azidose mit deren vielfältigen Manifestationen und Ersatzausscheidungsprozessen
- Ein weiteres Wirkungsgebiet ist Skrofulose mit ausgeprägter Säuresymptomatik, also v. a. die erethische Form

Verwendete Galenik: Natr. phos. D6 (Nr. 9 der Schüßler'schen Biochemie)

Natrium sulfuricum – Glaubersalz

- Siehe hydrogenoide Konstitution.
- Durch die Schwefel-Komponente liegt der Wirkungsschwerpunkt auf der Aktivierung des Klärstroms zur Ableitung von Metaboliten aus dem Interstitium.

Verwendete Galenik: Natrium sulfuricum D6 (Nr. 10 der Schüßler'schen Biochemie)

Silicea – Kieselerde

Siehe mesenchymal-hypoplastische Konstitution.

Verwendete Galenik: Silicea D12 (Nr. 11 der Schüßler'schen Biochemie)

Natrium bicarbonicum

- Mittel für gastrische Typen, die bei nervlicher Überreizung mit hyperkinetischen Magensymptomen reagieren, mit Tendenz zu Hypochondrie: Saurer Reflux und Aufstoßen, Brennschmerz im Magen und anderen Abdominalorganen
- Saures Erbrechen und saure Diarrhoe (Ausscheidungskatarrhe für Säuren)
- Rheumatische und gichtige Gelenk- und Weichteilerkrankungen (z. B. Fibromyalgie)

Verwendete Galenik: Natr. bicarb. D6 (Nr. 23 der Schüßler'schen Biochemie)

Lithium chloratum

- Aktiviert die Ausscheidung von Harnsäure und anderen aziden Metaboliten aus dem Interstitium
- Lithium chloratum wirkt auf die schwarzgalligen (kalt / trockenen) Aspekte der aziden Diathese. Im Zentrum stehen daher die subakuten bis chronisch-degenerativen Formen der Gelenk- und Eingeweidegicht.

Verwendete Galenik: Lithium chlorat. D6 (Nr. 16 der Schüßler'schen Biochemie)

Rezepturbeispiele		
Berberidis Frct. Millefolii Hb. Agrimoniae Hb. Juglandis Fol. Melissae Fol. aa ad 100.0 M. f. spec. (Säureausleitende Teemischung mit säftebewegenden Wirkungsaspekten auf das Blut- und Lymphsystem zwecks Anregung des Klärstroms)	Lycopodium D4 dil. Natr. sulf. D6 dil. aa 20 ml Taraxacum ø 60 ml M. f. dil. DS. 3 x tgl. 20 Tr. vdE (Azide Diathese mit unvollständiger Coctio, Ausscheidungssschwäche der Galle und Abdominalplethora)	Colchicum D6 dil. Ammon. benzoic. D6 Hypericum D4 aa 20 ml Harpagophytum ø 40 ml M. f. dil. DS. 3 x tgl. 20 Tr. vdE (Akute Schübe von Gelenkgicht)

Sonstige Therapien

Die Symptomatik im Bewegungsapparat spricht therapeutisch gut auf das Baunscheidtverfahren, blutiges Schröpfen oder – in hartnäckigen Fällen – Cantharidenpflaster im Schmerzgebiet an.

Für die systemische Säuren-Entlastung bewähren sich gelegentliche kleine Aderlässe von ca. 100 ml.

Besonderheiten

Eine azide Diathese ist aufgrund ihrer genetischen Determinierung nicht heilbar. Dennoch ist durch die Kombination von diätetischen Maßnahmen und Konstitutionstherapie eine deutliche Reduzierung der Beschwerden bis hin zu jahrelanger Beschwerdefreiheit erreichbar. Es muss aber immer damit gerechnet werden, dass es nach massiven Diätfehlern und/oder durch nervliche Stressfaktoren wieder zu Rezidiven der individuellen Gicht-Manifestationen kommt.

Blutanalyse

Ein normaler Harnsäure-Wert im Blut ist kein Ausschlusskriterium für eine azide Diathese. Der pH-Wert des Blutes muss stabil zwischen 7,35 und 7,45 liegen, ansonsten drohen lebensbedrohliche Komplikationen. Bei gesteigertem Säureaufkommen droht dieser Wert zu sinken. Da aber bei Menschen mit azider Diathese die Möglichkeiten der gesteigerten Ausscheidung beschränkt sind, werden die Säuren (mit den beschriebenen Folgen) ins Interstitium ausgelagert und sind folglich im Blut nicht nachweisbar. Erst wenn dieser Kompensationsmechanismus nicht mehr ausreicht oder wenn im Rahmen einer gichtigen Entzündung vermehrt Säuren im Gewebe gelöst werden, steigt der Harnsäure-Wert an – ist dann aber Beweis für eine Harnsäure-bedingte Pathophysiologie (entwickelte Gicht).

pH-Wert des Urins

Auch die Messung des pH-Wertes im Urin mittels Lackmuspapier oder diverser Uro-Sticks wird häufig als Beweis oder Ausschluss für Übersäuerung herangezogen. Ggf. wird dann der pH-Wert mit oral eingenommenen Basensalzen auf 7,0 eingestellt, was dann als Beweis für die Beseitigung der Übersäuerung interpretiert wird. Sehr naiv!

Da der Urin ein Ausscheidungsprodukt ist, zeigt ein pH-Wert *unter* 7,0 an, dass Säuren ausgeschieden werden. Das ist gut so und sollte unterstützt werden. Man möge sich selbst überlegen, wie sinnvoll es ist, die Nieren in solchen Fällen mit der Ausscheidung übermäßiger Basen zu beschäftigen, die nicht in notwendiger Menge ins Interstitium kommen können. Selbst wenn die verabreichten Basen ins Interstitium kämen, könnten sie dort die vorhandene Säure bestenfalls neutralisieren, verschwunden wäre sie deswegen trotzdem nicht – das funktioniert nur über Stimulation des Klärstroms und der entsprechenden Eliminationsorgane.

9.21.3 Allergische Diathese

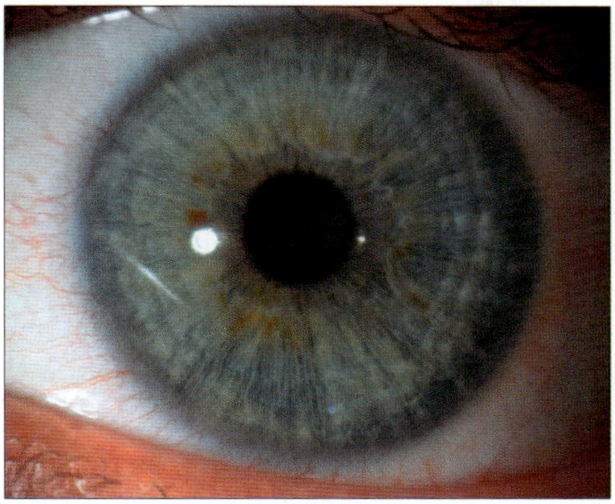

Allergische Diathese auf der Basis von neurogener und hydrogenoider Konstitution.

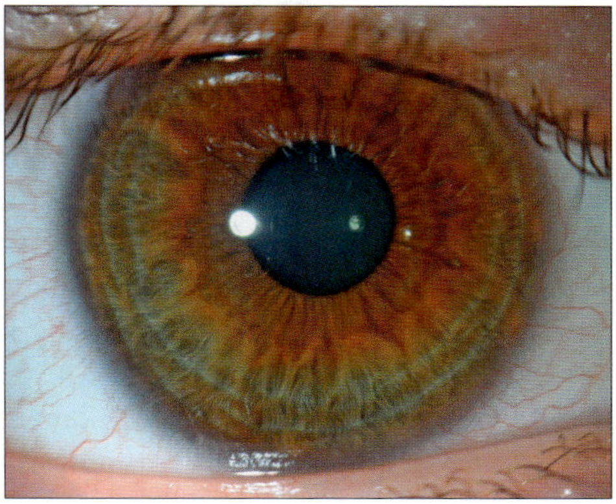

Allergische Diathese auf der Basis von chologener und nephrogener Konstitution, zusätzlich spasmophile Diathese.

Irisdiagnostik

Erkennungsmerkmale

Feines Netz von Konjunktivalgefäßen, das sich von der Sklera bis an den Ziliarrand zieht und manchmal kleine wurzelförmige Ausläufer in die Cornea hat (‹Gefäßdornenkrone›). Je ausgeprägter die Gefäßdornenkrone, umso aktiver sind die allergischen Reaktionsmuster.

Seltenes Zeichen

Feine weiße, fadenförmige Linien, die vom Ziliarrand in radialer Richtung in die Hornhaut wachsen. Sie können sich auch verzweigen (‹Dornenkrone›). (Dies sind Nervenfasern der Hornhaut, die durch veränderten Wassergehalt optisch sichtbar werden.)

Beide Phänomene können um die ganze Iris herum oder sektoral begrenzt auftreten.

Allgemeines

Der Begriff *Allergie* leitet sich aus den altgriechischen Wörtern ἄλλος (állos) für *anders*, auch *eigenartig* und τὸ ἔργον (to érgon) für *Arbeit*, auch *Reaktion* ab.

Die eigenartige Arbeitsweise des Immunsystems kann ein pathophysiologischer Kofaktor bei fast allen Krankheiten sein. Daher können die beschriebenen iridologischen Zeichen wertvolle Hinweise für das Verständnis des Krankheitsgeschehens und für die Ausrichtung des Therapiekonzeptes sein.

Es ist bezeichnend für den Zustand der heutigen Medizin, dass z. B. in den Arbeiten Hufeland's Ende des 18. Jahrhunderts allergische Krankheiten noch nicht thematisiert wurden, während heute jedes 2. bis 3. Kind innerhalb der ersten Lebensjahre zum Allergiker wird. Für diese Entwicklung hat die moderne Medizin weder plausible Erklärungen noch Therapieverfahren, die über die Unterdrückung der Symptome hinaus gehen. Allergische Krankheiten sind das Ergebnis einer multikausalen, sehr tiefgreifenden Desorganisation des Immunsystems, für die es Gründe geben muss. Ein Faktor ist sicher die dauernde Konfrontation mit neuen Substanzen in der Umwelt[33], die auch nicht als Einzelelemente gesehen werden dürfen, sondern in vielfältigen Kombinationen auf den Einzelnen einwirken. Ein weiterer entscheidender Faktor ist die Art und Weise, wie mit den natürlichen Reaktionsmustern des Immunsystems, das auf dynamische, hitzige Überwindung von pathogenen Reizen in Form von akuten Entzündungen und Fieber programmiert ist, umgegangen wird: Die sinnvollen, aber unangenehmen akuten Selbstheilungsmechanismen werden systematisch unterdrückt (Antiphlogistika, Antibiotika, Antipyetika). In diesem Zusammenhang erscheint es auch völlig absurd, dass die Impfungen (v. a. Kombinationsimpfungen), deren Wirkung sich bekanntlich direkt im Immunsystem entfaltet und von der so gut wie jeder Mensch betroffen ist, nichts mit der Eskalation des Allergieproblems zu tun haben sollen…

Wenn man heute im Rahmen der Anamnese einen Patienten fragt, ob er unter Allergien leide, folgt ggf. spontan eine Aufzählung der bekannten Allergene. Häufig wird auch ein Allergiepass vorgelegt, in dem als allergen getestete Substanzen dokumentiert sind. Der bei Allergien übliche Fokus der Betrachtung liegt also auf den Stoffen (bzw. anderen Reizfaktoren), die die allergischen Reaktionen auslösen. Daraus resultiert dann als therapeutisch wichtigste Maßnahme, diese Substanzen möglichst zu meiden – was mal besser, mal schlechter und in vielen Fällen gar nicht oder nur unter hohem Opfer an Lebensqualität realisierbar ist. Jeder Pollenallergiker weiß, was damit gemeint ist.

Die Prämisse der *Allergenkarenz* hat zur Entstehung äußerst lukrativer Geschäftszweige in sehr vielen Bereichen geführt: Von glutenfreien Teigwaren über Pollenfilter in der Autobelüftung bis hin zu Matratzen und Bettwäsche, in denen sich die allgegenwärtigen Milben nicht ganz ungehindert vermehren. Die Allergenkarenz bringt zwar dem Betroffenen symptomatische Erleichterung, was natürlich erstrebenswert ist, aber sie kratzt halt nur an der Oberfläche der Pathophysiologie. Diese Vorgehensweise berücksichtigt nicht die Tatsache, dass hinter der allergischen Grundthematik ein tiefgreifendes konstitutionelles Problem steckt, bei dem die allergischen Diathese nur die Spitze vom Eisberg ist. Und dieses Problem wird mit dem alleinigen Meiden der Allergene (und auch der Gabe von rein symptomatisch wirkenden Antihistaminika) nicht beseitigt – ganz im Gegenteil: In der therapeutischen Arbeit bestätigt sich regelmäßig die Erkenntnis, dass ein Allergiker, der nur ‹seine› Allergene meidet, ohne die zugrunde liegende konstitutionelle Situation der allergischen Diathese zu therapieren, im Laufe der Zeit auf immer weitere Substanzen allergisch reagiert. Oder wie ein erfahrener Kollege es sinngemäß einmal ausdrückte: Wenn man einem Allergiker nur seine Allergene wegnimmt, sucht er sich Neue, um seine konstitutionell determinierten Muster leben zu können…

33 Täglich gelangen weltweit ca. 3000 neu synthetisierte Substanzen in die Umwelt, über deren Wirkung auf den menschlichen Organismus, v. a. in Interaktion mit anderen Synthetika so gut wie nichts bekannt ist.

Den Auslöser der allergischen Reaktionen als Ursache des Problems zu sehen, entspricht dem Wunsch nach linearen Ursache-Wirkungs-Beziehungen, hat aber mit der Realität wenig zu tun. Das Grundproblem von Allergikern ist deren prinzipielle Bereitschaft zu unsinnigen, hyperkinetischen Reaktionsmustern. Auf welche Stoffe der Allergiker reagiert ist dann mehr oder weniger zufällig bzw. davon abhängig, in welchem Stabilitätszustand bzw. Reaktionsmodus sich das Immunsystem zum Zeitpunkt der *allergischen Programmierung* befand. Die naturheilkundliche Vorgehensweise besteht also darin, die allergische Diathese grundsätzlich zu modifizieren. Das hat auch den Vorteil, dass das oder die Allergene nicht unbedingt bekannt sein müssen. Erfahrungsgemäß wird bei vielen Allergikern das die Symptomatik auslösende Allergen nie identifiziert.

Mittels einer gezielten Konstitutionstherapie bestehen realistische Chancen, sich dem beschriebenen Therapieziel ein gutes Stück zu nähern. Dies wurde bewusst so vorsichtig formuliert, weil in der Realität leider nicht in jedem Fall erreicht werden kann, die allergische Diathese völlig auszuheilen.

In allergischen Reaktionsmustern werden zwei Aspekte erkennbar, aus denen sich teilweise auch therapeutische Zielsetzungen ergeben:

- Der Organismus hat die Beurteilungsfähigkeit darüber verloren, ob eine Substanz eine Gefahr darstellt oder nicht. Das führt zu überstürzten, biologisch unsinnigen Abwehrreaktionen, die in keiner Relation zur tatsächlichen Bedrohung durch das Allergen stehen und den gesamten Menschen in Mitleidenschaft ziehen.
  Eine weitere Steigerung dieser Problematik stellen Autoimmunprozesse dar, bei denen sogar körpereigenes Gewebe den Angriffen des Immunsystems zum Opfer fällt. D.h. die Differenzierung zwischen *Selbst* und *Nicht-Selbst* kann immunologisch nicht mehr geleistet werden.
- Ein weit verbreiteter Faktor in der Pathophysiologie ist die Unfähigkeit des Allergikers, sich gegenüber exogenen Reizfaktoren abzugrenzen. In diesem Zusammenhang spielen die Schleimhäute des Atmungstraktes und des Dünndarms eine zentrale Rolle, deren Permeabilität beim Allergiker vergrößert ist. Dadurch werden Stoffe resorbiert, die bei intakter Permeabilität nicht aufgenommen würden. Damit werden sie zur Belastung des schleimhautassoziierten Lymphsystems (MALT), was zu allgemeiner lymphatischer Überforderung, inkl. Allergisierung führt. Häufig handelt es sich um großmolekulare Nahrungsstoffe, deren enzymatische Aufspaltung nicht vollständig ist. Dieser Mechanismus ist häufiger Hintergrund bei der Entstehung von Nahrungsmittelintoleranzen und -allergien. (Die Thematik wird weiter unten nochmals vertieft.)
  Humoralmedizinisch erkennt man darin eine unvollständige Coctio, in deren Folge eine massive Schärfenbelastung auftritt. Aus diesem Grund ist die Optimierung der Verdauungsprozesse zentrales Element der Therapie auch der allergischen Diathese.

Thema der Pathophysiologie

Krankhaft erhöhte Sensibilität gegenüber Einflüssen aus der Umwelt und der Nahrung mit überschießender Reaktivität des Immun- und vegetativen Nervensystems.

Pathophysiologische Aspekte

Humoralmedizinisch stellen Allergien hyperkinetische Zustände des Lymphsystems dar, die sich auf den konsensuell verbundenen Gewebe (v. a. Schleimhäute und Haut) manifestieren. Sie sind Folge der Reizwirkung gelbgalliger Schärfen, die kompensatorisch über die Oberflächengewebe eliminiert werden. Darin werden die definierenden Aspekte der erethischen Skrofulose erkennbar. Die allergische Diathese ist die wohl am weitesten verbreitete Manifestation der erethischen Skrofulose der heutigen Zeit.

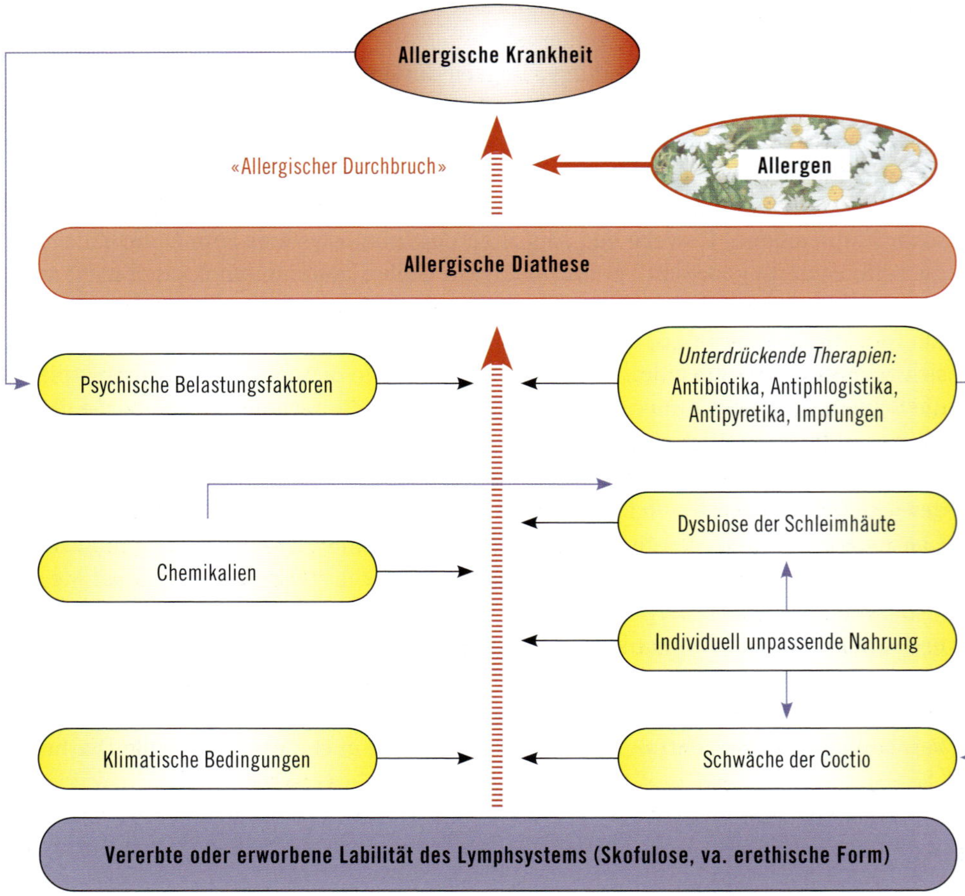

Pathophysiologische Hierarchie des Allergie-Problems.

Schulmedizinisch
Überschießende oder fehlerhafte Produktion von Antikörpern.

Diese Faktoren führen gemeinsam zu den bekannten allergischen Krankheitsbildern, die entweder lokal oder generalisiert auftreten können.

Wie oben bereits erwähnt, spielt die Schleimhaut des Dünndarms in der Pathophysiologie der allergischen Diathese eine zentrale Rolle. Dies ist ein Bereich, in dem das humoralmedizinische Wissen mit echtem therapeutischen Gewinn mit modernen Erkenntnissen der Darm-Ökologie verknüpft werden kann, insbesondere die Interaktion des Bakterioms mit dem darmassoziierten Lymphsystem (GALT). Hierbei stehen speziell die Peyer'schen Plaques (anatomische Bezeichnung: Folliculi lymphatici aggregati) im Zentrum, von denen man heute weiß, dass sie entscheidende Funktionen bei der Programmierung des spezifischen humoralen Immunsystems zu realisieren haben.

Die Zellen, die die Peyer'schen Plaques zum Darmlumen abgrenzen (sog. M-Zellen), sind die *Immunologischen Fenster*, über die das Lymphsystem bzgl. der Antigen-Situation im Darmlumen informiert wird, mit dem Ziel, dass die in den Peyer'schen Plaques konzentrierten B-Lymphozyten entsprechende Antikörper produzieren zu können. Bei der Übermittlung der Antigen-Informationen spielt die Symbiontenflora eine entscheidende Rolle. Speziell der Stamm Escherischia coli ist in der Lage, den Peyer'schen Plaques Antigen-Informationen aktiv zu präsentieren. Dieser Mechanismus ist der Hintergrund dafür, Präparate aus Coli-Bakterien zwecks Immunmodulation therapeutisch einzusetzen, was aber nur dann funktionieren kann, wenn die Zusammensetzung des Bakterioms – und damit das Milieu des jeweiligen Darmabschnittes – physiologisch ist. Leider ist es nicht möglich, mit Präparaten aus Escherischia coli die physiologische Bakterienflora zu stabilisieren und aufzubauen (siehe unten).

Die physiologische Zusammensetzung des Bakterioms ist auch Voraussetzung für die physiologische Permeabilität der Darmschleimhaut. Bakterielle Fehlbesiedelung der Schleimhaut führt zur Vergrößerung der Durchlässigkeit in beide Richtungen, was man heute als *leaky gut syndrome* bezeichnet. Antigene Substanzen aus dem Darmlumen gelangen auf diese Weise ins Darmlymphsystem, was dadurch überlastet wird – ein sehr häufiger pathophysiologischer Faktor der allergischen Diathese. Häufig sind es unvollständig aufgespaltene Eiweißbestandteile der Nahrung, die in großmolekularer Form deutlich höheres Allergiepotenzial haben, als ihre monomolekularen Aminosäuren.

Es ist ein bewährtes therapeutisches Instrument, durch Aufbau und Stabilisierung der Darmflora die Permeabilität zu normalisieren, was zu deutlicher funktioneller Entlastung des Lymphsystems führt.

Voraussetzung für eine intakte Symbiontenflora ist ein physiologisches Schleimhautmilieu. Dieser Sammelbegriff bezeichnet nicht nur den pH-Wert (worauf er häufig reduziert wird), sondern er steht für die Gesamtheit der ökologischen Bedingungen im Darmlumen, die sich im Wesentlichen aus folgenden Faktoren ergeben bzw. davon beeinflusst werden:

- Konstitutionelle Prägung
- Nahrung

- Menge und Qualität der Produkte sämtlicher am Verdauungsprozess beteiligten Drüsen (humoralmedizinisch: Effizienz der Coctio)
- Sekretionsprodukte der Schleimhaut (auch kompensatorische Ausscheidungsprodukte, humorale Schärfen)
- Bakterielle Stoffwechselprodukte (auch Gärungs- und Fäulnisprodukte)
- Dynamik der Darmmotorik
- Psychische Faktoren

Damit wird auch deutlich, dass eine Sanierung der Symbiontenflora nicht gelingen kann, indem man einfach nur Bakterienpräparate verordnet. Ohne parallel laufende Sanierung des Schleimhautmilieus kann keine Stabilität entstehen. Hierbei bewährt sich sehr, die humoralmedizinischen Therapiereize zur Optimierung der Coctio (= Grundlage der Milieusanierung) mit der Substitution von Bakterien zu kombinieren. Details hierzu im Therapieteil.

Für weitere systemische Zusammenhänge sei auf Kap. 9.10.2 «Funktionelle Trias» in «Humoralmedizinische Praxis», Band 1 verwiesen.

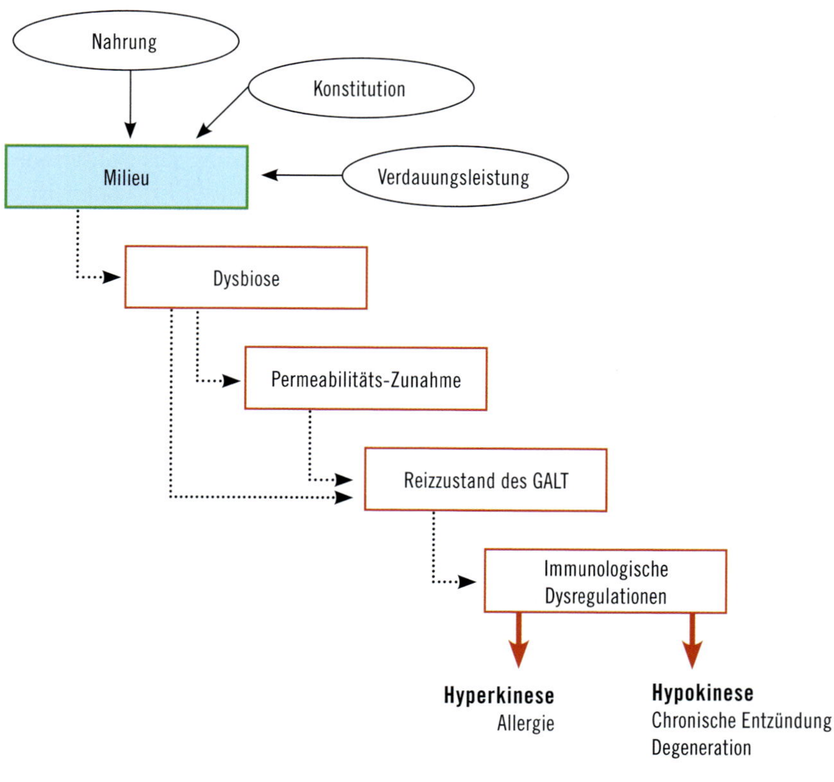

***Pathogenetische Kaskade** des intestinalen Funktionssystems*

Allgemeine Zeichen
Allergiker leiden häufig unter Müdigkeit und Abgeschlagenheit, die mit Unruhezuständen und Gereiztheit kombiniert sind (Reizbare Schwäche).

Symptomatik und Krankheiten
- Katarrhalische Erscheinungen: Heuschnupfen, Konjunktivitis, Colitis, Mb. Crohn, allerg. Gastritis
- Entzündungen der Epidermis: Urtikaria, Erytheme, Sonnenallergie
- Permeabilitätsstörungen von Grenzmembranen (ödematöse Schwellungen)
- Angioneurotische Ödeme, zerebrale Ödeme, Menier'sches Syndrom
- Autoimmunerkrankungen: Allerg. Purpura; Glomerulonephritis; allergische Hepatitis; Hashimoto-Thyreoiditis
- Vasomotorische Fehlsteuerungen: Migräne, Vasoneurosen
- Spastik der glatten Muskulatur der Hohlorgane: Asthma bronchiale, Colitis
- Fieber (Heufieber, rheumatisches Fieber...)
- Rheumatismus (allergische Synovialitis)
- Diverse als psychosomatisch interpretierte Krankheitsbilder

Konstitutionstherapie

Grundsätzliche therapeutische Zielvorgabe
Die Behandlung der allergischen Diathese zielt in zwei Richtungen:
1. Symptomlindernderung der aktuellen Beschwerden.
2. Konstitutionstherapie.

Einige Arzneimittel decken, je nach Situation der Patienten, beide Aspekte ab. Solchen Mittel ist Vorrang zu geben, um möglichst viele Fliegen mit einer Klappe zu schlagen.

Wie bei jeder Krankheit auf einer Schleimhaut ist die funktionelle Trias Schleimhaut / Lymphsystem / Flora eine bewährte Richtlinie für das Therapiekonzept.

Diätetik
Unabhängig von bekannten Lebensmittel-Allergenen sollten Allergiker artfremde Eiweiße meiden, weil diese ein allgemeiner Reizfaktor für das Lymphsystem sind, vor allem dann, wenn die physiologische Wärme für die Coctio nicht optimal ist. Dies gilt besonders für Kuhmilch und daraus hergestellte Nahrungsmittel, wobei enzymatisch oder durch Milchsäurebakterien modifizierte Milchprodukte (z. B. Käse, Quark, Joghurt, Kefir) weniger problematisch sind als reine Kuhmilch (auch homogenisiert und pasteurisiert). Daher ist – zumindest in Aktivphasen der Allergie – eine rein vegetabile Ernährung empfehlenswert.

Arzneitherapie
Die Optimierung der Coctio mit bitteren Pflanzen und Lymphmittel gehören zu jeder Therapie der allergischen Diathese. Artemisia abrotanum deckt beide Wirkungsmechanismen ab.

Artemisia abrotanum – Eberraute

Siehe lymphatisch-hyperplastische Konstitution.

Verwendete Galenik: Abrotani Hb. zum Infus
Abrotanum ø
Abrotanum spag.
Abro-Nasenspray (Rezeptur vom Buchautor, erhältlich bei: www.savoy-naturhaus.de oder www.drogerielutzert.ch)

Apis mellifica – Honigbiene

- Wichtiges Akut- und Konstitutionsmittel bei allergischer Diathese
- Bei allen akuten und chronischen entzündlichen Schwellungen/Ödemen, unabhängig vom auslösenden Agens. Lokal begrenzte Ödeme mit Rötung des Gewebes mit stechenden und/oder brennende Schmerzen (Ähnlichkeitsprinzip zu Bienenstich).
- Besonderer Bezug besteht zu folgenden Organsystemen: Haut, seröse Häute, Schleimhäute, Lymphorgane des Kopfes, Nieren und Ovarien

Verwendete Galenik: Apis D6

Arsenum jodatum

- Siehe auch oxygenoide Konstitution.
- Häufig indiziertes Mittel bei allergischer Diathese auf der Basis einer oxygenoiden Konstitution, v. a. in Phase 2. Die dadurch entstehende Energiemangelsituation bedingt auch Stagnationen des Lymphflusses und schränkt die Leistungsfähigkeit der Lymphdrüsen und weiterer physiologischer Ausscheidungsorgane ein. Folgen sind katarrhalische und ekzematische Ausscheidungsprozesse der übermäßig gebildeten Metaboliten, die auch als Manifestationen der allergischen Diathese auftreten können. Alle Sekrete haben serösen Charakter.

Verwendete Galenik: Arsen. jod. D6

Formica rufa und Acidum formicicum

- Siehe azide Diathese
- Wichtige Umstimmungsmittel, auch bei allergischer Diathese

Verwendete Galenik: Formica rufa D4 / D6
Acid. formicicum D4 / D6
Diverse Spezialitäten

Histaminum

Die Histamin-Nosode setzt nach isopathischem Prinzip im Organismus Impulse zur Normalisierung der körpereigenen Histaminproduktion, -freisetzung und auch Inaktivierung.

Verwendete Galenik: Histaminum D12

Calcium carbonicum

Siehe lymphatisch-hyperplastische Konstitution.

Verwendete Galenik: Calc. carbon. D6 / D12

Urtica urens / dioica – Brennessel

Bei allergischen Reaktionen der Haut wird die Brennessel in potenzierter Form verwendet, wenn Symptome bestehen, wie sie sich nach Hautkontakt mit einer Brennessel entwickeln: Juckende, rotfleckige Urtikaria mit Brenngefühl, Ameisenlaufen und/oder Stechen. Auch bei angioneurotischem Ödem. Bei Vikariation zwischen Hautsymptomen und rheumatischen Gelenkschmerzen.

Verwendete Galenik: Urtica D6

Allium cepa – Zwiebel

- Auch bei Allium cepa zeigt sich, v. a. bei Heuschnupfen-Symptomatik von Phlegmatikern, deutlich das homöopathische Ähnlichkeitsprinzip. Dabei stehen Symptome der Nase und der Augen im Zentrum: Sehr scharfer, wässriger Fließschnupfen. Gerötete Augen mit reichlich brennenden (aber auch milden) Tränen, dabei Lichtempfindlichkeit (Konjunktivitis). Neuralgischer Schmerz in der Ohrtube.
- Brenngefühl auf der Haut, im Mund, der Nase, im Rachen. Heiserkeit

Verwendete Galenik: Allium cepa D4 / D6

Cardiospermum halicacabum – Herzsame, Ballonrebe

- Juckende, schuppige, nässende Ekzeme mit allergischem Hintergrund, auch Reaktionen auf Insektenstiche. Auch bei psoriatiformen Ausschlägen
- Vikariationen zwischen Haut und Gelenken

Verwendete Galenik: Cardiospermum D3 / D4
Cardiospermum-Salbe verschiedener Hersteller

Galphimia glauca – Kleiner Goldregen

Antiallergikum mit breitem Indikationspektrum: Heuschnupfen und andere allergische Reaktionen der Kopfschleimhäute mit auffälliger Antriebslosigkeit, Allergisches Asthma bronchiale, endogenes Ekzem.

Verwendete Galenik: Galphimia D4

Luffa operculata – Kürbisschwamm

- Ein eher symptomatisch linderndes Mittel, die konstitutionell stabilisierende Wirkung ist überschaubar.
- Allergische Reaktionen der Nasen- und Rachenschleimhäute: Fließschnupfen oder verstopfte Nase mit Niesanfällen. Zäher Schleim im Rachen, v. a. Vormittags mit Räusperzwang. Mundtrockenheit, Brenngefühl im Rachen.
- Kopfschmerzen durch Sekretstau in den Nebenhöhlen (Sinusitis allergica).

Verwendete Galenik: Luffa D4
Bestandteil vieler Komplexmittel

Astacus fluviatilis (= Cancer fluviatilis) – Flusskrebs

- Urtikarielle Hautreaktionen am ganzen Körper, stark juckend.
- Eine Metapher für die Wirkungsweise des Mittels: Der Flusskrebs hat nach der Häutung einen für alle Umweltreize sehr empfindlichen Hinterleib, den er, bis der neue Panzer nachgewachsen ist, in einem Schneckenhaus o.ä. verstecken muss, um Schutz zu finden. Der Astacus-Patient hat seine Schutzmechanismen verloren, worauf die Haut hyperkinetisch reagiert.

Verwendete Galenik: Astacus fluv. D6

Euphrasia rostkoviana – Augentrost

- Siehe katarrhalisch-rheumatische Konstitution
- Allergische Reaktionen der Kopfschleimhäute, bes. der Konjunktiven
- Iritis rheumatica

Verwendete Galenik: Euphrasiae Hb. als Infus innerlich oder für Auflagen auf die Augen
Euphrasia ø
Euphrasia spag.
Euphrasia Augentropfen (Wala, Weleda)
Augentropfen-Komplexe mit Euphrasia (z. B. Iso-Augentropfen)

Folliculi lymphatici aggregati – Organpräparat aus Peyer'schen Plaques vom Lamm

- Die zentrale Bedeutung der Peyer'schen Plaques für die Funktionen des GALT wurde oben beschrieben. Die potenzierte Zubereitung dieses Gewebes setzt einen gezielten Reiz zur Stabilisierung dieser Funktionen.
- Das Mittel bewährt sich als Zusatz bei der Eigenblut-Therapie zur Behandlung (u.a.) der allergischen Diathese.

Verwendete Galenik: Folliculi lymphatici aggregati D5 / D6 Amp. (Wala) Dieses Injektionspräparat kann auch oral eingenommen bzw. einer potenzierten Eigenblutnosode hinzugefügt werden.
Rebas D4 (Sanum-Kehlbeck in CH)

Petasites officinalis – Pestwurz

Neben der antispasmodischen Hauptwirkung der Pflanze zeigt die Pflanze bei manchen Patienten symptomatisch lindernde Wirkung bei akuter Pollenallergie. Die konstitutionell stabilisierende Wirkung auf die allergische Diathese ist allerdings fraglich.

Verwendete Galenik: Petasites ø
Petadolex Kapseln (Achtung: Dieses Präparat wird mit der Indikation Migräne vertrieben. Es eignet sich dennoch für die Anwendung bei Heuschnupfen.)

Astragalus membranaceus – Tragantwurzel, Bärenschote

- Eine pflanzliche Neuentdeckung zur symptomatischen Linderung bei Pollenallergie. Über die konstitutionell stabilisierende Wirkung bei allergischer Diathese kann noch keine Aussage gemacht werden.

Spezialität: Allvent Kapseln (Weber & Weber)

Okoubaka aubrevillei – Okoubakabaum

Dieses Sandelholzgewächs bewährt sich bei allergischer Diathese mit Reaktionen auf bestimmte Nahrungsmittel Symptome (Nahrungsmittelunvertäglichkeiten, -allergien).

Verwendete Galenik: Okoubaka ø

Sonstige Therapien

Therapie mit Autonosoden[34]:

- Eigenblut Potenziert oder Injektionskur
- Eigenurin Potenziert oder Injektionskur
- Eigenlymphe Potenziert

Zusätze zu Eigenblut und -urin:

- Folliculi lymphatici aggregati D6 Amp. Wala
- Regasinum Antiallergicum Amp. Rowa Wagner
- Acirufan Amp. Nestmann

Spezifische Nosoden aus bekannten Allergenen. (Wenn nicht verfügbar, können diese sehr leicht selbst hergestellt werden. Die C6 ist dabei eine bewährte Potenzstufe.)

Die folgenden Mittel eignen sich zum Aufbau und zur Stabilisierung der Symbiontenfloren:
Symbioflor 1 Tropfen (Symbiopharm): Wirkung auf die Schleimhautflora der oberen Atemwege und des Rachens.
Es eignet sich vom Säuglings- bis ins Greisenalter als Einstiegsmittel in die Symbioselenkung, wenn von ‹oben nach unten› systematisch aufgebaut werden soll.
Dosierung:
Erwachsene: 3 x täglich 15 Tropfen nach dem Essen
Kinder: 3 x täglich die Tropfenzahl der Lebensjahre nach dem Essen (ca. 15 Min. vor dem Essen sollte die coctiofördernde Tropfenmischung genommen werden.)

Bei chronischen Bronchialkrankheiten kann Symbioflor 1 auch mit einem Kaltvernebler (z. B. Pari-Boy) unverdünnt inhaliert werden (2 x täglich 5 Minuten).
Dauer der Kur mit Symbioflor 1: Ca. 6 Wochen
Danach Wechsel auf ein Präparat zum Aufbau der Darmflora.

Beispiele:
Lactobiogen Kapseln (Laves)
3 x täglich eine Kapsel nach dem Essen

oder *Symbiolact comp.* Pulver (Symbiopharm)
1–2 x täglich ein Beutel nach dem Essen

oder *Innovall* Microbiotic ATOP (Weber & Weber)
1–2 x täglich ein Beutel nach dem Essen
Dauer der Kur mit einem dieser Präparate: Ca. 8 Wochen

34 Detaillierte Bearbeitung: Kap. 15 (S. 232) in «Humoralmedizinische Praxis» Band 1

Für die symptomlindernde Behandlung akuter Allergien können die folgenden Präparate verwendet werden, die nicht aus lebenden Keimen, sondern aus Stoffwechselprodukten von Escherichia coli hergestellt werden:

- *Colibiogen* Tropfen (Symptomatik im Verdauungstrakt)
- *Synerga* Tropfen (Symptomatik auf den Atemwegen)

  Dosierung:

  Erwachsene: Morgens 30 Tropfen

  Bei Kindern ist das entsprechende Kinder-Präparat zu verwenden.

Colibiogen ist auch als Ampullenpräparat zur i. v. und i. m.-Injektion verfügbar (kann auch als Zusatz zu Eigenblut-Injektionen verwendet werden).

Therapeutischer Leitfaden bei allergischer Diathese

- Allergenkarenz (soweit möglich)
- Optimierung der Coctio
- Spezifische Konstitutionsmittel
- Spezifische Arzneimittel bei allergischer Diathese
- Stabilisierung der Symbiotenfloren
- Eigenblut-Therapie (oder weitere Autonosoden)

Rezepturbeispiele

Apis D6 dil. Ars. jodat. D6 Scrophularia ø Abrotanum ø aa 20.0 M. f. dil. DS: 3 x tgl. 20 Tr. v. d. E. (Unspezifische Therapie der allergischen Diathese)	Apis D6 dil. Luffa D4 dil. Euphrasia ø aa 20.0 Tct. Calami 40.0 M. f. dil DS: 3 x tgl. 20 Tr. v. d. E. (Indikationsmöglichkeit: Allergische Diathese mit Symptomatik der Kopfschleimhäute und Augen)	Formica rufa D6 dil. Okoubaka D3 Scrophularia ø aa 20.0 Abrotanum ø 50.0 M. f. dil. DS: 3 x tgl. 20 Tr. v. d. E. (Indikationsmöglichkeit: Allergische Diathese mit Nahrungsmittelunverträglichkeiten)

Besonderheiten bei der Therapie

In der konventionellen Medizin wird die Desensibilisierung gegen bekannte Allergene als Königsweg der Allergietherapie praktiziert. Die Praxiserfahrung zeigt aber, dass die erzielten Erfolge nicht nur sehr überschaubar sind, sondern dass damit die oben beschriebene Erweiterung des Allergenspektrums sogar eher gefördert wird. Dazu ein Beispiel: Eine Patientin wurde im Herbst / Winter gegen Haselpollen desensibilisiert. In der folgenden Pollensaison war die Reaktion auf Haselpollen zwar etwas milder, dafür reagierte sie auf Birken- und Gräserpollen, die bisher kein Problem waren…

Diese Beobachtungen lassen den Schluss zu, dass durch Desensibilisierung keinerlei konstitutionelle Stabilisierung erreicht werden kann.

Die Konstitutionstherapie der allergischen Diathese zeigt meist keine raschen Erfolge, sondern sie zielt auf langfristige Stabilisierung ab. Speziell bei Pollinose-Patienten muss sie in vielen Fällen kurweise über drei bis vier Jahre wiederholt werden, vorzugsweise in der symptomfreien Zeit im Herbst und Winter.

Kombination mit chemisch definierten Pharmaka: Falls akute allergische Symptome sich durch eine reine naturheilkundliche Therapie nicht rasch lindern lassen, kann neben der Konstitutionstherapie auch ein Antihistaminikum genommen werden. Die heute häufig verwendeten Wirkstoffe Cetirizin und Loratadin sind meist gut verträglich und stören die Konstitutionstherapie nicht, da sie rein symptomatisch hemmend auf Reaktionen wirken, die ohnehin biologisch unsinnig sind.

9.21.4 Spasmophile Diathese

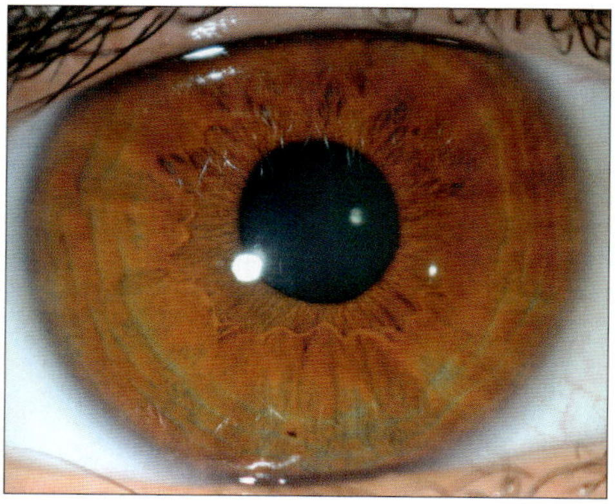

Spasmophile Diathese auf Basis sanguinogener und hydrogenoider Konstitution.

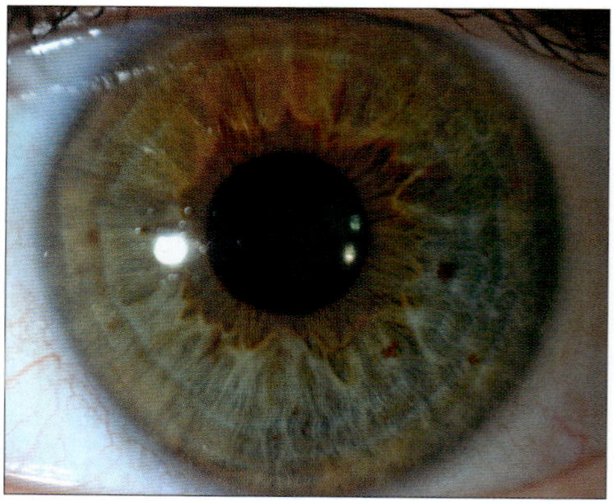

Spasmophile Diathese auf Basis einer lymphatisch-hyperplastischen Konstitution, kombiniert mit azider Diathese.

Irisdiagnostik

Erkennungsmerkmale

- Hell leuchtende Zirkulärfurchen (Krampfringe), hauptsächlich in der Ziliarzone, aber gelegentlich auch angedeutet in der Krausenzone.
  Je heller die Zirkulärfurchen sind, umso ausgeprägter ist die Hyperkinesis.
- Krause zickzackförmig, häufig auch aufgehellt (Helligkeit ist Maß für die Aktualität).

Optionale, die Aussage präzisierende Zeichen

- Tendenz zu Mydriasis (→ Sympathikotone Reaktionslage)
- Gesamte Iris ist vorgewölbt

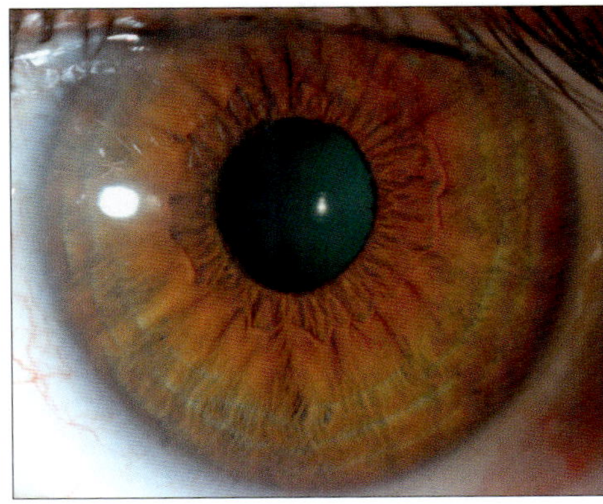

Spasmophile Diathese auf sanguinogener Basis, kombiniert mit gastrischer und atonisch-asthenischer Konstitution.

Eine spasmophile Diathese kann grundsätzlich mit jeder Konstitution kombiniert sein, häufiger findet man sie aber auf der Basis der neurogenen Konstitution, oder bei cholerisch geprägten Konstitutionen (GG-Pigmente).

Allgemeines

Die spasmophile Diathese manifestiert sich nicht nur in Krämpfen, sondern auch in hyperkinetischen Zuständen, die in jedem muskulären Gewebe und im Nervensystem auftreten können. Häufig besteht auch Überspanntheit im psychischen Bereich. Dadurch ist die Symptomatik ausgesprochen vielfältig und variabel. Bei den meisten Betroffenen ist es ein individueller Organbereich, in dem die Symptome immer wieder auftreten. Wo dies im Einzelfall ist, wird der Patient in der Anamnese oder auf Nachfragen erzählen. Die Irisdiagnose allein liefert keine Informationen darüber, wo sich die spasmophile Diathese manifestiert. Hier zeigt sich nur ihre grundsätzliche Existenz.

Charakteristisch für diese Diathese ist die rasche Veränderung sämtlicher Beschwerden bzgl. Intensität und Lokalisation.

Thema der Pathophysiologie

> Erhöhter Tonus der Muskulatur (glatt- und quergestreift) aufgrund erhöhter Irritabilität.
> Allgemeine Hyperkinetik.

Pathophysiologische Aspekte

Humoralmedizinisch

- Deutlich gesteigerte Wärmeprozesse
- Cholerische Schärfen

Pathophysiologische Folgeerscheinungen

Spastische Fehlregulationen, die in sämtlichen Hohlorganen auftreten können. Dabei sind alle Intensitäten von leichter Hyperkinetik bis zu schweren Koliken möglich.
Die Beschwerden werden häufig durch psychogene Reize ausgelöst oder verstärkt, im Verdauungstrakt auch durch Ernährungsfehler.

Bei Manifestation in der Bewegungsmuskulatur besteht ein krankhaft erhöhter Tonus, dessen Intensität von Steifigkeitsgefühl und Rigidität bis zu Muskelkrämpfen wechseln kann.

Konventionelle Medizin

Störungen im Calcium- und Magnesium-Stoffwechsel. (Diese Information kann hilfreich für die Auswahl der notwendigen potenzierten Salze in der Therapie sein.)

Allgemeine Zeichen

- Lebhafte Muskelbewegungen, federnder Widerstand der Muskeln bei passiver Bewegung (Patienten können nicht locker lassen)
- Motorische Unruhe
- Rascher Puls
- Vermehrte Schweißbildung

Symptomatik und Krankheiten

Verdauungssystem:

- Spastische Magen-Darm-Beschwerden
- Brechreiz
- Spastischer Meteorismus
- Spastische Obstipation
- Reizdarm (Colon irritabile)
- Schluckstörungen (auch: Globusgefühl)
- Schluckauf

Leber-Galle-System:

- Gallenwegsspasmen, -dyskinesie, -kolik (mit und ohne Gallensteine)
- ‹Unruhige› Galle
- Postcholezystektomie-Syndrom

Atmungssystem:

- Dyspnoe durch Spastik der Bronchioli (obstruktive Zustände)
- Gefühl, nicht tief durchatmen zu können, Atmung blockiert

Urogenital-System:

- Spastik der ableitenden Harnwege, bis zur Kolik, auch ohne Konkremente
- Blasenkrämpfe, Reizblase
- Dysmenorrhoe
- Spastische Schmerzen beim Sex, bis zum Vaginismus
- Prostatismus (vorübergehende Symptomatik der Prostatahyperplasie)

Bewegungsapparat / Nerven:
- Spastisch bedingte Schmerzsyndrome der Skelettmuskulatur (häufig: Schulter / Nacken, lumbosakraler Bereich)
- Spastischer Schiefhals
- Schrei(b)krämpfe
- Wadenkrämpfe
- Neuralgische Schmerzen

Psyche:
- Beklemmungsgefühl
- Phobien jeder Art

Konstitutionstherapie

Grundsätzliche therapeutische Zielvorgabe
- Anregung der Elimination cholerischer Schärfen
- Dämpfung der Irritabilität

Diätetik

Notwendig ist eine Lebensweise, bei der Aktivitäts- und Erholungsphasen in einem ausgewogenen Verhältnis stehen. Stress und ungeklärte Konflikte sollten vermieden werden.

Sinnvoll ist kraftvolle, auch anstrengende – aber nicht überfordernde – körperliche Tätigkeit, damit die hyperkinetischen Muskulatur etwas zu tun hat.

Zu empfehlen ist eine thermisch ausgewogene, vollwertige Ernährung. Scharf gebratene oder frittierte Speisen sowie scharfe Gewürze und Pflanzen (insbesondere solche mit Senfölen, wie z. B. alle Kressesorten und Rettich) sollten gemieden werden.

Arzneitherapie

Potentilla anserina – Gänsefingerkraut

- Reduziert übermäßige Gelbgalle und gelbgallige Schärfen und dadurch induzierte hyperkinetische Symptome und Spasmen. Schwerpunktmäßig eignet es sich für solche Zustände, die sich in den Verdauungs- und Atmungsorganen sowie der Gebärmutter manifestieren. Dämpft die Hitze der Blutflüssigkeit.
- Stillt Flüsse der Schleimhäute (kompensatorische Ausscheidungen).
- Die Pflanze kann sowohl symptomlindernd als auch konstitutionell stabilisierend verwendet werden.

Verwendete Galenik: Anserinae Hb. als Infus
Anserina ø

Petasites hybridus – Pestwurz

- Siehe auch allergische Diathese.
- Mildert übermäßige Hitze der Gelbgalle bei hyperkinetischen und spastischen Zuständen, bes. der glatten Muskulatur der Verdauungsorgane, des Leber-Gallensystems, der Gebärmutter, den Harnwegen, den Atemwegen und den arteriellen Blutgefäßen. Die Pflanze besitzt vorwiegend symptomlindernde Eigenschaften, die konstitutionelle Wirkung ist fragwürdig.
- Seit wenigen Jahren wird Pestwurz zur symptomatischen Linderung der Pollinose eingesetzt.

Verwendete Galenik: Petasites ø
Fertigpräparat: Petadolex

Achillea millefolium – Schafgarbe

- Siehe sanguinogene Konstitution.
- Die Schafgarbe hat ausgeprägt tonusregulierende Wirkungen. Daher ist sie sowohl bei hyper- als auch hypotonen Zuständen der Hohlorgane indiziert.
- Ihr Einsatz erfolgt sowohl sowohl symptomorientiert als auch konstitutionstherapeutisch.

Verwendete Galenik: Millefolii Hb.
Millefolium ø
Millefolium spag.

Melissa officinalis – Zitronenmelisse

- Siehe auch melanchologene Konstitution.
- Milde ausgleichende Wirkung bei Spannungs- und Unruhezuständen, sowohl auf psychischer als auch auf organischer Ebene. Bei spasmophiler Diathese ist Melisse angezeigt, wenn sowohl gelb- als auch schwarzgallige Aspekte vorhanden sind.

Verwendete Galenik: Melissae Fol. zum Infus. Melisse ist ein gutes Geschmackskorrigens in Teemischungen.
Melissa ø
Melissae Ol. aeth., auch zu Melissenöl-Wickeln

Lavandula angustifolia – Lavendel

- Die Pflanze kombiniert die kochungsfördernde Wirkung von Bitterstoffpflanzen und die nervenstärkende der Nervina, eine ideale Kombination, um die Energiebildung zu unterstützen, allfällige Hitze der Gelbgalle abzuleiten, die Nerven zu erwärmen und von zäher Feuchtigkeit zu befreien.

- Stabilisierung des Nervensystems bei allen Manifestationen der spasmophilen Diathese.

Verwendete Galenik: Lavandulae Hb.
Lavandula ø
Lavandula spag.
Lavandulae Ol. aeth.

Hypericum perforatum – Johanniskraut

- Siehe auch neurogene Konstitution.
- Die Pflanze ist bei spasmophiler Diathese vor allem dann einzusetzen, wenn die Hyperkinese einen psychosomatischen Hintergrund hat.

Verwendete Galenik: Hyperici Hb. als Infus
Hypericum ø
Hyperici Oleum zur äußerlichen Anwendung
Diverse Spezialitäten. Bitte beachten Sie die Anmerkungen dazu bei der neurogenen Konstitution.

Matricaria chamomilla (aktuell: M. recutita) – Echte Kamille

- Die Kamille ist ein sanftes Spasmolytikum vorwiegend für die glatte Muskulatur des Verdauungssystems und der Gebärmutter. Die Pflanze sollte aber nur so lange angewendet werden, bis die Beschwerden nachlassen. Bei zu langer Anwendung kann die physiologische Wärme des Magens durch die Pflanze so gedämpft werden, dass eine Hypokinese des Magens (kalter Magen) entsteht, was die Effizienz der Coctio einschränkt.
- In potenzierter Galenik wirkt das Mittel allgemein beruhigend, entspannend und wird häufig in der Kinderheilkunde eingesetzt bei zornigen, aggressiven, unzufriedenen Kindern mit Bauchkrämpfen und bei Zahnungsbeschwerden. Auch in diesen Fällen sollte das Mittel nur so lange genommen werden, wie die Symptome bestehen. Ich habe in der Praxis Kinder erlebt, die nach mehrwöchiger Medikation mit Chamomilla D6[35] sehr beeindruckende, typische Symptome des Chamomilla-Arzneimittelbildes entwickelten, welche nach Absetzen des Mittels innerhalb weniger Tage wieder verschwanden. Diese Kinder hatten (unfreiwillig) eine homöopathische Arzneimittelprüfung gemacht.
- Chamomilla ist ein Akutmittel mit wenig ausgeprägter konstitutioneller Wirkung.

Verwendete Galenik: Chamomillae Flor. als Infus
Chamomilla ø
Chamomilla spag.
Chamomilla Dx

35 Dies wurde von einem naturheilkundlich offensichtlich völlig unbedarften Kinderarzt wegen Zahnungsbeschwerden so empfohlen....

Citrullus colocynthis D4 – Koloquinte, Bittergurke

- Ein wichtiges Mittel für alle aktuellen und konstitutionellen Manifestationen der spasmophilen Diathese, wenn diese die glatte Muskulatur der Hohlorgane betreffen.
- Ein weiteres Indikationsgebiet sind neuralgische Schmerzen jeglicher Lokalisation
- Der Kranke ist unruhig, ungeduldig, reizbar, ärgerlich und hat große Angst.
- Krampfschmerzen im Abdomen werden gelindert, wenn sich der Kranke in Embryonalstellung zusammenkrümmt. Auch Druck, Liegen auf dem schmerzhaften Körperteil, Abgang von Blähungen und Wärme bessert die Schmerzen. In Krampfpausen ist der Kranke schmerzfrei.
- Aus humoralmedizinischer Sicht ist Colocynthis ein Mittel zur Dämpfung übermäßiger Cholera oder gelbgalliger Schärfen.

Verwendete Galenik: Colocynthis D4 / D6

Dioscorea villosa – Yamswurzel

- Ein Akut- und Konstitutionsmittel bei vielen Manifestationen der spasmophilen Diathese sowie bei rheumatischen und neuralgischen Schmerzzuständen.
- Häufig den Ort wechselnde akute Krampfschmerzen, ausstrahlend in alle Richtungen. Der Dioscorea-Schmerz ist konstant mit anfallsweiser, krampfartiger Steigerung. (Differenzierung: Colocynthis und Belladonna sind in den Krampfpausen schmerzfrei.)
- Besserung der Schmerzen durch Druck auf die Schmerzstelle und Aufrechtstehen sowie Bewegung im Freien.
- Verschlimmerung in Ruhe und durch Zusammenkrümmen (bei Colocynthis: Besserung durch Druck und Zusammenkrümmen sowie Ruhe; bei Belladonna: Schmerz durch Druck schlimmer).

Verwendete Galenik: Dioscorea D4 / D6

Cicuta virosa – Wasserschierling

- Spasmen durch Überreizung des ZNS: Tetanusähnliche bzw. meningitische Symptome mit Überstecken des Halses und Rumpfes nach hinten und Kieferkrämpfe sowie Zähneknirschen. Epileptoide Symptome: Tonisch-klonische Krämpfe (Konvulsionen, Schüttelkrämpfe). Dauerhafter Schluckauf.
- Der Patient verhält sich sonderbar hyperkinetisch, kann aber auch melancholisch und gleichgültig sein. Inadäquat übersteigerte Wahrnehmung von Sinneseindrücken.
- Verlangen nach ungewöhnlichen Dingen.
- Vikariation eines unterdrückten Ekzems auf das ZNS.

Verwendete Galenik: Cicuta virosa D6

Atropa belladonna – Tollkirsche

- Akutmittel bei entzündlich-fieberhaften und spastischen Zuständen und/oder Kongestionen in Kopf und Thorax.
- Hauptmittel, auch in der Kinderheilkunde, bei rasch beginnenden Zuständen von hohem Fieber mit starker Unruhe, rotem Gesicht und dampfendem Schweiß (feuchte Haut im Unterschied zu Aconitum), Fieberphantasien. Therapeutisch und prophylaktisch bei Fieberkrämpfen. Trockenheit in Mund und Hals mit großem Durst.
- Leitsymptome: Heftige Erregungszustände mit Schüttelkrämpfen, übersteigerte Sinneswahrnehmung, Fieberphantasien, Halluzinationen, aber ohne Angst (im Unterschied zu Aconit). Der Kranke wütet und möchte fliehen.
- Erwacht schreiend aus dem Schlaf.
- Spastische Zustände in allen Hohlorganen, besonders Rachen, Magen-Darm-Trakt, Gallenblase, Harnblase und Uterus. Die Symptome treten plötzlich und periodisch auf und verschwinden auch rasch wieder.
- Belladonna ist vorwiegend ein Akutmittel. Als Konstitutionsmittel sollte man es aber bei sanguinogener Konstitution mit ausgeprägter spasmophiler Diathese in Erwägung ziehen.

Verwendete Galenik: Belladonna D6

Hyoscyamus niger – Bilsenkraut

- Siehe neurogene Konstitution
- Spasmen in allen abdominellen Hohlorganen
- Hyperkinetische Neuropathien, Zuckungen, klonische Krämpfe
- Das Mittel ist erste Wahl bei Patienten mit neurogener Konstitution, kombiniert mit (symptomatisch aktiver) spasmophiler Diathese

Verwendete Galenik: Hyoscyamus D6

Viburnum opulus – Gewöhnlicher Schneeball

- Die spasmophile Diathese manifestiert sich in den Genitalorganen der Frau: Starke wehenartige Dysmenorrhoe bei schwacher Blutung, die nur wenige Stunden anhält, bei verlängertem Zyklus. Krampfschmerzen strahlen in die Oberschenkel. Kongestives Stauungsgefühl in den Ovarien.
- Drohender Abort durch hyperkinetischen Uterus. Sehr frühe und daher unbemerkte Aborte.
- Schmerzen vom Ileoscralgelenk oder LWS ziehen in Uterus und/oder Ovarien, oder gehen von diesen Organen aus.
- Relative Harninkontinenz.

Verwendete Galenik: Viburnum op. D12

Asa foetida – Stinkasant

Siehe chologene Konstitution.

Verwendete Galenik: Asa foetida D4 / D6

Magnesium phosphoricum

Siehe neurogene Konstitution.

Verwendete Galenik: Magnesium phosphoricum D6 (Nr. 7 der Schüßler'schen Biochemie)
Gute Kombination: 10 Tabletten Magnesium phosphoricum D6 in einer Tasse Melissen-Infus auflösen und schluckweise trinken.

Magnesium chloratum

Antispasmodische Wirkung v. a. auf die quergestreifte Muskulatur des Bewegungsapparates.

Verwendete Galenik: Magn. chlor. D6

Magnesium sulfuricum

Antispasmodische Wirkung v. a. auf die glatte Muskulatur des Verdauungstraktes.

Verwendete Galenik: Magn. sulf. D6

Kalium phosphoricum

- Siehe neurogene Konstitution.
- Bei spasmophiler Diathese bewirkt das Mittel eine allgemeine Stabilisierung der vegetativen Regulationsprozesse.

Verwendete Galenik: Kalium phos. D6 (Nr. 5 der Schüßler'schen Biochemie)

Kalium bromatum

Siehe neurogene Konstitution

Verwendete Galenik: Kalium bromatum D6: Wirkungsschwerpunkt auf Kalium (torpide Pathophysiologie).
Kalium bromatum D3 (evtl. D4): Wirkungsschwerpunkt auf Brom (erethische Pathophysiologie). (Nr. 14 der Schüßler'schen Biochemie)

Cuprum arsenicosum[36]

- Broy: «Das Mittel sollte immer gewählt werden, wenn Anzeichen, die für Arsen sprechen, von Spasmen (aller Art) begleitet sind.»
- Bezüglich der Wirkungen von Arsen sei auf die Monografien von Arsenicum album und Kalium arsenicosum[37] verwiesen.
- Leitsymptomatik: Große Schwäche mit Krämpfen.
- Ein Konstitutionsmittel für Menschen mit melanchologener Konstitution: Stark reduziertes physiologisches Wärmeprinzip durch Retention von SG-Metaboliten, die zu vielgestaltigen spastischen Zuständen neigen.
- Das gleichzeitige Auftreten von Schwäche und Spasmen ist humoralmedizinisch scheinbar widersprüchlich, lässt aber erkennen, das die Pathophysiologie und Symptomatik durch Kakochymie mit variablen Anteilen sowohl schwarz- als auch gelbgalliger Schärfen geprägt wird.
- Die Symptomatik der Oberflächenorgane basiert auf Ersatzausscheidungen dieser Schärfen.

Allgemein	Kältegefühl Körperliche und geistige Erschöpfung, ausgelöst durch Überanstrengung Atemnot, Zyanose
Nervensystem / Psyche	Schlaflosigkeit durch Unruhe und Ängsten Neuralgien verschiedener Nerven Epileptoide Zustände
Oberflächen	Kalter klebriger Schweiß Pustulöse Ekzeme mit seröser Absonderung Chronische Katarrhe der Atemwege mit Spastik (Asthma, obstruktive Bronchitis)
Herz-Kreislauf / Blut	Tachykarde Herzinsuffizienz, Palpitationen, Extrasystolen, Beklemmungsgefühl Spastische Gefäßkrankheiten (z. B. Raynaud-Syndrom) Varikosis, Thrombophlebitis mit entsprechenden Folgen
Verdauungssystem	Stark hyperkinetische Symptomatik: Koliken, spastische Durchfälle und Brechdurchfälle (schwere Gastroenteritis) Stuhlzwang Neuralgien im Bauchraum (Abdominalmigräne) Katarrhe der Gallenwege, des Darms und Magens mit Krämpfen Hepatosen

36 Da das Mittel Cuprum arsenicosum in der ersten Auflage von «Humoralmedizinische Praxis», Band 2 nicht enthalten ist, hier eine ausführliche Monografie.

37 Siehe «Humoralmedizinische Praxis» Band 2, S.364

Uro-System	Spastische Zustände der Harnwege (Tenesmen) Glomerulonephritis → Nephrosen, auch Urämie, Eklampsie Sklerose der Art. renalis → rezidivierendes Nasenbluten
Bewegungsapparat	Krämpfe in jedem Muskelbereich

Verwendete Galenik: Cuprum arsenic. D6 (Nr. 19 der Schüßler'schen Biochemie)

Zincum chloratum

Siehe neurogene Konstitution.

Verwendete Galenik: Zincum chlor. D4 / D6 (Nr. 21 der Schüßler'schen Biochemie)

Zincum valerianicum

Siehe neurogene Konstitution.

Verwendete Galenik: Zincum valerianicum D4 / D6

Rezepturbeispiele	
Magn. sulf. D6 dil. Colocynthis D4 aa 20 ml Millefolium ø 60 ml M. f. dil (Indikationsmöglichkeit: Krampfzustände im Verdauungstrakt) Für die Konstitutionstherapie sollten noch ein oder zwei entsprechende Bestandteile hinzu gefügt werden.	Viburnum op. D6 Asa foetida D4 Dioscorea D4 aa 20 ml Alchemilla ø 40 ml M. f. dil (Indikationsmöglichkeit: Spasmen um Urogenitaltrakt, Dysmenorrhoe) Für die Konstitutionstherapie sollten noch ein oder zwei entsprechende Bestandteile hinzu gefügt werden.
Hyoscyamus D6 Kalium bromat. D6 aa 20 ml Hypericum ø 60 ml M. f. dil (Indikationsmöglichkeit: Unruhezustände mit Symptomen der spasmophilen Diathese, auch Schlafstörungen) Für die Konstitutionstherapie sollten noch ein oder zwei entsprechende Bestandteile hinzu gefügt werden.	Anserinae Hb. 50.0 Thymi vulg. Hb 20.0 Angelicae Rad. 30.0 M. f. spec. (Indikationsmöglichkeit: Spastische, obstruktive Zustände der Atemwege) Für die Konstitutionstherapie sollten noch ein oder zwei entsprechende Bestandteile hinzu gefügt werden.

9.21.5 Exsudative Diathese

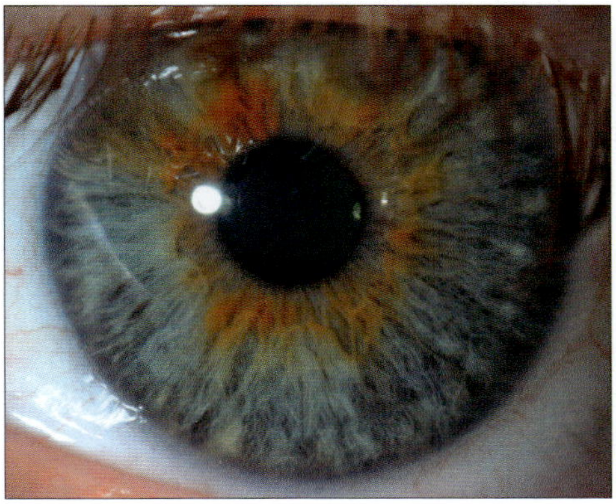

Katarrhalisch-rheumatische und chologene Konstitution mit irisdiagnostischen Merkmalen der exsudativen Diathese.

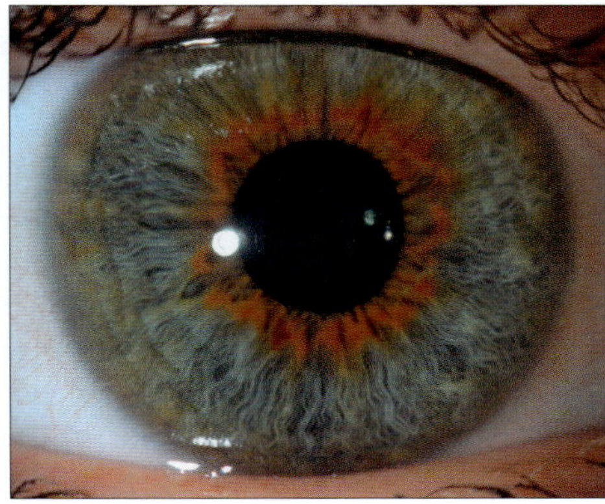

Oxygenoide, chologene und hydrogenoide Konstitution mit irisdiagnostischen Merkmalen der exsudativen Diathese.

Irisdiagnostische Merkmale

- Weiße und/oder gelb/braun/orange pigmentierte Tophi am Ziliarrand
- Nebelartige Verwischungen der Blut-Lymph-Zone, die ebenfalls pigmentiert sein können

Häufige konstitutionelle Basis: Lymphatisch-hyperplastische, katarrhalisch-rheumatische oder hydrogenoide Konstitution.

Die iridologischen Merkmale dieser Konstitution sind auch Erkennungsmerkmale der exsudativen Diathese, wobei bei dieser zusätzliche Schärfezeichen in Form von diversen Fremdpigmenten vorhanden sind. Die Farbe der Pigmente zeigt die humorale Qualität der Schärfen.

Allgemeines

Symptome der exsudativen Diathese in Form diverser Oberflächenkrankheiten sind in der täglichen Praxis sehr häufig. Als lokale organische Krankheiten gesehen und behandelt, sind sie ausgesprochen therapieresistent und es besteht eine deutliche Neigung zu Vikariationen: Ein Symptom verschwindet, dafür tritt an anderer Stelle ein anderes auf. Dies macht eine langfristige Konstitutionstherapie unbedingt erforderlich.

Thema der Pathophysiologie

> Sekretionssteigerung von Schleimhäuten und Haut, auch serösen Häuten als kompensatorische Ausscheidungsreaktionen.

Pathophysiologische Aspekte

Manifestationen der exsudativen Diathese sind katarrhalische, ekzematische und gelegentlich auch rheumatische Ersatzausscheidungen, wie sie bei der katarrhalisch-rheumatischen Konstitution beschrieben sind und bei nahezu jeder Konstitution auftreten können. Damit offenbart sich das Wesen jeder Diathese: Sie ist zwar für die direkt wahrnehmbare Symptomatik verantwortlich, die zugrunde liegende Pathophysiologie ist aber auf der konstitutionellen Ebene zu finden. Daher ist die konstitutionelle Grundlage auch bei exsudativer Diathese für die Therapie deutlich wichtiger.

Der exsudativen Diathese liegt stets eine pathophysiologisch veränderte Funktionsweise des Lymphsystems zugrunde. In welcher Weise dies der Fall ist, wird durch die Analyse der konstitutionellen Situation präzise erkennbar.

Das Phlegma ist hier zusätzlich mit Schärfen belastet. Damit sind alle Merkmale der Skrofulose erfüllt. Der Begriff exsudative Diathese ist daher ein Synonym für die exsudative Form der Skrofulose.

Allgemeine Zeichen

- Sämtliche Manifestationen der torpiden und erethischen Skrofulose sind möglich
- Krankheitssymptome treten bei kleinsten Reizen auf, aber auch scheinbar unmotiviert
- Es besteht eine Disposition zu Erkältungskrankheiten («...bei jedem Luftzug»)
- Die Beschwerden sind sehr wechselhaft (bzgl. Symptomatik und Lokalisation)

Symptomatik und Krankheiten

- Rhinitis vasomotorica
- Asthma bronchiale (oft nervös induziert)
- Pseudokrupp

- Reizmagen
- Rezidivierende schleimige Durchfälle

- Reizblase
- Fluor albus
- Rezidivierende Miktionsstörungen ohne manifeste Prostatitis / Prostatahyperplasie (Prostatismus)

- Ekzeme (multiple Formen)
- Urtikaria (oft chronisch)
- Angioneurotisches Ödem (plötzlich auftretendes und verschwindendes, umschriebenes Ödem der Haut)

- Rezidivierende Gelenkschwellungen
- Schwellung der Finger und Handgelenke

Therapie

Grundsätzliche therapeutische Zielvorgabe

- Die Behandlung der exsudativen Diathese erfolgt durch Konstitutionstherapie der zugrunde liegenden konstitutionellen Situation. Eine symptomorientierte Behandlung der Diathese ist nicht sinnvoll, weil kein dauerhafter Erfolg zu erwarten ist. Aus diesem Grund werden hier auch keine entsprechenden Arzneimittel aufgeführt.

Diätetik

Siehe katarrhalisch-rheumatische Konstitution.

Sonstige Therapien

- Wie bei jeder skrofulösen Pathophysiologie sind gute therapeutische Erfolge mit der Eigenblut-Therapie zu erwarten.
- Aufbau und Stabilisierung der Symbiontenfloren (Funktionelle Trias Schleimhäute / Lymphsystem / Flora).

9.22 **Skrofulose**

Skrofulose ist keine Krankheit, sondern ein Sammelbegriff für ein ausgesprochen häufig auftretendes komplexes Krankheitsprinzip. Die Skrofulose entsteht auf konstitutioneller Basis durch einen kakochymen Pathomechanismus aus Übermaß an kaltem, stagnierenden Phlegma, das zusätzlich mit Schärfen verunreinigt ist.

Die daraus entstehenden skrofulösen Krankheiten sind sehr vielgestaltig und die betroffenen Patienten sind täglich in *jeder* Praxis anzutreffen – unabhängig von der Fachrichtung. Da die Skrofulose von der konventionellen Medizin nicht mehr verstanden wird, wird sie als zugrundeliegendes Krankheitsprinzip auch nicht erkannt. Folglich werden die skrofulösen Krankheiten als lokale, organotrope Einzelereignisse behandelt, was nicht nur keinen dauerhaften Erfolg haben *kann*, sondern die konstitutionelle Labilität sukzessive weiter verschlechtert.

Das Thema Skrofulose ist in «Humoralmedizinische Praxis», Band 1 in Kapitel 10 (S. 152ff) ausführlich in allen für den Praktiker relevanten Aspekten beschrieben, inkl. Therapiekonzepte. Darauf wird an dieser Stelle verwiesen.

Ergänzend folgt hier eine Zusammenstellung augendiagnostischer Phänomene, die Hinweise auf skrofulöse Pathophysiologie geben:

Abgedunkelte Krausenzone dunkler Begleitschatten	Hinweis auf mangelnde physiologische Wärme, was zu defizitärer Coctio und zum Übermaß an kaltem Phlegma führt. Diese Zeichen haben zwar keinen spezifischen Erkennungswert für Skrofulose, sind aber ein wichtiger Indikator für die Notwendigkeit wärmefördernder Therapieansätze (Tonisierung des Magens).
Verwischte, verschmierte Blut-Lymph-Zone, auch leuchtend weiß	Übermäßige Phlegmabelastung der Fließsysteme, v. a. in Folge defizitärer Coctio, wodurch die Qualität des resorbierten Nährsaftes zu kalt ist. Leuchtendes Weiß ist Hinweis auf azide Schärfenbelastung.
Nebel-, wolken- oder flockenförmige Zeichen in der gesamten Iris (Tophi)	Indikator für übermäßige, zudem stagnierende Feuchtigkeit Typische Feuchtigkeitszeichen mit zu kalter Qualität
Trabekel	Hinweis auf konstitutionell determinierte Funktionseinschränkung des lymphatischen Systems Siehe lymphatisch-hypoplastische Konstitution
Fremdpigmente, bes. in der Blut-Lymph-Zone und/oder auf Tophis	Die Farbe der Pigmente zeigt die Qualität der kakochymen Schärfen
Starke Stromalockerung	Hinweis auf konstitutionell determinierte Funktionseinschränkung des Interstitiums Siehe mesenchymal-hypoplastische Konstitution
Multiple kleine Krypten Gallelöcher	Hinweis auf humorale Trockenheit, d. h. reduzierte nährende Qualität des Phlegmas. Gallelöcher können auch kombiniert mit Feuchtigkeitszeichen auftreten. Dieser scheinbare Widerspruch zeigt, dass die übermäßige, kalte Feuchtigkeit aufgrund ihrer qualitativen Defizite nicht als Nährsaft verwendet werden kann. Daraus resultieren Entwicklungs-, Funktions- und Regenerationsstörungen der Gewebe bei skrofulösen Menschen.
Starke Gefäßzeichnung in der Bindehaut Gefäßdornenkrone	Hinweiszeichen für allergische Reaktionsmuster Die allergische Diathese ist eine typisch skrofulöse Manifestation

Einige Augen mit Hinweis auf skrofulöse Zustände

Junge, 5 Jahre

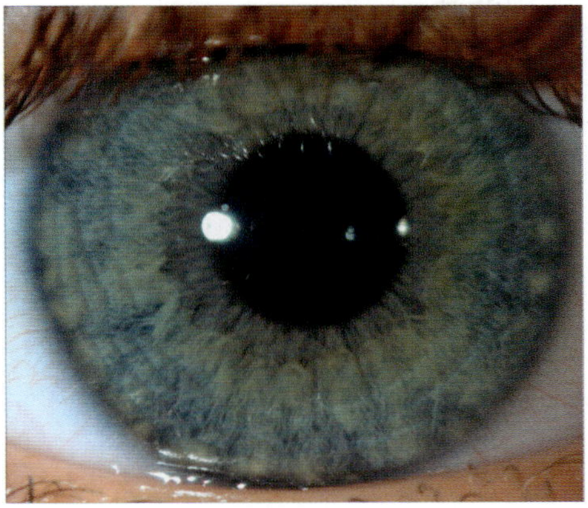

Kombination zwischen katarrhalisch-rheumatischer und nephrogener Konstitution auf lymphatischer Basis

Hinweis auf Skrofulose sind die deutlichen Feuchtigkeits-und Schärfezeichen.

Der Junge kam wegen häufig rezidivierenden Infekten und allergischer Diathese in Behandlung.

Mädchen, 12 Jahre

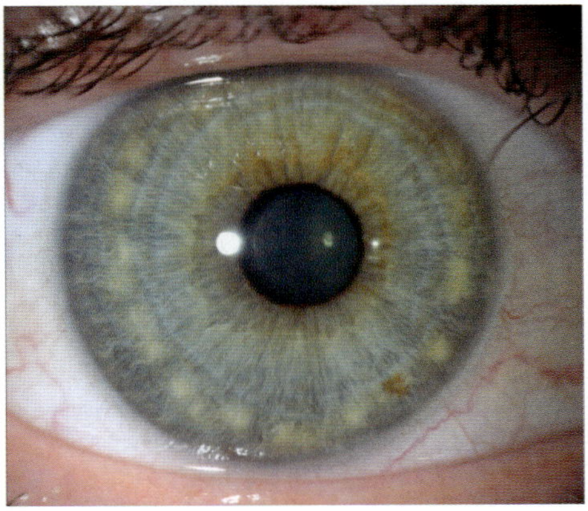

Kombination zwischen katarrhalisch-rheumatischer, hydrogenoider Konstitution auf lymphatisch-neurogener Basis, spasmophile Diathese.

Die konstitutionellen Merkmale sind Hinweis auf erethische Skrofulose.

Die Patientin kam wegen Heuschnupfen in Behandlung.

Frau, 78 Jahre

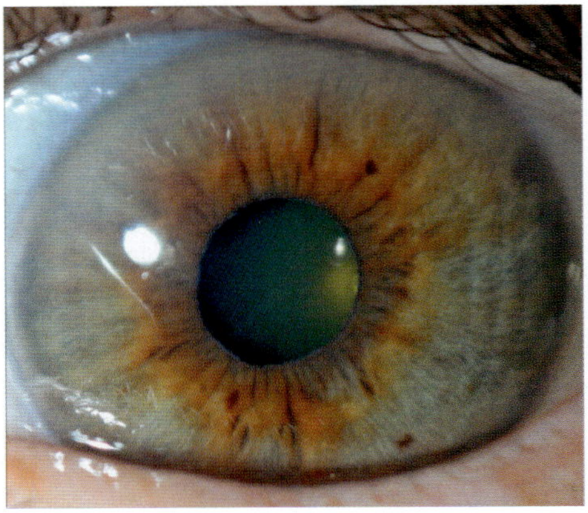

Kombination zwischen melanchologener und atonisch-asthenischer Konstitution auf lymphatisch-neurogener Basis.

Hinweis auf die Skrofulose ist die stark wolkige Blut-Lymphzone, die teilweise die Krause nicht erkennen lässt, sowie die beige-braunen, teilweise graue Pigmente als Hinweis auf schwarzgallige Schärfenbelastung.

Die Patientin kam wegen eines stark juckenden Ekzems am gesamten Körper in Behandlung.

Frau, 36 Jahre

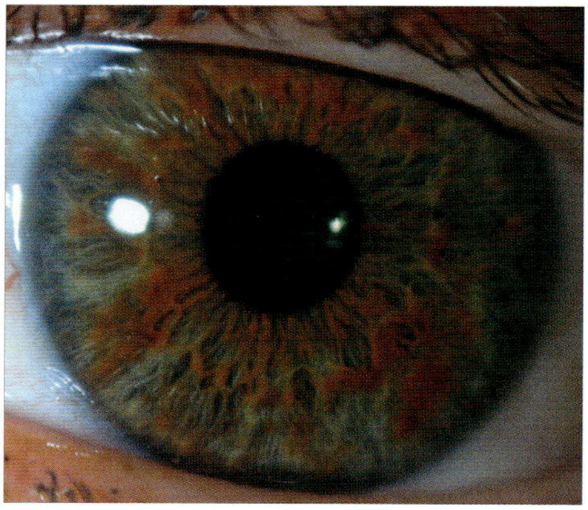

Kombination zwischen hydrogenoider, plethorischer und lymphatisch-hypoplastischer Konstitution.

Hinweis auf die Skrofulose sind die wolkig / nebelartigen Strukturen (hydrogenoide Pathophysiologie), die mit ausgeprägtem cholerischen Pigment überlagert sind. Die speichenförmigen Faserverdichtungen und Pigmentstreifen (lymphatisch-hypoplastische Pathophysiologie) und die weite Krausenzone (Plethora) zeigen zwei Pathomechanismen für Stagnationen im Lymphfluss.

Die Patientin kam wegen unklarer Schwellung der Lymphknoten in der Leiste in Behandlung. Auslöser war eine Tätowierung am Unterschenkel, deren Pigmente im operativ entfernten Lymphknoten in großer Menge eingelagert waren.

Frau, 32 Jahre

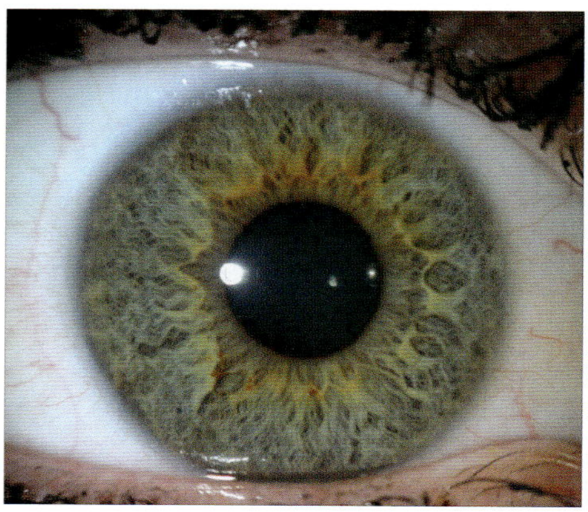

Kombination zwischen oxygenoider, lymphatisch-hypoplastischer und nephrogener Konstitution auf lymphatisch-neurogener Basis.

Die Skrofulose basiert v. a. auf der lymphatisch-hypoplastischen Pathophysiologie.

Die Patientin kam wegen chronischem Verlauf einer Infektion mit Eppstein-Barr-Virus (Pfeiffer'sches Drüsenfieber). Sie litt dauerhaft an schwersten Erschöpfungs- und Depressionszuständen, wegen denen sie arbeitsunfähig war. Die Symptomatik und die Unfähigkeit, die Infektion zu überwinden basiert auf der oxygenoiden Konstitution in Phase 2.

Hinweis auf die Skrofulose sind die radiär verlaufenden Trabekel (lymphatisch-hypoplastische Pathophysiologie), sowie die wolkig verdichtete und gelb pigmentierte Blut-Lymphzone (cholerische Schärfen.

Wichtig sind auch die multiplen Gallelöcher, die Hinweis auf qualitative Minderwertigkeit der Nährsäfte sind.

Mann, 48 Jahre

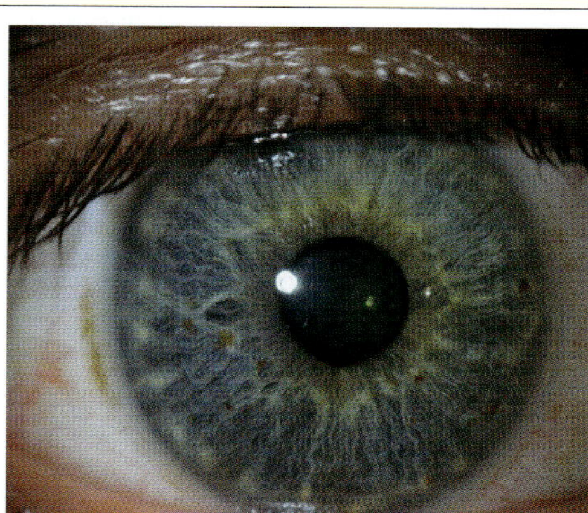

Kombination zwischen lymphatisch-hypoplastischer und katarrhalisch-rheumatischer Konstitution, azide Diathese.

Hinweis auf Skrofulose ergibt sich aus der konstitutionellen Situation sowie die verquollene Krause mit wolkigen Verdichtungen der Blut-Lymph-Zone.

Der Patienten kam wegen permanent verstopfter Nase infolge Hyperplasie der Nasenschleimhaut in Behandlung.

Frau, 19 Jahre

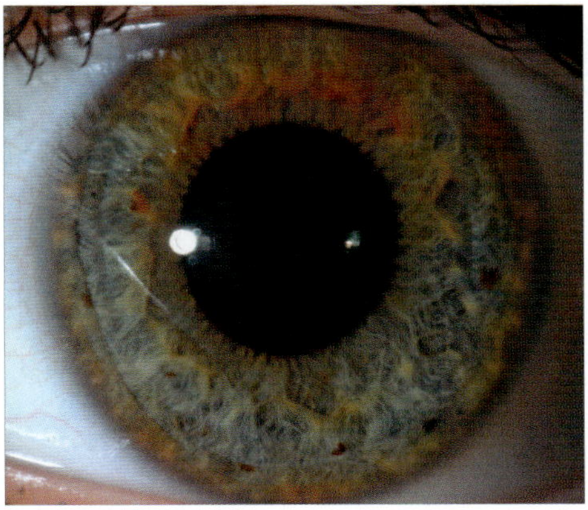

Katarrhalisch-rheumatische Konstitution mit oxygenoiden Aspekten.

Die Patientin kam wegen immer wieder rezidivierenden Infekten in Behandlung.

Mann, 78 Jahre

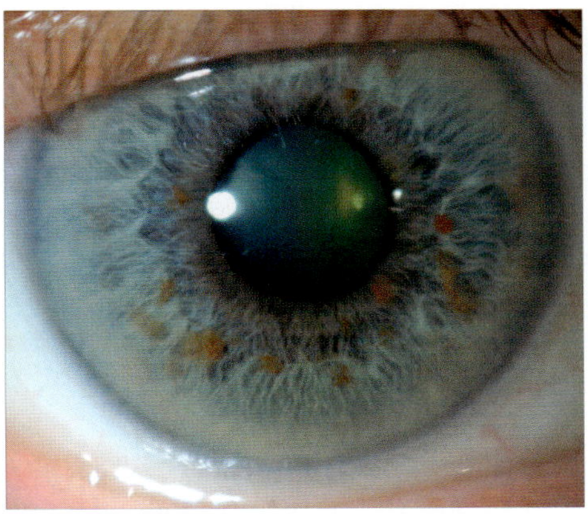

Kombination von hydrogenoider, plethorischer und lymphatisch-hypoplastischer Konstitution.

Der Hinweis auf Skrofulose ergibt sich aus der konstitutionellen Situation, wobei die auffallend stark abgedunkelte Krausenzone auf deutliche Defizite der Coctio hinweisen, wodurch zu kaltes Phlegma entsteht. Der Mangel an physiologischer Wärme fördert zudem die Plethora, was die gesamte Säftebewegung einschränkt.

Der Patient kam wegen Asthma bronchiale in Behandlung.

Frau, 18 Jahre

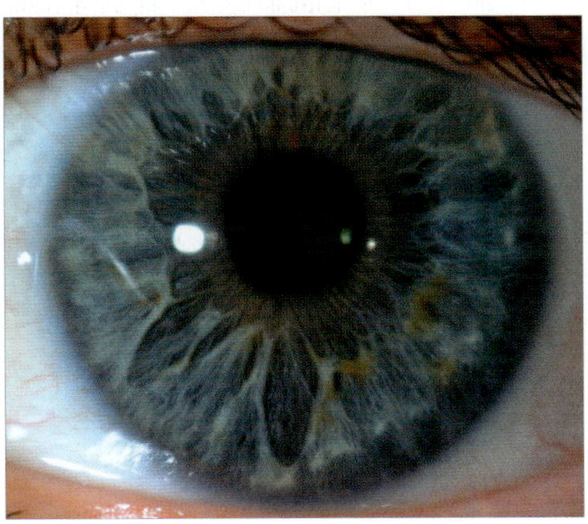

Kombination von hydrogenoider, katarrhalisch-rheumatischer und plethorischer Konstitution, zusätzlich Aspekte der mesenchymal-hypoplastischen Konstitution.

Die Patientin kam wegen einer chronischen Otitis media mit großflächiger Trommelfellperforation in Behandlung (so etwas entsteht fast ausnahmslos auf der Basis einer torpiden Skrofulose). Es wurden zuvor bereits zwei erfolglose OP's zur Trommelfellrekonstruktion vorgenommen. Die Perforation trat jedes Mal wieder auf. Nach ca. 1 Jahr Konstitutionstherapie wurde eine weitere OP vorgenommen, die dann erfolgreich war.

Frau, 32 Jahre

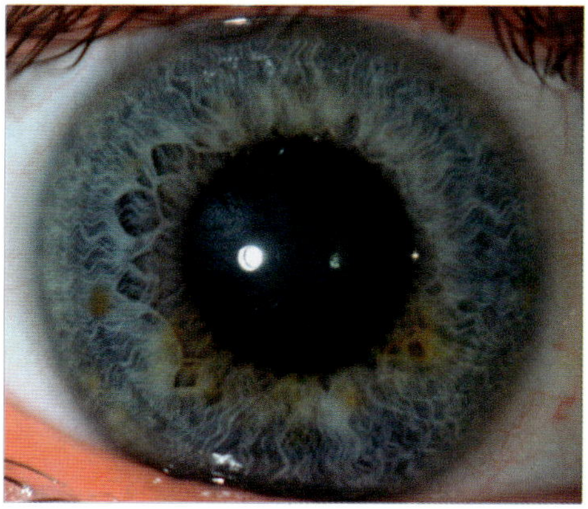

Kombination von oxygenoider, nephrogener und endokrin-vegetativer Konstitution auf lymphatisch-neurogener Basis.

Irisdiagnostisches Merkmal für Skrofulose ist – neben der typisch skrofulösen Symptomatik – die wolkig verschleierte Blut-Lymph-Zone.

Die Patientin kam wegen chronisch-rezidivierender Zystitis in Behandlung.

Wie in den Bildbeispielen dargestellt, geht die Skrofulose aus verschiedenen konstitutionellen Konstellationen hervor. Daher kann es für die skrofulöse Pathophysiologie keine einheitliche augendiagnostische Darstellungsform geben. Hinzu kommt, dass alle Formen der Skrofulose stark epigenetisch geprägt sind. D. h. ihre individuelle Ausprägung entwickelt und verändert sich im Laufe des Lebens und ist stark abhängig von der Lebensweise, Ernährung und Umweltbedingungen. Dies muss sich nicht zwingend irisdiagnostisch manifestieren. Starken skrofulosefördernden Einfluss haben unterdrückende Therapien bei akuten katarrhalischen Krankheiten, v. a. in der Kindheit, sowie Impfungen, insbesondere die Masern-Komponente in Kombinationsimpfungen.

Neben entsprechenden diätetischen Anpassungen und der Reaktivierung der akuten, hitzigen Abwehr- und Überwindungsreaktionen, steht die Konstitutionstherapie der individuell vorhandenen konstitutionellen Situation im Zentrum der Skrofulosetherapie.

KAPITEL 10

THERAPIEKONZEPT

Die in Kap. 6.4 beschriebenen zwei Säulen der Diagnostik sind auch Basis des Therapiekonzeptes: Die diagnostischen Ergebnisse der *aktuellen* Krankheitssituation führen zur Auswahl therapeutischer Maßnahmen, die das Ziel verfolgen, die bestehenden Symptome zu lindern.

Die Ergebnisse der *Konstitutions*diagnostik führen zur Auswahl therapeutischer Maßnahmen, die geeignet sind, die konstitutionelle Langzeit-Situation zu stabilisieren.

Die Kombination dieser beiden therapeutischen Elemente stellt dann die Basis des Therapiekonzeptes dar.

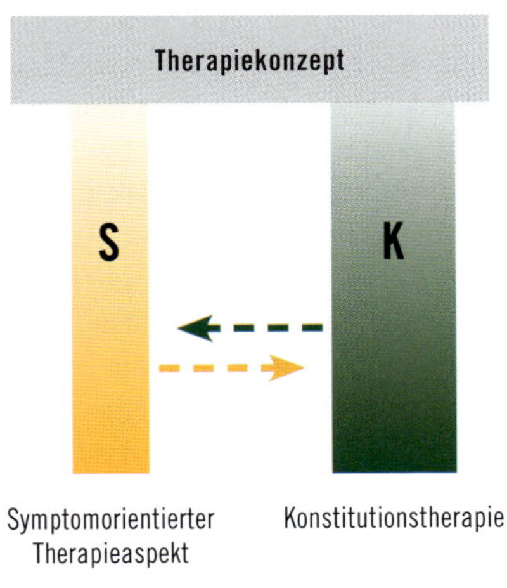

Therapie der aktuellen Krankheitssituation

Soweit das theoretische Konstrukt... In der Realität besteht keine strenge Trennung zwischen den beiden Säulen, weil die meisten Arzneien oder sonstige Therapiemethoden sowohl symptomorientiert als auch konstitutionell wirksam sind – allerdings mit sehr unterschiedlichen Schwerpunkten. Die Kunst besteht darin, die Therapieziele mit möglichst wenigen Therapieelementen zu erreichen. Voraussetzung hierfür ist es, das Therapieziel möglichst präzise zu erfassen. Dabei liegen, entsprechend der individuellen Krankheitssituation des Patienten, die Schwerpunkte sehr unterschiedlich. Dazu ein praktisches Beispiel: Kommt ein Patient mit einer erstmalig aufgetretenen akuten Tonsillitis in Behandlung, ist in den meisten Fällen eine symptomorientierte Akuttherapie ausreichend (die aber die akut-entzündlichen Selbstheilungsstrategien nicht unterdrücken sollte...). Kommt der Patient aber mit dem fünften Rezidiv einer Tonsillitis innerhalb des vergangenen Halbjahres, muss der Schwerpunkt der Behandlung klar in der Konstitutionstherapie liegen.

Es ist kein Zufall, dass die beiden Säulen der Grafik unterschiedlichen Durchmesser haben. Dies spiegelt die Vorgehensweise in der TEN-Praxis bei chronisch-rezidivierenden bzw. chronisch-degenerativen Krankheiten wider. In diesen Fällen kann auf die symptomorientierte Therapie weitgehend verzichtet werden.

Dies steht im krassen Gegensatz zum Behandlungsansatz der konventionellen Medizin, die ihre Therapie nur auf die aktuelle Krankheitssituation ausrichten kann, weil ihr die konstitutionsmedizinischen Aspekte fast völlig fehlen.

Vielleicht ist Ihnen aufgefallen, dass bisher fast nur von Therapie*zielen* bzw. therapeutischen *Wirkungsansätzen*, aber kaum von Therapie*methoden* oder -verfahren die Rede war. Auch das ist kein Zufall, denn die Frage, mit welcher Methode das diagnostisch erfasste Therapieziel optimal erreicht werden kann, stellt sich erst dann, wenn das Therapieziel definiert wurde. Die Frage nach der anzuwendenden Methode steht also stets ganz am Ende des analytischen Prozesses mit dem Patienten.

Die verschiedenen Behandlungsmethoden der TEN haben jeweils ihre Schwerpunkte. In der Konstitutionstherapie bewähren sich sehr gut Arzneirezepturen, in denen pflanzliche Mittel mit potenzierten Substanzen kombiniert werden. Prinzipiell werden für die Konstitutionstherapie vorwiegend innerlich verabreichte Arzneimittel verwendet, wobei diese mit weiteren symptomorientierten Mitteln kombiniert werden. In der symptomorientierten Behandlung sind ansonsten beispielsweise die Ab- und Ausleitungsfahren, sowie andere physikalische Methoden erfolgreich. Aber auch diese haben konstitutionelle Wirkungsansätze, wie Bernhard Aschner es in seiner «Konstitutionstherapie» beschreibt.

Bei den in Kap. 9 zu den einzelnen Konstitutionen aufgeführten Arzneimitteln sind jeweils sowohl solche, die in potenzierter Zubereitung, aber auch Pflanzen, die als ø oder als Tee angewendet werden können. Ebenso ist die Anwendung der genannten Mittel in spagyrischer Zubereitung möglich. Das intensive Studium der Arzneimittelwirkungen ist Grundvoraussetzung für die präzise Anwendung dieser Mittel und kann daher keinem Therapeuten erspart werden. Auch die gezielte Anwendung industriell gefertigter Komplexmittel ist nur dann möglich, wenn die Wirkungsweise der einzelnen im Komplex enthaltenen Mittel bekannt ist.

Auch muss jeder Therapeut kompetent in der Anwendung mehrerer Therapiemethoden sein. Es ist nicht möglich, eine vielschichtige Therapie im Sinne der TEN mit nur einer oder zwei Therapieverfahren zu realisieren.

Elemente des Therapiekonzeptes

- *Diätetische Anpassung*
  Hierzu gehört in jedem Fall die Anpassung der Ernährung und die Optimierung der Bewegungsgewohnheiten des Patienten. Konkrete Hinweise hierzu sind bei den einzelnen Konstitutionen in Kap. 9 vermerkt.
  Auch sollte im Dialog mit dem Patienten nach Möglichkeiten gesucht werden, evtl. vorhandene Probleme und Belastungsfaktoren im persönlichen, sozialen und ökologischen Umfeld zu lösen.

- *Beseitigung von pathogenen Störfaktoren*, die außerhalb der konstitutionellen Anpassungsbreite liegen. Hierzu gehören Fokalbelastungen (Darm, Zähne, Tonsillen u.a.m.), nosodologische Belastungen (z. B. Quecksilber aus Amalgamfüllungen, Impfungen, unzweckmäßige Medikamente...) sowie vermeidbare Allergene.
- Individuelle Arzneirezeptur
  Dies ist in den meisten Fällen das zentrale Element der Konstitutionstherapie.
- Autonosoden[38]
  v. a. Eigenblut oder -urin in potenzierter Zubereitung oder als Injektionskur.
- Ab- und Ausleitungsverfahren[39]
  Sämtliche in der TEN üblichen Verfahren wie trockenes und blutiges Schröpfen, Baunscheidtverfahren, Cantharidenpflaster, Aderlass und Blutegeltherapie können entsprechend ihrer spezifischen humoralen Wirkungsweise gezielt in die Konstitutionstherapie integriert werden.
- Weitere manuelle bzw. physikalische Therapien und andere reflektorisch wirkende Methoden können entsprechend ihrer humoralen Wirkungsweise gezielt in die Konstitutionstherapie integriert werden. Das gilt auch für Methoden, die über das TEN-Spektrum hinausgehen (z. B. Meridiantherapie APM, Akupunktur, Neuraltherapie, Bioresonanz). Für Konstitutionen mit lymphatischer Pathophysiologie seien in diesem Zusammenhang besonders das Mandel-Absaugverfahren und die nasale Reflextherapie (Nasenrödern) genannt.

Arzneitherapie

Hierzu dienen die bei den einzelnen Konstitutionen in Kap. 9 aufgeführten Mittel, die natürlich bei Bedarf durch weitere Arzneien ergänzt werden können.

Bei allen Mitteln besteht die Möglichkeit, sie einzeln zu verordnen, in der Konstitutionstherapie üblicher sind aber Kombinationen verschiedener Arzneien, die entweder verschiedene Aspekte des *pathophysiologischen Themas* ansprechen oder sich in ihrer Wirkung ergänzen. Es bewährt sich sehr, die benötigten Mittel in flüssiger Form (Dilution) mischen zu lassen oder ggf. Drogenmischungen für den wässrigen Auszug (Infus, Mazerat oder Dekokt) in einer entsprechend spezialisierten Apotheke oder Drogerie herstellen zu lassen. Dies setzt die Erstellung einer Individualrezeptur voraus. Die Elemente und der Aufbau einer fachgerechten Rezeptur ist in «Humoralmedizinische Praxis», Band 1, Kapitel 14.7 beschrieben.

Für individuelle Rezepturen können folgende Arzneizubereitungen verwendet und kombiniert werden:

- Einzelmittel
  Tinkturen oder Urtinkturen sowie potenzierte Mittel in flüssiger Form.
  Eine Mischrezeptur sollte 5 bis max. 8 Einzelbestandteile nicht überschreiten.
- Rezepturen mit potenzierten Komplexmitteln / Spezialitäten

38 Details hierzu in «Humoralmedizinische Praxis» Band 1, Kapitel 15

39 Details hierzu in «Grundlagen der TEN», Kapitel 8.3

Viele Arzneimittelhersteller bieten Komplexmittel an, in denen mehrere Arzneien in potenzierter Galenik gemischt sind. Hiermit kann man kostengünstige Individualrezepturen erstellen, wenn man ein Komplexmittel aussucht, das die Bestandteile enthält, die für die Behandlung des jeweiligen Patienten notwendig sind und es mit evtl. fehlenden Komponenten ergänzt. Die individuelle Arbeit mit Komplexmitteln setzt aber die Kenntnis über die Wirkungsprofile der einzelnen Bestandteile voraus. Pauschalverordnungen sind für die Konstitutionstherapie ungeeignet. Auch sollte bei der Auswahl eines Komplexmittels darauf geachtet werden, dass die angestrebte Gesamtwirkung in den enthaltenen Komponenten erkennbar bleibt und deren Therapiereiz vom Organismus auch verstanden und beantwortet werden kann. Deshalb sollte die Zusammensetzung eines Komplexmittels 5 bis 8 Komponenten nicht überschreiten. Mit Komplexmitteln, die mehr als 10 Inhaltsstoffe enthalten, ist schwerlich gezielte Therapie möglich.

Potenzierte Komplexmittel werden auch unter Handelsnamen vermarktet. Solche als Spezialitäten bezeichneten Präparate können selbstverständlich auch in Individualrezepturen verwendet werden – vorausgesetzt die Zusammensetzung entspricht den Erfordernissen des Patienten.

Ich arbeite schwerpunktmäßig mit den Komplexmitteln der Fa. Nestmann in Zapfendorf bei Bamberg (www.nestmann.de). Die meisten der Rezepturen des Nestmann Komplexmittel-Systems lassen erkennen, dass deren ‹Komponist› tief im Denk- und Arbeitsmodell der Humoralmedizin verankert war – auch wenn das in dem Arzneimittelkompendium nicht sofort erkennbar ist, weil es weitgehend organ- und indikationsorientiert ausgerichtet ist.

- Rezepturen mit pflanzlichen Komplexmitteln / Spezialitäten
  In diesem Zusammenhang gilt analog das bei den potenzierten Komplexmitteln Beschriebene. Häufiger als die potenzierten Komplexe werden pflanzliche Komplex- und Einzelmittel unter Handelsnamen verkauft. Diese Namen setzen sich häufig aus mehr oder weniger phantasievollen Kombinationen aus dem Herstellernamen und/oder der Indikation und/oder einem Bestandteil zusammen (zB. Cefabronchin, Rytmopas, Hyperforat, Luffanest...)
  Auch diese Spezialitäten können kombiniert mit sämtlichen anderen genannten Arzneien in Rezepturen verwendet werden.

Kombination von verschiedenen Zubereitungsformen

Obwohl es aus Gründen der Compliance sinnvoll ist, so wenig Arzneiflaschen wie möglich zu verordnen und alles in einer Mischung zu kombinieren, kann es in speziellen Fällen von Vorteil sein, die Arzneikomponenten in unterschiedlichen Zubereitungsformen zu verabreichen. So kann man beispielsweise einem Menschen, der aus Gewohnheit zu wenig trinkt, durch Verordnung einer Teemischung helfen, seine Trinkmenge zu erhöhen.

Andere Beispiele sind Patienten mit nephrogener Konstitution, deren Nieren besser unterstützt werden können, indem ein Infus oder Mazerat aus Goldrutenkraut verordnet wird als durch Solidago ø. Oder ein Patient mit azider Diathese, dessen Säureausscheidung über die Nieren angeregt werden soll. Durch das Trinken eines Infus aus Berberidis Frct. wird nicht nur die Nierenausscheidung angeregt, sondern auch der interstitielle Klärstrom.

Weitere für die Konstitutionstherapie notwendige Mittel können in einer Tropfenmischung verordnet werden, die vorzugsweise vor dem Essen genommen werden sollten, speziell wenn sie bittere Tinkturen enthalten.

Grundsätzlich sollte man im Dialog mit dem Patienten die Anwendungsform(en) herausfiltern, bei denen die größte Chance besteht, dass sie regelmäßig über mehrere Monate eingenommen werden – ein entscheidender Faktor für den Erfolg einer Konstitutionstherapie.

Aufbau einer Rezeptur

In der Konstitutionstherapie stellt sich regelmäßig die Frage, auf welchem der in den Augen erkennbaren konstitutionellen Elemente der Schwerpunkt der Rezeptur und auch der anderen Verfahren im Therapiekonzept liegen sollte.

Hierbei hilft die Verknüpfung der Konstitution mit der aktuellen Symptomatik. In der zum Zeitpunkt der Konsultation bestehenden Symptomatik wird in den meisten Fällen erkennbar, welches der beim Patienten vorhandenen konstitutionellen Elemente derzeit Aktualität besitzt. Oder anders ausgedrückt: Die aktuelle Symptomatik zeigt die derzeit relevante und damit direkt wahrnehmbare Schicht des konstitutionellen Systems. Es zeigt sich fast immer das Muster der humoralen Pathophysiologie einer bestimmten Konstitution. Diese sollte Schwerpunkt der Konstitutionstherapie sein. Dies hat auch den Vorteil, dass sich die konstitutionelle Säule des Therapiekonzeptes sehr gut mit der symptomorientierten kombinieren lässt. Im Idealfall werden Arzneien verwendet, die beide Aspekte abdecken. Die hohe Kunst der Rezeptur besteht darin, mit wenigen Mitteln den größtmöglichen Effekt zu erzielen.

Unabhängig von der aktuellen Symptomatik hat das Vorhandensein eines oder mehrerer der drei folgenden iridologischen Zeichen stets zentrale Bedeutung in der Pathophysiologie. Auf diese sollten die Kardinalmittel im konstitutionellen Therapiekonzept ausgerichtet sein:

- Abgedunkelte Krausenzone oder dunkler Begleitschatten.
  Dies zeigt, dass durch Defizit der physiologischen Wärme die optimale Qualität der Säfte nicht erreicht werden kann, woraus sowohl Ernährungs- als auch Regulationsstörungen resultieren (→ Tonisierung des Magens).
- Enge Krausenzone als Erkennungsmerkmal der oxygenoiden Konstitution.
  Darin wird die grundsätzliche Labilität der Energiebilanz des Organismus erkennbar, was in jedem Krankheitsprozess zentrale Bedeutung hat (→ ein potenziertes Jod-Salz sollte in die Rezeptur).
- Weite Krausenzone als Erkennungsmerkmal der plethorischen Konstitution.
  Darin werden Stockungen im Fluss des Klärstroms erkennbar, was zum Einen die optimale Elimination von Überschusssäften und Schärfen verhindert und damit auch die Ernährung der Gewebe und die Regulation seiner Funktionen einschränkt (→ ein antiplethorisches Mitte sollte in die Rezeptur).

Praktisch bewährt hat sich folgender Aufbau einer Tropfen-Rezeptur:

- Ein bis drei potenzierte Mittel (oder *ein* passendes potenziertes Komplexmittel)
- Ein bis drei Urtinkturen bzw. Tinkturen

Beispiele für Rezepturen mit diesem Aufbau finden Sie in Kap. 9 und 11

Kombination von Verfahren

Die Arzneitherapie kann (und sollte) mit anderen Behandlungsmethoden kombiniert werden, um die beiden Therapie-Säulen optimal realisieren zu können.

Wichtigste Bedingung dabei: Die Wirkungsrichtungen sollten synergistisch sein, d. h., keine widersprüchlichen Qualitäten entfalten. Und sie sollten die Reaktionsfähigkeit und die Energiereserven des Patienten nicht überfordern.

Für die Behandlung der aktuellen Beschwerden bewähren sich neben den entsprechenden Arzneien die Ab- und Ausleitungsverfahren sowie Massagen und andere manuelle und physikalische Verfahren, die in der Praxis des Therapeuten ausgeführt werden. Dazu bekommt der Patient ein- bis zwei Mal in der Woche einen Termin (je nach Art der Anwendungen 30 bis 60 Minuten). Diese Behandlungen sollten in Serie 5 bis 6 Mal durchgeführt werden. Auch wenn sich dann der Therapieerfolg noch nicht vollständig eingestellt hat, bewährt es sich, eine Therapiepause von 3 bis 4 Wochen einzulegen, um dem Organismus Zeit zu geben, auf die Therapiereize zu reagieren. Danach können bei Bedarf weitere Serien von Therapiesitzungen folgen. Die parallel laufende konstitutionelle Arzneitherapie wird in Behandlungspausen weiter geführt.

Dieses Behandlungsschema ist selbstverständlich nicht zwingend, sondern als Richtlinie zu verstehen. Es kann und soll der Situation des Patienten entsprechend individuell modifiziert werden.

Regelmäßige Behandlungstermine ermöglichen nicht nur intensive Therapie, sondern sind auch Gelegenheit für den Therapeuten, sich engmaschig über die Reaktionen des Patienten und die Veränderungen seines Befindens zu informieren, was ggf. die kurzfristige Anpassung der Behandlung möglich macht.

Arzneimittelkosten

Individualrezepturen haben den einzigen Nachteil, dass ihre Herstellung relativ teuer ist, v. a. wenn die beauftragte Apotheke (in der Schweiz auch Drogerie) nicht darauf spezialisiert ist und die einzelnen Komponenten in kleinen Orginalpackungen (OP) bestellen muss. Meist wird und auch noch eine relativ hohe Mischungsgebühr verlangt. Die Kosten solcher Rezepturen lassen sich deutlich reduzieren durch Kooperation mit einer Apotheke vor Ort, die – nach Absprache mit dem Therapeuten – häufig verwendete Arzneisubstanzen in größeren Mengen bevorratet und diese dann in beliebigen Teilmengen in Rezepturen verarbeiten kann.

Inzwischen gibt es auch zunehmend Apotheken, die sich auf die Herstellung von Individualrezepturen spezialisiert haben und die Arzneien auch an Patienten verschicken.

KAPITEL 11

PRAKTISCHE UMSETZUNG

zu 1: Erstkontakt mit dem Patienten (Grafik auf der nächsten Seite)

In diesem Zusammenhang können bereits die Informationen von Interesse sein, die der Behandler bei der telefonischen Terminabsprache bekommt. Dies sind einerseits Schilderungen des Konstultationsgrundes, andererseits aber auch nonverbale Informationen, die sich z. B. aus der Kraft der Stimme und der Ausdrucksweise ergeben. Der Erstkontakt gibt häufig auch erste Informationen zum Temperament des Patienten.

zu 2: Erfragen des Konsultationsgrundes

In den meisten Fällen wird dies der erste Punkt im direkten Gespräch mit dem Patienten sein. Dabei sollte der Behandler auch auf die Reihenfolge der genannten Anliegen achten. Diese zeigt die Prioritäten des Patienten, was v. a. bei sehr komplexen Beschwerdebildern von Bedeutung sein kann. In der aktuellen Sympomatik wird die zum Zeitpunkt der Konsultation relevante Schicht der konstitutionellen Pathophysiologie erkennbar.

zu 3: Anamnese

Diese ist direkt mit Punkt 2 verknüpft. In der aktuellen Anamnese sollte die Entstehungsgeschichte der aktuellen Krankheitssituation ggf. mit ihren verschiedenen Stationen besprochen werden. Darin können Vikariationen und typische pathophysiologische Muster im Verlauf des Lebens erkannt werden.

Sehr wichtig für die humorale Diagnostik sind die Modalitäten, d. h. Faktoren, durch die sich die Symptomatik entweder verbessert oder verschlechtert[40].

Praktische Bedeutung hat auch die Frage nach auslösenden Faktoren der aktuellen Situation. Die Frage «Seit wann haben Sie die Symptome?» sollte ergänzt werden durch «Gab es zum Zeitpunkt des Beginns der Symptome ein besonderes Ereignis, Erlebnis oder ähnliches?». Dies könnte beispielsweise ein Trauererlebnis, ein Unfall oder Schock sein,

40 Details hierzu in «Humoralmedizinische Praxis» Band 1, Kap. 11.3.3

was bei der Arzneimittelwahl berücksichtigt werden sollte.

Die Familienanamnese lässt genetische Dispositionen zu Krankheiten in der Herkunftsfamilie erkennen (im Sinne einer Familienkonstitution).

Das Gespräch mit dem Patienten ist in der Naturheilkunde eines der wichtigsten Elemente, mit dem nicht nur die Individualität des Krankheitsgeschehens herausgearbeitet wird, sondern es können sich dabei durchaus auch psychotherapeutische Effekte entfalten.

> Das (subjektive) Befinden eines Kranken ist in der TEN genauso wichtig wie der (objektive) Befund.

Im individuellen Be- und Empfinden des Patienten liegen die Parameter, aus denen die Besonderheiten seines ganz eigenen Gesund- und Krankseins erkennbar werden.

zu 4: Diverse Untersuchungen mit jeweils spezifischer diagnostischer Fragestellung

Hierbei stehen die klassischen naturheilkundlichen Diagnosemethoden im Vordergrund. Sämtliche Untersuchungsbefunde der konventionellen Medizin können und sollen aber in das diagnostische Gesamtbild mit einfließen, da ihre organischen Befunde in vielen Fällen das organische Ergebnis der zugrunde liegenden humoralen Pathophysiologie zeigen.

Auch die Befunde der körperlichen Standarduntersuchungen (Inspektion,

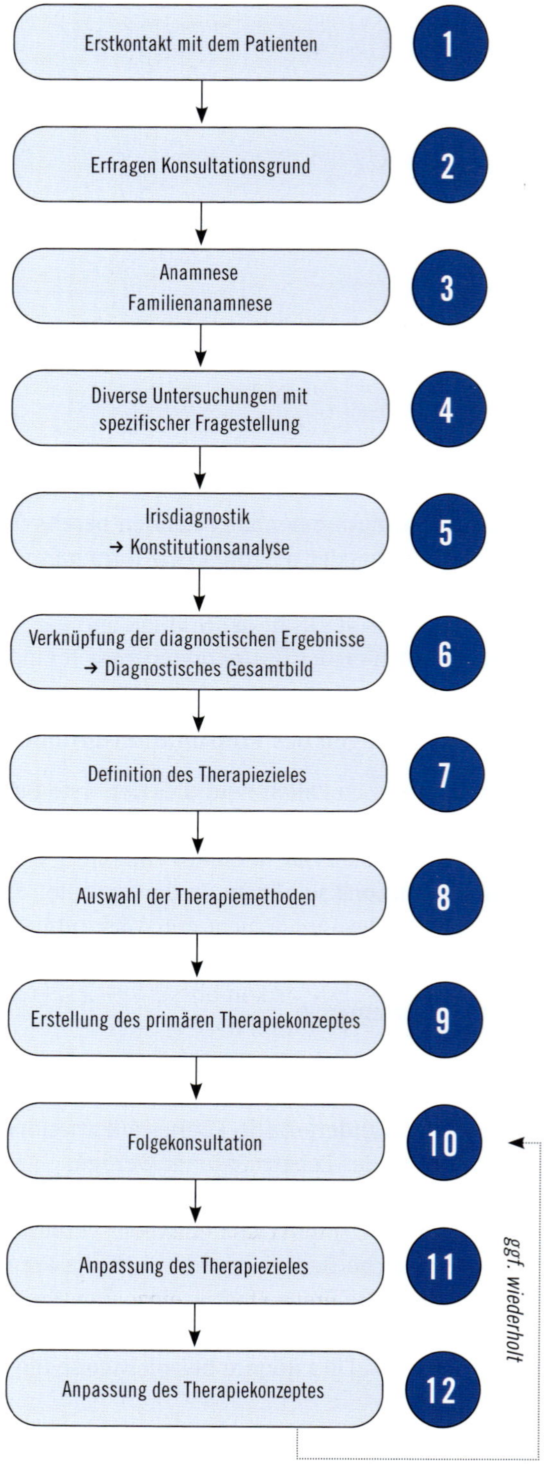

Aktuelle Beschwerden	
Grund der Konsultation: Jeden Morgen beim Aufwachen ist die Nase verstopft, wenig Sekret, Trockenheitsgefühl	Stagnation der Feuchtigkeit in der Nasenschleimhaut → Hyperplasie Pathologisches Phlegma
Geruchs- und Geschmacksempfindung reduziert	s.o. Verlegung des Riechepithels durch die hyperplastische Schleimhaut
Morgens vorübergehender Reizhusten ohne Auswurf	Mangel an physiologischer Feuchtigkeit Reizung durch GG-Schärfen
Seine Frau sagt, dass er schnarcht	Hyperplasie der Schleimhäute (s.o.)
Morgens unausgeruht, häufig ein dumpfer Kopf, was nach dem Aufstehen aber rasch wieder besser wird	Schlaf nicht erholsam (Apnoe-Phasen?). Phlegmastagnation im Kopf, wird durch Bewegung (=Wärmequalität) aufgelöst.
Begonnen haben die Beschwerden nach einem grippalen Infekt, gegen den er vom Hausarzt Antibiotika verschrieben bekam	Unterdrückung der natürlichen Wärmeprozesse → Kaltes, schärfenbelastetes Phlegma

Zunge	
Feuchte Oberfläche Zahneindrücke sichtbar Dünner, gelblicher Belag	Kalte, stagnierende Feuchtigkeit GG-Schärfen

Puls	
Kräftiger Puls, dessen Dynamik sich wie eine Kante oder Gitarrensaite anfühlt	Übersteigertes Wärmeprinzip i. S. von GG-Schärfen
Das Blutgefäß ist gut gefüllt, aber weder sehr breit noch hoch	Feuchtigkeit unauffällig
Schwer unterdrückbar, Dynamik des Pulses wird bei zunehmendem Druck der Tastfinger sogar stärker	Energie, sich gegen Störeinflüsse zu wehren, ist vorhanden

Morgenurin	
Kräftige Gelbfärbung, intensiver Geruch	Trockener, cholerischer Urin
Spezifisches Gewicht: 1032	Trockener Urin, Patient trinkt wahrscheinlich zu wenig
Urostick o. B. (= ohne Befund)	Keine organpathologischen Befunde

Vorgeschichte	
3–4 Mal im Jahr grippeähnliche Infekte mit Fieber bis ca. 39,5°C. Dabei immer heftiger Husten mit wenig oder zähem Auswurf. Auskultation der Lunge jeweils ohne Befund.	Anfälligkeit der Atemwegsschleimhäute, heftige akute Reaktionen mit Trockenheitszeichen (GG-Schärfen)

Wegen dieser Infekte kam der Patient ursprünglich in naturheilkundliche Behandlung	Trotz starker Abwehrreaktionen werden die Infekte nicht ausgeheilt, deshalb häufige Rezidive Energiemangel? Unterdrückende Therapie?
Patient hat außer dem Weg zur Arbeit (ca. 1 km laufen pro Tag) relativ wenig Bewegung, macht keinen Sport	Wenig Bewegung begünstigt Stagnationen im Säftefluss
Keine Angaben über frühere schwere Krankheiten oder solche in der Familie	

Augendiagnose	
Konstitutionelle Elemente: – Katarrhalisch-rheumatisch – Lymphatisch-hypoplastisch – Neurogen – Azide Diathese – Auf lymphatischer Basis	 Katarrhalische Ersatzausscheidungen Lymphatische Stagnation mit Schärfenretention Gesteigerte Sensibilität Schärfenbelastung Prinzipiell sind lymphatische Reaktionsmuster zu erwarten
Weitere relevante Zeichen: – Abgedunkelte Krausenzone – Aufgequollene, helle Krause – Gelb-braune Pigmente	 Defizitäre Coctio Erhöhte Permeabilität, Darmskrofulose Belastung mit GG-Schärfen

Zusammenfassung

Zwei konstitutionelle Varianten des Lymphatismus (katarrhalisch-rheumatisch und lymphatisch-hypoplastisch) bedingen Phlegmaanhäufung mit katarrhalischen Ersatzausscheidungen, die aber aufgrund der cholerischen Schärfen relativ trocken sind. Damit bestehen die definierenden Elemente der erethischen Skrofulose.

Die labilen nervlichen Regulationsprozesse (neurogene Konstitution) werden durch die Schärfen zusätzlich irritiert.

Die dunkle Krausenzone zeigt defizitäre Coctio und die verquollene Krause bedeutet, dass die unvollständig assimilierten Nährsäfte aus der ersten Coctio resorbiert werden, was einerseits zur Belastung des intestinalen Lymphsystems (GALT) führt und andererseits zu Ernährungsstörungen der Gewebe, was als Hintergrund der aziden Diathese zu sehen ist. Die aktuelle Symptomatik spiegelt direkt die konstitutionelle Pathophysiologie. Es ist zu vermuten, dass die wärmeunterdrückende antibiotische Therapie des letzten Infektes das ohnehin recht labile konstitutionelle System so destabilisiert hat, dass die entsprechende Symptomatik entstehen konnte.

Therapieziele

- Optimierung der Coctio
- Stabilisierung des Lymphsystems (anhand der vorhandenen Konstitutionen)
- Stabilisierung der Schleimhautfunktionen (in Nase und Darm)
- Anregung der Elimination der GG-Schärfen

Richtlinie: Funktionelle Trias Schleimhaut / Lymphsystem / Flora

Methodenwahl

Für die Konstitutionstherapie eignet sich eine Tropfenmischung aus pflanzlichen und potenzierten Bestandteilen. Dort können auch symptomorientierte Mittel beigemischt werden. Dies wird durch eine Teemischung unterstützt, durch die gleichzeitig die Trinkmenge erhöht wird.
Weitere Konstitutionstherapie: Eigenblut.
Symptomorientierte Therapie: Nasale Reflextherapie mit ätherischen Ölen (Nasenrödern).

Primäres Therapiekonzept

Tropfenmischung	Teemischung
Natrium muriat. D6 dil. Apis D6 aa 20 ml Scrophularia ø Calamus ø aa 30 ml M. f. dil. DS: 3 x tgl, 15 Tr. vdE. (über mind. 8 Wochen) Symbioflor 1 Tr. 50 ml DS: 3 x tgl. 10 Tr. ndE, zusätzlich 5 Tr. in jedes Nasenloch (mit Pipette)	Juglandis Fol. Agrimoniae Hb. Sambuci Flor. aa ad 100.0 M. f. spec. DS: 3 Tassen täglich als Infus (über 8 Wochen)
Eigenblut	**Nasenrödern**
2 x wöchentlich eine im.- Injektion mit Eigenblut, dem 1 Amp. Infi-Myosotis Inj. (Infirmarius) und 1 Amp. Folliculi lymphatici aggregati D6 (Wala) zugemischt werden	1 x wöchentlich eine Behandlung mit Nasenreflexöl mild (insgesamt 4–5 Mal)

In einer Folgekonsultation wurde die Rezeptur wie folgt geändert
Natr. sulf. D6 dil. Thuja D4 aa 20 ml Euphrasia ø Calamus ø aa 30 ml M. f. dil. DS: 3 x tgl. 15 Tr. vdE. (Gleiche Wirkungsrichtung, aber mit anderen Mitteln) Dazu: Arum Nasentropfen (=Spray) Nestmann

Fall 2: **Frau, geb. 1951**

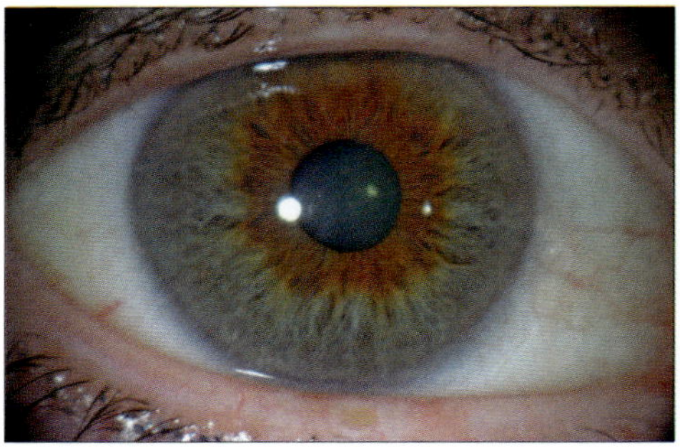

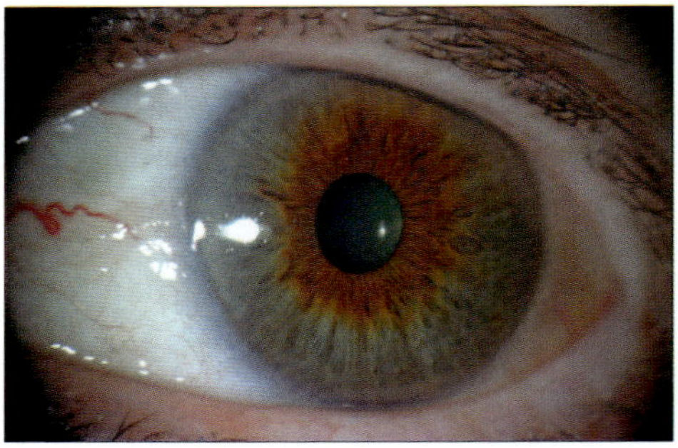

Zeichen / Symptom	Interpretation
Große, schlanke Frau mit auffallend blasser Gesichtsfarbe Kantige Gesichtszüge Verzweifelter, klagender Gesichtsausdruck Kalte Hände beim Händedruck, obwohl sie ca. 15 Min im warmen Wartezimmer gesessen hatte	Hinweise auf melancholisches Temperament
Sie lebt mit ihrem pensionierten Mann in einem Einfamilienhaus Nach eigener Aussage sehr gute Ehe ("Wir haben in 40 Jahren Ehe keine Minute ohne einander verbracht") Die drei Kinder sind erwachsen	Kein Hinweis auf besondere Belastungen
Im Gespräch spricht sie auffällig laut und beklagt sehr emotional und teilweise aggressiv die ‹Unfähigkeit› aller bisherigen Therapeuten. Macht diese maßgeblich für ihre Beschwerden verantwortlich. In der Anamnese übernimmt häufig der (stets anwesende) und sehr dominant wirkende Ehemann die Beantwortung meiner Fragen, wozu sie stets zustimmend nickt.	Das starke Leidensempfinden und das devote Verhalten gegenüber ihrem Mann sind melancholische Wesenszüge, in der Art der Schilderung werden aber auch cholerische Aspekte erkennbar. Hier sind also auch in anderen Bereichen gelb- und schwarzgallige Mischformen in der Pathophysiologie zu erwarten.

Aktuelle Beschwerden	
Häufige Kopfschmerzen, die sich vom Nacken her entwickeln Spannender, eher dumpfer Schmerz, manchmal Stechen	Stagnation im Fluss des Klärstroms, vorwiegend kalter Schmerzcharakter, aber auch hitzige Aspekte
Häufige depressive Phasen, in denen sie kaum ihre Haushaltsarbeiten leisten kann Kann dabei nie weinen	Melancholie

Verträgt viele Nahrungsmittel nicht, bekommt starke Blähungen Auf manche Fette Übelkeit Stuhlgang meist hart, muss bei Defäkation stark pressen Keine Krampfschmerzen im Abdomen Kein sichtbares Blut auf Stuhl und Toilettenpapier	Störungen der Coctio Inaktivität des Darms: Beides Hinweis auf Mangel an physiologischer Wärme Trockenheit → Melancholische Verdauungssymptomatik
Trockenes Ekzem mit Schuppenbildung auf der Innenseite des Unterschenkels, mäßiger Juckreiz, der mit Fettsalbe verschwindet	Melancholische Symptomatik
Die Patientin friert dauernd, braucht auch im Sommer ungewöhnlich dicke Bekleidung	Melancholische Symptomatik
Zuvor war sie in klassisch homöopathischer Behandlung, bekam Natr. muriat. C200 → Zuerst Verbesserung der Symptomatik, nach kurzer Zeit Rückfall, wobei die Beschwerden schlimmer waren als vorher Auf Nachfrage: Sie nimmt Natr. mur. C200 **drei Mal täglich** 5 Globuli!	Mein erster Gedanke: Kann passen... ...aber: Völlige Überdosierung der Hochpotenz, die Patientin macht eine unbeabsichtigte ‹Arzneimittelprüfung›, bei der sie die typischen Symptome des Mittel entwickelt

Körperliche Untersuchung	
Rotationseinschränkung in der HWS nach li. um ca. 30°, nach re. um ca. 15° Die Blockade liegt in den Kopfgelenken Muskulatur des Halses und Trapezius ist stark verspannt und schmerzhaft, aber ohne deutliche Triggerpunkte Beinlängen gleich, beide ISG (Ileosacral-Gelenke) frei und nicht schmerzhaft	Der Muskel-Hypertonus ist gelbgalliges Zeichen Die Bewegungsstarre zeigt Trockenheit, hier eher mit Wärme kombiniert
Perkussion des Abdomens: v. a. im Bereich der Colon-Flexuren Meteorismus	Kalte Feuchtigkeit
Palpation des Abdomens: Bis auf gut tastbare Füllung des absteigenden Dickdarms unauffällig	Deckt sich mit Stuhlanamnese

Zunge	
Schmale Zunge, kaum Belag, einige Risse in der Zungenoberfläche Unterzungenvenen unauffällig	Hinweis auf kalte Trockenheit Kein Hinweis auf plethorische Zustände

Puls	
Schmale Pulswelle, eher reduzierte Dynamik, aber immer wieder Extrasystolen	Mangelnde physiologische Wärme mit Hinweis auf Schärfenbelastung (SG und GG)
Gefäßfüllung in alle Richtungen wenig	Feuchtigkeit defizitär
Puls nicht leicht unterdrückbar	Energiereserven sind noch nicht am Versiegen

Morgenurin	
Klarer, wenig konzentrierter Urin (trotz geringer Trinkmenge am Abend) Kaum Geruch	Hinweis auf nächtliche Ausscheidung eingelagerter Flüssigkeit Auch Hinweis auf Energiemangelzustand der Nieren, was die Rückresorption verhindert (= Kältezeichen)
Spez. Gewicht: 1010	Mangelhafte Konzentration des Urins
Urostick o. B.	Keine organpathologischen Befunde

Vorgeschichte	
Beginn der Beschwerden vor vielen Jahren, einschleichend Auslösendes Ereignis nicht eruierbar	Melancholisches Prinzip
War schon bei vielen Vorbehandlern, sowohl Ärzte als auch Heilpraktiker. Stets nur vorübergehende Erfolge.	Melancholisches Prinzip. Dies ist typisch für Behandlungen ohne konstitutionelle Säule.
Ihre Mutter litt unter Depressionen Vater starb mit ca. 75 Jahren an Herzinfarkt	Familiäre Veranlagung zu melancholischen Zuständen erkennbar

Augendiagnose	
Konstitutionelle Elemente: – Melanchologen – Chologen	Die melanchologene Konstitution erkennt man an dem ockerfarbenen Farbübergang von der braunen zentralen Heterochromie in das Blau der Ziliarzone. Die melanchologene Konstitution hat sich aus der chologenen entwickelt, daher treten in der Symptomatik auch solche Mischformen auf.
– Neurogen	Sehr hohe Sensibilität aller psychischen und nervlichen Funktionen
– Nephrogen	Konstitutionelle Schwäche der energieintensiven Nierenfunktionen
– Auf der Basis einer chologenen Mischiris	
Weitere relevante Zeichen: – Verwischte, aufgequollene Krause und Blut-Lymph-Zone	Unvollständig assimilierte Nahrung wird im Dünndarm resorbiert, was primär und sekundär die Schärfenbelastung steigert.
– Linke Iris: leichte Aufhellung mit zwei kleinen Dunkelfeldern im Milzsektor	Der Organismus versucht durch erhöhten Energieaufwand (Aufhellung) die Minderbelastbarkeit der Milz (Dunkelfelder) in Hinblick auf die SG-Elimination zu kompensieren, was – erkennbar an der Symptomatik – offensichtlich auf Dauer nicht möglich ist.

Zusammenfassung

Die Gesamtschau lässt eine Frau mit vorwiegend melancholischen, aber auch cholerischen Reaktionsmustern erkennen. Sie ist also konstitutionell noch nicht in der Melancholie fixiert, sondern kann noch Wärme mobilisieren, was prognostisch günstig ist.

Die humoralen Qualitäten der aktuellen Symptomatik decken sich also vollständig mit der konstitutionellen Aussage der Augen.

Die Kochungsschwäche verhindert die Assimilation physiologischer Feuchtigkeit, wodurch die konstitutionell geprägte Trockenheits-Situation zusätzlich verstärkt wird und der Organismus aufgrund des Energiemangels keine Selbstheilungsbestrebungen entfalten kann.

Die Zunahme der melancholischen Reaktionsmuster basiert auch auf der Energiemangel-bedingten Milzschwäche. Es wird also eine ziemlich komplexe Pathophysiologie erkennbar, die zusätzlich kompliziert wird durch die übermäßig häufige Gabe der homöopathischen Hochpotenz, was den Organismus völlig überfordert.

Therapieziele

- Zunächst wichtigster Punkt: Absetzen der homöopathischen Hochpotenz, Warten bis zum Abklingen deren Wirkung (ca. 4 Wochen). Erst dann ist erkennbar, welche Aspekte der Symptomatik von dem Mittel ausgelöst wurden und welche ‹patienteneigen› sind. Bis zu der dazu notwendigen Folgekonsultation wurden nur symptomlindernde Maßnahmen durchgeführt.
- Sanfte Stimulation der Coctio
- Stimulation der Elimination der melancholischen Schärfen
- Stimulation der Elimination der cholerischen Schärfen
- Symptomorientierte Therapie (Kopfschmerzen, HWS-Syndrom)

Methodenwahl

- Für die Konstitutionstherapie eignet sich eine Tropfenmischung aus pflanzlichen und potenzierten Bestandteilen. Dort können auch symptomorientierte Mittel beigemischt werden. Dies wird durch eine Teemischung unterstützt, durch die gleichzeitig die Trinkmenge[44] erhöht wird.
- Für die symptomorientierte Therapie eignen sich sanfte Massagen mit hochwertigen Ölen, sowie sanfte manuelle Mobilisationen der HWS und des Übergangs zum Kopf (keine chiropraktischen Manipulationen!).
- Sanftes trockenes Schröpfen, evtl. Schröpfmassage.
- Warme oder ansteigende Fußbäder.

44 Sinngemäßes Zitat aus deinem Vortrag von Joachim Broy: «Wasser ist keine humorale Feuchtigkeit, aber es fördert diese.»

Primäres Therapiekonzept

- Absetzen des Natr. muriat. C200.
- Diätetik: Nicht-anstrengende Bewegung (Spaziergänge) an der frischen Luft.
- Nahrung: Leicht verdaulich, stets erwärmt. Warmes Frühstück. Jeden Tag eine Suppe. Bis zum spürbaren Aufbau der Energiereserven keine Rohkost und keine Kuhmilchprodukte. Reichlich Borretschkraut[45] als Gewürz verwenden.
- Wöchentlich eine Behandlung mit Massagen und Schröpfen, wie oben beschrieben.

Nach ca. vier Wochen wurde die Symptomatik rekapituliert. Die Patientin war deutlich milder gestimmt und das HWS-Kopfschmerzsyndrom war seltener und weniger stark.

Jetzt wurden folgende Rezepturen verordnet:

Conium D6 dil.		Solidaginis virg. Hb.	
Kalium sulf. D6		Millefolii Hb.	
Asa foetida D4	aa 20 ml	Melissae Fol.	aa ad 100.0
Fumaria ø	40 ml	M. f. spec.	
M. f. dil.		DS: 3 Tassen tgl. als Infus	
DS: 3 x tgl. 15 Tr. vdE.			

Die Massage- und Schröpfbehandlung wurde fortgesetzt, gelegentlich paravertebrales Baunscheidtverfahren am Hals.

Änderung der Tropfenrezeptur nach einigen Wochen:

Sabadilla komplex Nestmann	20 ml
Abrotanum ø	30 ml
Mischung 275 Nestmann	50 ml
M. f. dil.	
DS: 3 x tgl. 15 Tr. vdE.	

Da es der Patientin nach einigen Monaten deutlich besser ging und die Kopfschmerzen nicht mehr auftraten, wurde nur noch die Tropfenmischung zur konstitutionellen Stabilisierung gegeben, gelegentlich an neu auftretende Symptome angepasst.

45 In der Schweiz und Österreich, wo Borago ø verfügbar ist, kann dieses in die Rezeptur genommen werden. Bezugsquelle: www.phytopharma.at

Fall 3: **Frau, geb. 1968**

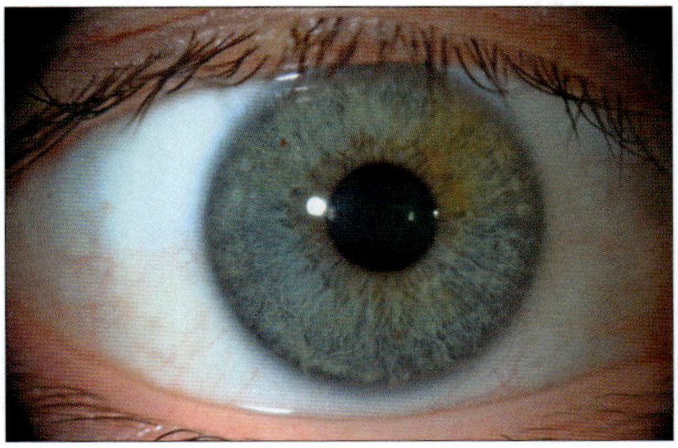

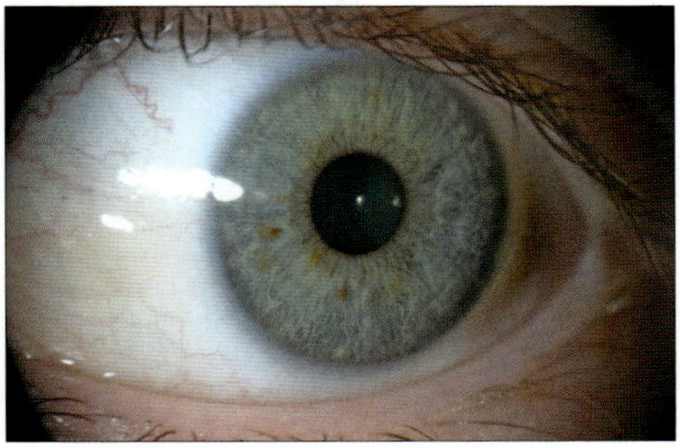

Diese Frau kam von 1993 bis 2016 regelmäßig wegen allen auftretenden Anliegen, Beschwerden bzw. akuten Krankheiten in meine Praxis. Sie ist daher ein gutes Beispiel dafür zu zeigen, wie sehr unterschiedliche aktuelle Zustände auf der gleichen konstitutionellen Basis entstehen und wie dies sich in der Behandlung widerspiegelt. Dazu wurden einige aktuelle Beschwerden herausgegriffen.

Zeichen / Symptom	**Interpretation**
Größe etwa 170 cm, unauffälliger Ernährungszustand, aber nicht mager	
Sie wirkt sehr zurückhaltend, fast schüchtern	Wärmeprinzip reduziert
Mit zunehmendem Alter deutliche Gewichtszunahme	Feuchtigkeit nimmt zu

Aktuelle Beschwerden	
Erstkontakt 1993: Wiederholtes Rezidiv einer akuten Tonsillitis mit deutlichen Lymphknotenschwellungen im Kieferwinkel, die Engegefühl erzeugen Zuvor mehrere Antibiotika-Behandlungen	Spontane Reaktivierung des Wärmeprinzips zwecks naturgemäßer Überwindung er Krankheit Lymphknotenschwellung zeigt gesteigertes Feuchtigkeitsprinzip
1998: Fieberhafter Infekt, danach paroxysmale Tachykardien und Globusgefühl im Hals Druckgefühl hinter dem Sternum Phobie: Angst vor dem Autofahren	Hinweis auf GG-Schärfen Melancholischer Aspekt
1999: Wechselhafte Schmerzen im Oberbauch, krampfartig	Hitzesymptom
Morgendlicher Husten mit Schleimauswurf Ekzem in der linken Ellbeuge	Normale Reaktion in der Endphase eines Bronchialkatarrhs
Möchte Kind, wird aber nicht schwanger	Sehr häufige Manifestation einer plethorischen Konstitution (Alle Organe im Becken reagieren extrem sensibel auf plethorische Zustände)

2001: Schwangerschaft mit Abort im 3. Monat Wechselhafte krampfartige Schmerzen im Oberbauch, Meteorismus Zahnfleischentzündung	Das ist in der ersten Schwangerschaft zwar nicht selten, wurde durch die plethorische Konstitution aber begünstigt Hitzesymptomatik mit defizitärer Coctio GG-verunreinigtes Phlegma
2002: Schwangerschaft Schmerzen im Cervicothorakalem. Übergang (CTÜ) mit Muskelhypertonus. Gegen Ende der (normal verlaufenden) Schwangerschaft Sodbrennen Natürliche Entbindung	 GG-Schärfen Mangelnde physiologische Wärme → Atonie des Magenpförtners (hat aber in der Spätphase der Schwangerschaft wenig Bedeutung)
2008: Rezidivierende Übelkeit nach dem Essen Wechselhafte Schmerzen im Oberbauch Zeitweise erhöhter Blutdruck (bis 150/90)	Alle Symptome hier sind Hinweis auf GG-Belastung
2010: Ekzem an mehreren Fingern Meteorismus mit wechselhaften Schmerzen im Oberbauch	Kompensatorische Ausscheidung GG-Belastung
2013: Akute Hämorrhoiden mit Blutung	Plethora, kompliziert durch GG-Schärfen
2015: Ekzem an Hand und Handgelenk Menstruation unregelmäßig Beginnendes Klimakterium	Kompensatorische Ausscheidung Phase, in und nach der die konstitutionellen Muster meist verstärkt symptomatisch in Erscheinung treten

Zunge	
Große, breite Zunge mit Zahneindrücken Dicker, gelblicher Belag Deutlich gestaute Unterzungenvenen	Übermäßiges kaltes Phlegma, mit GG-Schärfen verunreinigt Plethora

Puls	
Kräftiger, normal schneller Puls mit einigen Zwischenschlägen	Wärmeprinzip etwas pathologisch gesteigert
Volle, breite Pulswelle	Viel Feuchtigkeit
Pulswelle kaum unterdrückbar, Dynamik nimmt zu bei Druck auf die Arterie	Es ist genügend Wärme und Reserven vorhanden, gegen Störeinflüsse aktiv zu werden

Morgenurin bei Erstkonsultation	
Farbe und Geruch unauffällig, einige Schlieren im kalten Urin	Übermäßiges, kaltes Phlegma

Spezifisches Gewicht: 1020	Konzentrationsfähigkeit der Nieren ausreichend
Uro-Stick o. B.	Keine organpathologischen Befunde

Vorgeschichte	
Bei jedem Infekt verschrieb der Hausarzt Antibiotika	Regelmäßige Unterdrückung der naturgemäß hitzigen Abwehr- und Überwindungsprozesse

Augendiagnose	
Konstitutionelle Elemente:	
– Hydrogenoid	Drei konstitutionell determinierte pathophysiologische Mechanismen, die Stagnationen im Säftefluss bedingen
– Plethorisch (multiple Transversalen)	
Bei dieser Frau fehlen die sonst typischen Erweiterungen der Krausenzone	Kalte, feuchte Qualität
– Lymphatisch-hyperplastisch	
– Nephrogen	Konstitutionelle Leistungsschwäche der Nieren (inkl. Genitalsystem!)
– Neurogen	Hohe Sensibilität und Reizbarkeit aller psychischen und nervlichen Regulationsmechanismen
– Auf lymphatischer Basis	
Weitere relevante Zeichen:	
– Dezent abgedunkelte Krausenzone	Mangel an physiologischer Wärme → Assimilationsschwäche, Tonusmangel (Plethora!)
– Braun-gelbe Fremdpigmente	Kakochymer Zustand mit GG-Schärfen auch als Folge der defizitären Coctio

Zusammenfassung

In der diagnostischen Gesamtschau erkennt man stagnierende übermäßige Feuchtigkeit, die gelbgallig verunreinigt ist. Damit ergibt sich die definierende Situation einer Skrofulose mit teilweise torpiden, teilweise erethischen Reaktionsmustern.

Die Schärfen prägen die wechselhafte Symptomatik und verstärken die konstitutionell determinierte Plethora, was wiederum bedingt, dass die Schärfen nicht aus den Geweben abgeführt werden können. Die passiven Stauungen im Säftefluss, denen in diesem Fall sogar drei konstitutionelle Faktoren zugrunde liegen (hydrogenoid, plethorisch und lymphatisch-hyperplastisch) sind der Kernpunkt der Pathophysiologie. Sie führen durch eingeschränkten Klärstrom zur Retention der Überschuss-Säfte und Schärfen im Gewebe. Die Eliminationsschwäche der Nieren verhindern zusätzlich deren adäquate Ausscheidung, was u.a. in den Ekzemen erkennbar wird.

Aufgrund der neurogenen Konstitution nimmt die Patientin ihre Beschwerden sehr intensiv wahr und leidet entsprechend darunter.

Therapieziele

1. Stimulation der physiologischen Wärme zur Optimierung der Coctio, Verminderung der kalten Feuchtigkeit (hydrogenoide und lymphatisch-hyperplastische Konstitution) und Tonisierung des Lymph- und Blutabflusses (plethorische Konstitution).
2. Stimulation der Säftebewegung.
3. Unterstützung der Nierenfunktionen (nephrogene Konstitution).
4. Stimulation der Elimination der GG-Schärfen über die physiologischen Ausscheidungsorgane (Leber-Galle-System und Nieren).
5. Stabilisierung der Symbiontenfloren.

Methodenauswahl

- Für die Konstitutionstherapie eignet sich eine Tropfenmischung aus pflanzlichen und potenzierten Bestandteilen. Dort können auch symptomorientierte Mittel beigemischt werden. Dies wird durch eine Teemischung unterstützt, durch die gleichzeitig die Trinkmenge erhöht wird.
- Für die Stimulation der unterdrückten Lymphfunktionen bewährt sich die Eigenblutbehandlung.
- Die Stimulation des Verdauungs- und Ausscheidungssystems kann mit trockenem Schröpfen auf den entsprechenden Reflexzonen auf dem Rücken unterstützt werden.
- Für die Stauungsproblematik sowohl durch die hydrogenoide als auch plethorische Konstitution sind gelegentliche kleine Aderlässe oder auch blutiges Schröpfen im Nackenbereich oder über dem Kreuzbein (wo sich Schwellungen in und unter der Haut zeigen) sinnvoll, evtl. auch Blutegel.

Primäres Therapiekonzept

Tropfenmischung	Teemischung
Agnus castus Komplex Nestmann 20 ml (Symptomorientiert und konstitutionell bei rezidiv. Tonsillitis) Scrophularia ø 20 ml Geranium robertianum ø 30 ml Angelica ø 30 ml M. f. dil. DS: 3 x tgl. 20 Tr. vdE. über 4–5 Wochen Symbioflor 1 Tr. 50 ml DS: 3 x tgl. 10 Tr. ndE. über 4 Wochen danach wurde auf ein Präparat für die Darmflora gewechselt (zB. Lactobiogen Kps., Symbiolact comp. Plv., Innovall AAD, Omniflora Kps.) über 6–8 Wochen	Berberidis Frct. Millefolii Hb. Foeniculi Frct. aa ad 100.0 M. f. spec. DS: 3 Tassen tgl. als Infus

Eigenblut	
Kur mit intramuskulär injiziertem Eigenblut: 2 x wöchentlich eine Injektion mit Zusatz von Infi-Eupatorium Inj. oder Infi-Myosotis Inj.[46]	
Eine mögliche Folgerezeptur mit rein konstitutioneller Zielrichtung	
Natr. sulf. D6 dil.	
Thuja D4	
Podophyllum D6	aa 20 ml
Abrotanum ø	40 ml
M. f. dil.	
DS: 3 x tgl. 20 Tr. vdE	

Eine solche Rezeptur kann selbstverständlich mit symptomorientierten Mitteln ergänzt bzw. modifiziert werden.

46 Details und das Schema hierzu: «Humoralmedizinische Praxis» Band 1, Kap. 15.1

Fall 4: **Frau, geb. 1938**

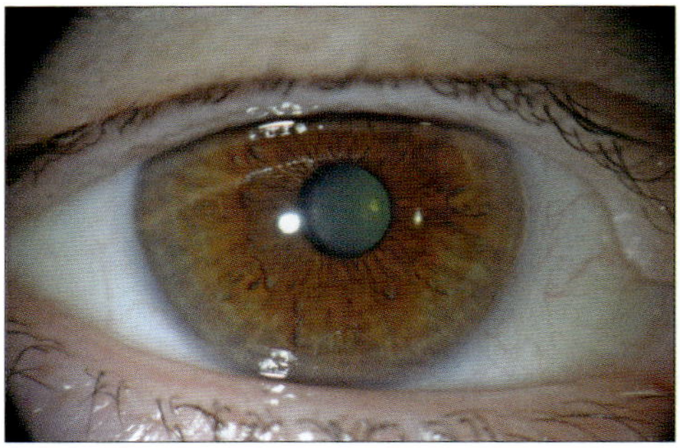

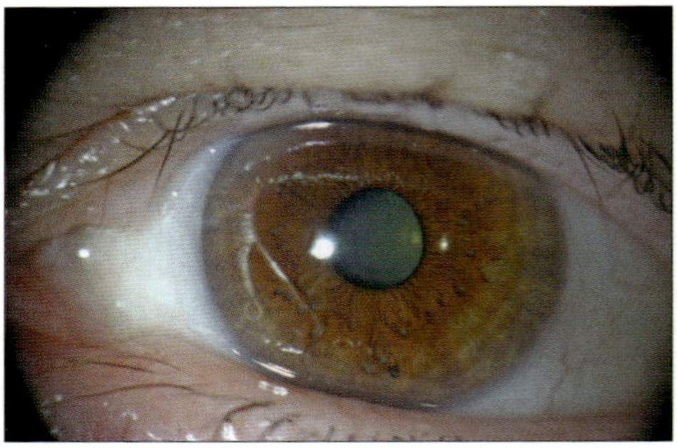

Zeichen / Symptom	Interpretation
Größe: 175, leicht übergewichtig	Alle Zeichen weisen auf ein phlegmatisches Temperament mit pathologisch reduziertem Wärmeprinzip hin
Sehr kraftloser Gang und müde Stimme	
Blass-weiße Gesichtsfarbe und blasse Schleimhäute	
Kalte Hände, kraftloser Händedruck	

Aktuelle Beschwerden	
Dauerhafte Schwäche und Müdigkeit, die auch nach dem Schlafen nicht besser ist	Schwächezustand, Energiereserven können nicht aufgebaut werden
Dauerhaft zu schnelle, arrhythmische Herzfrequenz	Kompensations-Reaktion
Patientin friert auch im gut geheizten Zimmer, die Füße werden auch im Bett nicht warm	Defizit des Wärmeprinzips
Schwere Beine mit Krampfadern	Plethorische Blutstauung

Körperliche Untersuchung	
Blutanalyse – Rotes Blutbild: Hb.: 5,5 g/dl (Ref.: 12–16) Erys: 2,8 Mio/µl (Ref.: 4,0–5,4) Hämatokrit 19% (Ref.: 37–47) MCH: 20 pg (Ref.: 28–34) MCV: 67 fl (Ref.: 81–99) MCHC: 29 g/dl (Ref.: 32–36)	Klinisch manifeste, hochgradige Anämie
Blutdruck: 180/95	Vaskulärer Kompensationsversuch, die O_2-Versorgung trotz Anämie aufrecht zu erhalten
Inspektion: Typische Merkmale der Anämie	Anämie Deutliche Varikosis

Auskultation: Arrhythmische Tachykardie (ca. 120/min)	Kardialer Kompensationsversuch, die O_2-Versorgung trotz Anämie aufrecht zu erhalten
Palpation: Deutlich spürbare Herzaktion Abdomen unauffällig, keine Milzvergrößerung	Kardialer Kompensationsversuch Kein Hinweis auf organpathologisches Geschehen. Organische Voraussetzung zur Rückbildung der Anämie ist gegeben.
Nach der Erstkonsultation bei mir wurde eine Stuhluntersuchung auf okkultes Blut sowie eine Gastroskopie und Koloskopie wegen Verdacht auf einen blutenden Gewebebefund durchgeführt. Alles o. B.	Damit wurde eine Karzinose oder sonstige Organpathologie ausgeschlossen, die für chronischen Blutverlust verantwortlich ist. Es muss ich also um Probleme bei der Blutbildung handeln.

Zunge	
Normal groß, keine Zahneindrücke	Keine übermäßige Feuchtigkeit
Auffallend blass → livide	Kälte
Dünner weißer Belag	Unauffällig
Unterzungenvenen leicht gestaut	Hinweis auf plethorische Zustände

Puls	
Sehr schneller, unregelmäßiger Puls mit hektischer Dynamik	Hitzesymptom
Pulswelle schmal und flach	Wenig Feuchtigkeit
Puls leicht unterdrückbar	Wenig Resistenz gegen pathogene Störeinflüsse

Morgenurin	
Farbe und Geruch unauffällig	
Spez. Gewicht: 1020	Konzentrationsfähigkeit der Nieren noch gegeben
Urostick o. B.	Keine organpathologischen Befunde

Vorgeschichte	
Patientin hat bereits seit vielen Jahren keine Menstruationsblutung mehr	Anämie kann nicht menstruationsbedingt sein
Der aktuelle Zustand hat sich über mehrere Monate eingeschlichen, ohne erkennbaren Auslöser	Hinweis auf eine Krankheitsentwicklung, bei der die konstitutionellen Themen der Pathophysiologie zunehmend nicht mehr kompensiert werden konnten
Die Patientin hat wenig Appetit, nach dem Essen Völle- und Blähungsgefühl	Fehlendes physiologisches Wärmeprinzip → insuffiziente Coctio, die Nährsubstanz aus der Nahrung wird nicht verfügbar

Der Hausarzt nahm trotz der offensichtlichen Anämie keine Blutuntersuchung vor und verordnete einen ß-Rezeptorenblocker wegen der Tachy-Arrhythmie, wodurch sich das Befinden der Patientin deutlich verschlechterte	Kommentar überflüssig...
Ernährung ‹gut bürgerlich› mit Fleisch	Eisen- und Vitaminmangel aufgrund Mangelernährung ist unwahrscheinlich

Augendiagnose	
Konstitutionelle Elemente:	
– Plethorisch	Passive Stauungen im venösen System mit pathologisch veränderter Säftequalität
– Hydrogenoid	Übermaß an stagnierender kalter Feuchtigkeit
– Endokrin-vegetativ	Instabilität der autonomen Regulationsvorgänge
– Nephrogen	Ausscheidungsschwäche für Schärfen, Mangelhafte Freisetzung von Erythropoetin
Weitere relevante Zeichen:	
– Abdunkelung direkt um die Pupille, die nach außen in eine Aufhellung über geht	Hier geht eine frühere Hyperkinese des Magens in eine Hypokinese über
– Gelb- und schwarzgallige Pigmente	Auch daran ist zu erkennen, dass die ursprünglich vorhandene cholerische Situation an Wärme verliert und sich in die melancholische Richtung verändert

Zusammenfassung

Die konstitutionelle Situation ist geprägt von einem Defizit an physiologischer Wärme, wobei die daraus resultierenden Funktionsdefizite durch die Schärfenbelastung zusätzlich verstärkt werden (phlegmatische Kakochymie mit gelb- und schwarzgalligen Schärfen). Diese Pathophysiologie verhindert die Metamorphose zu vollendetem Sanguis, was sich in diesem Fall in der klinisch manifesten Anämie zeigt.

Der zunehmend kälter werdende Magen ist ein zentrales Element dieser Entwicklung. Das Wärmedefizit ist auch Faktor, der die pathogene Bedeutung der hydrogenoiden und plethorischen Konstitution maßgeblich verstärkt, was zusammengefasst zu gravierenden Stockungen im Klärstrom führt. Damit können die Schärfen nicht adäquat aus dem Interstitium abgeleitet werden. Sekundäre Folge sind Störungen der Versorgung der Gewebe, was deren Leistungsfähigkeit reduziert und den Anfall von Schärfen vermehrt. Dieser Circulus vitiosus hat bei dieser Patientin zum Zusammenbruch der Sanguifikation geführt, wobei die endokrin-vegetative Konstitution die notwendigen Reorganisationsprozesse zusätzlich behindert.

Therapieziele

- Aktivierung der physiologischen Wärmeprinzipien
- Tonisierung der Fließsysteme (plethorisch) und Stabilisierung der osmotischen Grundfunktionen (hydrogenoid)

- Substitution der notwendigen Nähr- und Aufbaustoffe (Eisen, Vit. B12, Folsäure)
- Aktivierung der Elimination von Schärfen
- Stabilisierung der Nierenfunktionen

Methodenauswahl

- Ernährungsanpassung.
- Für die Konstitutionstherapie eignet sich eine Tropfenmischung aus pflanzlichen und potenzierten Bestandteilen. Dort können auch symptomorientierte Mittel beigemischt werden. Dies wird durch eine Teemischung unterstützt, durch die gleichzeitig die Trinkmenge erhöht wird.
- Substitution fehlender Nähr- und Funktionsstoffe, auch durch Injektionen bzw. Infusionen.

Beachte: Trotz der Stauungssituation sind in diesem Fall sämtliche blutentziehenden Maßnahmen absolut kontraindiziert!

Primäres Therapiekonzept

Tropfenmischung	Teemischung
Chininum arsenicosum D6 dil. Ceanothus D2 Natr. muriat. D6 Spartiol Tr. aa 20 ml Abrotanum ø 50 ml M. f. dil. DS: 3 x tgl. 30 Tr. vdE.	Urticae Hb. Solidaginis virg. Hb. aa ad 100.0 M. f. spec. DS: 3 Tassen täglich als Aufguss
Kapseln	**Injektion**
Ferro-Folgamma Kapseln N3 DS: 3 x tgl. 1 Kapsel	1 x wöchentlich eine intramuskuläre Injektion einer Mischung aus Vit. B12 (Fa. Lichtenstein) und Folsäure Injektopas (Fa. Pascoe). Insgesamt 10 Injektionen

Folgerezepturen (Beispiele)		
Chininum arsenic. D6 dil. 20 ml Urtica ø Spartiol Tr. Mischung 275 Nestmann aa 50 ml M. f. dil. DS: 3 x tgl. 25 Tr. vdE.	Ferrodona Tr. Pekana 50 ml Spartiol Tr. 50 ml Mischung 275 Nestmann 50 ml M. f. dil. DS: 3 x tgl. 25 Tr. vdE.	Adonis Komplex Nestmann Crataegus ø aa 20 ml Linaria ø Abrotanum ø aa 30 ml M. f. dil. DS: 3 x tgl. 25 Tr. vdE.

Fall 5: **Mädchen, geb. 2000** (bei Erstkonsultation 12 Jahre)

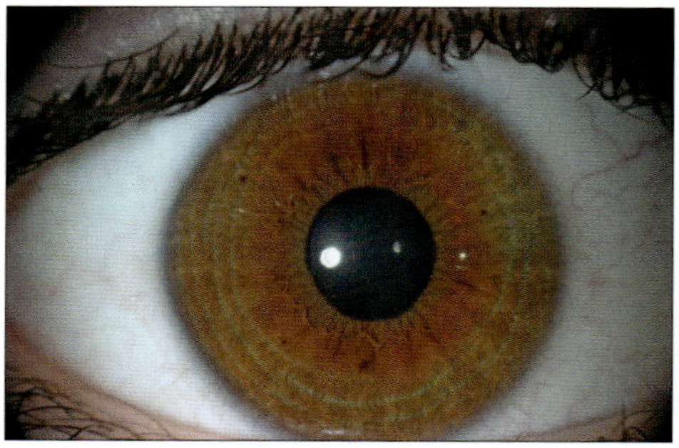

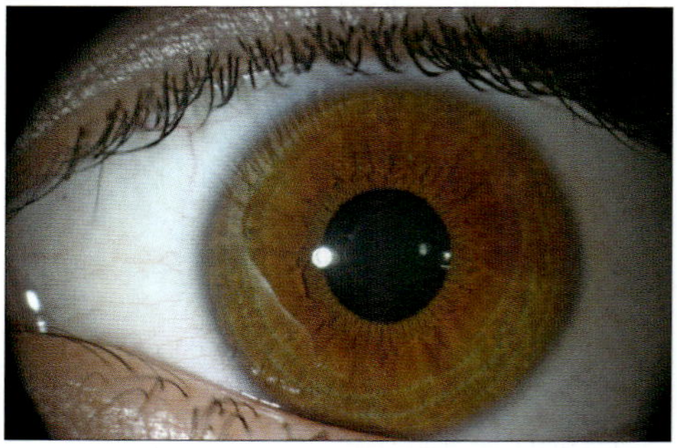

Zeichen / Symptom	Interpretation
Schlank und tonisch	Hinweis auf sanguinisches Temperament
Blasse Gesichtsfarbe	Unwohlsein, Wärmemangel, evtl. Anämie
Etwas verzweifelter, genervter Gesichtsausdruck	Hohes Leidensempfinden

Aktuelle Beschwerden	
Häufig rezidivierende krampfartige Schmerzen im Abdomen Wechselnde Lokalisation	Stark hyperkinetischer Darm durch übersteigertes Hitzeprinzip (GG-Schärfen) Funktionelles Geschehen, mit großer Wahrscheinlichkeit kein Ulkus oä
Spastische Schmerzen im Enddarm beim Stuhlgang, hat das Gefühl "nicht fertig zu sein" (mit der Defäkation)	Stark hyperkinetischer Darm durch übersteigertes Hitzeprinzip (GG-Schärfen)
Rasch nach dem Essen Auftreibung des Bauches, Gase gehen nicht ab	Defizitäre Coctio → kalter Schleim im Darm
Rezidivierende Infekte mit Tonsillitis	Hinweis auf Skrofulose Zusammenhang mit Darmsymptomatik wahrscheinlich (GALT)

Körperliche Untersuchung	
Palpation: Die Patientin kann die Bauchdecke nicht locker lassen, spastische Darmschlingen tastbar	Hyperkinese durch übersteigertes Hitzeprinzip (GG-Schärfen)
Perkussion Abdomen: Tympanischer Klopfschall fast im ganzen Abdomen	Meteorismus
Auskultation überflüssig, da die hyperkinetischen Darmgeräusche auch ohne Stethoskop gut hörbar sind	Hyperkinese durch übersteigertes Hitzeprinzip (GG-Schärfen)

Zunge	
Schmale, zitternde Zunge ohne Zahneindrücke	Wenig Feuchtigkeit
Dünner weißer Belag	keine Aussage
Zungenrand gerötet Rote Pünktchen an der Zungenspitze	Hitzezeichen
Zungengrundvenen unauffällig	keine Aussage

Puls	
Beschleunigt, mit sehr dynamischer aber schmaler (saitenförmiger) Pulswelle	Gelbgalliger Zustand
Breite und Höhe der Pulswelle unauffällig	Normales Feuchtigkeitsprinzip
Pulswelle kaum unterdrückbar	Gute Resistenz

Vorgeschichte	
Mutter berichtet, dass die Patientin schon als Säugling häufig Bauchschmerzen hatte und viel schrie	Milchunverträglichkeit? Erethische Bauchskrofulose?
Viele Schulausfälle wegen Bauchschmerzen	
Die Symptomatik verstärkt sich durch psychischen Druck (zB. Prüfungen) Da sie in einer Prüfungsphase ist, hat sie derzeit starke Beschwerden	

Augendiagnose	
Konstitutionelle Elemente: – Oxygenoid – Atonisch-asthenisch – Spasmophile Diathese – Auf sanguinogener Basis	 Stark ausgeprägte Wärmeprinzip, dabei latenter Mangel an Energiereserven Adaptionsschwäche an wechselnde exogene Bedingungen Hyperkinetische bis spastische Zustände in jeder Muskulatur, aber auch psychische Verkrampfung Grundsätzlich gut ausgeprägtes Wärmeprinzip
Weitere relevante Zeichen: – Dezent aufgehellte Krausenzone – Sehr plastische Schnurkrause – Zick-Zack-Krause	 Hyperkinetisches Verdauungssystem Selektionsschwäche bzgl. exogenen Reizen und Stoffen Hyperkinetik / spasmophile Diathese im Verdauungstrakt

Zusammenfassung

Die gesamte Symptomatik wird durch die spasmophile Diathese geprägt, deren humorale Basis ein gelbgalliges Übergewicht ist.

Die atonisch-asthenische Konstitution lässt erkennen, dass hier die Energie für die symptomfreie Adaption an exogene Störfaktoren und ggf. deren Überwindung fehlt. Es besteht daher einerseits eine cholerisch geprägte Situation, aber andererseits Wärmemangel[47].

Auch die oxygenoide Konstitution ist für das pathologisch gesteigerte Wärmeprinzip verantwortlich.

Therapieziele

- Stabilisierung der Wärmeprinzipien (oxygenoider Konstitution)
- Stimulation der physiologischen Wärme, ohne die spasmophile Diathese zu verstärken
- Anregung der Elimination gelbgalliger Säfte
- Stabilisierung der Lymphfunktionen
  Stabilisierung des Mikrobioms

Methodenauswahl

- Für die Konstitutionstherapie eignet sich eine Tropfenmischung aus pflanzlichen und potenzierten Bestandteilen. Dort können auch symptomorientierte Mittel beigemischt werden.
- Antispasmodische Zäpfchen für akute Schmerzzustände.
- Aufbauende und stabilisierende Arzneimittel für die Symbiontenflora.
- Wenn sich die Darmsymptomatik beruhigt hat: Potenziertes Eigenblut zur Stabilisierung des Lymphsystems (Infektanfälligkeit).

47 Hier anzuwendender Lehrsatz: Mangelnde physiologische Wärme kann nicht durch gelbgallige Schärfen kompensiert werden.

Primäres Therapiekonzept

Asa foetida D6 dil. Nux vomica D6 Scrophularia ø aa 20 ml Millefolium ø 40 ml M. f. dil. DS: 3 x tgl 10 Tr. vdE.	Pro-Symbioflor Tr. 50.0 DS: 3 x tgl. 5 Tr. ndE. 1 Flasche, danach: Symbioflor 1 Tr. 50.0 DS: 3 x tgl. 5 Tr. ndE. über vier Wochen, danach: Innovall AAD OP Wie auf Beipackzettel beschrieben
Spascupreel Supp. N2 DS: Bei Bedarf 1 Zäpfchen	Feucht-warme Schafgarbenwickel auf den Bauch

Folgerezepturen (Beispiele):		
Calamus Kpl. Nestmann Kalium jodat. D6 Scrophularia ø aa 20 ml Millefolium ø 40 ml M. f. dil. DS: 3 x tgl 10 Tr. vdE.	Sabadilla Kpl. Nestmann 50ml Colocynthis D4 20 ml Abrotanum ø 30 ml M. f. dil. DS: 3 x tgl 10 Tr. vdE.	**Teemischung:** Millefolii Hb. Anserina Hb. Melissae Fol. aa ad 100.0 M. f. spec. DS: 2–3 Tassen tgl. als Infus

In akuten Fällen können pro Tasse Tee 10 Tabletten Magn. phosph. D6 aufgelöst und mit dem Tee getrunken werden.

KAPITEL 13

TECHNIK UND GERÄTE FÜR DIE AUGENDIAGNOSTIK

Die einfachste Möglichkeit der Irisbetrachtung ist die Arbeit mit einer Lupe und einer LED-Taschenlampe. Auf dem Markt sind auch spezielle Augendiagnose-Lupen, in deren Gehäuse eine Lichtquelle eingebaut ist (z. B. Fa. Trittel, Fa. Methatec[48]). Damit kann man wichtige Informationen über die konstitutionelle Situation bekommen, kleine Details sind aber nicht zu erkennen. Die Lupe bewährt sich bei Hausbesuchen und bei kleinen Kindern, die am Irismikroskop noch nicht stillhalten können.

Die Lupe sollte 4 bis 10-fache Vergrößerung haben und optisch hochwertig sein. Dies kann man leicht überprüfen, indem man mit der Lupe senkrecht auf ein kariert bedrucktes Rechenpapier schaut. Eine qualitativ gute Lupe macht auch im Randbereich keine Verzerrungen der Karo-Linien.

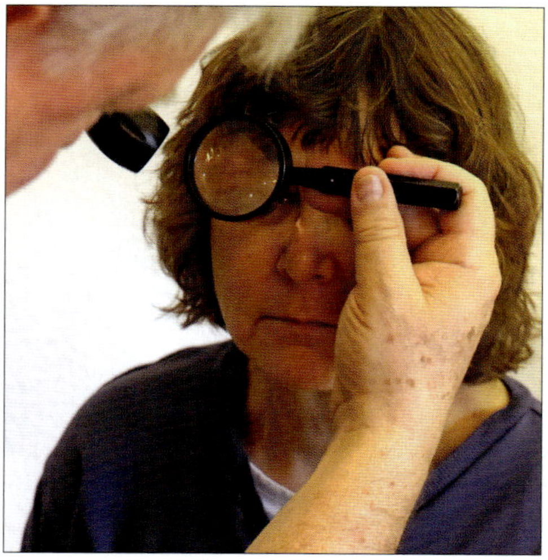

Lupe

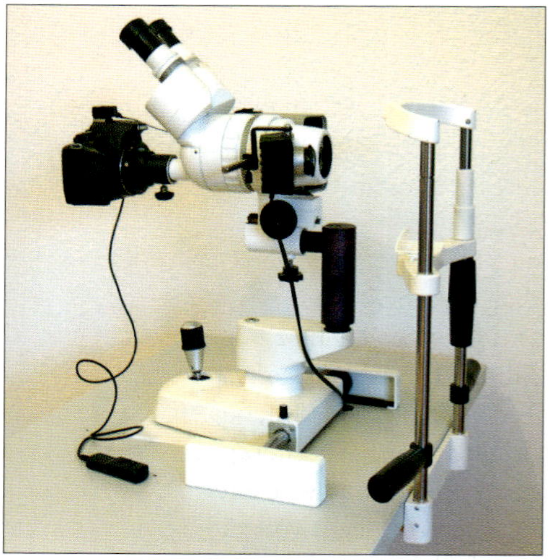

Irismikroskop

48 Die Anschriften aller hier genannten Firmen finden Sie in Kap. 15

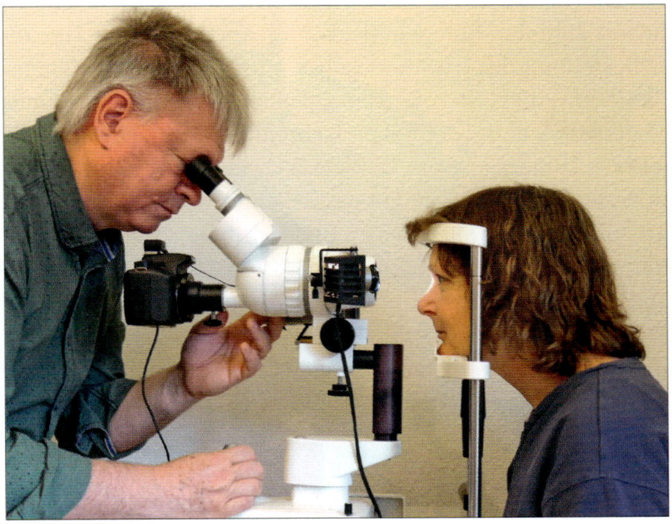

Um professionell augendiagnostisch arbeiten zu können, ist die Anschaffung eines Irismikroskopes unverzichtbar. Nur mit einem solchen Gerät sieht man das *lebendige* Auge bzw. die Iris vergrößert und *dreidimensional*. Damit sind zum einen die Bewegungen des Auges und der Pupille (Hippus) sichtbar und zum anderen die iridologischen Zeichen in der dritten Dimension, also z. B. Schwellungszeichen, die sich dem Betrachter entgegen wölben oder Absenkungen wie z. B. eine Trichterkrause, Schüsseliris oder aufgewölbte Iris – wichtige Hinweise für veränderte Tonuszustände im Organismus. Solche Zeichen sind in einem zweidimensionalen Foto nicht oder nur mit sehr viel Erfahrung zu erkennen. Auch klärt sich am Irismikroskop z. B. sofort die Frage, ob es sich bei einem kleinen schwarzen Punkt um eine Krypte oder einen Pigmentfleck handelt.

Ich rate dringend zu einem Irismikroskop mit drei Strahlengängen (Trinokular), das mit einer digitalen Spiegelreflexkamera bestückt ist. Mit dieser Konfiguration kann man direkt bei der Untersuchung gestochen scharfe Bilder machen, die der Dokumentation dienen und die Möglichkeit bieten, später in aller Ruhe die iridologische Analyse zu machen bzw. zu überprüfen. Darüber hinaus kann man dem Patienten die Augenbilder sofort (nach dem Herunterladen von der Kamera) auf einem Monitor oder Notebook zeigen und das Patientengespräch bzgl. der Diagnostik und des Therapiekonzeptes anhand dieser Bilder führen. Diese Vorgehensweise hat sich in meiner Praxis ausgesprochen gut bewährt, denn neben der Faszination, das eigene Auge in Vergrößerung zu sehen, erlebt der Patient, dass die Aussagen des Therapeuten einen konkreten diagnostischen Hintergrund haben und nicht seiner Phantasie entspringen. Dieser Effekt tritt auch dann auf, wenn der Patient die Erklärungen nicht vollständig versteht bzw. im Gedächtnis behalten kann.

Für Irismikroskope mit den beschriebenen Merkmalen muss ein Anschaffungspreis zwischen € 2.500,– und € 3.000,– kalkuliert werden, abhängig von der Mechanik der Bedienungselemente, der Kamera und dem Hubtisch (manuell oder elektrisch). Es können die handelsüblichen digitalen Spiegelreflexkameras nahezu aller Hersteller verwendet werden. Bei der Bestellung des Irismikroskopes muss nur der zur Kamera passende Anschlussadapter bestellt werden. So kann man ggf. auch eine bereits vorhandene Kamera für die Irisfotografie verwenden. Bei der hohen Lichtempfindlichkeit (einstellbarer ISO-Wert) heutiger Spiegelreflexkameras ist ein Blitzgerät zwar nicht notwendig, kann aber aufgrund der damit verbundenen extrem kurzen Belichtungszeit die Bildschärfe verbessern.

Unbedingt zu empfehlen ist auch der im Bild sichtbare Kabel-Fernauslöser. Man kann ihn bei der Scharfstellung des Mikroskopes in der Hand halten und die Kamera auslösen, ohne dort nach dem Auslöse-Knopf suchen zu müssen. Damit vermeidet man auch Erschütterungen der Kamera, was zum Verwackeln des Bildes führen kann, weil auch kleine Vibrationen durch das Mikroskop in gleichem Maß vergrößert werden, wie das gesamte Bild. Irismikroskope mit einem guten Preis-Leistungs-Verhältnis vertreibt die Fa. Augenmikroskope Trittel.

Kompaktkameras, bei denen das Objektiv fest montiert ist, sind für den Anschluss an ein Irismikroskop nicht geeignet. Aber mit einigen dieser Kameras können bei guter Beleuchtung (zB. LED-Taschenlampe von der Seite) direkt recht gute Bilder der Augen gemacht werden.

Fotos der Iriden haben – auch bei optimaler Qualität – die oben genannten Nachteile und sind daher als *alleinige* technische Basis in der irisdiagnostischen Praxis nicht ausreichend.

Ungeachtet dieser Tatsache, werden im Handel diverse Geräte angeboten, mit denen qualitativ hochwertige Bilder der Augen gemacht werden können.

Neben relativ teuren Geräten, deren Basis eine Spiegelreflex-Kamera mit extremem Makroobjektiv ist, gibt es handliche Geräte auf der Basis eines digitalen Mikroskops. Ein solches Gerät wird direkt über dem Auge aufgesetzt und ist mit LED-Lichtquellen bestückt. Auf einem angeschlossenen PC oder Notebook können damit Bilder des Auges erstellt werden, deren Qualität recht gut ist. Beispiel für ein solches Gerät ist das Dino-Lite Iri-Scope, das in Deutschland ua. von der Fa. Methatec vertrieben wird (ca. € 600,–).

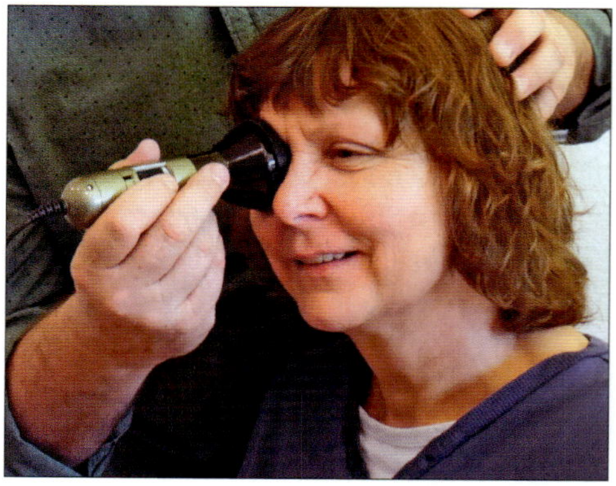

Zu diesem Gerät gibt es auch einen sehr praktischen Fußschalter zum Auslösen des Bildes (funktioniert nur unter Windows und Mac, für Linux gibt es keinen Treiber). So hat man beide Hände frei für die Bedienung des Gerätes. Eine Software für Windows- und Mac-Systeme wird mitgeliefert.

Auch wenn der Hersteller des Dino-Lite IriScope es nicht angibt: Unter Linux* funktioniert das Gerät problemlos mit den im System vorhandenen Standardtreibern mit einer Bildqualität, die meine Erwartungen deutlich übertroffen hat.

Dieses Gerät eignet sich v. a. für den mobilen Einsatz bei Hausbesuchen. Ich benutze ein Dino-Lite IriScope um bei Seminaren und Vorträgen Bilder der Augen der TeilnehmerInnen zu machen (wenn ich kein Irismikroskop zur Verfügung habe).

Die beiden folgenden Bilder wurden mit dem Dino-Lite IriScope gemacht. Außer der Veränderung des Bildausschnittes wurden keine Korrekturen vorgenommen.

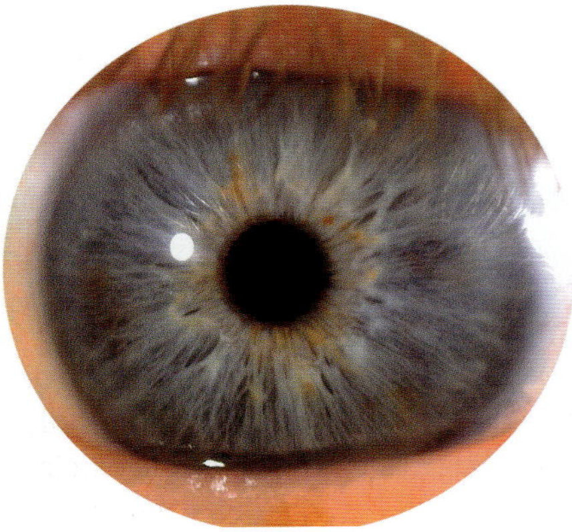

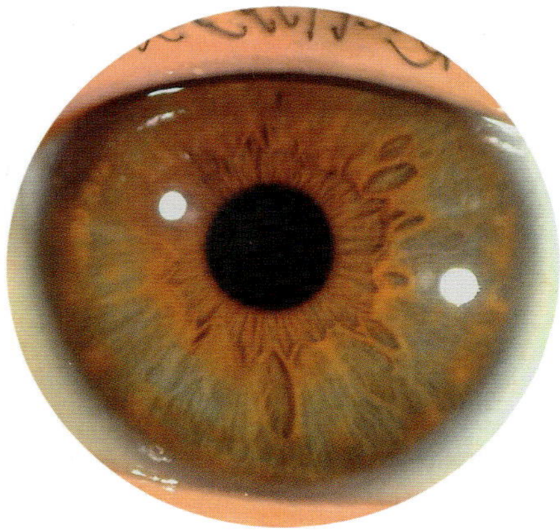

* Getestet unter LinuxMint 8.1.
Für Linux-Anwender empfehle ich für die Bildaufnahme das Programm cheese. Für die Bildwiedergabe eignet sich Gwenview oder Showfoto. Mit letzterem Programm kann man sehr leicht über die Anpassung der Gamma-Werte die Helligkeit des Bildes optimieren, ohne die Farben zu verändern. Alle Programme sind (soweit sie nicht ohnehin standardmäßig installiert sind) über die Paketverwaltung der jeweiligen Distribution kostenlos installierbar (wie fast jede Linux-Software…;-)

KAPITEL 14

WICHTIGE LEHRSÄTZE

Hier folgt die Zusammenstellung einiger wichtiger Lehrsätze der Humoralmedizin bzw. TEN. Sie alle haben einen Bezug zu den in diesem Buch behandelten pathophysiologischen Aspekten.

- Fehlende physiologische Wärme kann nicht durch gelbgallige Schärfen kompensiert werden. (Schärfen sind immer pathogen.)
- Die physiologische Wärme des Blutes ist der wichtigste Herz- und Gefäß-dynamisierende Faktor.
- Wirkung von Schärfen auf das Gefäßsystem:
  - Cholerische Schärfen tonisieren das arterielle System, evtl. bis zum Spasmus
  - Melancholische Schärfen detonisieren das venöse und lymphatische System
  - Schärfen jeder Qualität bedingen Tonusverlust im Venen- und Lymphsystem
- Alle Säfte entstehen im Bauchraum und kehren zum Bauchraum zurück.
- Nur bewegte Säfte können ihre physiologischen Aufgaben erfüllen. Jede Stagnation des Säfteflusses (kongestiv oder plethorisch) ist pathogen.
- Ohne Moos nix los: Trivialökonomische Allegorie der Erkenntnis, dass ein Defizit an physiologischem Phlegma funktionelle Hypokinesie in assoziierten Bereichen bedingt.
- «Die Leber führt der Niere das Wasser zu». Die Leber hat die physiologische Aufgabe, nierenpflichtige Ausscheidungssäfte so zu metabolisieren, dass sie über die Nieren eliminiert werden können (Konsensus Leber ↔ Nieren).
- «Im Feuer des Fiebers verbrennen die Krankheitsgifte».
  Modern adaptiert bedeutet dies: Das gesteigerte Wärmeprinzip bei Fieber und akuter Entzündung überwindet pathogene Faktoren und erreicht die Löschung krankheitsspezifischer Informationen.
- Die zentralen Zeichen im Auge haben zentrale Bedeutung für die Therapie. Das bezieht sich v. a. auf alle Zeichen in der Krausenzone. Diese zeigen sehr häufig die kausalen pathophysiologischen Hintergründe für Zeichen, die außerhalb der Krause zu sehen sind

KAPITEL 15

KONSTITUTIONSMEDIZINISCHE INSTITUTIONEN

(ALLE ADRESSEN IM ANHANG)

15.1 **Owlseye Konsultationsservice**
Humoralmedizinische Irisdiagnostik
www.owlseye.eu

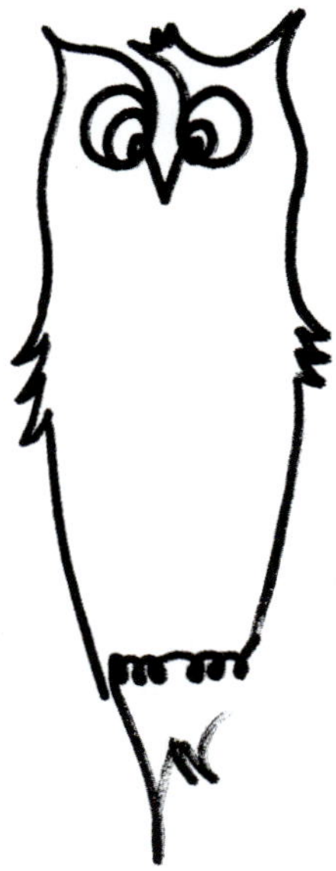

Das Auge der Eule
Die Eule als Sinnbild der Einsicht und das Auge als Spiegel der Seele und der innerlichen Abläufe im Menschen.

Um auch den Kolleginnen und Kollegen, die (noch) nicht selbst augendiagnostisch praktizieren, die Möglichkeit zu geben, mit ihren Patientinnen und Patienten auf die in diesem Buch dargestellte Weise konstitutionstherapeutisch zu arbeiten, wurde der Owlseye Konsultationsservice ins Leben gerufen.

Er entstand in Kooperation zwischen sehr kompetenten, diplomierten Kolleg/innen im Raum Basel und dem Autor dieses Buches.

Nach Einsendung von Augenbildern eines Patienten und eines anamnestischen Fragebogens[49], in dem die relevanten Punkte der aktuellen Krankheitssituation erfasst werden, erfolgt die Analyse, die schriftlich verfasst wird und einen Vorschlag für ein konstitutionstherapeutisches Konzept enthält. Meist erfolgt dies in Form einer Individualrezeptur aus den in diesem Buch aufgeführten Arzneimitteln sowie diätetischen Hinweisen. Diesen Therapievorschlag kann der Einsender mit der von ihr / ihm vorgesehenen symptomori-

49 Der Fragebogen kann auf der Webseite www.owlseye.eu heruntergeladen werden.

entierten Behandlung der aktuellen Situation kombinieren. Der Owlseye Konsultationsservice liefert also quasi die im Buch beschriebene konstitutionelle Säule der Therapie.

Unser Service kann auch von Kolleginnen und Kollegen genutzt werden, die in augendiagnostischer Ausbildung sind bzw. eine fachlich solide Zweitmeinung zu einem ihrer Patientenfälle wünschen. Auch dazu werden die Augenbilder mit dem Fragebogen sowie bereits vorhandene Therapie-Ideen an Owlseye übermittelt. Nach wenigen Tagen schicken wir dann unser Ergebnis zurück.

Alle Iris-Analysen und Therapievorschläge sind garantiert von einem unserer erfahrenen Augendiagnostiker/innen mit konstitutionsmedizinischer Ausbildung verfasst und geprüft.

Bei Bedarf können die Analysen und Therapievorschläge auch in Englischer Sprache geliefert werden.

Unser Konsulationsservice kann von Heilpraktiker/innen und Ärzt/innen genutzt werden. Die direkte Beratung von Patient/innen durch uns ist gesetzlich nicht erlaubt und auch nicht möglich. Aus diesem Grund ist eine kostenfreie Registrierung bei Owlseye notwendig, um den Therapeuten- bzw. Ausbildungs-Status zu belegen.

Aktuelle Detailinformationen, den Fragebogen sowie Tipps zur Anfertigung von Augenbildern finden Sie unter www.owlseye.eu.

15.2 Humores Seminare GmbH
www.humores.org

Wie der Name schon vermuten lässt, sind die Humores-Seminare eine Aus- und Weiterbildungsinstitution für Traditionelle Europäische Naturheilkunde. Außer der in diesem Buch beschriebenen konstitutionsorientierten Augendiagnose werden dort die authentischen Basiselemente der TEN vermittelt: Elementen-, Qualitäten- und Säftelehre, humorale Physiologie und Pathophysiologie, humorale Diagnostik, Arzneitherapie (Pflanzen und potenzierte Mittel), Ab- und Ausleitungsmethoden sowie weitere TEN-spezifische Themen.

Referentin und Referenten der Humores-Seminare sind:

- Chrischta Ganz *www.chrischtaganz.ch*
- Christian Raimann *www.ch-raimann.ch*
- Jim Müller *www.naturheilkunde-winterthur.ch*
- Friedemann Garvelmann

Alle diese Referent/innen verfügen über jahrzehntelange Erfahrung in der Arbeit mit der TEN in ihren eigenen Praxen. Wir wissen, wovon wir sprechen!

Unser Ziel ist es, Kolleginnen und Kollegen den Weg in die faszinierende und sehr erfolgreiche Welt der TEN zu zeigen und sie auf diesem Weg eine Zeitlang zu begleiten – und das zu ausgesprochen fairen Kursgebühren.

Unsere Kursorte sind: CH-5330 Bad Zurzach, das direkt an der deutsch-schweizerischen Grenze liegt, hier finden die meisten Seminare statt, CH-8400 Winterthur und in der freien Natur bei Heilkräuter-Exkursionen.

GLOSSAR

Angioneurotisches Ödem	Schnell auftretendes, schmerzloses, aber manchmal juckendes Ödem auf umschriebenen Hautzonen. Pathophysiologischer Hintergrund sind Störungen in der vegetativen Regulation der Gefäßdynamik mit Permeabilitäts-Zunahme. Hinweis auf allergische Diathese. Wird in der konventionellen Medizin als Quinke-Ödem bezeichnet
Antagonismus	Reaktionsweise oder Wirkung, die im Widerspruch oder in Gegenläufigkeit zu einer anderen Reaktionsweise steht (Gegenteilige Aspekte: vgl. Konsensus, Synergismus)
antiskrofulös	Der Skrofulose entgegen wirkend (Maßnahme oder Arzneimittel)
Antispasmodikum, pl.: Antispasmodika	Krampflösendes Arzneimittel
Assimilation	Prozess, mit dem etwas Fremdes (Stoffliches oder Energetisches) für den Organismus verfügbar bzw. verwertbar gemacht wird
Asthenie	Defizit der Sthenie – siehe dort
Atrophie	Abbau, Reduzierung von Gewebe
Attraktion	‹Dienende Kraft›, mit der das Gewebe notwendige Säfte anzieht
Ausleitung	Therapieverfahren, bei dem durch unterschiedliche Methoden der Hautperforation künstliche Öffnungen zwecks kompensatorischer Ersatzausscheidung eliminationspflichtiger Metaboliten, Säfte und Schärfen erzeugt werden. Beispiele: Blutiges Schröpfen, Blutegeltherapie, Cantharidenpflaster
Bakteriom	Sammelbegriff für die bakteriellen Symbionten auf einer Schleimhaut, bes. der Darmschleimhaut. Der Begriff bringt zum Ausdruck, dass das Bakteriom aufgrund seiner vielfältigen funktionellen Wechselbeziehungen mit dem Gesamtorganismus inzwischen als Organ gesehen wird
Blepharitis	Entzündung der Lidränder mit Rötung, Schwellung, Schleim- und Borkenbildung. Ist stets als Manifestation einer Skrofulose zu interpretieren
bradytroph	Unzureichende Ernährung eines Gewebes
Chlorose	Anämischer Zustand, der durch extreme Blässe der Haut geprägt ist. Defizit des Sanguisprinzips

Cholagogum, pl.: Cholagoga	Heilmittel mit eliminativer Wirkung auf das Leber-Galle-System
Cholekinetikum, pl.: Cholekinetika	Gallenflussförderndes Arzneimittel
Choleretikum, pl.: Choleretika	Arzneimittel mit fördernder Wirkung auf die Gallenproduktion
Coctio **Kochung**	‹Dienende Kraft›, bzw. der Prozess, in dem durch Einfluss der physiologischen Wärme die stets kalte Nahrung schrittweise den humoralen Qualitäten des Organismus angeglichen wird
Diaphoretikum, pl.: Diaphoretika	Arzneimittelmittel, das durch Aktivierung der Schweißbildung die Elimination von Überschusssäften und Schärfen über die Haut fördert
Diät, Diätetik	Lehre von einer Lebensführung, die den individuellen Gegebenheiten angemessen und förderlich ist. Dazu gehört u. a. auch die Ernährung
Diathese	Biologisch unsinnige Reaktionsweise des Organismus auf geringfügige Reize, die immer in ähnlicher Weise auftritt. Basis einer Diathese ist immer die Konstitution. Beispiele: Allergische Diathese, spasmophile Diathese, azide Diathese
Dilatation	Erweiterung eines Hohlorgans, entweder pathologisch oder (aktiv) zu therapeutischen Zwecken
Dissimilation	Abbau bzw. Verbrauch der durch Assimilation gewonnenen Stoffe im Rahmen des Gewebestoffwechsels
Divertikel **Divertikulose**	Krankhafte Aussackung der Wand eines Hohlorgans (meist Darm oder Speiseröhre) infolge Gewebeschwäche. Das gehäufte Auftreten von Divertikeln wird als Divertikulose bezeichnet. D. ist ein konstitutionelles Merkmal der mechanischen Bindegewebeschwäche
Dyskrasie	Fehlerhaftes Mischungsverhältnis der vier Kardinalsäfte der Humoralmedizin. (vgl. Kakochymie)
Dyspepsie	Fehlerhafter Verdauungsprozess im Magen-Darm-Trakt, Unfähigkeit der Coctio bzw. Assimilation der Nahrung
Dysplasie	Fehlbildung eines Gewebes bzw. Organs
Effizienz	Grad der Wirksamkeit einer Aktion
Elimination	Ausscheidung von überschüssigen bzw. schädlichen Substanzen aus dem Organismus. E. kann über die physiologischen Ausscheidungsorgane oder mittels Ersatzausscheidungen erfolgen
Emmenagogum, pl.: Emmenagoga	Menstruationsanregendes bzw. -förderndes Heilmittel
endogen	Im Organismus selbst entstehend (vgl. exogen)
Epigenetik	Individuelle Modifizierung der genetischen Bedingungen aufgrund diverser Einflüsse und Reize. Epigenetische Modifikationen wurden früher als ‹phänotypisch› bezeichnet

erethisch	Reaktionsweise oder Krankheit mit erhöhter Dynamik, aber mit biologisch unsinnigen Mustern, die nicht zur Heilung führen können
Eröffnende Wirkung	Therapeutische Wirkung, die in einem Gewebe bzw. Organ stagnierende Säfte in Bewegung bringt, eine wichtige Voraussetzung für physiologische Gewebefunktionen
Ersatzausscheidung **Kompensatorische Ausscheidung**	Prozess der Elimination von pathogenen Säften, meist über Haut und/oder Schleimhäute, wenn diese konstitutionell oder krankheitsbedingt nicht über die physiologischen Ausscheidungsorgane eliminiert werden können
exogen	Auslösen einer Reaktion durch einen Reiz, der von außen auf den Körper einwirkt (vgl. endogen)
Fissur	Gewebeeinriss, meist am After oder in anderen Übergangszonen zwischen Haut und Schleimhaut
Fließgleichgewicht	Ein den aktuellen Gegebenheiten entsprechendes Gleichgewicht im Säftehaushalt des Organismus
Focaltoxikosen	Stark pathogene Bedeutung eines Focus
Focus / Fokus **pl.: Foci / Fokusse**	Syn.: Störfeld. Krankhaft verändertes Gewebe (meist chronische Entzündung), das selbst symptomatisch unauffällig ist, aber pathologische Prozesse in anderen Körperregionen auslöst. Häufige Foci: Zahnwurzelentzündung, Kieferostitis, chronische Tonsillitis, Dysbakterie des Darmes
Galenik	Zubereitungs- bzw. Darreichungsform eines Arzneimittels
GALT	gut associated lymphoid tissue Dem Darm zugeordnetes Lymphgewebe (vgl. MALT)
Genotyp	Sammelbegriff für die genetisch vererbten Merkmale eines Lebewesens
hämostyptisch	blutungsstillend
Hepato-renales Syndrom	Krankheitszustand, bei dem die konsensuellen Beziehungen zwischen dem Leber-Galle-System und den Nieren gestört sind
Hydrämie	Pathophysiologischer Zustand der Blutflüssigkeit mit übermäßiger kalter Feuchtigkeit, woraus defizitäre Blutqualität mit Ernährungsstörungen und Stagnation resultiert
Hyperästhesie	Gesteigerte Schmerzwahrnehmung
Hyperazidität	Übersäuerung – meist auf den Magen bezogen
Hyperkinese	Über das physiologische Mass gesteigerte Dynamik eines Gewebes/Organs aufgrund übersteigertem Wärmeprinzip
Hypertrophie	Strukturelle Gewebevergrößerung aufgrund übermäßiger, stagnierender Feuchtigkeit
Hypoazidität	Untersäuerung – meist auf den Magen bezogen
Hypokinese	Unter das physiologische Maß reduzierte Dynamik eines Gewebes/Organs aufgrund defizitärem Wärmeprinzip
Hypotrophie	Struktureller Gewebeabbau aufgrund defizitärer physiologischer Feuchtigkeit

Insuffizienz	Reduzierte Leistungsfähigkeit eines Gewebes bzw. Organs
Interstitium	Bindegewebsraum zwischen den einzelnen Zellen. Hier laufen sämtliche Funktionen der Ver- und Entsorgung, Regulation und Abwehr ab. «System der Grundregulation» nach Pischinger
Irritabilität	Fähigkeit der Reizbeantwortung
Kakochymie	Verunreinigung der Kardinalsäfte der Humoralmedizin mit Schärfen. (Ist zu differenzieren von Dyskrasie)
Klärstrom	Sammelbegriff für die Fließsysteme, die überschüssige oder schädliche Säfte aus dem Gewebe entfernen
Kompensatorische Ausscheidung	Siehe Ersatzausscheidung
Komplexhomöopathie, komplexhomöopathisch	Synergistische Kombination mehrerer potenzierter Einzelmittel
Kongestion	Pathologisch übersteigerter aktiver Blutzudrang in das Kapillarsystem eines Gewebes bzw. Organs, bedingt durch verstärkte arterielle Gefäßdynamik (vgl. Plethora). Humoralmedizinische Pathophysiologie: Übermäßiges Wärmeprinzip bzw. cholerische Schärfen
Konsensus, konsensuell	Zielgerichtete, gleichsinnige Zusammenarbeit verschiedener Elemente zwecks Bereitstellung einer Funktionalität im Interesse des Gesamtorganismus
Konstitution	Fachterminus für genetisch determinierte, aber epigenetisch individualisierte systemische Reaktionsmuster, sowohl bei Krankheit, als auch im gesunden Zustand. Die Konstitution prägt die Adaptionsfähigkeit und Stabilität bzw. Labilität des Organismus gegenüber pathogenen Reizen, ist für organische Schwachstellen verantwortlich und stellt den gemeinsamen ‹roten Faden› in der Pathophysiologie der unterschiedlichen Krankheiten im Laufe des Lebens dar. Die Konstitution ist während des gesamten Lebens modifizierbar
Konstitutionsdiagnostik	Diagnostische Maßnahmen, die der Analyse der individuellen konstitutionellen Situation dienen. Die wichtigste konstitutionsdiagnostische Methode ist die Augen- bzw. Irisdiagnostik
Konstitutionstherapie	Eine therapeutische Maßnahme, die auf die Stabilisierung und Verbesserung der konstitutionellen Situation abzielt. Dies kann mit diätetischer Anpassung, Arzneimitteln und/oder nicht-medikamentösen Methoden erfolgen. Basis der Konstitutionstherapie ist die Konstitutionsdiagnose
Kristallose	Neigung zur Kristallisation von in Körperflüssigkeiten gelösten Salzen. Humoralmedizinisches Trockenheits-Symptom
Kybernetik / Systemkybernetik	Wissenschaft, die der Erforschung vernetzter (nicht-linearer) Wechselbeziehungen in offenen und geschlossener Systemen, deren Funktions- und Reaktionsmuster und der zugrunde liegenden Gesetzmäßigkeiten der Energetik, Steuerung und Regulation dient

Leaky gut syndrome (LGS)	Pathophysiologischer Zustand der Darmschleimhaut mit erhöhter Permeabilität in beide Richtungen. Beim LGS kann im Sinne einer Ersatzausscheidung vermehrt Feuchtigkeit und Schärfen ins Darmlumen angegeben werden, die dann als weicher, wässriger Stuhl ausgeschieden werden. In der umgekehrten Richtung wird beim LGS unvollständig assimilierte Nahrung, aber auch diverse Antigene resorbiert, was zur chronischer Belastung des GALT und der Leber, mit entsprechenden Folgeerscheinungen führt. Ein LGS ist ausnahmslos mit einem pathologisch veränderten intestinalen Bakteriom (siehe dort) verknüpft
Lymphatismus	Konstitutionelle Situation, bei der ein humorales Übergewicht der kalten und feuchten Qualitäten des Phlegmas vorliegt. Dies zeigt sich in Form von Krankheiten, die auf Überlastung des Lymphsystems beruhen. L. ist die konstitutionelle Vorstufe der Skrofulose (siehe dort)
Menier'sches Syndrom	Häufig rezidivierende Erkrankung des Innenohrs mit massiven Schwindelattacken, Übelkeit und Brechreiz
Mesenchym	In naturheilkundlicher Terminologie: Abwehraktives Gewebe. Wird auch als Synonym für Interstitium verwendet
Metaboliten	Ausscheidungspflichtige Stoffwechsel-Endprodukte. In der Humoralmedizin Überschusssäfte und Schärfen
Metamorphose	Der Begriff wird in der Humoralmedizin für die qualitative Angleichung körperfremder Stoffe an die Qualitäten des betreffenden Organismus im Prozess der Coctio verwendet. Ziel der M. ist das qualitative ‹Identisch-Werden› körperfremder Stoffe mit den stofflichen und funktionellen Aspekten des Organismus
Meteorismus	Pathologische Gasbildung und -ansammlung im Darm
Milieu	Sammelbegriff für den Zustand eines Gewebes oder einer Körperregion als Voraussetzung für dessen Funktionsfähigkeit. Nach dem Verständnis der Humoralmedizin wird das Milieu durch die Qualität der Säfte geprägt. Ein optimales Milieu ist beispielsweise Voraussetzung für die morphologische und funktionelle Stabilität der Symbiontenfloren der Schleimhäute
Monografie	Beschreibung der Wirkungs- und Anwendungsbereiche eines Heilmittels (Hier: Pflanze oder potenziert verwendetes Mittel)
Nährstrom	Sammelbegriff für den Zustrom ernährender Säfte in die Gewebe
Nervinum, pl.: Nervina	Nervenfunktionen stabilisierendes Arzneimittel
Neurasthenie	Verminderte Belastbarkeit von Psyche und Nervenfunktionen (‹Nervenschwäche›)
Neurodermitis **Syn.: Endogenes Ekzem**	Symptomatisch auf der Haut lokalisierte Manifestation der allergischen Diathese mit starkem Juckreiz, trockener, teilweise stark entzündeter, auch superinfizierter Haut. Konstitutioneller Hintergrund ist die Skrofulose (beide Typen)
Neuropathie	Nicht näher definiertes krankhaftes Geschehen im Nervensystem
organotrop	Auf Organe bezogen (strukturorientiert)

Osmose	Universeller Vorgang der Wasserdurchflutung von Membranen, die zwar für Wasser, aber nicht für darin gelöste Stoffe durchlässig ist. Die Osmose wird im Organismus meist durch aktive Anreicherung der Konzentration von Natrium oder Eiweißen auf einer Seite der Membran erreicht, worauf das Wasser auf die Seite der höheren Na-, bzw. Eiweiß-Konzentration gezogen wird («Wassermagnet»)
Palpitation	Über das der aktuellen Situation angemessene Maß gesteigerte systolische Kraftentfaltung des Herzmuskels ohne Frequenzsteigerung
Parenchym	Funktionsgewebe eines Organs
Pastös	Stark wasserhaltige, aufgeschwemmte, teigige Haut und Unterhautgewebe
Pathogenese	Prozess der Auslösung und Entwicklung einer Krankheit
Pathologie	Krankheitslehre. Wie die Pathophysiologie, basiert auch die Pathologie auf dem jeweils verwendeten Denk- und Arbeitsmodell
Pathologische Hitze / Feuchtigkeit	Nicht physiologisch verwendbare Wärmequalität / Feuchtigkeit
Pathophysiologie	Lehre von gestörten bzw. krankhaft veränderten Funktionsabläufen im Organismus, basierend auf dem jeweils verwendeten Denk- und Arbeitsmodell – hier der Humoralmedizin. Das Erkennen der individuellen humoralen Pathophysiologie ist die essentielle Basis für die Erarbeitung des Therapiekonzeptes in der TEN
Permeabilität	Durchlässigkeit einer Grenzfläche oder Membran
Phänotyp	Siehe ‹Epigenetik›
Pharmakologie	Die Lehre vom Wesen und Wirken von arzneilichen Heilmitteln
Pharmakotherapie	Behandlung eines Kranken mit Arzneimitteln
Physiologie	Lehre von den Funktionsabläufen im Organismus im gesunden Zustand
Phytotherapie phytotherapeutisch	Wissenschaftlicher Fachterminus für Aspekte, die im Zusammenhang mit wirkstofforientierter therapeutischer Arbeit mit Pflanzen stehen. Die Denk- und Arbeitsweise der Phytotherapie unterscheidet sich in weiten Bereichen erheblich von der der TEN, in der bevorzugt der Begriff ‹Heilpflanzenkunde› verwendet wird
Plethora	Passive Blutstauung mit Vermehrung von (humoral) kalter Blutflüssigkeit, die zudem stark schärfenbelastet ist
Potential, potentiell	Grundsätzliche Fähigkeit zu einer bestimmten Eigenschaft
Prävention, präventiv	Vorbeugende Maßnahme, Synonym für Prophylaxe
Prinzip	Absolut grundsätzliches Wesen, Qualität oder auch Gesetzmäßigkeit von Struktur und Funktionalität. Ursprung, Richtlinien, von welchem Gesetzmäßigkeiten und Handlungsweisen abgeleitet werden können
Prognose	Vorausschauende Einschätzung des Verlaufes eines Krankheits- oder Gesundungsprozesses

Purgation	Direkte Übersetzung: «Reinigung». Der Begriff wird im Zusammenhang mit Ableitungstherapien auf den Darm verwendet («Purgation nach unten»), früher auch bei Brechtherapie («Purgation nach oben»). Jede Aktivierung der Eliminationsprozesse dient der Purgation
Qualitäten, humorale	Als humorale Qualitäten werden die Elementarqualitäten warm / kalt bzw. feucht / trocken bezeichnet, aus deren spezifischer Zuordnung sich die vier Kardinalsäfte definieren
Reaktionsstarre	Unfähigkeit des Menschen, auf Reize, speziell Therapiereize, überhaupt oder angemessen zu reagieren
Reiz	Eine auf den Organismus einwirkende Einflussgröße, die von außen (exogen), aber auch aus dem Organismus selbst (endogen) kommen kann.
Reizbare Schwäche	Energetischer Schwächezustand mit hyperkinetischen Reizsymptomen
Retention	‹Dienende Kraft›, mit der das Gewebe benötigte Säfte in sich hält. Auch: Verbleib von ausscheidungspflichtigen Säften (Schärfen) im Körper
Retentionstoxikose	Pathologische Folge der defizitären Ausscheidung von Schärfen
Salutogenese	Gesundheitsentwicklung von griech. «salus» für «Gesundheit» und griech. «genese» für «Entstehung». Der Begriff wurde von Aaron Antonovsky (israelisch-amerikanischer Medizinsoziologe, 1923-1994) in den 1970-er Jahren als Gegenbegriff zur Pathogenese formuliert und in die Wissenschaft eingebracht. Bei der Salutogenese stehen die Ressourcen des einzelnen Menschen im Vordergrund. Die Salutogenese ist somit als «Schatzsuche» und nicht etwa als «Fehlerfahndung» zu verstehen. Behandelt werden Themen wie – Warum werden einige Menschen krank, andere nicht? – Wie geht der Mensch mit seiner Gesundheit um? – Fragen zur Lebensbewältigung – Umgang mit existenziellen Lebensfragen
Schärfe **Schärfen**	Sammelbegriff für Säfte mit aggressiver pathogener Qualität, die die Qualität der physiologischen Kardinalsäfte überlagern (‹verunreinigen›). Schärfen können gelb- oder schwarzgalligen Charakter besitzen
Sensibilität, sensibel	Allgemeine Wahrnehmungsfähigkeit für endo- und exogene Einflüsse
Seröse Haut **Syn.: Serosa**	Innere Häute, die Organe umgeben, abgrenzen und in ihrer Funktion unterstützen. In der Humoralmedizin haben die serösen Häute besondere Bedeutung als Vikariationsflächen im Abwehrgeschehen. Beispiele: Gelenkkapseln, Meningen, Pleura, Perikard, Pertitoneum
Signatur	Zeichen, Merkmale, Eigenschaften aus denen Rückschlüsse auf die Wirkung eines Heilmittels oder einer Pflanze gezogen werden können. Im weiten Sinne ist die Physiognomik eine Signaturenlehre am Menschen
Signaturenlehre	Analogie-, Entsprechungslehre, welche von äußeren und inneren Merkmalen und Eigenschaften einer Pflanze Rückschlüsse auf ihre Heilqualitäten erlaubt. Im erweiterten Sinne können ähnliche Entsprechungen z. B. auch beim Menschen, bei Landschaften und Bergen abgeleitet werden

Sklerose	Gewebeverhärtung, durch Austrocknung und Erstarrung Humoralmedizinisch: Folge des Defizites an physiologischer Feuchtigkeit (=Trockenheitssymptom)
Skrofulose	Pathologische Weiterentwicklung des Lymphatismus, bei der das übermäßige Phlegma zusätzlich mit Schärfen verunreinigt ist. Die Skrofulose ist eine gemeinsame humorale Basis vieler unterschiedlicher Krankheiten, die in der heutigen Medizin als voneinander unabhängige organpathologische Ereignisse interpretiert werden
Spagyrik	Teil des alchemistischen Weltverständnisses, im engen Sinne eine alchemistische Arzneimittelherstellung in drei Trennungs- und einem Vereinigungsschritt
Sthenie	Begriff für Kraft und Dynamik, mit der der Organismus sich schädlichen Reizen entgegen stellt und Anpassungsprozesse durchführt
Symbiont **pl.: Symbionten**	Unterschiedliche Lebewesen, die in gegenseitigem Nutzen zusammen leben (sym = zusammen; bios = Leben). In der Naturheilkunde werden die Bakterien der physiologischen Haut- und Schleimhautfloren als Symbionten bezeichnet. Siehe auch Bakteriom
Syndrom	Krankheitszustand, der sich durch das Auftreten bestimmter Symptom-Kombinationen definiert
Synergismus **synergistisch**	Gleichsinnige Reaktionsmuster oder Funktionen verschiedener Gewebe bzw. Organe (vgl. Antagonismus) Auch: Zusammenwirken von Kräften, die sich gegenseitig fördern – «Das Ganze ist mehr als die Summe seiner Teile»
Systemisch	Hier: Der betrachtete funktionelle Aspekt wird in seinen Beziehungen und Wechselbeziehungen zum Gesamtorganismus gesehen. Grundlage ist die Erkenntnis, dass es in einem lebendigen Organismus keine isolierten Elemente und Funktionen geben kann, sondern alles mit allem in Verbindung steht und interagiert
Temperamente **Temperamentenlehre**	Die – noch im physiologischen Rahmen liegende – Dominanz eines der Kardinalsäfte prägt die morphologischen, sowie Wesens- und Verhaltensmerkmale eine Menschen und seine Reaktionsmuster auf Reize
Tonus	Spannung, Grundspannung, Spannkraft. In der TEN wird der Begriff T. nicht nur im Zusammenhang mit Muskulatur verwendet, sondern auch als Bezeichnung für die funktionelle Leistungsbereitschaft eines beliebigen Gewebes zur Erfüllung seiner spezifischen Aufgaben im Interesse des Gesamtorganismus
Topolabil	Augendiagnose: Die Lokalisation eines Zeichens in der Iris ist für die Interpretation unerheblich
Topostabil	Augendiagnose: Die Lokalisation eines Zeichens in der Iris ist für die Interpretation maßgeblich
torpide	Träges Reaktionsmuster
Toxikose	Chronischer Vergiftungszustand
Transitstrecke	Interstitieller Weg zwischen Blut- bzw. Lymphgefäßen und den Zellen im Interstitium. Sowohl die Nährstoffe als auch die Metaboliten müssen die Transitstrecke passieren

Trias	Zusammenfassende Beschreibung dreier Elemente, die in einem strukturellen oder funktionellen Zusammenhang stehen
Umstimmung	Therapeutische Maßnahme mit dem Ziel, den Organismus zu veranlassen, bisherige krankhafte Reaktionsmuster aufzulösen und zu optimieren. Basis der Behandlung von Diathesen. Beispiele: Ab- und Ausleitungsverfahren, Eigennosoden-Therapie
Urin-Kochprobe	Untersuchungsmethode bei der der Urin mit Chemikalien angereichert und im Wasserbad erhitzt wird. Sich daraus ergebende Farbveränderungen, Ausflockungen und Sedimente werden zu diagnostischen Zwecken interpretiert
Venosität	Pathologische Qualität des Blutes: Zu kalt und schärfenüberfrachtet. Oft verknüpft mit Plethora
Verschleimung (in Bezug auf ein Organ)	Übermäßige Kälte und Feuchtigkeit eines Gewebes (meist Magen, Atemwege, Kopf), wodurch die physiologische Funktion behindert oder eingeschränkt wird.
Verstopfung (in Bezug auf ein Organ)	Funktionseinschränkung eines Organs (häufig Leber, Milz und Nieren) durch Stagnation des Säfteflusses infolge Mangel an physiologischer Wärme oder gelbgallig bedingter Spasmen.
Vikariation	Veränderung der Lokalisation eines Krankheitsprozesses
Vitalfunktion	Wichtige Funktionen in einem lebenden Organismus
Zellularpathologie	Von Rudolf Virchow geprägte Krankheitslehre, bei der die Zellen bzw. die aus ihnen Zusammengesetzten organischen Strukturen zentrale Bedeutung im Krankheitsgeschehen haben
Zerteilende Wirkung	Stagnierender kalter Schleim muss ‹zerteilt› werden, um umgewandelt und nach der finalen Coctio verbraucht werden zu können

INDEX

Die im Inhaltsverzeichnis ersichtlichen Begriffe wurden hier nicht aufgeführt.

ÜBER DEN AUTOR

Friedemann Garvelmann

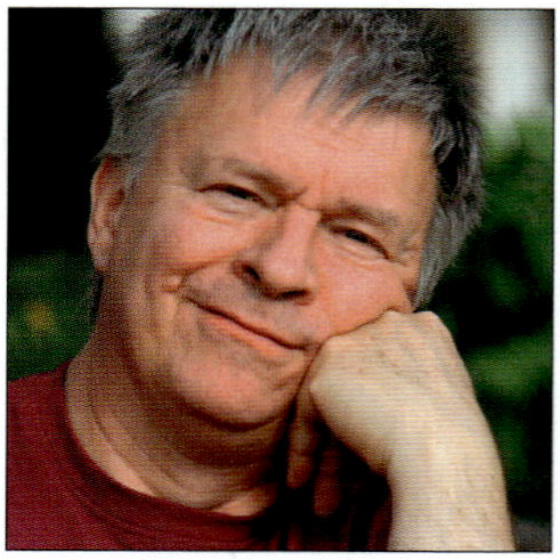

- geboren 1956
- Vater von drei Kindern (geb. 1982, 84 und 86) und Großvater von aktuell drei Enkeln
- Ausbildung zum Heilpraktiker an der Josef-Angerer-Schule München 1981–84.
- Weiterbildung an den Seminaren für Traditionelle Naturheilkunde bei Joachim Broy in St. Gilgen, Österreich. Joachim Broy war seither ein wichtiger Mentor und Impulsgeber meiner naturheilkundlichen Arbeit in der Praxis und als Lehrer.
- Von 1985 bis Ende 2016 führte ich hauptberuflich eine Naturheilpraxis in Küssaberg-Kadelburg (D), in der Kinder und Erwachsene entsprechend dem Denkmodell und mit den Methoden der TEN behandelt wurden.
- Seit 1988 Referent und Kursleiter in der Aus- und Weiterbildung in allen maßgeblichen und definierenden Themen der TEN mit Schwerpunkt Konstitutionsmedizin im gesamten deutschsprachigen Raum, seit 2017 hauptberuflich.
- Koinitiator und Referent der Humores Seminare (www.humores.org)
- Koautor des Buches «Naturheilkunde für Kinder», AT-Verlag (2009)
- Koautor des Fachbuches «Grundlagen der Traditionellen Europäischen Naturheilkunde TEN», BACOPA Verlag (2012)
- Koautor des Fachbuches «Humoralmedizinische Praxis» Band 1 & 2, BACOPA Verlag (2016)
- Autor vieler Fachartikel.

Friedemann Garvelmann
Paul-Körber-Weg 3, D-79787 Lauchringen
humores@posteo.de, www.humores.org

> *«Der Kern des systematischen Denkens ist die Einsicht,*
> *dass wir uns verabschieden müssen vom linearen Denken.»* (Paul Watzlawick)

> *«Der Untergang der Menschheit war besiegelt, als man in der Medizin anfing,*
> *‹Standardisierung› für ein Qualitätsmerkmal zu halten…»* (F. Garvelmann)

Wandtafeln von Friedemann Garvelmann

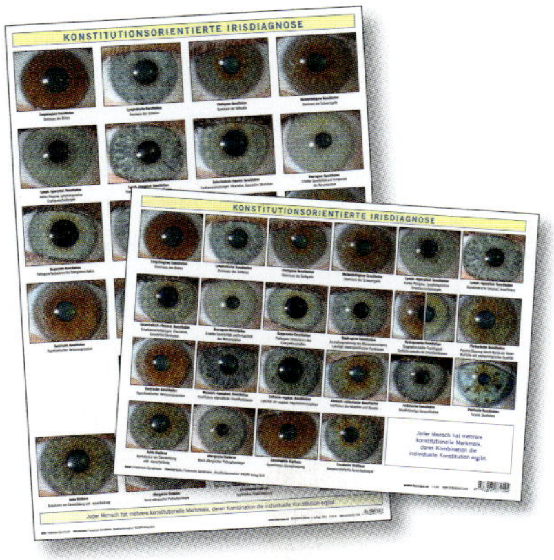

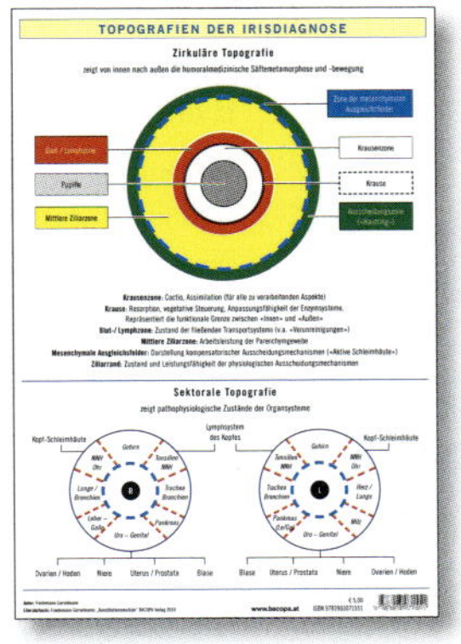

Garvelmann Friedemann

Wandtafel Konstitutionsorientierte Irisdiagnose

Die Tafel basiert auf dem Fachbuch «Konstitutionsmedizin» und zeigt mit repräsentativen Irisfotos die 18 sicher im Auge erkennbaren Konstitutionen und vier Diathesen in ihrer augendiagnostischen Darstellung. Ergänzt wird dies durch die stichwortartige Beschreibung des jeweils charakteristischen ‹Themas der Pathophysiologie›.

Die Tafel ist konzipiert als Lernunterstützung, als Orientierungshilfe bei der praktischen Irisdiagnose und zur Unterstützung des erklärenden Patientengespräches. Daneben ist sie als Wandtafel ein dekorativer und informativer Wandschmuck für jede Praxis.

Poster ca. 70 x 100 cm
inkl. Postklemmschiene und zwei Hängern

ISBN 9783903071568 **€ 18,00**

A4 Tafel

ISBN 9783903071544 **€ 5,00**

Garvelmann Friedemann

Topografien der Irisdiagnose

Die Tafel basiert auf dem Fachbuch «Konstitutionsmedizin» und zeigt die beiden topografischen Systeme, die in der Iris- bzw. Augendiagnose angewendet werden:

Zirkuläre Topografie: Sie zeigt in konzentrischer (schießscheibenförmiger) Anordnung die Regionen, in denen unphysiologische Veränderungen bei der Bewegung und Wandlung (Metamorphose) der Säfte im Sinne der Humoralmedizin erkennbar werden.
Ergänzt wird die Grafik durch eine Kurzbeschreibung der humoralen Bedeutung der zirkulären Regionen.

Sektorale Topografie: Sie zeigt die kuchenstückartige Aufteilung der Iris, bei der die einzelnen Sektoren den Organsystemen zugeordnet werden. Damit werden unphysiologische Funktionsabläufe in den Organsystemen bzw. in deren Interaktion erkennbar.

Für die Konstitutionsanalyse aus den Augen werden die Informationen der beiden Topografien miteinander verknüpft. Die Tafel ist konzipiert als Lernunterstützung, als Orientierungshilfe bei der praktischen Irisdiagnose und zur Unterstützung des erklärenden Patientengespräches.

A4 Tafel

ISBN 9783903071551 **€ 5,00**

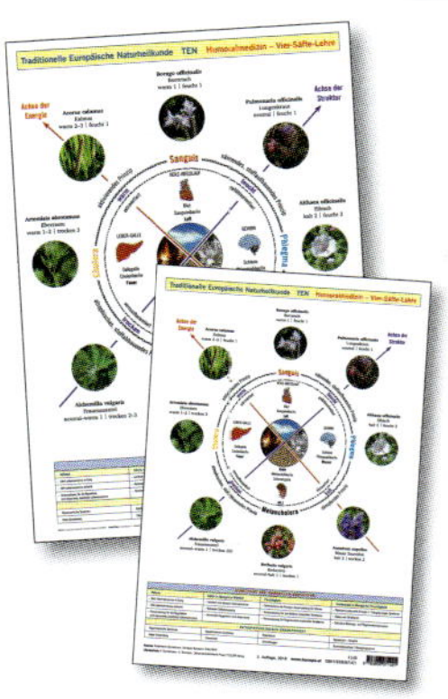

Garvelmann / Raimann / Wirth

Wandtafel Traditionelle Europäische Naturheilkunde TEN Humoralmedizin – Vier-Säfte-Lehre

Diese Wandtafel zeigt die Prinzipien der Humoralmedizin, die das übergeordnete und definierende Denk- und Arbeitskonzept der Traditionellen Europäischen Naturheilkunde TEN / TEM ist. Dargestellt ist u. a. die Zuordnung der humoralen Qualitäten (warm/kalt und feucht/trocken) der Natur-Elemente mit ihrer Repräsentanz in den vier Kardinalsäften und deren primären Organsystemen. Darüber hinaus werden Beispiele von Heilpflanzen entsprechend ihren humoralen Wirkungsprinzipien gezeigt, ergänzt durch die Beschreibung der Kernelemente der humoralen Physiologie und Pathophysiologie. Eignet sich sowohl für den Patientendialog in der TEN / TEM-Praxis, als auch als Lehrmaterial in der humoralmedizinischen Aus- und Weiterbildung.

Poster ca. 70 x 100 cm
inkl. Postklemmschiene und zwei Hängern

ISBN 9783903071384 **€ 18,00**

A4 Tafel

ISBN 9783903071421 **€ 5,00**

Weitere Bücher von Friedemann Garvelmann

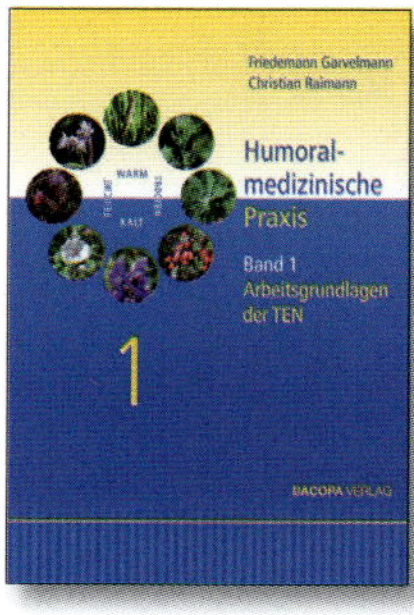

Garvelmann Friedemann / Raimann Christian

Humoralmedizinische Praxis. Band 1: Arbeitsgrundlagen der TEN

Das eigenständige System der Humoralmedizin ist ein definierendes Basiselement der Traditionellen Europäischen Naturheilkunde TEN.

Dieses Buch beschreibt die Arbeitsgrundlagen der Humoralmedizin, wobei die notwendige Theorie immer direkt mit ihrer Bedeutung für die praktische Arbeit verknüpft ist.

424 Seiten, 125 Farbabb. und 116 Tabellen, mit Lesebändchen, geb.

ISBN 9783903071322 **€ 59,00**

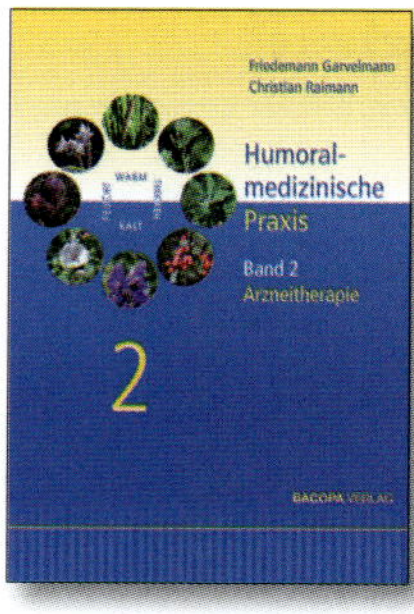

Garvelmann Friedemann / Raimann Christian

Humoralmedizinische Praxis. Band 2: Praktische Arzneitherapie

Aufbauend auf die Inhalte von Band 1 Arbeitsgrundlagen der TEN, steht in diesem Buchteil die humoralmedizinische Arzneitherapie im Zentrum. Das Lehrbuch für humoralmedizinische Pharmakotherapie und Handbuch für die Arzneitherapie in der TEN-Praxis.

520 Seiten, 153 Farbabb. und 213 Tabellen, mit Lesebändchen, geb.

ISBN 9783903071339 **€ 79,00**

Band 1 + 2 im Set

ISBN 9783902735768 **€ 110,00**

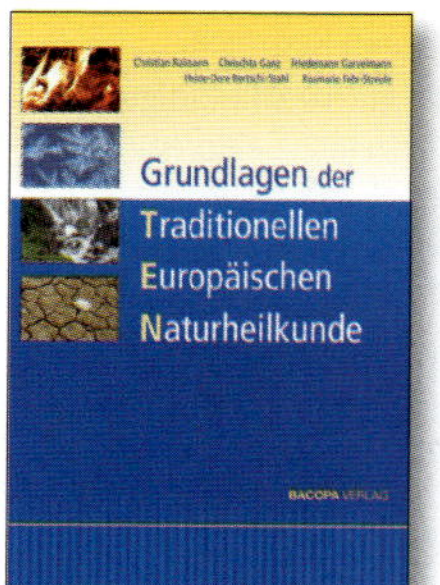

Raimann / Ganz / Garvelmann / Bertschi-Stahl / Fehr-Streule

Grundlagen der Traditionellen Europäischen Naturheilkunde TEN

Dieses Buch legt den Grundstein für die Definition der Traditionelle Europäische Naturheilkunde TEN als Fachrichtung innerhalb der Alternativmedizin und ist gleichzeitig ein wertvolles Lehrbuch für die Aus- und Weiterbildung.

3. Auflage, 588 Seiten, vierfarbige Abb. und Fotos, Lesebändchen, geb.

ISBN 9783902735218 **€ 79,00**

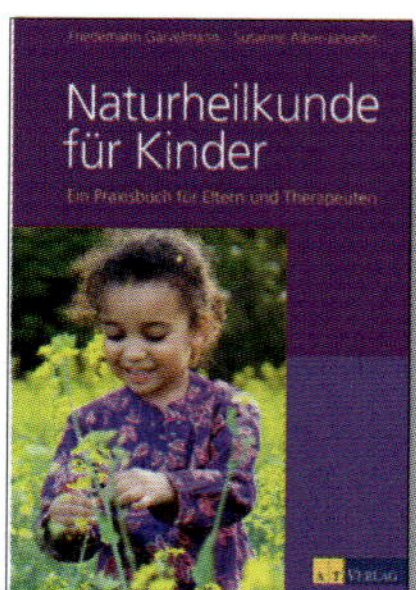

Friedemann Garvelmann / Susanne Alber-Jansohn

Naturheilkunde für Kinder: Ein Praxisbuch für Eltern, Therapeuten und Ärzte

Die wichtigsten Bereiche der Kinderheilkunde systematisch und mit vielen neuartigen ganzheitlichen Ansätzen aus dem Blickwinkel der Naturheilkunde dargestellt. Mit ausführlicher Beschreibung der häufigen Kinderkrankheiten, ihrer konstitutionellen Hintergründe und ihrer Behandlung. Ein Grundlagenbuch und ein unentbehrlicher praktischer Ratgeber für Eltern wie auch für professionelle Therapeuten.

AT-Verlag (2009) 2. Auflage, 352 Seiten

ISBN 9783038004790 **€ 29,90**

Erhältlich in jeder gut sortierten Buchhandlung oder direkt beim BACOPA Verlag unter: verlag@bacopa.at